D. Dölcker

**Schriftliche Prüfungsfragen für Heilpraktiker**

Dagmar Dölcker

# Schriftliche Prüfungsfragen für Heilpraktiker

März 2017 bis März 2022

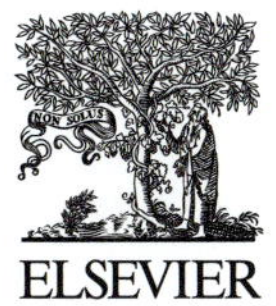

Elsevier GmbH, Bernhard-Wicki-Str. 5, 80636 München, Deutschland
Wir freuen uns über Ihr Feedback und Ihre Anregungen an kundendienst@elsevier.com

ISBN 978-3-437-55023-2



**Wichtiger Hinweis für den Benutzer**
Die medizinischen Wissenschaften unterliegen einem sehr schnellen Wissenszuwachs. Der stetige Wandel von Methoden, Wirkstoffen und Erkenntnissen ist allen an diesem Werk Beteiligten bewusst. Sowohl der Verlag als auch die Autorinnen und Autoren und alle, die an der Entstehung dieses Werkes beteiligt waren, haben große Sorgfalt darauf verwandt, dass die Angaben zu Methoden, Anweisungen, Produkten, Anwendungen oder Konzepten dem aktuellen Wissensstand zum Zeitpunkt der Fertigstellung des Werkes entsprechen.
Der Verlag kann jedoch keine Gewähr für Angaben zu Dosierung und Applikationsformen übernehmen. Es sollte stets eine unabhängige und sorgfältige Überprüfung von Diagnosen und Arzneimitteldosierungen sowie möglicher Kontraindikationen erfolgen. Jede Dosierung oder Applikation liegt in der Verantwortung der Anwenderin oder des Anwenders. Die Elsevier GmbH, die Autorinnen und Autoren und alle, die an der Entstehung des Werkes mitgewirkt haben, können keinerlei Haftung in Bezug auf jegliche Verletzung und/oder Schäden an Personen oder Eigentum, im Rahmen von Produkthaftung, Fahrlässigkeit oder anderweitig übernehmen.

**Für die Vollständigkeit und Auswahl der aufgeführten Medikamente übernimmt der Verlag keine Gewähr.**
Geschützte Warennamen (Warenzeichen) werden in der Regel besonders kenntlich gemacht (®). Aus dem Fehlen eines solchen Hinweises kann jedoch nicht automatisch geschlossen werden, dass es sich um einen freien Warennamen handelt.

**Bibliografische Information der Deutschen Nationalbibliothek**
Die Deutsche Nationalbibliothek verzeichnet diese Publikation in der Deutschen Nationalbibliografie; detaillierte bibliografische Daten sind im Internet über https://www.dnb.de abrufbar.

22 23 24 25 26 5 4 3 2 1



In ihren Veröffentlichungen verfolgt die Elsevier GmbH das Ziel, genderneutrale Formulierungen für Personengruppen zu verwenden. Um jedoch den Textfluss nicht zu stören sowie die gestalterische Freiheit nicht einzuschränken, wurden bisweilen Kompromisse eingegangen. Selbstverständlich sind **immer alle Geschlechter** gemeint.

Planung: Ingrid Puchner, München
Projektmanagement und Herstellung: Nicole Kopp, München
Redaktion: Ute Villwock, Heidelberg
Satz: Thomson Digital, Noida/Indien
Druck und Bindung: Drukarnia Dimograf Sp. z o. o., Bielsko-Biała/Polen
Umschlaggestaltung: FAVORITBUERO, München
Umschlagherstellung: SpieszDesign, Neu-Ulm
Titelfotografie: © VectorMine/shutterstock

Aktuelle Informationen finden Sie im Internet unter **www.elsevier.de**

# Vorwort und Benutzerhinweise

Das vorliegende Werk beinhaltet Originalprüfungsfragen der Heilpraktikerüberprüfung der Jahre 2017 bis März 2022.

Der Fragetyp ist jeweils in der Randspalte markiert als

- **E** Einfachauswahl, mit einer richtigen Antwort
- **M** Mehrfachauswahl, mit zwei richtigen Antworten
- **A** Aussagekombination, mit einer richtigen Antwortkombination

Unter der Kennzeichnung des Fragetyps (E, M oder A) finden Sie ein Schlagwort, das Ihnen eine Übersicht und Orientierung über die Fachzuordnung bzw. einen Themenkomplex gibt.
Auf der Rückseite finden Sie die gesuchte Antwort und einen knappen Kommentar zu jeder Antwortmöglichkeit.
Die Bearbeitung alter Prüfungsfragen eignet sich, neben der Stoffaneignung, sehr gut zur Vorbereitung auf die schriftliche Prüfung. Sie können sich so in Ihrem Tempo mit der Art der Fragestellung und dem Inhalt der Fragen vertraut machen.
Neben der Suche nach der richtigen Antwort ist es auch empfehlenswert zu verstehen, warum die anderen Antworten nicht in Frage kommen. So eignet man sich eine Menge prüfungsrelevanten Stoff an, was sowohl in der schriftlichen als auch in der mündlichen Prüfung Vorteile bietet.
Ich wünsche Ihnen viel Spaß und guten Lernerfolg.
Mein herzlicher Dank geht an Frau Kopp, Frau Puchner und Frau Schröder vom Elsevier Verlag für die sehr angenehme und produktive Zusammenarbeit.
Ganz besonders danke ich Frau Villwock für die redaktionelle Überarbeitung des Manuskripts.

*München, im Mai 2022*
Dagmar Dölcker

# Abkürzungen

| | |
|---|---|
| **A. (Aa.)** | Arteria (Arteriae) |
| **ACTH** | adrenocorticotropes Hormon, Adrenocorticotropin |
| **ADH** | antidiuretisches Hormon |
| **ADHS** | Aufmerksamkeitsdefizit-/Hyperaktivitätsstörung |
| **AML** | akute myeloische Leukämie |
| **ALL** | akute lymphatische Leukämie |
| **ALS** | amyotrophe Lateralsklerose |
| **ASS** | Acetylsalicylsäure |
| **BCG** | Bacille Calmette Guérin |
| **BMI** | Body-Mass-Index |
| **BSG** | Blutsenkungsgeschwindigkeit |
| **BWS** | Brustwirbelsäule |
| **CHE** | Cholinesterase |
| **CK** | Kreatinkinase |
| **CLL** | chronische lymphatische Leukämie |
| **CML** | chronische myeloische Leukämie |
| **CMV** | Zytomegalie-Virus |
| **COPD** | chronic obstructive pulmonary disease (chronisch obstruktive Lungenerkrankung) |
| **CRP** | C-reaktives Protein |
| **CVI** | chronische venöse Insuffizienz |
| **Dig.** | Digitus (Finger) |
| **EEG** | Elektroenzephalogramm |
| **EHEC** | enterohämorrhagische Escherichia coli (E. coli) |
| **EKG** | Elektrokardiogramm |
| **EPH** | E=Edema, P=Proteinurie, H=Hypertonie |
| **EPO** | Erythropoetin |
| **FSME** | Frühsommer-Meningoenzephalitis |
| **GFR** | glomeruläre Filtrationsrate |
| **GI-Trakt** | Gastrointestinaltrakt |
| **GOT** | Glutamat-Oxalacetat-Transaminase |
| **GPT** | Glutamat-Pyruvat-Transaminase |
| **Gamma-GT** | Gamma-Glutamyltransferase |
| **GN** | Glomerulonephritis |
| **HF** | Herzfrequenz |
| **HiB** | Haemophilus influenzae Typ B |
| **HMV** | Herzminutenvolumen |
| **HPV** | humane Papilloma-Viren |
| **HUS** | hämolytisch-urämisches Syndrom |
| **HWI** | Harnwegsinfekt |
| **HWS** | Halswirbelsäule |
| **HZV** | Herzzeitvolumen |
| **ICD** | International Statistical Classification of Diseases and Related Health Problems (Internationale statistische Klassifikation der Krankheiten) |
| **ICR** | Interkostalraum |
| **IE** | Internationale Einheiten |
| **IfSG** | Infektionsschutzgesetz |
| **IKZ** | Inkubationszeit |
| **INR** | International Normalized Ratio |
| **IQ** | Intelligenzquotient |
| **ISG** | Iliosakralgelenk |
| **KHK** | koronare Herzkrankheit |
| **Lig.** | Ligamentum |
| **Lj.** | Lebensjahr |
| **LWK** | Lendenwirbelkörper |
| **LWS** | Lendenwirbelsäule |
| **M.** | Musculus |
| **MCH** | mittleres korpuskuläres Hämoglobin |
| **MCHC** | mittlere korpuskuläre Hämoglobin-Konzentration |
| **MCL** | Medioklavikularlinie |
| **MCV** | mittleres korpuskuläres Volumen |
| **MRSA** | Methicillin-resistenter Staphylococcus aureus |
| **MRT** | Magnetresonanztomografie |
| **N.** | Nervus |
| **NNR** | Nebennierenrinde |
| **NO** | Stickstoffmonoxid |
| **NSAR** | nichtsteroidale Antirheumatika |
| **o. g.** | oben genannt/e |
| **pAVK** | periphere arterielle Verschlusskrankheit |
| **RAAS** | Renin-Angiotensin-Aldosteron System |
| **RDS** | Reizdarmsyndrom |
| **p. m.** | punctum maximum |
| **PNP** | Polyneuropathie |
| **PTBS** | posttraumatische Belastungsstörung |
| **RKI** | Robert Koch-Institut |
| **RR** | Blutdruck (nach Riva Rocci) |
| **SLE** | systemischer Lupus erythematodes |
| **spp.** | species pluralis |
| **STD** | sexually transmitted diseases |
| **StGB** | Strafgesetzbuch |
| **STH** | somatotropes Hormon, Somatotropin |
| **STIKO** | Ständige Impfkommission am Robert Koch-Institut |
| **TB/Tbc** | Tuberkulose |
| **TIA** | transitorische ischämische Attacke |
| **V. a.** | Verdacht auf |
| **v. a.** | vor allem |
| **V. (Vv.)** | Vena (Venae) |
| **ZNS** | zentrales Nervensystem |

# Inhaltsverzeichnis



Für einen begrenzten Zeitraum nach Erscheinen dieser Auflage finden Sie halbjährlich Updates im Onlinebereich (siehe auch vordere Umschlaginnenseite). Diese umfassen analog zum Buchinhalt die Fragen der regelmäßig stattfindenden Prüfungen sowie die kommentierten Antworten dazu.

## Fehler gefunden?

An unsere Inhalte haben wir sehr hohe Ansprüche. Trotz aller Sorgfalt kann es jedoch passieren, dass sich ein Fehler einschleicht oder fachlich-inhaltliche Aktualisierungen notwendig geworden sind.
Sobald ein relevanter Fehler entdeckt wird, stellen wir eine Korrektur zur Verfügung. Mit diesem QR-Code gelingt der schnelle Zugriff.

https://else4.de/978-3-437-55023-2

Wir sind dankbar für jeden Hinweis, der uns hilft, dieses Werk zu verbessern. Bitte richten Sie Ihre Anregungen, Lob und Kritik an folgende E-Mail-Adresse: kundendienst@elsevier.com

# 1 Prüfungstermin März 2017

Welche Aussage trifft zu?
Ein 5-jähriges Kind erholt sich nach einem grippalen Infekt nicht vollständig. Es fühlt sich schlapp und müde, nimmt Gewicht ab, trinkt unverhältnismäßig viel und setzt häufig große Mengen Urin ab, nässt sogar wieder ins Bett ein.
Dies spricht am ehesten für eine/einen:

**Antwort A** Gastroenteritis

**Antwort B** Harnwegsinfekt (HWI)

**Antwort C** Virusgrippe

**Antwort D** Diabetes mellitus

**Antwort E** Herzinsuffizienz

**Für Notizen**

**AUFGABE 1**
**E**

Fallbeispiel
Diabetes mellitus

---

Welche Aussage zur rechtlichen Betreuung trifft zu?

**Antwort A** Zwingende Voraussetzung für die Betreuung ist das Vorliegen einer schweren psychischen Erkrankung.

**Antwort B** Für die Aufnahme in ein Pflegeheim ist eine rechtliche Betreuung erforderlich.

**Antwort C** Die Entscheidung über die Bestellung eines Betreuers trifft das Gesundheitsamt.

**Antwort D** Die Errichtung einer Betreuung gegen den Willen des Betroffenen kann nur durch Behörden oder die Polizei angeregt werden.

**Antwort E** Eine Betreuung kann vom Gericht auch wieder aufgehoben werden.

**AUFGABE 2**
**E**

Betreuungsrecht

---

Welche Aussage trifft zu?
Ein 72-jähriger Patient stellt sich in Ihrer Praxis vor. Seit einem halben Jahr besteht eine zunehmende Abgeschlagenheit, verminderte Leistungsfähigkeit und starke Müdigkeit. Sie vermuten eine Leukämie als mögliche Ursache.

**Antwort A** Ein normaler Leukozytenwert im Blutbild schließt eine Leukämie aus.

**Antwort B** Die Abwesenheit von sogenannten B-Symptomen (Fieber, Nachtschweiß, Gewichtsverlust) schließt eine Malignom-Erkrankung aus.

**Antwort C** Geschwollene Halslymphknoten sind beweisend für eine Leukämie.

**Antwort D** Geschwollene Lymphknoten bei Leukämien sind typischerweise schmerzhaft.

**Antwort E** Eine Zahnfleischentzündung ist ein mögliches Symptom bei der akuten myeloischen Leukämie (AML).

**AUFGABE 3**
**E**

Fallbeispiel
Leukämie

LÖSUNG 1

Antwort D ist richtig.

Zu Antwort A

Die Symptome der Gastroenteritis sind u. a. Bauchschmerzen, Diarrhö, Übelkeit, Erbrechen, ggf. Fieber.

Zu Antwort B

Typische Symptome des HWI sind Dys-, Pollakis-, Nykt- und Algurie, ggf. Enuresis, Unterbauchschmerzen (Zystitis) und ggf. Fieber und Flankenschmerzen (Pyelonephritis). Eine Polyurie ist nicht typisch.

Zu Antwort C

Für eine Virusgrippe sprechen die Symptome wie Müdigkeit und Schlappheit. Polyurie, Polydypsie und Enuresis sind jedoch untypisch.

Zu Antwort D

Die Symptome sprechen für einen Diabetes mellitus Typ 1. Kennzeichnend sind u. a. eine Hyperglykämie mit Polyurie, Polydypsie, Gewichtsabnahme und Krankheitsgefühl. Weitere Symptome: starke Neigung zur Ketoazidose, Erbrechen, Wadenkrämpfe, Sehstörungen, Hautinfekte. Die Erstmanifestation nach einem grippalen Infekt ist ebenfalls typisch.

Zu Antwort E

Die Entwicklung einer Herzinsuffizienz nach einem grippalen Infekt ist möglich (durch Myokarditis). Typisch sind Herzrhythmusstörungen und Zeichen der Herzinsuffizienz, u. a. Dyspnoe, Lungenstauung, Ödeme, Gewichtszunahme. Diese Symptome sind nicht beschrieben, die Antwortmöglichkeit entfällt.

---

LÖSUNG 2

Antwort E ist richtig.

Zu Antwort A

Eine schwere psychische Erkrankung ist keine zwingende Voraussetzung für die Einrichtung einer Betreuung. Grundsätzlich kann ein Betreuer nur dann bestellt werden, wenn die hilfsbedürftige Person psychische und körperliche Erkrankungen, seelische oder geistige Behinderungen aufweist und aus diesem Grund ihre Angelegenheiten teilweise oder in vollem Umfang nicht wahrnehmen kann.

Zu Antwort B

Die Aufnahme im Pflegeheim ist nicht an eine Betreuung im Sinn des Betreuungsrechts gekoppelt.

Zu Antwort C

Die Betreuung wird vom Vormundschaftsgericht eingerichtet und kann vom Betroffenen selbst angeregt werden oder – auch ohne Zustimmung des Betroffenen – durch Dritte (also auch vom Heilpraktiker).

Zu Antwort D

Gegen den freien Willen eines Volljährigen darf nach § 1896 Abs. 1 a BGB kein Betreuer bestellt werden. Die Notwendigkeit der Betreuung muss vom Vormundschaftsgericht geprüft werden.

Zu Antwort E

Eine Betreuung darf nur so lange bestehen, wie es notwendig ist. Eine Prüfung erfolgt nach spätestens 7 Jahren.

---

LÖSUNG 3

Antwort E ist richtig.

Zu Antwort A

Leukämien können unterschiedliche Leukozytenwerte liefern, bei einer ALL entweder ↑, ↔ oder ↓. Die AML geht mit erhöhten Leukozyten einher, ebenfalls die CLL. Die CML zeigt die höchsten Anstiege, hier können die Leukozyten Werte bis zu 700.000/μl erreichen.

Zu Antwort B

B-Symptome sind bei einer bösartigen Erkrankung typisch (aber nicht obligat).

Zu Antwort C

Halslymphknoten-Schwellungen können u. a. bei infektiösen, rheumatischen oder tumorösen Geschehen auftreten. Beweisend für eine Leukämie ist der Knochenmarksbefund.

Zu Antwort D

Schmerzhafte Lymphknoten sind typisch z. B. für infektiöse oder entzündliche Geschehen. Maligne Geschehen werden von indolenten, festen und nicht verschieblichen Lymphknoten begleitet.

Zu Antwort E

Zahnfleischentzündungen, -wucherungen und -blutungen können bei einer AML auftreten. Ferner Symptome der Anämie, Infektanfälligkeit, abdominale Schmerzen, Lymphknotenschwellung, Knochenschmerzen, Hepatosplenomegalie und Mikrozirkulationsstörung.

**AUFGABE 4**
**M**

Ganglion

## Welche der folgenden Aussagen zum Ganglion (Überbein) treffen zu?

Wählen Sie **zwei** Antworten!

**Antwort A** Ursache ist meist eine Infektionskrankheit.

**Antwort B** Es handelt sich um eine zystische Ausstülpung der Sehnenscheide.

**Antwort C** Es droht häufig eine maligne Entartung.

**Antwort D** Es ist sonografisch darstellbar.

**Antwort E** Eine medikamentöse Behandlung zeigt in der Regel rasche Erfolge.

---

**AUFGABE 5**
**M**

Gastroduodenale Ulkuskrankheit

## Welche der folgenden Aussagen zur gastroduodenalen Ulkuskrankheit treffen zu?

Wählen Sie **zwei** Antworten!

**Antwort A** Bei einem Magenulkus ohne Helicobacter pylori-Nachweis und ohne Medikamenteneinnahme in der Vorgeschichte sollte ein Hyperparathyreoidismus in Betracht gezogen werden.

**Antwort B** Zur Schmerzbehandlung sollten bevorzugt nichtsteroidale Antirheumatika (NSAR) eingesetzt werden.

**Antwort C** Rauchen hat keinen Einfluss auf die Ulkusbildung.

**Antwort D** Sofort nach dem Essen auftretende Schmerzen sind charakteristisch für das Duodenalulkus.

**Antwort E** Die Blutung gehört zu den häufigsten Komplikationen eines Magenulkus.

---

**AUFGABE 6**
**M**

Botulinumtoxin

## Welche der folgenden Aussagen treffen zu?

Wählen Sie **zwei** Antworten!

Botulinumtoxin:

**Antwort A** wird vom Clostridium botulinum unter Zufuhr von Sauerstoff gebildet.

**Antwort B** wird durch Erwärmen auf ca. 50 °C für 5 Min. sicher inaktiviert.

**Antwort C** ist ein Neurotoxin.

**Antwort D** kann zur Atemlähmung führen.

**Antwort E** wird in der ästhetischen Medizin oral verabreicht.

LÖSUNG 4

Antworten B und D sind richtig.

Zu Antwort A

Das Ganglion ist eine zystische Ausstülpung der weichen Gelenkhäute (Synovialzyste). Die Ursachen sind nicht abschließend geklärt. Angenommen werden Bindegewebsschwäche, Traumen in der Anamnese oder eine bestehende Arthrose.

Zu Antwort B

Beim Ganglion handelt es sich um eine zystische Ausstülpung der weichen Gelenkhäute, die mit Synovialflüssigkeit gefüllt ist. Es zählt zu den gutartigen Tumoren, kommt häufig an der Hand vor und betrifft mehr Frauen als Männer.

Zu Antwort C

Das Ganglion ist ein gutartiger Tumor; eine Entartungstendenz ist nicht feststellbar.

Zu Antwort D

Ein Ganglion kann sonografisch diagnostiziert werden.

Zu Antwort E

Das Ganglion kann operativ entfernt werden. Eine medikamentöse Therapie mit entzündungshemmenden Medikamenten kann gelegentlich zum Einsatz kommen, führt allerdings zu keiner dauerhaften Verbesserung des Zustands.

---

LÖSUNG 5

Antworten A und E sind richtig.

Zu Antwort A

Die typischen Symptome des Hyperparathyreoidismus sind Knochenschmerzen, Nierensteinleiden und gastroduodenale Ulzera („Stein-, Bein- und Magenpein"). Diese Ulzera entstehen durch hohe $Ca^{2+}$-Spiegel, die die Gastrinsekretion erhöhen und die wiederum die Salzsäurebildung erhöhen. Nach Ausschluss der Gastritis Typ B und C sollte ein Hyperparathyreoidismus in Betracht gezogen werden.

Zu Antwort B

Die Behandlung der gastroduodenalen Ulkuskrankheit erfolgt mit Protonenpumpeninhibitoren (PPI) und ggf. Antibiotika im Fall einer Typ-B-Gastritis. NSAR hemmt die Bildung des protektiven Magenschleims und ist nicht indiziert.

Zu Antwort C

Nikotinkonsum fördert die Entstehung der Typ-C-Gastritis.

Zu Antwort D

Postprandiale Schmerzen sind für das Vorliegen eines Magenulkus typisch, Nüchternschmerz ist für ein Duodenalulkus charakteristisch.

Zu Antwort E

Die Blutung zählt, neben der Perforation, Penetration und der malignen Entartung, zu den häufigsten Komplikationen beim Magenulkus.

---

LÖSUNG 6

Antworten C und D sind richtig.

Zu Antwort A

Botulinumtoxin wird von Clostridium botulinum nur unter anaeroben Bedingungen gebildet.

Zu Antwort B

Das Botulinumtoxin wird durch Erhitzen auf mindestens 85 °C (nach 1 Min.) oder auf mindestens 80 °C (nach 5 Min.) zerstört.

Zu Antwort C

Botulinumtoxin ist ein Neurotoxin. Es behindert die Acetylcholinfreisetzung an der motorischen Endplatte, die Folgen sind Lähmungen der Muskulatur.

Zu Antwort D

Das Botulinumtoxin kann Symptome wie Schluckbeschwerden, Doppelbilder, Übelkeit, Erbrechen, Durchfall und später symmetrische schlaffe Lähmungen hervorrufen. Das Bewusstsein ist erhalten, Fieber oder sensible Ausfälle treten nicht auf. Eine Atemlähmung kann bei Beteiligung des Zwerchfells auftreten.

Zu Antwort E

In der ästhetischen Medizin soll eine lokale Wirkung erzielt werden, das Botulinumtoxin muss also lokal appliziert werden. Im Fall einer peroralen Gabe treten alle Symptome einer Botulinumintoxikation bis hin zur Atemlähmung auf.

Welche der folgenden Organe sind bei einem Patienten mit Diabetes mellitus von den durch die Gefäßveränderungen bedingten Spätfolgen besonders betroffen?

1. Herz
2. Leber
3. Niere
4. Auge
5. Gehirn

**Antwort A** Nur die Aussagen 1, 2, 3 und 4 sind richtig.

**Antwort B** Nur die Aussagen 1, 2, 3 und 5 sind richtig.

**Antwort C** Nur die Aussagen 1, 2, 4 und 5 sind richtig.

**Antwort D** Nur die Aussagen 1, 3, 4 und 5 sind richtig.

**Antwort E** Nur die Aussagen 2, 3, 4 und 5 sind richtig.

**AUFGABE 7**
**A**

Diabetes mellitus
Angiopathie

---

Welche der folgenden Aussagen zu den ableitenden Harnwegen treffen zu?

1. Die ableitenden Harnwege sind durch muskuläre Kontraktionen in der Lage, kolikartige Schmerzen zu verursachen.
2. Die Prostata bietet beim Mann einen zuverlässigen Schutz gegen aufsteigende Harnwegsinfekte.
3. In der Harnblase findet durch Wasserrückresorption eine Konzentrierung des Primärharns statt.
4. Abgehende Nierensteine bleiben oft an anatomischen Engen der ableitenden Harnwege hängen, wie z. B. dem Übergang zwischen Ureter und Harnblase.
5. In der rechten und linken Niere sammelt sich der Harn im Kelchsystem und wird über den jeweiligen Ureter abgeleitet.

**Antwort A** Nur die Aussagen 4 und 5 sind richtig.

**Antwort B** Nur die Aussagen 1, 2 und 3 sind richtig.

**Antwort C** Nur die Aussagen 1, 3 und 5 sind richtig.

**Antwort D** Nur die Aussagen 1, 4 und 5 sind richtig.

**Antwort E** Alle Aussagen sind richtig.

**AUFGABE 8**
**A**

Anatomie/Physiologie/Pathologie
Ableitende Harnwege

---

Welche der folgenden Aussagen zu neurologischen Erkrankungen treffen zu?
Wählen Sie **zwei** Antworten!

**Antwort A** Doppelbilder können ein Erstsymptom der Multiplen Sklerose sein.

**Antwort B** Eine kausale Therapie der Polyneuropathie (PNP) ist die regelmäßige Injektion von Magnesium in die geschädigten Nerven.

**Antwort C** Zur sogenannten Fallhand kommt es typischerweise bei Schädigung des N. medianus.

**Antwort D** Eine amyotrophe Lateralsklerose (ALS) heilt in der Regel nach etwa 4 Wochen aus.

**Antwort E** Das hypokinetisch-rigide Syndrom tritt bei Morbus Parkinson auf.

**AUFGABE 9**
**M**

Neurologische Erkrankungen

**LÖSUNG 7**

Antwort D ist richtig.

Zu Aussage 1
Die Herzgefäße können im Zuge eines Diabetes mellitus im Sinne einer Makro- oder Mikroangiopathie betroffen sein.

Zu Aussage 2
Die Leber zeigt bei Diabetes mellitus keine typischen Gefäßveränderungen.

Zu Aussage 3
Die Nierengefäße weisen im Zuge einer Diabetes-Erkrankung Veränderungen auf. Die Symptome werden unter dem Begriff „diabetische Nephropathie" geführt.

Zu Aussage 4
Die Augengefäße sind bei der Diabetes-Erkrankung betroffen; es entwickelt sich eine diabetische Retinopathie (Mikroangiopathie).

Zu Aussage 5
Die Gehirngefäße sind im Zuge der Diabetes-Erkrankung durch Makro- und Mikroangiopathie betroffen.

---

**LÖSUNG 8**

Antwort D ist richtig.

Zu Aussage 1
Die ableitenden Harnwege (Ureter, Harnblase und Urethra) sind durch muskuläre Kontraktionen in der Lage, kolikartige Schmerzen zu verursachen.

Zu Aussage 2
Die Prostata bietet beim Mann keinen zuverlässigen Schutz gegen aufsteigende Harnwegsinfekte. Eine vergrößerte Prostata führt zu Harnabflussstörungen und begünstigt die Entwicklung von aufsteigenden Harnwegsinfekten.

Zu Aussage 3
Die Harnblase ist ein muskulöser Auffangbehälter für den Sekundärharn. Der Primärharn wird im Glomerulus gebildet. Die Konzentrierung des Primärharns (Bildung des Sekundärharns) findet im Tubulussystem und in den Sammelrohren statt.

Zu Aussage 4
Abgehende Nierensteine bleiben oft an anatomischen Engen der ableitenden Harnwege hängen, wie z. B. dem Übergang zwischen Ureter und Harnblase, oder an der Kreuzung mit den Iliakalgefäßen.

Zu Aussage 5
In beiden Nieren sammelt sich der Sekundärharn im Kelchsystem und im Nierenbecken. Von hier wird der Harn über den jeweiligen Ureter in die Harnblase abgeleitet.

---

**LÖSUNG 9**

Antworten A und E sind richtig.

Zu Antwort A
Doppelbilder können ein Erstsymptom der Multiplen Sklerose sein. Andere Frühsymptome, die den Sehapparat betreffen, sind Verschwommensehen, mangelnde Farberkennung und Visuseinbuße.

Zu Antwort B
Eine kausale Therapie der PNP sollte angestrebt werden und richtet sich nach der Ursache, u. a. Einstellung der Blutzuckerwerte und Schilddrüsenhormone, Verzicht auf Alkohol, Substitution von B-Vitaminen.

Zu Antwort C
Zur sog. „Fallhand" kommt es bei Schädigung des N. radialis. Proximale Läsionen des N. medianus führen zur Ausbildung einer „Schwurhand".

Zu Antwort D
Die ALS ist eine chronisch verlaufende, degenerative Erkrankung, die das 1. und 2. Motoneuron betrifft. Die Symptome sind u. a. Faszikulationen und schlaffe Lähmungen. Bewusstsein und Sensibilität sind erhalten. Die Erkrankung endet letal, meist durch respiratorische Insuffizienz.

Zu Antwort E
Das hypokinetisch-rigide Syndrom tritt bei Morbus Parkinson auf. Typisch sind Hypokinese/Akinese und Rigor. Tremor kann auftreten, ist jedoch nicht obligat.

## Welche Aussage zur gesunden Haut trifft zu?

**Antwort A** Die Hautoberfläche beim Erwachsenen beträgt ca. 4 $m^2$.

**Antwort B** Die Dicke der Epidermis (Oberhaut) beträgt ca. 1 cm.

**Antwort C** Die Haut besteht aus den zwei Schichten, der Oberhaut und dem Unterhautfettgewebe.

**Antwort D** Die Epidermis (Oberhaut) ist gefäßlos.

**Antwort E** Die normale Schweißproduktion beim gesunden Erwachsenen ohne sportliche Aktivität liegt bei ca. 5000 ml pro Tag.

**AUFGABE 10**
**E**

Anatomie
Haut

---

## Welche Aussage zur Colitis ulcerosa trifft zu?

**Antwort A** Alle Abschnitte des Magen-Darm-Trakts können betroffen sein.

**Antwort B** Eine Komplikation ist u. a. ein Erythema migrans.

**Antwort C** Chronisch rezidivierende Verläufe sind selten (< 5 %).

**Antwort D** Die Erkrankung tritt familiär gehäuft auf.

**Antwort E** Die Erkrankung beginnt meist im Dünndarm.

**AUFGABE 11**
**E**

Colitis ulcerosa

---

## Welche der folgenden Diagnosen ist am wahrscheinlichsten?

Eine 30-jährige Frau kommt in Begleitung ihres Ehemanns mittags in Ihre Praxis. Ihr Gangbild ist unsicher, der Ehemann führt sie beim Gehen. Seit 2 Stunden habe sie sehr starke Kopfschmerzen und dabei zweimal Schleim erbrochen. Man habe zu Hause Fieber (37,2 °C) sowie Blutdruck (150/80) gemessen. Die von Ihnen gemessenen Werte liegen etwa im gleichen Bereich. Die Anamnese ist überwiegend durch den Mann zu erheben, da die Frau schläfrig wirkt.

**Antwort A** Hypertensive Krise

**Antwort B** Glaukomanfall

**Antwort C** Gastroenteritis mit Flüssigkeitsverlust

**Antwort D** Subarachnoidalblutung

**Antwort E** Tubargravidität

**AUFGABE 12**
**E**

Fallbeispiel
Neurologischer Notfall

LÖSUNG 10

Antwort D ist richtig.

Zu Antwort A

Die Haut ist das größte Organ des Menschen. Die Fläche beträgt je nach Größe des Menschen 1,5–1,8 $m^2$. Die Haut macht ca. 16 % des Körpergewichts aus, ist somit das schwerste Organ und das größte Sinnesorgan.

Zu Antwort B

Die Dicke der Epidermis ist von der Lokalisation abhängig. Im Bereich der Augenlider ist sie sehr dünn und beträgt ca. 0,05 mm, in Bereichen mit starker mechanischer Beanspruchung, wie z. B. an den Fußsohlen, beträgt die Dicke 2–3 mm oder sogar mehr.

Zu Antwort C

Die Haut besteht aus 3 Schichten, der Oberhaut (Epidermis), Lederhaut (Korium, Dermis) und der Unterhaut (Subkutis).

Zu Antwort D

Die Epidermis ist avaskulär. Die Blutgefäße der Haut verlaufen von der Subkutis und Korium und bilden in den Bindegewebszapfen unter der Epidermis Kapillarschlingen. $O_2$ und Nährstoffe verteilen sich in der Grundsubstanz durch Diffusion, bis sie die Epidermiszellen erreichen.

Zu Antwort E

Die normale Schweißproduktion ohne sportliche Aktivität liegt bei ca. 500 ml pro Tag.

---

LÖSUNG 11

Antwort D ist richtig.

Zu Antwort A

Bei einer Colitis ulcerosa ist nur der Dickdarm betroffen. In wenigen Fällen kann auch das terminale Ileum mitbetroffen sein. Die Erkrankung beginnt im Rektum und breitet sich nach proximal aus.

Zu Antwort B

Das Erythema migrans ist die Manifestation der Borreliose im Stadium I. Bei der Colitis ulcerosa kann das Erythema nodosum auftreten. Es ist durch entzündliche, schmerzhafte Knoten, vor allem an den Schienbeinvorderseiten, charakterisiert.

Zu Antwort C

Ein chronisch rezidivierender Verlauf ist bei der Colitis ulcerosa typisch und tritt in den meisten Fällen auf.

Zu Antwort D

Eine familiäre Häufung lässt sich feststellen.

Zu Antwort E

Die Erkrankung beginnt im Rektum und breitet sich auf das gesamte Kolon aus. Sie betrifft in der Regel nur den Dickdarm, selten kann auch das terminale Ileum betroffen sein, was als „Backwash Ileitis" bezeichnet wird.

---

LÖSUNG 12

Antwort D ist richtig.

Zu Antwort A

Die hypertensive Krise ist definiert als Blutdruck von > 180 mmHg systolisch und > 120 mmHg diastolisch ohne Endorganschäden, wobei die Werte unterschiedlich in der Literatur angesiedelt sind und auch nicht einheitlich von den Fachgesellschaften gehandhabt werden. Kopfschmerzen können durchaus auftreten. Der Blutdruck von 150/80 mmHg rechtfertigt den Verdacht der hypertensiven Krise nicht.

Zu Antwort B

Typisch für einen Glaukomanfall sind Kopf- und Augenschmerzen, RR ↑, Erbrechen, prominente Gefäße, Visuseinschränkungen und steinharter Bulbus.

Zu Antwort C

Symptome der Gastroenteritis sind u. a. Bauchschmerzen, Diarrhö, Übelkeit und Erbrechen. Die Anzeichen des Flüssigkeitsverlustes sind Symptome der Exsikkose (trockene Haut und Schleimhaut, RR ↓, HF ↑, Oligurie).

Zu Antwort D

Die o. g. Angaben sprechen für eine Subarachnoidalblutung. Typisch sind die akuten, stärksten, noch nie da gewesenen Kopfschmerzen einhergehen. Ferner Erbrechen mit/ohne Übelkeit, Bewusstseinsstörungen oder auch positive Meningismuszeichen.

Zu Antwort E

Eine Tubargravidität geht mit Symptomen wie Unterleibsschmerzen, vaginalen Blutungen und positivem Schwangerschaftstest einher.

Welche der folgenden Aussagen zu Infektionskrankheiten treffen zu?

1. Leitsymptom parasitärer Erkrankungen ist ein großflächiges, konfluierendes, bräunlich-rosafarbenes Exanthem.
2. Bei viralen Erkrankungen tritt vor allem im Akutstadium häufig eine Leukopenie auf.
3. Bei Verdacht auf das Vorliegen einer Infektionserkrankung sollte auch eine Reiseanamnese erhoben werden.
4. Bei bakteriellen oder parasitären Erkrankungen kann es im Rahmen einer Sepsis (Septikämie) zu septischen Absiedlungen (septischen Metastasen) in Organen kommen.
5. Im Rahmen der Entfieberungsphase tritt typischerweise Schüttelfrost auf.

**Antwort A** Nur die Aussagen 3 und 4 sind richtig.

**Antwort B** Nur die Aussagen 1, 2 und 4 sind richtig.

**Antwort C** Nur die Aussagen 1, 3 und 5 sind richtig.

**Antwort D** Nur die Aussagen 2, 3 und 4 sind richtig.

**Antwort E** Nur die Aussagen 2, 3, 4 und 5 sind richtig.

**AUFGABE 13**
**A**

Infektionskrankheiten

---

Welche der folgenden Aussagen zur Auskultation der Lungen treffen zu?

1. Bei einer beginnenden Lungenentzündung ist das Atemgeräusch abgeschwächt.
2. Ein inspiratorischer Stridor ist am ehesten durch eine Verengung der Bronchien bedingt.
3. Mittelblasige und grobblasige, feuchte Rasselgeräusche sind bei einem schweren Lungenödem zu hören.
4. Ein abgeschwächtes Atemgeräusch kommt typischerweise bei sehr schlanken Menschen vor.
5. Ein abgeschwächtes Atemgeräusch tritt bei einem Pleuraerguss auf.

**Antwort A** Nur die Aussagen 1 und 2 sind richtig.

**Antwort B** Nur die Aussagen 1 und 3 sind richtig.

**Antwort C** Nur die Aussagen 2 und 4 sind richtig.

**Antwort D** Nur die Aussagen 3 und 5 sind richtig.

**Antwort E** Alle Aussagen sind richtig.

**AUFGABE 14**
**A**

Untersuchungsbefunde Lunge

---

Welche der folgenden Aussagen zu EHEC (enterohämorrhagischen Escherichia coli) treffen zu?

1. Der EHEC-Erreger produziert Giftstoffe, die beim Menschen schwerwiegende Krankheitsverläufe auslösen können.
2. Eine geringe Keimzahl reicht aus, um eine Erkrankung auszulösen.
3. Die Inkubationszeit einer EHEC-Erkrankung beträgt normalerweise 3 Stunden.
4. Blutige Durchfälle sprechen gegen eine EHEC-Erkrankung.
5. Eine EHEC-Infektion ist anonym meldepflichtig bei Krankheitsverdacht, Erkrankung und Tod.

**Antwort A** Nur die Aussagen 1 und 2 sind richtig.

**Antwort B** Nur die Aussagen 1 und 3 sind richtig.

**Antwort C** Nur die Aussagen 1, 2 und 4 sind richtig.

**Antwort D** Nur die Aussagen 1, 2 und 5 sind richtig.

**Antwort E** Nur die Aussagen 3, 4 und 5 sind richtig.

**AUFGABE 15**
**A**

EHEC

LÖSUNG 13

Antwort D ist richtig.

Zu Aussage 1

Parasitäre Erkrankungen können eine Vielzahl von Symptomen hervorrufen, in Abhängigkeit davon, welche/s Organ/e betroffen sind. Häufig sind die eosinophilen Granulozyten und das IgE erhöht. Exantheme können auftreten, sie zählen jedoch nicht zu den Leitsymptomen.

Zu Aussage 2

Bei viralen Erkrankungen tritt vor allem im Akutstadium häufig eine Leukopenie (mit Lymphozytose) auf. Bei bakteriellen Erkrankungen findet sich eine Leukozytose (Neutrophilie mit Linksverschiebung).

Zu Aussage 3

Eine Reiseanamnese sollte insbesondere dann erhoben werden, wenn unklares Fieber, Diarrhöen oder Ikterus vorhanden sind.

Zu Aussage 4

Bei bakteriellen oder parasitären Erkrankungen kann es im Rahmen einer Sepsis zu septischen Metastasen in unterschiedliche Organe kommen, v. a. Lunge, Leber, Knochen, Gehirn und Haut.

Zu Aussage 5

Im Rahmen der Entfieberungsphase kommt es sehr häufig zu Schweißausbrüchen. Schüttelfrost tritt typischerweise in der Phase des Fieberanstiegs auf.

---

LÖSUNG 14

Antwort D ist richtig.

Zu Aussage 1

Bei einer beginnenden Pneumonie ist das Atemgeräusch häufig verschärft.

Zu Aussage 2

Der inspiratorische Stridor entsteht durch Obstruktionen in den oberen Atemwegen, etwa beim Glottisödem oder der subakuten stenosierenden Laryngotracheitits (Pseudokrupp). Der exspiratorische Stridor entsteht durch Obstruktionen in den unteren Atemwegen, etwa beim Asthma bronchiale.

Zu Aussage 3

Das schwere Lungenödem geht mit einer Ansammlung von Flüssigkeit in den Alveolen einher. In der Auskultation sind mittelblasige und grobblasige, feuchte Rasselgeräusche typisch.

Zu Aussage 4

Bei schlanken Menschen ist das Atemgeräusch besonders in der Exspiration verschärft (physiologische Variante). Es wird auch als pueriles Atmen bezeichnet.

Zu Aussage 5

Das Atemgeräusch ist beim Pleuraerguss typischerweise abgeschwächt.

---

LÖSUNG 15

Antwort A ist richtig.

Zu Aussage 1

EHEC produzieren u. a. das Shiga-Toxin (zytotoxisch) und Hämolysin (zerstört Erythrozyten).

Zu Aussage 2

Eine geringe Keimzahl (weniger als 100 Bakterien) kann eine Infektion auslösen.

Zu Aussage 3

Die durchschnittliche Inkubationszeit liegt bei 2–5 Tagen.

Zu Aussage 4

Blutige Durchfälle sprechen für eine EHEC-Infektion. Andere Symptome sind Darmkoliken, Fieber, Erbrechen. Wichtige Komplikationen sind das hämolytisch-urämische Syndrom (hämolytische Anämie, Thrombopenie, akutes Nierenversagen) und Morbus Moschkowitz (HUS und zerebrale Symptome).

Zu Aussage 5

Die Meldepflicht erfolgt namentlich bei Verdacht, Erkrankung und Tod, wenn mehr als 2 Personen erkrankt sind und ein epidemischer Zusammenhang vermutet wird oder wenn der Mensch beruflichen Umgang mit der Lebensmittelzubereitung hat (nach § 42), weiterhin namentlich nach § 7. Ein Verdacht auf HUS ist ebenfalls nach § 6 namentlich meldepflichtig. Ferner gilt ein Behandlungsverbot nach § 24 IfSG.

## Welche Aussage zum Reizdarmsyndrom (RDS) trifft zu?

Beim Reizdarmsyndrom handelt es sich um eine funktionelle (nicht organisch bedingte) chronische abdominelle Störung, die mit Bauchschmerzen, Stuhlunregelmäßigkeiten und dem Gefühl des Aufgeblähtseins einhergehen kann.

**Antwort A** Beim Reizdarmsyndrom handelt es sich um ein eher seltenes Krankheitsbild (Prävalenz < 1 %).

**Antwort B** Vor Stellung der Diagnose „Reizdarmsyndrom" müssen andere Diagnosen, wie z. B. entzündliche Darmerkrankungen oder kolorektales Karzinom, ausgeschlossen werden.

**Antwort C** Sogenannte Alarmzeichen, wie Fieber, sichtbares Blut im Stuhl, Gewichtsverlust, rasche Verschlimmerung der Symptomatik, müssen bei der Diagnose Reizdarmsyndrom nicht beachtet werden.

**Antwort D** Das Reizdarmsyndrom ist vor allem auch durch nächtliche Beschwerden gekennzeichnet.

**Antwort E** Die Diagnose „Reizdarmsyndrom" wird aufgrund typischer Laborbefunde gesichert.

**AUFGABE 16**
**E**

Reizdarmsyndrom

---

## Welche der folgenden Aussagen trifft (treffen) zu?

Für eine depressive Episode (nach ICD-10) ist charakteristisch:

1. Sie kann von somatischen Symptomen gekennzeichnet sein.
2. Es besteht ein Verlust der Freude.
3. Es bestehen Gedanken über die eigene Wertlosigkeit.
4. Es bestehen Orientierungsstörungen.
5. Es besteht eine Verminderung von Antrieb und Aktivität.

**Antwort A** Nur die Aussage 5 ist richtig.

**Antwort B** Nur die Aussagen 1 und 4 sind richtig.

**Antwort C** Nur die Aussagen 2, 3 und 5 sind richtig.

**Antwort D** Nur die Aussagen 1, 2, 3 und 5 sind richtig.

**Antwort E** Alle Aussagen sind richtig.

**AUFGABE 17**
**A**

Depressive Episode

---

## Wer beschließt nach dem Unterbringungsrecht (z. B. Unterbringungsgesetz, Psychisch-Kranken-Gesetz) die Unterbringung eines psychisch Kranken?

**Antwort A** Der Hausarzt

**Antwort B** Der Betriebsarzt

**Antwort C** Ein Facharzt für Psychiatrie und Psychotherapie

**Antwort D** Das Gericht

**Antwort E** Der Ehepartner

**AUFGABE 18**
**E**

Unterbringungsrecht

LÖSUNG 16

Antwort B ist richtig.

Zu Antwort A

Das Reizdarmsyndrom ist eine funktionelle Darmstörung ohne fassbare organische Ursache. Betroffen sind meist Frauen zwischen dem 30. und 40. Lebensjahr. Es handelt sich um eine häufige Erkrankung. In Deutschland beträgt die Prävalenz 15–22 %.

Zu Antwort B

Das Reizdarmsyndrom ist eine Ausschlussdiagnose. Das bedeutet, dass andere Erkrankungen, u. a. entzündliche oder tumoröse Geschehen, ausgeschlossen werden müssen.

Zu Antwort C

Sogenannte Alarmzeichen wie Fieber, sichtbares Blut im Stuhl, Gewichtsverlust, rasche Verschlimmerung der Symptomatik sprechen für eine organische Erkrankung. Die Diagnostik muss dahingehend abgestimmt werden.

Zu Antwort D

Organische Erkrankungen zeigen typischerweise eine nächtliche Symptomatik. Die Beschwerden beim Reizdarmsyndrom sind typischerweise nicht in der Nacht vorhanden.

Zu Antwort E

Die Laborparameter sind in den meisten Fällen ohne Befund.

---

LÖSUNG 17

Antwort D ist richtig.

Zu Aussage 1

Eine depressive Episode kann vom somatischen Syndrom begleitet sein, z. B. Müdigkeit, Schlafstörungen mit morgendlichem Früherwachen und Morgentief, verminderter Appetit, Obstipation, Libido-, Gewichtsverlust und Schmerzsyndrome.

Zu Aussage 2

Verlust von Freude zählt zu den Symptomen einer depressiven Episode.

Zu Aussage 3

Wertlosigkeit, Schuldgefühle, vermindertes Selbstwertgefühl und Selbstvertrauen zählen ebenfalls zu den Symptomen der depressiven Episode.

Zu Aussage 4

Patienten mit depressiver Episode sind zu allen Qualitäten orientiert (zeitlich, örtlich, situativ und zur Person). Orientierungsstörungen sind typische Kennzeichen der Demenz.

Zu Aussage 5

Der Antrieb ist typischerweise vermindert, oft begleitet von einer quälenden Unruhe.

---

LÖSUNG 18

Antwort D ist richtig.

Zu Antwort A

Nach dem Unterbringungsgesetz bzw. dem Psychisch-Kranken-Gesetz wird die Unterbringung eines psychisch kranken Menschen durch ein Gericht beschlossen.

Zu Antwort B

Nach dem Unterbringungsgesetz bzw. dem Psychisch-Kranken-Gesetz wird die Unterbringung eines psychisch kranken Menschen durch ein Gericht beschlossen.

Zu Antwort C

Nach dem Unterbringungsgesetz bzw. dem Psychisch-Kranken-Gesetz wird die Unterbringung eines psychisch kranken Menschen durch ein Gericht beschlossen.

Zu Antwort D

Eine Unterbringung ohne oder gegen den Willen des psychisch kranken Patienten stellt eine freiheitsentziehende Maßnahme dar. Sie wird vom Gericht angeordnet.

Zu Antwort E

Nach dem Unterbringungsgesetz bzw. dem Psychisch-Kranken-Gesetz wird die Unterbringung eines psychisch kranken Menschen durch ein Gericht beschlossen.

Welche der folgenden Aussagen zur Tuberkulose trifft (treffen) zu?

1. Tuberkulose wird meist aerogen (Tröpfcheninfektion) übertragen.
2. Die Tuberkulose ist weltweit immer noch eine der häufigsten bakteriellen Infektionskrankheiten.
3. Gegen Tuberkulose gibt es in Deutschland einen wirksamen Impfschutz.
4. Die Ausbreitung einer Infektion kann grundsätzlich hämatogen, lymphogen oder kanalikulär (z. B. bronchogen) erfolgen.
5. Die klinischen Symptome der Lungentuberkulose sind immer spezifisch.

**Antwort A** Nur die Aussage 5 ist richtig.

**Antwort B** Nur die Aussagen 1 und 4 sind richtig.

**Antwort C** Nur die Aussagen 1, 2 und 4 sind richtig.

**Antwort D** Nur die Aussagen 1, 2, 3 und 5 sind richtig.

**Antwort E** Alle Aussagen sind richtig.

**AUFGABE 19**
**A**

Tuberkulose

---

An welchen der folgenden Funktionen ist die Niere direkt durch Hormonproduktion beteiligt?

Wählen Sie **zwei** Antworten!

**Antwort A** Darmmotilität

**Antwort B** Erythrozyten-Neubildung

**Antwort C** Blutdruckregulation

**Antwort D** Gallensäurebildung

**Antwort E** Pulsregulation

**AUFGABE 20**
**M**

Physiologie
Niere

---

Welche Aussagen zur Osteoporose treffen zu?

Wählen Sie **zwei** Antworten!

**Antwort A** Die Knochenkrankheit Osteoporose tritt meist als Folge anderer Erkrankungen auf.

**Antwort B** Als Risikofaktor für Osteoporose gelten Untergewicht und Bewegungsmangel.

**Antwort C** Eine Diagnostik auf Osteoporose wird allen Frauen und Männern bereits ab dem 50. Lebensjahr empfohlen.

**Antwort D** Es gibt Medikamente gegen Osteoporose, die nachweislich die Gefahr von Knochenbrüchen reduzieren.

**Antwort E** Die Basistherapie bei Osteoporose besteht in einer Substitution von Kalium.

**AUFGABE 21**
**M**

Osteoporose

**LÖSUNG 19**

Antwort C ist richtig.

Zu Aussage 1

Der Tuberkulose-Erreger (Mycobacterium tuberculosis) wird v. a. durch Tröpfchen übertragen. Andere Übertragungswege erfolgen über Nahrungsmittel, v. a. Rohmilch (Mycobacterium bovis), oder über kontaminierte Sekrete, z. B. Urin bei der Urogenitaltuberkulose (selten).

Zu Aussage 2

Die Tuberkulose (TBC) ist weltweit verbreitet und zählt (neben HIV und Malaria) zu den häufigsten Infektionskrankheiten. Schätzungen zufolge soll etwa ⅓ der Weltbevölkerung infiziert sein, ein kleiner Teil (bis zu 10 %) entwickelt eine behandlungsbedürftige Form.

Zu Aussage 3

Gegen TBC steht ein Impfschutz zur Verfügung (BCG-Impfung), er wird jedoch von der STIKO seit 1998 nicht mehr empfohlen.

Zu Aussage 4

Die Ausbreitung der TBC-Infektion kann auf dem lymphogenen, hämatogenen und/oder kanalikulären Weg (u. a. bronchogenen Weg) erfolgen.

Zu Aussage 5

Die Symptomatik der TBC ist oft uncharakteristisch und geht mit subfebrilen Temperaturen, Husten mit Auswurf, Dyspnoe, Nachtschweiß, Appetitverlust und Gewichtsabnahme einher.

---

**LÖSUNG 20**

Antworten B und C sind richtig.

Zu Antwort A

Die Regulation der Darmmotilität erfolgt über das autonome Nervensystem (Sympathikus und Parasympathikus). Darüber hinaus über den Plexus myentericus (Auerbach-Plexus) und u. a. VIP (vasoaktives intestinales Peptid), Gastrin, Enteroglucagon, Somatostatin, Motilin, Substanz P.

Zu Antwort B

Die Erythrozytenneubildung wird durch das Hormon Erythropoetin (EPO) angeregt, das in der Niere gebildet wird.

Zu Antwort C

Die Blutdruckregulation erfolgt über verschiedene Mechanismen, u. a. über das Renin-Angiotensin-Aldosteron System (RAAS). Renin ist ein Hormon mit Enzymwirkung und wird in der Niere gebildet.

Zu Antwort D

Die Gallensäurebildung erfolgt in der Leber aus Cholesterin. Sie dient der Verdauung und Resorption von Fetten. Die Niere hat keine regulierende Wirkung auf die Gallensäuresynthese.

Zu Antwort E

Die Pulsregulation wird von verschiedenen Faktoren beeinflusst, u. a. vom autonomen Nervensystem, Katecholaminen oder Schilddrüsenhormonen.

---

**LÖSUNG 21**

Antworten B und D sind richtig.

Zu Antwort A

Die Osteoporose kann in eine primäre (Alters-Osteoporose und postmenopausale Form) und sekundäre (durch andere Krankheiten, z. B. Hyperthyreose oder Hyperkortisolismus) Osteoporose eingeteilt werden. Primäre Formen machen > 95 % der Fälle aus, sekundäre Formen lediglich < 5 %.

Zu Antwort B

Risikofaktoren sind Untergewicht, Bewegungsmangel, späte Menarche und frühe Menopause, starker Alkohol- und Nikotinkonsum, Kalzium- und Vitamin-D-Mangel.

Zu Antwort C

Die Diagnostik der Osteoporose erfolgt vor allem über die Knochendichtemessung. Sie wird Frauen > 65 Jahre empfohlen. Für jüngere Frauen ist diese Untersuchung bei Vorhandensein von Risikofaktoren empfohlen.

Zu Antwort D

Zu den Medikamenten gegen Osteoporose, die nachweislich die Gefahr von Knochenbrüchen reduzieren, zählen die Bisphosphonate.

Zu Antwort E

Zu Basistherapie zählen Allgemeinmaßnahmen wie Alkohol- und Nikotinverzicht, Korrektur des Untergewichts, regelmäßige Bewegung, $Ca^{2+}$-reiche Ernährung bzw. Supplementierung von $Ca^{2+}$ und Vitamin D.

Welche der folgenden Aussagen zur Syphilis (Lues) treffen zu?

1. Syphilis ist eine durch Viren verursachte Infektionserkrankung.
2. Für Heilpraktiker besteht nach dem Infektionsschutzgesetz (IfSG) ein Behandlungsverbot.
3. Leitsymptom einer Frühinfektion ist bei infizierten Männern der morgendliche eitrige Ausfluss aus der Harnröhre („Bonjour-Tropfen").
4. Etwa 2–3 Monate nach der Infektion kommt es häufig zu breiten, teilweise nässenden und hochinfektiösen Hautknoten (sogenannten Condylomata lata).
5. Der sogenannte syphilitische Primärkomplex im Rahmen des Primärstadiums der Infektion besteht aus einem meist am Genitale sitzenden, hochinfektiösen Geschwür sowie Lymphknotenschwellungen in der Leistenregion.

**Antwort A** Nur die Aussagen 2 und 4 sind richtig.

**Antwort B** Nur die Aussagen 1, 2 und 3 sind richtig.

**Antwort C** Nur die Aussagen 1, 3 und 5 sind richtig.

**Antwort D** Nur die Aussagen 1, 4 und 5 sind richtig.

**Antwort E** Nur die Aussagen 2, 4 und 5 sind richtig.

**AUFGABE 22**
**A**

Syphilis (Lues)

---

Welche der folgenden Aussagen zur Endometriose treffen zu?
Wählen Sie **zwei** Antworten!

**Antwort A** Sie ist eine bösartige Veränderung der Gebärmutterschleimhaut.

**Antwort B** Sie ist gekennzeichnet durch Beschwerden, die plötzlich auftreten.

**Antwort C** Sie kommt regelmäßig in jedem Alter vor.

**Antwort D** Sie kann zu blutigen Stühlen führen.

**Antwort E** Sie kann zur Sterilität führen.

**AUFGABE 23**
**M**

Endometriose

---

Durch die Prüfung der Lungenfunktion können obstruktive von restriktiven Erkrankungen unterschieden werden.

Welche der folgenden Erkrankungen sind typisch für eine Obstruktion der Atemwege?
Wählen Sie **zwei** Antworten!

**Antwort A** Verengung der Luftröhre, z. B. durch Tumor oder Struma

**Antwort B** Lungenfibrose

**Antwort C** Lungenresektion in der Vorgeschichte

**Antwort D** Ausgedehnter Pleuraerguss

**Antwort E** Asthma bronchiale

**AUFGABE 24**
**M**

Obstruktive Atemwegserkrankungen

**LÖSUNG 22**

Antwort E ist richtig.

Zu Aussage 1

Der Erreger der Syphilis (Lues) ist ein Bakterium, das Treponema pallidum.

Zu Aussage 2

Nach § 24 und § 7 Abs. 3 IfSG besteht für den Heilpraktiker ein Behandlungsverbot.

Zu Aussage 3

Leitsymptome des Stadium I sind Ulcus durum (hochinfektiös) meist im Genitalbereich (Primäraffekt) und Lymphknotenschwellungen im Inguinalbereich (Satellitenbubo). Der morgendliche eitrige Ausfluss aus der Harnröhre („Bonjour-Tropfen") ist typisch für die Gonorrhö-Infektion.

Zu Aussage 4

Etwa 2–3 Monate nach Infektion entwickelt sich Stadium II (hochinfektiös), das durch folgende Symptome gekennzeichnet ist, u. a. Condylomata lata (breitbasige, nässende Papeln), Plaques muqueuses, Haarausfall, vielgestaltigen Exanthemen, Fieber, Lymphknotenschwellung, Muskel- und Gelenkschmerzen und Organinsuffizienzen.

Zu Aussage 5

Der Primärkomplex besteht aus einem meist am Genitale sitzenden hochinfektiösen Geschwür (Ulcus durum) sowie Lymphknotenschwellungen (Satellitenbubo) in der Leistenregion.

---

**LÖSUNG 23**

Antworten D und E sind richtig.

Zu Antwort A

Bei der Endometriose handelt es sich um eine gutartige Erkrankung der Gebärmutterschleimhaut. Die Gebärmutterschleimhaut befindet sich auch außerhalb des Uterus, unterliegt aber den gleichen hormonellen Veränderungen.

Zu Antwort B

Die Beschwerden treten in Abhängigkeit von Größe und Lage des versprengten Gewebes auf und entwickeln sich typischerweise langsam.

Zu Antwort C

Die Endometriose betrifft schätzungsweise bis zu 15 % der Frauen. Der Erkrankungsgipfel liegt zwischen dem 30. und 40. Lebensjahr. Nach der Menopause sistieren die Beschwerden.

Zu Antwort D

Die Endometriose kann mit zyklischen blutigen Stühlen einhergehen, wenn das Endometriumgewebe im Darm lokalisiert ist. Bei Herden in der Harnblase kann es zu Hämaturie kommen.

Zu Antwort E

Als Komplikation der Endometriose kann sich z. B. über eine Tubenverklebung eine Sterilität entwickeln.

---

**LÖSUNG 24**

Antworten A und E sind richtig.

Zu Antwort A

Verengung der Luftröhre, z. B. durch Tumor oder Struma, betreffen den luftleitenden Apparat und führen zur Einengung der luftleitenden Wege. Sie werden zu den obstruktiven Ursachen gezählt.

Zu Antwort B

Die Lungenfibrose betrifft das Lungenparenchym, geht mit einer verminderten Lungenmobilität (Bewegungsfähigkeit) und verminderten Atemvolumen einher und zählt zu den restriktiven Erkrankungen.

Zu Antwort C

Die Lungenresektion geht mit einem Verlust der Atemaustauschfläche einher und zählt zu den restriktiven Lungenerkrankungen.

Zu Antwort D

Ein ausgedehnter Pleuraerguss führt zur Reduktion des Atemvolumens und der Atemaustauschfläche und zählt zu den restriktiven Erkrankungen.

Zu Antwort E

Das Asthma bronchiale betrifft den luftleitenden Apparat und führt zu dessen Einengung. Die Erkrankung wird zu den obstruktiven Erkrankungen gezählt.

## Welche der folgenden Aussagen treffen zu?

Mit welchen Symptomen ist nach abruptem Absetzen der Benzodiazepinmedikation bei langjähriger Benzodiazepinabhängigkeit zu rechnen?

1. Hypersomnie
2. Wahrnehmungsstörungen
3. Krampfanfälle
4. Tremor
5. Dysphorie

**Antwort A** Nur die Aussagen 1 und 5 sind richtig.

**Antwort B** Nur die Aussagen 1, 4 und 5 sind richtig.

**Antwort C** Nur die Aussagen 2, 3 und 4 sind richtig.

**Antwort D** Nur die Aussagen 2, 3, 4 und 5 sind richtig.

**Antwort E** Alle Aussagen sind richtig.

**AUFGABE 25**
**A**

Benzodiazepinabhängigkeit und -entzug

---

## Welche Aussage zum Magen trifft zu?

**Antwort A** Hauptzellen produzieren Salzsäure.

**Antwort B** Nebenzellen produzieren eiweißspaltende Enzyme.

**Antwort C** Parietalzellen (Belegzellen) produzieren Intrinsic-Faktor.

**Antwort D** G-Zellen produzieren muzinhaltigen Magenschleim.

**Antwort E** Alphazellen (A-Zellen) produzieren fettspaltende Enzyme.

**AUFGABE 26**
**E**

Physiologie
Magen

---

## Welche der folgenden Aussagen zur allgemeinen Infektiologie treffen zu?

Wählen Sie **zwei** Antworten!

**Antwort A** Die individuelle Neigung eines Menschen, an bestimmten Infektionen zu erkranken, wird als „Virulenz“ bezeichnet.

**Antwort B** Unter dem Begriff „nosokomiale Infektion“ werden alle Infektionserkrankungen zusammengefasst, welche durch multiresistente Keime verursacht werden.

**Antwort C** Die Zeitspanne zwischen dem Eindringen eines Erregers in den Körper und dem Auftreten erster Symptome der Infektionserkrankung wird als Inkubationszeit (IKZ) bezeichnet.

**Antwort D** Nur die Infektion eines bereits durch einen anderen (Mikro-)Parasiten befallenen Organismus durch einen zweiten Parasiten wird als Superinfektion bezeichnet.

**Antwort E** Röteln und Toxoplasmose sind Beispiele für Infektionserkrankungen, welche von Schwangeren über die Plazenta auf das ungeborene Kind übertragen werden können.

**AUFGABE 27**
**M**

Allgemeine Infektiologie

LÖSUNG 25

Antwort D ist richtig.

Zu Aussage 1

Nach dem Absetzen der Benzodiazepine nach jahrelanger Abhängigkeit entwickelt sich ein Entzugssyndrom. Typische Symptome sind v. a. Schlafstörungen, Angst, Dysphorie, Kopf- und Muskelschmerzen, Tremor, Schwitzen, Übelkeit, Erbrechen, Perzeptionsstörungen. Die Hypersomnie ist durch ein verstärktes Schlafbedürfnis (am Tag) gekennzeichnet. Sie ist kein Symptom des Entzugssyndroms.

Zu Aussage 2

Wahrnehmungsstörungen (Perzeptionsstörungen) zählen zu den typischen Symptomen. Die Wahrnehmungsstörung kann als Überempfindlichkeit (selten Unterempfindlichkeit) z. B. gegen Geräusche, Licht, Gerüche oder Berührung auftreten.

Zu Aussage 3

Krampfanfälle zählen zu den Komplikationen des Entzugssyndroms, sie treten insgesamt gesehen aber selten auf.

Zu Aussage 4

Tremor zählt zu den typischen Symptomen des Entzugssyndroms.

Zu Aussage 5

Die Dysphorie ist ein typisches Symptom des Entzugssyndroms.

---

LÖSUNG 26

Antwort C ist richtig.

Zu Antwort A

Hauptzellen des Magens produzieren Pepsinogen.

Zu Antwort B

Nebenzellen des Magens produzieren den schützenden Schleim.

Zu Antwort C

Parietalzellen (Belegzellen) produzieren den Intrinsic-Faktor, der für die Aufnahme von Vitamin $B_{12}$ im terminalen Ileum unabdingbar ist.

Zu Antwort D

Die G-Zellen des Magens sind hormonproduzierende Zellen, sie bilden das Gastrin.

Zu Antwort E

A-Zellen finden sich in den Langerhans-Inseln im Pankreas und bilden das Glukagon.

---

LÖSUNG 27

Antworten C und E sind richtig.

Zu Antwort A

Mit der Virulenz wird die Giftigkeit oder die pathogene Potenz eines Mikroorganismus bezeichnet.

Zu Antwort B

Unter dem Begriff „nosokomiale Infektion" werden alle Infektionserkrankungen (unter Beachtung der IKZ) zusammengefasst, die im Krankenhaus oder im Zuge einer ärztlichen Behandlung aufgetreten sind.

Zu Antwort C

Die Zeit zwischen dem Eindringen eines Erregers in den Körper und dem Auftreten erster Symptome wird als IKZ bezeichnet.

Zu Antwort D

Die Superinfektion wird virologisch als Zweitinfektion mit dem gleichen Virus bei einer bestehenden viralen Infektion definiert. Bakteriologisch versteht man darunter eine Zweitinfektion mit einem Bakterium bei einer bestehenden viralen Infektion. Die Sekundärinfektion ist der Kontakt während der Primärinfektion mit einem weiteren Erreger. Im klinischen Gebrauch werden Sekundär- und Superinfektion sehr unscharf verwendet.

Zu Antwort E

Röteln und Toxoplasmose können diaplazentar übertragen werden und schwere Beeinträchtigungen (Feto- bzw. Embryopathien) hervorrufen.

Welches der genannten Blutgefäße wird bevorzugt für die Routineblutentnahme bei Erwachsenen genutzt?

**Antwort A** Arteria radialis

**Antwort B** Arteria brachialis

**Antwort C** Vena mediana cubiti

**Antwort D** Vena subclavia

**Antwort E** Vena poplitea

**AUFGABE 28**
**E**

Blutentnahme

---

Welche der folgenden Aussagen zur HIV-Infektion treffen zu?

1. 1–6 Wochen nach der Erstinfektion tritt bei einem Teil der Infizierten ein Mononukleose-ähnliches Krankheitsbild auf, u. a. mit Fieber, Lymphkotenschwellungen und Exanthem.
2. Die derzeit verwendeten Tests (Antikörper-Nachweis) sind bereits Stunden nach einer möglichen Infektion zuverlässig.
3. Die postexpositionelle Prophylaxe (PEP) ist auch dann noch zuverlässig wirksam, wenn sie erst eine Woche nach der Exposition beginnt.
4. Bei der HIV-Infektion besteht eine gute Korrelation der Prognose zur Granulozytenzahl.
5. Zu den opportunistischen Infektionen, die AIDS definieren, zählt die Tuberkulose.

**Antwort A** Nur die Aussagen 1 und 5 sind richtig.

**Antwort B** Nur die Aussagen 3 und 4 sind richtig.

**Antwort C** Nur die Aussagen 1, 2 und 3 sind richtig.

**Antwort D** Nur die Aussagen 1, 3 und 4 sind richtig.

**Antwort E** Nur die Aussagen 2, 3 und 5 sind richtig.

**AUFGABE 29**
**A**

HIV

---

Welche der folgenden Aussagen zur Fettleberhepatitis treffen zu?

1. Häufigste Ursache ist eine Hepatitis-A-Infektion.
2. In schweren Fällen kann es im Verlauf zu einem Ikterus kommen.
3. Die Transaminasen (GOT/GPT) im Serum sind typischerweise vermindert.
4. Begleitend kann eine Splenomegalie bestehen.
5. Es besteht ein Behandlungsverbot für Heilpraktiker.

**Antwort A** Nur die Aussagen 2 und 4 sind richtig.

**Antwort B** Nur die Aussagen 1, 2 und 4 sind richtig.

**Antwort C** Nur die Aussagen 1, 3 und 5 sind richtig.

**Antwort D** Nur die Aussagen 2, 3 und 4 sind richtig.

**Antwort E** Nur die Aussagen 3, 4 und 5 sind richtig.

**AUFGABE 30**
**A**

Fettleberhepatitis

LÖSUNG 28

Antwort C ist richtig.

Zu Antwort A

Bei einer Routineblutentnahme bei Erwachsenen wird eine Vene genutzt. Die Punktion der A. radialis wird zur Blutentnahme für eine Blutgasanalyse herangezogen.

Zu Antwort B

Bei einer Routineblutentnahme bei Erwachsenen wird eine Vene genutzt. Die A. brachialis wird für Routineblutentnahmen nicht genutzt.

Zu Antwort C

Bei einer Routineblutentnahme kann die V. mediana cubiti gewählt werden. Darüber hinaus kann die V. cephalica genutzt werden.

Zu Antwort D

Die V. subclavia wird für die Anlage von zentralvenösen Zugängen genutzt (zentraler Venenkatheter). Sie wird nicht für Routineblutentnahmen gewählt.

Zu Antwort E

Die V. poplitea wird nicht für Routineblutentnahmen gewählt.

---

LÖSUNG 29

Antwort A ist richtig.

Zu Aussage 1

Im frühen Stadium der HIV-Erkrankung treten Mononukleose-ähnlichen Symptome auf, u. a. starkes Krankheitsgefühl, Lymphknotenschwellungen, Muskel- und Gelenkschmerzen, Angina und Milzschwellung.

Zu Aussage 2

Die Diagnostik besteht aus dem Nachweis spezifischer Ak (über ELISA-Test, Suchtest) und dem Nachweis eines Virusantigens/Nukleinsäuren (Westernblot, Bestätigungstest). Diese Tests sind meist wenige Wochen (im Mittel 3 Wochen nach Infektion) zuverlässig. Um sicher eine Erkrankung auszuschließen, wird eine Zeitspanne von 12 Wochen angegeben.

Zu Aussage 3

Die PEP ist zuverlässig wirksam, wenn sie sofort beginnt. Sie erfolgt 4 Wochen lang mit retroviralen Mitteln. Die PEP ist ab einer Woche nach Erregerübertragung nur unzuverlässig wirksam.

Zu Aussage 4

Bei der HIV-Infektion besteht eine gute Korrelation zwischen Prognose und Zahl der T4-Helferzellen.

Zu Aussage 5

Zu den opportunistischen Infektionen zählen u. a. TBC, Pneumocystis-jirovecii-Pneumonie (PCP), systemische Candidosen und Zytomegalievirus (CMV).

---

LÖSUNG 30

Antwort A ist richtig.

Zu Aussage 1

Die Fettleberhepatitis ist eine Entzündung der Leber aufgrund einer Fettleber. Sie kann in eine alkoholische und eine nichtalkoholische (durch Adipositas und Diabetes mellitus) Fettleberhepatitis unterteilt werden.

Zu Aussage 2

Die Symptome der Fettleberhepatitis sind unterschiedlich, sie reichen von asymptomatischen Verläufen über rechtsseitige Druckschmerzen, Völlegefühl, Appetitlosigkeit, Übelkeit, Erbrechen, Müdigkeit bis hin zu Ikterus und Milzschwellung.

Zu Aussage 3

Im Laborbefund sind die Transaminasen (GOT, GPT) erhoht, wobei bei einer alkoholischen Fettleber der Quotient GOT/GPT (De-Ritis-Quotient) > 1 liegt, bei nichtalkoholischer Fettleber < 1. Die γ-GT-Werte sind ebenfalls erhöht.

Zu Aussage 4

Eine Milzschwellung kann vorhanden sein.

Zu Aussage 5

Dem Heilpraktiker ist die Behandlung der Fettleberhepatitis gestattet.

**AUFGABE 31**
**E**

Anatomie
Urogenitalsystem

Welche Aussage zum Urogenitalsystem trifft zu?

**Antwort A** Beide Nieren liegen vollständig intraperitoneal.

**Antwort B** Die Nieren werden im Regelfall von einer Fettgewebsschicht umgeben.

**Antwort C** Vom Nierenbecken gelangt der Harn über die Harnröhre (Urethra) zur Harnblase.

**Antwort D** Die Nierenrinde wird von der sogenannten Bowman-Kapsel umgeben.

**Antwort E** Von den Epithelzellen der sogenannten Henle-Schleife wird das Hormon Renin gebildet.

---

**AUFGABE 32**
**M**

Anatomie, Physiologie, Untersuchung
Bewegungsapparat

Welche der folgenden Aussagen zum Bewegungsapparat treffen zu?
Wählen Sie **zwei** Antworten!

**Antwort A** Im gesunden Kniegelenk des Erwachsenen sind Bewegungen um 2 Achsen möglich.

**Antwort B** Die physiologische Krümmung der Halswirbelsäule entspricht einer Kyphose.

**Antwort C** Der M. biceps brachii bildet einen Teil der sogenannten Rotatorenmanschette.

**Antwort D** Beim gesunden Erwachsenen beträgt das physiologische Bewegungsausmaß im Hüftgelenk bei der Flexion etwa 50° und bei der Extension 90°.

**Antwort E** Das sogenannte Schober-Zeichen ist im Rahmen der klinischen Untersuchung ein Maß für die Beweglichkeit der Lendenwirbelsäule.

---

**AUFGABE 33**
**E**

Intelligenzminderung

Welche Aussage zur leichten Intelligenzminderung (nach ICD-10) trifft zu?

**Antwort A** Intelligenzquotient (IQ) im Bereich von 20 bis 34.

**Antwort B** Die Prävalenz der leichten Intelligenzminderung im Jugendalter liegt bei ungefähr 10 %.

**Antwort C** Die meisten Personen dieser Gruppe leiden an einer deutlich ausgeprägten motorischen Schwäche oder anderen Ausfällen.

**Antwort D** Die Hauptprobleme treten in der Schulbildung auf, insbesondere beim Lesen und Schreiben.

**Antwort E** Die sprachlichen Fähigkeiten reichen für eine verbale Kommunikation in der Regel nicht aus.

LÖSUNG 31

Antwort B ist richtig.

Zu Antwort A

Die Nieren liegen paravertebral im Retroperitoneum und reichen von der 12. Rippe bis zum 3. LWK. Sie sind bohnenförmig und etwa 200 g schwer.

Zu Antwort B

Die Nieren sind von außen nach innen umgeben von Fasziensack (umgibt die Fettkapsel, Niere und Nebenniere), Fettkapsel (Schutzfunktion) und Organkapsel (gut innervierte, derbe, kollagenreiche Struktur).

Zu Antwort C

Vom Nierenbecken gelangt der Harn über die Harnleiter (Ureteren) in die Harnblase und von dort über die Harnröhre (Urethra) nach außen.

Zu Antwort D

An die Nierenrinde schließt sich außen die Organkapsel an. Die Bowman-Kapsel (Glomeruluskapsel) bildet die Wand der Nierenkörperchen. Sie besteht aus 2 Schichten. Die äußere Schicht besteht aus Epithelzellen, die innere aus Podozyten, die mit ihren Ausläufern die Kapillarschlingen umwickeln.

Zu Antwort E

Die Henle-Schleife ist ein Bestandteil des Tubulussystems und zuständig für die Ausbildung eines osmotischen Gefälles bei der Harnkonzentrierung. Renin wird im Vas afferens gebildet.

---

LÖSUNG 32

Antworten A und E sind richtig.

Zu Antwort A

Das Kniegelenk ist ein Drehscharniergelenk, es sind Bewegungen in 2 Ebenen möglich: Beugung und Streckung sowie Rotation.

Zu Antwort B

Die physiologische Krümmung der Halswirbelsäule entspricht einer Lordose. Die Kyphose findet sich im BWS-Bereich und am Sakrum.

Zu Antwort C

Der M. biceps brachii ist ein Beuger im Ellenbogengelenk und nicht an der Ausbildung der Rotatorenmanschette beteiligt. An der Ausbildung der Rotatorenmanschette sind folgende Muskeln beteiligt: M. supraspinatus, M. infraspinatus, M. teres minor und M. subscapularis.

Zu Antwort D

Beim gesunden Erwachsenen beträgt das physiologische Bewegungsausmaß im Hüftgelenk bei der Flexion etwa 130–140° und bei der Extension 15°.

Zu Antwort E

Mit dem Schober-Zeichen wird die Dehnungsfähigkeit bzw. Beweglichkeit der Lendenwirbelsäule überprüft.

---

LÖSUNG 33

Antwort D ist richtig.

Zu Antwort A

Der Intelligenzquotient liegt bei der leichten Intelligenzminderung im IQ-Bereich von 50 bis 69.

Zu Antwort B

Die Prävalenz der leichten Intelligenzminderung im Jugendalter liegt bei ungefähr 2–3 %.

Zu Antwort C

Typisch für die leichte Intelligenzminderung ist der verzögerte Spracherwerb, wobei eine alltägliche Kommunikation sehr gut möglich ist. Darüber hinaus besteht eine Verzögerung bei der Erlernung von alltäglichen Aktivitäten wie Ankleiden, Essen. Die emotionale Reife und soziale Fähigkeiten können unreif bzw. eingeschränkt sein. Typisch sind Probleme bei schulischen Anforderungen, Lesen und Schreiben. Eine motorische Schwäche ist nicht kennzeichnend.

Zu Antwort D

Die Hauptprobleme treten in der Schulbildung auf, insbesondere beim Lesen und Schreiben.

Zu Antwort E

Die sprachlichen Fähigkeiten reichen für eine alltägliche verbale Kommunikation in der Regel aus.

**AUFGABE 34**
**M**

Fallbeispiel
Polythelie

Ein 12-jähriges Mädchen kommt in Begleitung der Mutter wegen eines seit einer Woche bestehenden Hustens. Beim Abhören der Lunge fällt Ihnen eine 3. Brustwarze etwa handbreit unter der rechten Brust in der Medioklavikularlinie (MCL) auf. Die Mutter berichtet, dass diese seit der Geburt bestehe. Das Kind habe vor 6 Monaten zum ersten Mal die Menstruation gehabt. Im Bereich dieser Brustwarze hören Sie über der Lunge vereinzelt mittelblasige, feuchte Rasselgeräusche.

### Welche der folgenden Aussagen zur 3. Brustwarze (Polythelie) treffen zu?

Wählen Sie **zwei** Antworten!

**Antwort A** Zu Beginn der Pubertät ist dieser Befund unbedingt abklärungsbedürftig, da er auf ein bösartiges Leiden hindeutet.

**Antwort B** Es handelt sich um eine Anlagestörung.

**Antwort C** Es handelt sich um einen gutartigen Befund.

**Antwort D** Der gleichzeitige Auskultationsbefund über den Lungen ist typisch bei der Polythelie.

**Antwort E** Sinnvoll ist bei diesem Befund die sofortige Kontrolle des Östrogen-Hormonstatus.

---

**AUFGABE 35**
**E**

Fallbeispiel
Lungenerkrankungen

### Welche Aussage trifft zu?

Bei einem 2-jährigen, vollständig immunisierten Kleinkind mit über Wochen anhaltendem Husten, rezidivierendem Fieber, Bronchitiden und Pneumonien, trotz wiederholter Antibiotikagaben, sollte man unbedingt am ehesten denken an:

**Antwort A** Asthma bronchiale

**Antwort B** Akute Pertussis-Infektion

**Antwort C** Akute Laryngitis (Pseudokrupp)

**Antwort D** Verbliebenem Fremdkörper nach Aspiration

**Antwort E** Nasennebenhöhlenentzündung

---

**AUFGABE 36**
**M**

Anatomie, Physiologie, Untersuchung
Atmungsorgane

### Welche der folgenden Aussagen zu den Atmungsorganen treffen zu?

Wählen Sie **zwei** Antworten!

**Antwort A** Die Riechschleimhaut ist vorwiegend im Bereich der unteren Nasenmuschel lokalisiert.

**Antwort B** Die Ohrtrompete (Eustachische Röhre) mündet in den Nasopharynx (Nasenrachen).

**Antwort C** Der Gasaustausch findet in den Bronchiolen statt.

**Antwort D** In der A. pulmonalis fließt sauerstoffreiches Blut.

**Antwort E** Die dorsalen Lungengrenzen sind beim gesunden Erwachsenen im Regelfall bei tiefer Ein- und Ausatmung um 4–6 cm verschieblich.

**LÖSUNG 34**

## Antworten B und C sind richtig.

Zu Antwort A

Eine überzählige Brustwarze ist eine angeborene, gutartige Fehlbildung, die sich im Verlauf der Milchleiste befindet.

Zu Antwort B

Überzählige Brustwarzen gehen aus der Milchleiste hervor, aus der sich die Brust in der embryonalen Entwicklung ausbildet. Die Milchleiste verläuft auf beiden Seiten von der Axilla bis zu den großen Schamlippen. Bei der Polythelie handelt es sich um eine angeborene Fehlbildung, die meist einseitig vorhanden ist. Sie hat keinen Krankheitswert, kann allerdings kosmetisch störend sein.

Zu Antwort C

Es handelt sich um einen gutartigen Befund.

Zu Antwort D

Der gleichzeitige Auskultationsbefund über den Lungen steht nicht im kausalen Zusammenhang mit der Polythelie. Bei vorhandenem Husten ist er am ehesten ein Hinweis auf einen infiltrierenden Prozess der Lunge.

Zu Antwort E

Bei diesem Befund muss keine Therapie erfolgen. Bei kosmetisch störenden überzähligen Brustwarzen kann eine operative Entfernung in Betracht kommen.

---

**LÖSUNG 35**

## Antwort D ist richtig.

Zu Antwort A

Symptome des Asthma bronchiale sind periodische Dyspnoe, exspiratorischer Stridor, quälender Husten mit glasig-zähem Sputum.

Zu Antwort B

Die akute Pertussis-Infektion ist u. a. durch grippale Symptome, stakkatoartige, nächtliche Hustenanfälle mit keuchendem Inspirium am Ende und Zyanose gekennzeichnet. Im o. g. Fall ist das Kind vollständig immunisiert. Das schließt zwar die Erkrankung nicht aus, der Verlauf ist aber nicht rezidivierend.

Zu Antwort C

Die Symptome des Pseudokrupps sind (v. a. nächtlicher) bellender Husten, Heiserkeit, mäßiges Fieber, inspiratorischer Stridor.

Zu Antwort D

Die Anzeichen der Fremdkörperaspiration sind Husten, ggf. Stridor, Dyspnoe, Zyanose, später Symptome der Aspirationspneumonie, die rezidiviert, wenn der Fremdkörper im Bronchialsystem verbleibt. Ein Häufigkeitsgipfel findet sich im 2. und 3. Lebensjahr.

Zu Antwort E

Die Symptome der Sinusitis sind Gesichts- und Kopfschmerzen, Druck- und Klopfempfindlichkeit der betroffenen Sinus, Schnupfen und eine sichtbare Eiterstraße an der hinteren Rachenwand.

---

**LÖSUNG 36**

## Antworten B und E sind richtig.

Zu Antwort A

Die Riechschleimhaut befindet sich im Bereich der oberen Nasenmuschel. Die Sinneszellen (Riechzellen) bilden mit ihren Axonen den N. olfactorius, der Riechimpulse zum Gehirn weiterleitet.

Zu Antwort B

Die Ohrtrompete (Eustachische Röhre) verbindet das Mittelohr mit dem Nasopharynx (Nasenrachen) und dient der Belüftung des Mittelohrs.

Zu Antwort C

Der Atemapparat besteht aus den luftleitenden Organen (Luftwege) und den luftaustauschenden Organen (Alveolen der Lungen). Die Bronchien sind ein Teil des luftleitenden Apparats. Der Gasaustausch findet in den Alveolen der Lungen statt.

Zu Antwort D

In der A. pulmonalis fließt sauerstoffarmes Blut in die Lunge. Dort wird es oxygeniert und fließt über die 4 Vv. pulmonales über den linken Vorhof in die linke Kammer und von dort in den großen Kreislauf.

Zu Antwort E

Die Atemverschieblichkeit (Differenz zwischen tiefer Ein- und Ausatmung) bei gesunden Erwachsenen beträgt im Regelfall 4–6 cm.

Eine Ihnen bekannte Patientin kommt mit ihrem 4-jährigen Sohn in die Praxis. Sie berichtet, dass der Junge seit gestern Fieber und seit heute „komische“ Bläschen am Körper habe. Für sie sei das Ganze sehr anstrengend, da sie gerade in der 10. Woche schwanger sei.

Welche der folgenden Aussagen zu Windpocken treffen zu?

1. Die Mutter sollte dringend ihren Frauenarzt aufsuchen, um eine eigene Infektion auszuschließen.
2. Von der Ständigen Impfkommission (STIKO) wird eine Impfung gegen Windpocken schon im Säuglings- bzw. Kleinkindalter empfohlen.
3. Bei einer Windpockenerkrankung kann als Komplikation eine Pneumonie auftreten.
4. Bei einer Windpockenerkrankung besteht Behandlungsverbot für Heilpraktiker.
5. Bei dem Ungeborenen könnte es bei einer Windpockeninfektion der Mutter zu Fehlbildungen kommen.

**Antwort A** Nur die Aussagen 2 und 3 sind richtig.

**Antwort B** Nur die Aussagen 1, 2 und 4 sind richtig.

**Antwort C** Nur die Aussagen 1, 4 und 5 sind richtig.

**Antwort D** Nur die Aussagen 2, 4 und 5 sind richtig.

**Antwort E** Alle Aussagen sind richtig.

**AUFGABE 37**
**A**

Fallbeispiel
Infektionskrankheiten

---

Welche der folgenden Aussagen zum vegetativen Nervensystem treffen zu?
Wählen Sie **zwei** Antworten!

**Antwort A** Sympathikuswirkung führt zu einer Pupillenerweiterung.

**Antwort B** Sympathikuswirkung führt zu einem Blutdruckanstieg.

**Antwort C** Sympathikuswirkung führt zur Verengung der Bronchien.

**Antwort D** Parasympathikuswirkung führt zu einer Verminderung der Tränensekretion.

**Antwort E** Parasympathikuswirkung führt zu einer Steigerung der Herzfrequenz.

**AUFGABE 38**
**M**

Physiologie
Vegetatives Nervensystem

---

Welche der folgenden Aussagen treffen zu?
Wählen Sie **zwei** Antworten!

Zum Mittelohr gehören:

**Antwort A** die Bogengänge

**Antwort B** die Paukenhöhle

**Antwort C** die Schnecke

**Antwort D** der N. vestibulocochlearis

**Antwort E** der Amboss

**AUFGABE 39**
**M**

Anatomie
Mittelohr

LÖSUNG 37

Antwort E ist richtig.

Zu Aussage 1

Die Mutter sollte dringend beim Frauenarzt die eigene Infektion ausschließen. Eine passive Immunprophylaxe kann dann in Erwägung gezogen werden.

Zu Aussage 2

Nach den Empfehlungen der STIKO (Stand Mai 2022) soll die 1. Dosis der Impfung im Alter von 11–14 Monaten erfolgen; entweder als Simultanimpfung (mit Mumps, Masern und Röteln [MMR]) oder als Einzelimpfung frühestens 4 Wochen nach MMR. Die zweite Impfdosis sollte im Alter von 15 bis 23 Monaten verabreicht werden (als Simultanimpfstoff oder Einzelimpfung).

Zu Aussage 3

Wichtige Komplikationen sind v. a. die bakterielle Infektion des Exanthems (Streptokokken/Staphylokokken), Otitis media, Varizellenpneumonie oder eine Meningitis.

Zu Aussage 4

Für den Heilpraktiker besteht nach § 24 IfSG Behandlungsverbot (in Verbindung mit § 34).

Zu Aussage 5

Eine Primärinfektion der Mutter im 1. und 2. Trimenon kann zum fetalen Varizellensyndrom führen. Die Symptome der Neugeborenen sind u. a. Augenerkrankungen, Ulzera der Haut, Geburtsgewicht ↓, neurologische Defizite.

---

LÖSUNG 38

Antworten A und B sind richtig.

Zu Antwort A

Sympathikuswirkung führt zu einer Pupillenerweiterung (Mydriasis).

Zu Antwort B

Sympathikuswirkung führt zu einem Blutdruckanstieg.

Zu Antwort C

Sympathikuswirkung führt zu einer Erweiterung der Bronchien (Bronchodilatation).

Zu Antwort D

Parasympathikuswirkung führt zu einer Steigerung der Tränensekretion.

Zu Antwort E

Parasympathikuswirkung führt zu einer Senkung der Herzfrequenz.

---

LÖSUNG 39

Antworten B und E sind richtig.

Zu Antwort A

Die Bogengänge sind Anteile des Innenohrs.

Zu Antwort B

Die Paukenhöhle ist ein Bestandteil des Mittelohrs.

Zu Antwort C

Die Schnecke ist ein Bestandteil des Innenohrs.

Zu Antwort D

Der N. vestibulocochlearis zieht von den Sinneszellen des Innenohrs zum Gehirn.

Zu Antwort E

Amboss, Hammer und Steigbügel bilden die Gehörknöchelchenkette und sind Bestandteile des Mittelohrs.

Welche Aussage zur Galle trifft zu?

**Antwort A** Die tägliche Produktionsmenge von Galle beträgt ca. 50 ml.

**Antwort B** Die Produktion von Gallensekret erfolgt in der Gallenblase.

**Antwort C** Ein Tumor im Bereich der Papilla vateri kann zu einem Gallerückstau führen.

**Antwort D** Der Sekretabfluss erfolgt über den Gallengang in den Pankreaskopf.

**Antwort E** Die Rückresorption der Gallensäuren erfolgt im Dickdarm.

**AUFGABE 40**
**E**

Physiologie, Pathologie
Gallenwege

---

Welche der im Folgenden genannten Gefäße münden im Regelfall in die Vena portae (Pfortader)?

1. Vena cava superior (obere Hohlvene)
2. Vene mesenterica superior (obere Eingeweidevene)
3. Vena mesenterica inferior (untere Eingeweidevene)
4. Vena splenica (Milzvene)
5. Venae hepaticae (Lebervenen)

**Antwort A** Nur die Aussagen 1, 2 und 4 sind richtig.

**Antwort B** Nur die Aussagen 1, 3 und 4 sind richtig.

**Antwort C** Nur die Aussagen 2, 3 und 4 sind richtig.

**Antwort D** Nur die Aussagen 2, 3 und 5 sind richtig.

**Antwort E** Nur die Aussagen 3, 4 und 5 sind richtig.

**AUFGABE 41**
**A**

Anatomie
Vena portae

---

Eine 30-jährige Frau, die Sie wegen einer Alkoholabhängigkeit behandelt haben, kommt ein Monat nach der Entbindung in Ihre Praxis und bittet um Untersuchung ihres Sohns.

Welche der folgenden Angaben und Befunde stützen den Verdacht auf eine Alkoholembryopathie?

1. Geburtsgewicht 4000 g
2. Körperlänge bei Geburt 53 cm
3. Breiter, kurzer Nasenrücken
4. Saugreflex auslösbar
5. Mikrozephalie

**Antwort A** Nur die Aussage 2 ist richtig.

**Antwort B** Nur die Aussage 3 ist richtig.

**Antwort C** Nur die Aussagen 1 und 5 sind richtig.

**Antwort D** Nur die Aussagen 3 und 5 sind richtig.

**Antwort E** Nur die Aussagen 3, 4 und 5 sind richtig.

**AUFGABE 42**
**A**

Fallbeispiel
Alkoholembryopathie

LÖSUNG 40

Antwort C ist richtig.

Zu Antwort A

Die tägliche Menge beläuft sich auf 0,5–1 l.

Zu Antwort B

Der Gallensaft wird in den Leberzellen (Hepatozyten) produziert.

Zu Antwort C

Ein Tumor im Bereich der Papilla vateri kann zu einem Gallerückstau führen. Das Fassungsvermögen der Gallenblase nimmt zu. In der körperlichen Untersuchung kann das über das positive Courvoisier-Zeichen erfolgen: Die Gallenblase ist schmerzlos und prall-elastisch tastbar.

Zu Antwort D

Aus den Hepatozyten wird der Gallensaft in die Gallenkapillaren ausgeschleust. Von dort fließt er durch den rechten und linken Lebergallengang und nach deren Vereinigung durch den Ductus hepaticus communis aus der Leber heraus. Extrahepatisch zweigt der Ductus cysticus ab, der zur Gallenblase führt. Nach dessen Abzweigung wird der Gallengang Ductus choledochus genannt. Dieser Gang mündet im Duodenum in der Papilla vateri.

Zu Antwort E

Die Rückresorption der Gallensäuren erfolgt im terminalen Ileum.

---

LÖSUNG 41

Antwort C ist richtig.

Zu Aussage 1

Die V. cava superior leitet das venöse Blut aus Kopf, Hals, Teilen des Thorax und den oberen Extremitäten zum rechten Vorhof.

Zu Aussage 2

Die V. mesenterica superior führt das venöse Blut aus dem Pankreas, Teilen des Magens und Duodenums, Jejunum und Ileum, Zäkum und Appendix, Colon ascendens und Colon transversum und mündet in die V. portae.

Zu Aussage 3

Die V. mesenterica inferior sammelt das venöse Blut aus dem Colon descendens, Sigma und dem oberen Rektum. Sie mündet meist in die V. lienalis, manchmal direkt in die V. portae.

Zu Aussage 4

Das Abflussgebiet der V. lienalis umfasst die Milz, Teile des Magens und Teile des Ösophagus. Sie bildet aus dem Zusammenfluss (hinter dem Pankreaskopf) mit der V. mesenterica superior und gelegentlich der V. mesenterica inferior (meist mündet sie direkt in die V. lienalis) die V. portae, die zum Leberhilus zieht.

Zu Aussage 5

Die Vv. hepaticae leiten das venöse Blut aus der Leber und münden in die V. cava inferior.

---

LÖSUNG 42

Antwort D ist richtig.

Zu Aussage 1

Ein Geburtsgewicht von 4000 g spricht gegen eine Alkoholembryopathie. Kinder mit fetalem Alkoholsyndrom zeigen ein vermindertes Geburtsgewicht.

Zu Aussage 2

Eine Körperlänge von 53 cm liegt im oberen Normbereich. Kinder mit fetalem Alkoholsyndrom sind in der Regel klein.

Zu Aussage 3

Der breite, kurze Nasenrücken ist ein Hinweis auf ein fetales Alkoholsyndrom. Andere Symptome sind niedrige Stirn, verengte Lidspalten, Ptosis, Epikanthus, flaches Philtrum (Rinne über der Oberlippe), Maxillarhypoplasie, verstärkte Nasolabialfalte, schmale Oberlippe, kleiner Mund, tief sitzende Ohren.

Zu Aussage 4

Der Saugreflex ist bei Kindern mit Alkoholembryopathie schlecht ausgeprägt. Daraus resultieren Ernährungsstörungen.

Zu Aussage 5

Die Mikrozephalie ist ein Symptom der Alkoholembryopathie.

## Welche der folgenden Aussagen zur glatten Muskulatur treffen zu?

Wählen Sie **zwei** Antworten!

**Antwort A** Glatte Muskulatur arbeitet autonom.

**Antwort B** Unter dem Mikroskop ist typischerweise eine Querstreifung erkennbar.

**Antwort C** Bei Dehnung kommt es nach längerer Zeit zur Erschlaffung.

**Antwort D** Die Muskelkontraktion wird durch die myogene Erregung ausgelöst.

**Antwort E** Der Muskeltonus wird über Muskelspindeln reguliert.

**AUFGABE 43**
**M**

Physiologie
Glatte Muskulatur

---

## Welche der folgenden Aussagen zur Schizophrenie treffen zu?

Wählen Sie **zwei** Antworten!

**Antwort A** Die Erstmanifestation liegt typischerweise zwischen dem 15. und 30. Lebensjahr.

**Antwort B** In Deutschland erkranken etwa 5 % der Bevölkerung an Schizophrenie (Lebenszeitrisiko).

**Antwort C** Frauen sind deutlich häufiger betroffen als Männer.

**Antwort D** Suizidale Krisen treten typischerweise erst nach jahrelanger Erkrankung auf.

**Antwort E** Die Erkrankung tritt familiär gehäuft auf.

**AUFGABE 44**
**M**

Schizophrenie

---

## Welche der folgenden Aussagen zum Schock treffen zu?

1. Der systolische Blutdruck liegt in der Regel unter 90 mmHg.
2. Warme Haut kann auf eine septische Ursache hinweisen.
3. Der abfallende Blutdruck führt unbehandelt zur Schockniere.
4. Der Filtrationsdruck der Niere bleibt unverändert.
5. Der Schock verläuft meist langsam und wenig eindrucksvoll.

**Antwort A** Nur die Aussagen 1 und 2 sind richtig.

**Antwort B** Nur die Aussagen 1 und 3 sind richtig.

**Antwort C** Nur die Aussagen 1, 2 und 3 sind richtig.

**Antwort D** Nur die Aussagen 2, 4 und 5 sind richtig.

**Antwort E** Nur die Aussagen 1, 2, 3 und 5 sind richtig.

**AUFGABE 45**
**A**

Schock

LÖSUNG 43

Antworten A und D sind richtig.

Zu Antwort A

Glatte Muskulatur arbeitet autonom, quergestreifte Muskulatur willkürlich.

Zu Antwort B

Die typische Querstreifung findet sich bei der quergestreiften Muskulatur. Sie fehlt bei der glatten Muskulatur.

Zu Antwort C

Bei Dehnung eines glatten Muskels gibt dieser nach einem anfänglichen Anstieg der Spannung plastisch nach. Durch die Plastizität kann ein glatter Muskel bei verschiedenen Längen völlig entspannt sein. Dehnung kann aber auch zur Kontraktion der Zelle führen, z. B. in Ureteren, die durch Steine gedehnt werden und in der Folge eine Hyperperistaltik in Form von Koliken aufweisen.

Zu Antwort D

Die Muskelkontraktion wird bei glatten Muskeln durch die myogene Erregung ausgelöst, d. h., dass die Erregung von der Muskelzelle selbst ausgeht. Die Kontraktion kann neurogen moduliert werden über Botenstoffe (v. a. NO) und hormonell (Adrenalin, ADH).

Zu Antwort E

Muskelspindeln sind Propriozeptoren, die in Skelettmuskeln die Länge des Muskels erfassen.

LÖSUNG 44

Antworten A und E sind richtig.

Zu Antwort A

Die Erstmanifestation der Schizophrenie liegt typischerweise zwischen dem 15. und 30. Lj.

Zu Antwort B

Das Lebenszeitrisiko, an einer Schizophrenie zu erkranken, liegt bei etwa 1 %.

Zu Antwort C

Beide Geschlechter sind gleich häufig betroffen. Männer erkranken am häufigsten um das 20. Lj., Frauen ca. 5 Jahre später.

Zu Antwort D

Suizidale Krisen können zu ganz unterschiedlichen Zeitpunkten im Krankheitsverlauf auftreten. Typischerweise sind sie mit einer akuten Erkrankung bzw. dem akuten Auftreten der Symptome vergesellschaftet.

Zu Antwort E

Eine familiäre Häufung ist vorhanden. Angenommen wird ein polygener Erbgang, der mitursächlich für die Entstehung der Erkrankung sein könnte. Eine Ausschließlichkeit kann jedoch nicht postuliert werden, weil bei 80 % der Erkrankten keine weiteren Erkrankungsfälle in der Familie vorkommen.

LÖSUNG 45

Antwort C ist richtig.

Zu Aussage 1

Der systolische RR ist im Schockgeschehen erniedrigt. Er liegt in der Regel unter 90 mmHg. Beim z. B. hypovolämischen Schock in der Phase der Zentralisation kann er durch die Vasokonstriktion höher sein.

Zu Aussage 2

Warme, trockene und gerötete Haut kann auf eine septische Ursache hinweisen. Der Grund liegt im fieberhaften Zustand und in der Vasodilatation.

Zu Aussage 3

Der abfallende RR führt unbehandelt zum prärenalen Nierenversagen. Die Filtrationsrate sinkt, die $O_2$-Versorgung ebenfalls. Leitsymptome sind Rückgang der Diurese (Oligurie und Anurie) und Anstieg der harnpflichtigen Substanzen.

Zu Aussage 4

Der Filtrationsdruck der Niere sinkt empfindlich, der Filtrationsprozess sinkt deutlich bzw. kommt zum Erliegen.

Zu Aussage 5

Das Schockgeschehen ist ein eindrückliches Krankheitsbild, das schnell verläuft. Allen Schockarten gemeinsam ist die Kreislaufstörung und Minderversorgung des Kapillargebiets mit $O_2$ und Nährstoffen bei gleichzeitig insuffizientem Abtransport von Stoffwechselendprodukten.

Welche der folgenden Faktoren können eine akute Verwirrtheit verursachen?

1. Störungen des Elektrolythaushalts
2. Fieberhafter Infekt
3. Therapie mit einem Diuretikum
4. Hypoglykämie
5. Ateminsuffizienz

**Antwort A** Nur die Aussagen 3 und 4 sind richtig.

**Antwort B** Nur die Aussagen 1, 3 und 4 sind richtig.

**Antwort C** Nur die Aussagen 1, 4 und 5 sind richtig.

**Antwort D** Nur die Aussagen 2, 3 und 5 sind richtig.

**Antwort E** Alle Aussagen sind richtig.

**AUFGABE 46**
**A**

DD Akute Verwirrtheit

---

Welche der folgenden Aussagen treffen zu?
Wählen Sie **zwei** Antworten!

Bei der Prüfung der Koordination des Gleichgewichts mit dem Unterberger-Tretversuch:

**Antwort A** sind die Augen geschlossen.

**Antwort B** sind die Augen geöffnet.

**Antwort C** deutet eine Seitenabweichung nach links auf einen rechtsseitigen Fersensporn.

**Antwort D** sind 10° Seitenabweichung nach 100 Schritten pathologisch.

**Antwort E** sollte etwa 50-mal (ca. ½ bis 1 Min.) auf der Stelle getreten werden.

**AUFGABE 47**
**M**

Untersuchung
Unterberger-Tretversuch

---

Welche Aussage zur Anatomie des Schultergürtels trifft zu?

**Antwort A** Das Schlüsselbein bildet ein Gelenk mit dem Schulterblatt.

**Antwort B** Der Musculus supraspinatus (Obergrätenmuskel) rotiert den Arm nach innen.

**Antwort C** Der Musculus latissimus dorsi (breitester Rückenmuskel) hebt den Arm über die Horizontale.

**Antwort D** Das Akromion (Schulterhöhe) ist ein Teil des Humeruskopfs.

**Antwort E** Das Schultergelenk ist ein Scharniergelenk.

**AUFGABE 48**
**E**

Anatomie
Schultergürtel

LÖSUNG 46

Antwort E ist richtig.

Zu Aussage 1

Störungen des Elektrolythaushalts, vor allem der Natriummangel, können eine akute Verwirrtheit (Delir) verursachen.

Zu Aussage 2

Fieberhafte Infekte können ebenfalls eine akute Verwirrtheit verursachen.

Zu Aussage 3

Eine Diuretikatherapie führt zum verstärkten Flüssigkeitsverlust bis hin zur Exsikkose und kann eine akute Verwirrtheit verursachen, insbesondere bei älteren Patienten.

Zu Aussage 4

Die Hypoglykämie kann mit akuter Verwirrtheit einhergehen.

Zu Aussage 5

Die Ateminsuffizienz geht mit Hypoxämie einher und kann eine akute Verwirrtheit nach sich ziehen.

LÖSUNG 47

Antworten A und E sind richtig.

Zu Antwort A

Bei der Prüfung der Koordination des Gleichgewichts mit dem Unterberger-Tretversuch wird der Patient aufgefordert, im Stehen mit geschlossenen Augen im Verlauf 1 Min. auf der Stelle zu treten. Die Arme sind dabei nach vorne ausgestreckt, die Hände in Supinationsstellung.

Zu Antwort B

Die Augen sind während des Unterberger-Tretversuchs geschlossen.

Zu Antwort C

Eine Seitenabweichung, ein Schwanken oder die Fallneigung zur linken Seite können Hinweise auf ipsilaterale, vestibuläre oder Kleinhirnläsionen geben.

Zu Antwort D

Eine Körperdrehung von mehr als 45° kann auf eine ipsilaterale, vestibuläre oder Kleinhirnläsion hinweisen.

Zu Antwort E

Während des Tests sollte der Patient etwa 50-mal (ca. ½ bis 1 Min.) auf der Stelle treten.

LÖSUNG 48

Antwort A ist richtig.

Zu Antwort A

Das Schlüsselbein (Clavicula) ist ein leicht s-förmiger Knochen. Er ist gelenkig mit dem Sternum über das Sternoklavikulargelenk und mit der Schulterhöhe (Akromion) über das Akromioklavikulargelenk verbunden.

Zu Antwort B

Der M. supraspinatus (Obergrätenmuskel) abduziert den Arm und ist ein schwacher Außenrotator.

Zu Antwort C

Der M. latissimus dorsi (großer Rückenmuskel) besteht aus 4 Anteilen und zieht vom Arm bzw. Rücken bis zum Becken. Er ermöglicht Adduktion, Innenrotation und Retroversion des Arms.

Zu Antwort D

Das Akromion (Schulterhöhe) ist ein Teil des Schulterblatts.

Zu Antwort E

Das Schultergelenk ist ein Kugelgelenk.

**AUFGABE 49**
**E**

Fallbeispiel Oberbauchschmerzen

## Welche Aussage trifft zu?

Ein 57-jähriger Patient klagt über seit dem Vortag bestehende Oberbauchschmerzen, die gürtelförmig in beide Flanken ausstrahlen. Er leide an Übelkeit und musste heute erbrechen. Bei der Untersuchung zeigt sich eine erhöhte Temperatur (38,5 °C) und eine Gelbfärbung der Skleren. Das Abdomen ist gebläht und druckschmerzhaft.
Dies spricht am ehesten für eine/einen:

**Antwort A** akute Appendizitis

**Antwort B** Herzinfarkt

**Antwort C** akute Pyelonephritis

**Antwort D** akute Pankreatitis

**Antwort E** akute Gastritis

---

**AUFGABE 50**
**M**

ADHS

## Welche der folgenden Aussagen zur Aufmerksamkeitsdefizit-/Hyperaktivitätsstörung (ADHS) des Erwachsenenalters treffen zu?

Wählen Sie **zwei** Antworten!

**Antwort A** Affektive Symptome treten gehäuft begleitend auf.

**Antwort B** Die motorische Unruhe nimmt meist mit dem Alter deutlich zu.

**Antwort C** Missbrauch und Abhängigkeit von psychogenen Substanzen treten gehäuft begleitend auf.

**Antwort D** Eine medikamentöse Behandlungsmöglichkeit besteht nicht.

**Antwort E** Männer erkranken seltener als Frauen.

---

**AUFGABE 51**
**E**

Hygienische Händedesinfektion

## Welche Aussage zur hygienischen Händedesinfektion trifft zu?

**Antwort A** Das Händedesinfektionsmittel wird nach dem Händewaschen auf die feuchten Hände aufgetragen.

**Antwort B** Die aufgebrachte Menge des Desinfektionsmittels muss so bemessen sein, dass die gesamten Hände bis knapp über das Handgelenk satt benetzt sind (etwa 3–5 ml).

**Antwort C** Das Händedesinfektionsmittel wird durch das Aneinanderreiben der Hände gleichmäßig verteilt, sodass die Hände vollständig benetzt sind und während 70 % der vom Hersteller deklarierten Einwirkzeit feucht bleiben.

**Antwort D** Nach Ablauf der Einwirkzeit sollen die Hände abgetrocknet werden.

**Antwort E** Das Nachfüllen von Desinfektionsmittelspendern wird aus hygienischen Gründen empfohlen.

LÖSUNG 49

Antwort D ist richtig.

Zu Antwort A

Symptome der akuten Appendizitis sind epigastrische Schmerzen, die nach periumbilikal und in den rechten Unterbauch wandern. Ferner Übelkeit, Erbrechen, rektal-axilläre Temperaturdifferenz von ca. 1 °C. In der Untersuchung sind Psoas-, McBurney-, Lanz-, Blumberg- und Rovsing-Zeichen schmerzhaft positiv, die rektale Untersuchung ebenfalls.

Zu Antwort B

Symptome des Herzinfarktes sind u. a. stärkste, akute retrosternale Schmerzen, Schwäche, Blässe, Angst, Übelkeit, RR ↓, Herzrhythmusstörungen.

Zu Antwort C

Die akute Pyelonephritis geht u. a. mit Rückenschmerzen, Fieber, Dysurie, Pollakisurie, Pyurie einher.

Zu Antwort D

Typisch für die akute Pankreatitis sind gürtelförmige Schmerzen, Übelkeit, Erbrechen, Fieber, Gesichtsrötung und ggf. Ikterus (biliäre Pankreatitis). Das Abdomen ist gespannt, die Darmgeräusche reduziert, die Palpation schmerzhaft („Gummibauch“).

Zu Antwort E

Symptome der akuten Gastritis sind epigastrische Schmerzen, Übelkeit, Erbrechen und Aufstoßen.

---

LÖSUNG 50

Antworten A und C sind richtig.

Zu Antwort A

Affektive Symptome treten gehäuft begleitend auf und äußern sich u. a. als Affektlabilität oder Impulsivität.

Zu Antwort B

Die motorische Unruhe nimmt meist mit dem Alter ab. Andere Symptome sind Konzentrationsstörungen, Impulsivität, Stimmungsschwankungen, Reizbarkeit, hohe emotionale Empfindlichkeit, Desorganisation und reduzierte Belastbarkeit bei Stress.

Zu Antwort C

Missbrauch und Abhängigkeit von psychogenen Substanzen treten gehäuft begleitend auf, vor allem von Alkohol und Nikotin, aber auch von illegalen Drogen. Alle anderen Formen der Sucht treten ebenfalls vermehrt auf, u. a. Esssucht, Kaufsucht, Kleptomanie, Spielsucht.

Zu Antwort D

Die Möglichkeit der medikamentösen Behandlung besteht in der Gabe von Methylphenidat.

Zu Antwort E

Männer sind häufiger betroffen als Frauen.

---

LÖSUNG 51

Antwort B ist richtig.

Zu Antwort A

Das Händedesinfektionsmittel wird auf trockene Haut aufgetragen. Beim Auftragen auf feuchte Haut wird es verdünnt, sodass von einer verminderten Wirkung ausgegangen werden muss.

Zu Antwort B

Die aufgebrachte Menge muss so bemessen sein, dass die gesamten Hände bis knapp über das Handgelenk satt benetzt sind (etwa 3–5 ml).

Zu Antwort C

Das Händedesinfektionsmittel wird durch Aneinanderreiben der Hände gleichmäßig verteilt, sodass die Hände während der gesamten Einwirkzeit, die vom Hersteller deklariert wird, vollständig benetzt sind.

Zu Antwort D

Nach Ablauf der Einwirkzeit bei noch feuchten Händen muss das Desinfektionsmittel so lange verrieben werden, bis die Hände trocken sind. Ein Abtrocknen mit einem nicht sterilen Tuch führt zu einer erneuten Kontamination der Hände. Das Abtrocknen mit einem sterilen Tuch ist möglich, aber auf Dauer nicht zu empfehlen (zu teuer).

Zu Antwort E

Das Nachfüllen von Desinfektionsmittelspendern wird u. a. aus hygienischen Gründen nicht empfohlen.

Welche der folgenden Aussagen zur Urinuntersuchung trifft (treffen) zu?

1. Der Nachweis von Kreatinin im Urin ist physiologisch.
2. Pflanzliche Kost führt zu basischem Urin (pH > 7).
3. Hochkonzentrierter Urin ist charakteristisch für Diabetes inspidus.
4. Cholesterin wird normalerweise mit dem Urin ausgeschieden.
5. Eine hohe Dichte des Urins (hohes spezifisches Gewicht) tritt bei starkem Schwitzen auf.

**Antwort A** Nur die Aussage 1 ist richtig.

**Antwort B** Nur die Aussagen 1 und 5 sind richtig.

**Antwort C** Nur die Aussagen 1, 2 und 5 sind richtig.

**Antwort D** Nur die Aussagen 1, 3 und 5 sind richtig.

**Antwort E** Nur die Aussagen 2, 3, 4 und 5 sind richtig.

**AUFGABE 52**
**A**

Untersuchung
Urin

---

Welche der folgenden Aussagen trifft (treffen) zu?

Die Erlaubnis zur Ausübung der Heilkunde (allgemeine Heilpraktikererlaubnis):

1. setzt die erfolgreich abgeschlossene Ausbildung in einem medizinischen Beruf voraus.
2. berechtigt grundsätzlich zur Anwendung nicht verschreibungspflichtiger homöopathischer Arzneimittel.
3. berechtigt grundsätzlich zur Anwendung der Psychotherapie.
4. bescheinigt, dass der Inhaber über qualifizierte Kenntnisse der alternativen Heilmethoden verfügt.
5. schließt die Anwendung schulmedizinischer Behandlungsverfahren aus.

**Antwort A** Nur die Aussage 4 ist richtig.

**Antwort B** Nur die Aussagen 2 und 3 sind richtig.

**Antwort C** Nur die Aussagen 1, 2 und 3 sind richtig.

**Antwort D** Nur die Aussagen 1, 3 und 4 sind richtig.

**Antwort E** Nur die Aussagen 2, 3 und 5 sind richtig.

**AUFGABE 53**
**A**

Berufskunde

---

Welche der folgenden Aussagen treffen zu?

Bei der Berufsausübung sind von Heilpraktikern zu beachten:

1. Technische Regeln für biologische Arbeitsstoffe (TRBA 250)
2. Medizinproduktegesetz (MPG) und Medizinprodukte-Betreiberverordnung (MPBetreibV)
3. Hygieneverordnung des Landes
4. Richtlinie für Krankenhaushygiene und Infektionsprävention (KRINKO)
5. Infektionsschutzgesetz (IfSG)

**Antwort A** Nur die Aussagen 1, 2 und 5 sind richtig.

**Antwort B** Nur die Aussagen 1, 3 und 4 sind richtig.

**Antwort C** Nur die Aussagen 1, 2, 3 und 5 sind richtig.

**Antwort D** Nur die Aussagen 2, 3, 4 und 5 sind richtig.

**Antwort E** Alle Aussagen sind richtig.

**AUFGABE 54**
**A**

Berufskunde

LÖSUNG 52

Antwort C ist richtig.

Zu Aussage 1

Kreatinin ist eine harnpflichtige Substanz und wird physiologischerweise über den Urin ausgeschieden.

Zu Aussage 2

Pflanzliche Kost führt zur Urinalkalisierung.

Zu Aussage 3

Der Diabetes insipidus ist durch einen Mangel an antidiuretischem Hormon gekennzeichnet. Wasser kann im Körper nicht zurückgehalten werden und wird in hohen Mengen über den Urin ausgeschieden. Das spezifische Gewicht des Urins sinkt, der Urin ist sehr wenig konzentriert.

Zu Aussage 4

Cholesterin wird nicht über den Urin ausgeschieden.

Zu Aussage 5

Beim Schwitzen geht Wasser über die Schweißproduktion verloren, die Folge ist die Bildung eines konzentrierten Urins mit hohem spezifischen Gewicht.

---

LÖSUNG 53

Antwort B ist richtig.

Zu Aussage 1

Eine erfolgreich abgeschlossene Ausbildung in einem medizinischen Beruf ist keine Voraussetzung für Erlaubnis zur Ausübung der Heilkunde (allgemeine Heilpraktikererlaubnis).

Zu Aussage 2

Nicht verschreibungspflichtige homöopathische Arzneimittel dürfen vom Heilpraktiker rezeptiert werden.

Zu Aussage 3

Die Erlaubnis zur Ausübung der Heilkunde berechtigt grundsätzlich zur Anwendung der Psychotherapie. Der Heilpraktiker darf sich jedoch nicht „Psychotherapeut" nennen. Diese Berufsbezeichnung darf nach dem Psychotherapeutengesetz nur von Ärzten, Psychologischen Psychotherapeuten und Kinder- und Jugendpsychotherapeuten geführt werden.

Zu Aussage 4

Die Erlaubnis zur Ausübung der Heilkunde bescheinigt nicht, dass der Inhaber über qualifizierte Kenntnisse der alternativen Heilmethoden verfügt.

Zu Aussage 5

Schulmedizinische Behandlungsverfahren dürfen angewendet werden.

---

LÖSUNG 54

Antwort E ist richtig.

Zu Aussage 1

Bei der Berufsausübung sind von Heilpraktikern die TRBA 250 zu beachten. Diese TRBA findet u. a. Anwendung auf Tätigkeiten mit biologischen Arbeitsstoffen im Gesundheitswesen und der Wohlfahrtspflege.

Zu Aussage 2

Bei der Berufsausübung sind von Heilpraktikern das MPG und die MPBetreibV zu beachten. Das MPG regelt den Verkehr, die Sicherheit, Eignung, Leistung von Medizinprodukten und den Patientenschutz. Die MPBetreibV regelt den Umgang mit Medizinprodukten, u. a. sachgerechte Handhabung, Geräteeinweisung in der Praxis, Aufnahme in das Medizinproduktebuch.

Zu Aussage 3

Die Hygieneverordnungen des Landes sind bei der Berufsausübung zu beachten.

Zu Aussage 4

Die KRINKO gibt Empfehlungen, die sich auf die Prävention nosokomialer Infektionen beziehen. Darüber hinaus gibt sie Empfehlungen zu betrieblich-organisatorischen und baulich-funktionellen Maßnahmen der Hygiene in medizinischen Einrichtungen.

Zu Aussage 5

Das IfSG (mit Behandlungsverboten und Meldepflichten) ist zu beachten.

**AUFGABE 55**
**E**

Amnesie

## Welche Diagnose trifft am ehesten zu?

Bei einem Patienten tritt nach einem Unfall mit Schädel-Hirn-Trauma eine zweistündige Erinnerungslücke für das Geschehen nach dem Unfall auf.

**Antwort A** Retrograde Amnesie

**Antwort B** Alkoholentzugsdelir

**Antwort C** Anterograde Amnesie

**Antwort D** Organisches amnestisches Syndrom

**Antwort E** Dissoziative Amnesie

---

**AUFGABE 56**
**M**

Untersuchung
Blutdruckmessung

Sie messen den Blutdruck (nach Riva-Rocci) bei einem übergewichtigen Patienten, der einen erhöhten Oberarmumfang aufweist, mit einer üblichen Blutdruckmanschette.

## Was müssen Sie bedenken?

Wählen Sie **zwei** Antworten!

**Antwort A** Der gemessene Wert ist niedriger als der tatsächliche Blutdruckwert.

**Antwort B** Der gemessene Wert ist höher als der tatsächliche Blutdruckwert.

**Antwort C** Man sollte eine breitere Blutdruckmanschette verwenden.

**Antwort D** Man sollte eine schmälere Blutdruckmanschette verwenden.

**Antwort E** Man sollte die Messung am Unterarm durchführen.

---

**AUFGABE 57**
**A**

Obstipation

## Welche der folgenden Aussagen zur Obstipation bzw. Obstipationsprophylaxe treffen zu?

1. Ballaststoffreiche Kost wirkt peristaltikanregend.
2. Der Patient soll viel trinken, das hält den Stuhl weich.
3. Eine unbehandelte Obstipation kann zum Ileus führen.
4. Eine Obstipationsprophylaxe ist erfolgreich, wenn der Patient jeden 2. Tag weichen Stuhl hat.
5. Bewegung wirkt peristaltikanregend.

**Antwort A** Nur die Aussagen 1, 2 und 3 sind richtig.

**Antwort B** Nur die Aussagen 1, 2 und 5 sind richtig.

**Antwort C** Nur die Aussagen 1, 3, 4 und 5 sind richtig.

**Antwort D** Nur die Aussagen 2, 3, 4 und 5 sind richtig.

**Antwort E** Alle Aussagen sind richtig.

**LÖSUNG 55**

Antwort C ist richtig.

Zu Antwort A

Bei einer retrograden Amnesie kann sich der Patient an die Zeit vor dem Unfallhergang nicht erinnern.

Zu Antwort B

Die Symptome des Alkoholentzugsdelirs sind u. a. Bewusstseins- und Orientierungsstörung, Verwirrtheitszustände und optische Halluzinationen (Ungeziefer, grauen Schatten). Ferner Wahnvorstellungen und starke vegetative Symptome.

Zu Antwort C

Eine Erinnerungslücke, die nach einem Trauma auftritt, wird als anterograde Amnesie bezeichnet.

Zu Antwort D

Das organische amnestische Syndrom ist durch eine anterograde, häufig auch retrograde Amnesie, Störungen des Kurzzeitgedächtnisses und Desorientierung gekennzeichnet. Ursachen sind Kopftraumata, Vitamin-$B_1$-Mangel, Hirntumoren oder Gefäßerkrankungen des Gehirns.

Zu Antwort E

Die dissoziative Amnesie geht mit der Unfähigkeit einher, sich an wichtige persönliche Informationen zu erinnern und ist nicht organisch bedingt. Sie hat meist traumatische Auslöser, z. B. sexuelle Übergriffe.

---

**LÖSUNG 56**

Antworten B und C sind richtig.

Zu Antwort A

Bei einer Blutdruckmessung mit einer zu kleinen Manschette werden falsch hohe Drücke gemessen. Eine Messung mit einer zu großen Manschette liefert falsch niedrige Drücke.

Zu Antwort B

Der Blutdruckwert ist falsch hoch.

Zu Antwort C

Die Manschette muss dem Oberarmumfang angepasst werden. Bei erhöhtem Oberarmumfang muss eine breitere Manschette gewählt werden.

Zu Antwort D

Eine schmalere Blutdruckmanschette liefert noch höhere Blutdruckwerte. Es muss eine breitere Manschette gewählt werden.

Zu Antwort E

Die Messung sollte am Oberarm mit einer angepassten (breiteren) Manschette durchgeführt werden.

---

**LÖSUNG 57**

Antwort E ist richtig.

Zu Aussage 1

Ballaststoffreiche Kost wirkt peristaltikanregend und wird im Zuge der Obstipationsprophylaxe empfohlen.

Zu Aussage 2

Eine hohe Trinkmenge wirkt der Obstipation entgegen.

Zu Aussage 3

Eine unbehandelte Obstipation kann zum Ileus führen.

Zu Aussage 4

Wenn der Patient jeden 2. Tag weichen Stuhlgang hat, kann von einer erfolgreichen Obstipationsprophylaxe ausgegangen werden.

Zu Aussage 5

Regelmäßige Bewegung wirkt peristaltikanregend. Zusammen mit einer hohen Trinkmenge und faserreichen Kost zählt sie zur Basistherapie der Obstipationsprophylaxe.

Welche der folgenden Aussagen treffen zu?

Als Ursachen eines „akuten Hodens“ (akute Schmerzen im Bereich des Hodens) kommen typischerweise infrage:

1. Varikozele
2. Orchitis
3. Epididymitis
4. Hodentorsion
5. Hydrozele

**Antwort A** Nur die Aussagen 1, 2 und 4 sind richtig.

**Antwort B** Nur die Aussagen 2, 3 und 4 sind richtig.

**Antwort C** Nur die Aussagen 2, 3 und 5 sind richtig.

**Antwort D** Nur die Aussagen 3, 4 und 5 sind richtig.

**Antwort E** Alle Aussagen sind richtig.

**AUFGABE 58**
**A**

DD Akutes Skrotum

---

Welche der folgenden Aussagen trifft (treffen) zu?

Zu den typischen Methoden/Techniken der Psychoanalyse zählt:

1. Shaping (Verhaltensausformung)
2. Kognitive Umstrukturierung
3. Bearbeitung der Übertragung
4. Biofeedback
5. Flooding

**Antwort A** Nur die Aussage 1 ist richtig.

**Antwort B** Nur die Aussage 3 ist richtig.

**Antwort C** Nur die Aussagen 1 und 2 sind richtig.

**Antwort D** Nur die Aussagen 1, 3 und 4 sind richtig.

**Antwort E** Alle Aussagen sind richtig.

**AUFGABE 59**
**A**

Psychoanalyse

---

Welche der genannten Untersuchungsbefunde bei einer 78-jährigen Patientin lässt Sie an eine Aortenklappenstenose denken?

Wählen Sie **zwei** Antworten!

**Antwort A** Schmetterlingsförmige Rötung der Wangen

**Antwort B** Systolikum bei der Auskultation mit Maximum über dem 2. ICR rechts parasternal

**Antwort C** Große Blutdruckamplitude (sog. „Wasserhammer“-Puls)

**Antwort D** Fortgeleitetes Geräusch in die Karotiden

**Antwort E** Diastolisches Herzgeräusch

**AUFGABE 60**
**M**

Aortenklappenstenose

**LÖSUNG 58**

## Antwort B ist richtig.

Zu Aussage 1

Die Varikozele ist durch Erweiterung und Schlängelung der venösen Gefäße des Hodens/Skrotums gekennzeichnet. Akute Schmerzen treten nicht auf, ein Schweregefühl kann wahrgenommen werden.

Zu Aussage 2

Die Symptome der Orchitis sind akute, heftige skrotale Schmerzen mit Ausstrahlung in Leiste und/oder Rücken. Ferner Schwellung, Rötung, Überwärmung und Fieber. Das Prehn-Zeichen ist positiv.

Zu Aussage 3

Die Symptome der Epididymitis sind akute Schmerzen, Rötung, Schwellung, Fieber und Miktionsprobleme.

Zu Aussage 4

Bei der Hodentorsion kommt es zur Drehung des Hodens (selten beider Hoden gleichzeitig) um seine Längsachse mit einer Drosselung der Durchblutung. Die Leitsymptome sind ein akuter skrotaler Schmerz, der in Leiste und Unterbauch zieht. Begleitend treten Schwellung, Rötung, Hodenhochstand auf. Das Prehn-Zeichen ist negativ.

Zu Aussage 5

Die Hydrozele ist eine Flüssigkeitsansammlung innerhalb der Hodenblätter. Leitsymptom ist eine prallelastische Schwellung ohne Schmerzen.

---

**LÖSUNG 59**

## Antwort B ist richtig.

Zu Aussage 1

Shaping ist eine Methode der Verhaltenstherapie (VT). Hier werden falsch erlernte Verhaltensweisen verändert, sodass das gewünschte Verhalten aufgebaut werden kann.

Zu Aussage 2

Die kognitive Umstrukturierung ist eine Methode der VT. Der Schwerpunkt liegt in der Veränderung der Denk- und Wahrnehmungsmuster.

Zu Aussage 3

Die Bearbeitung der Übertragung ist ein wichtiges Mittel der Psychoanalyse. Bei der Übertragung werden häufig früher entstandene unbewusste und verdrängte Konflikte/Emotionen auf z. B. den Therapeuten übertragen. Durch Bearbeitung dieser Themen können alte, starre Konflikt- oder Emotionsmuster bewusst gemacht bzw. bearbeitet und gelöst werden.

Zu Aussage 4

Schwerpunkt der Biofeedback-Therapie (Methode der VT) ist es, unbewusst ablaufende Prozesse durch ein Feedback u. a. über einen Computer wahrnehmbar und bewusst zu machen.

Zu Aussage 5

Flooding ist eine Form der Konfrontationstherapie (Methode der VT), v. a. bei Angststörungen.

---

**LÖSUNG 60**

## Antworten B und D sind richtig.

Zu Antwort A

Eine schmetterlingsförmige Rötung der Wangen tritt typischerweise im Zuge des SLE (entzündliches Infiltrat) oder der Ringelröteln (ohne Hautinfiltrat) auf. Bei Herzerkrankungen finden sich gelegentlich Mitralbäckchen. Es handelt sich hierbei um eine rötlich-livide Verfärbung der Wangen, die am häufigsten im Zuge der Mitralstenose vorkommt.

Zu Antwort B

Die Aortenklappenstenose verursacht ein Systolikum, das am lautesten (Punctum maximum) über dem 2. ICR rechts parasternal gehört und in die Karotiden fortgeleitet wird.

Zu Antwort C

Im Zuge der Aortenklappenstenose findet sich eine kleine Blutdruckamplitude. Die große Blutdruckamplitude ist ein typisches Symptom der Aortenklappeninsuffizienz.

Zu Antwort D

Das Austreibungsgeräusch wird am lautesten über dem 2. ICR rechts parasternal gehört und in die Karotiden fortgeleitet.

Zu Antwort E

Die Aortenklappenstenose produziert ein systolisches Geräusch, weil dieses Geräusch in der Systole (Austreibungsphase) entsteht.

# 2 Prüfungstermin Oktober 2017

Welche der folgenden Aussagen zu Legionellosen treffen zu?

1. Die Inkubationszeit beträgt etwa 3 Wochen.
2. Pflegebedürftige ältere Menschen gelten als Risikogruppe für eine Legionella-Pneumonie.
3. Bei einer Legionella-Pneumonie besteht für Heilpraktiker kein Behandlungsverbot.
4. Der häufigste Infektionsweg ist ein direkter Kontakt zum Erkrankten.
5. Legionellen treten auch als nosokomiale Infektionen auf.

**Antwort A** Nur die Aussagen 2 und 5 sind richtig.

**Antwort B** Nur die Aussagen 3 und 4 sind richtig.

**Antwort C** Nur die Aussagen 1, 2 und 4 sind richtig.

**Antwort D** Nur die Aussagen 2, 4 und 5 sind richtig.

**Antwort E** Nur die Aussagen 1, 2, 3 und 5 sind richtig.

**AUFGABE 1**
**A**

Legionellose

---

Welche der folgenden Aussagen zur Zyanose treffen zu?

1. Ein Lungenemphysem ist eine typische Ursache einer zentralen Zyanose.
2. Herzerkrankungen mit einem erhöhten Herzzeitvolumen verursachen meist eine periphere Zyanose.
3. Im Fall einer schweren Anämie kann trotz peripherer Vasokonstriktion bei Schock die Zyanose fehlen.
4. Eine zyanotische Zunge ist typisch für eine periphere Zyanose.
5. Eine Zyanose kann auch an Schleimhäuten festgestellt werden.

**Antwort A** Nur die Aussagen 1 und 3 sind richtig.

**Antwort B** Nur die Aussagen 3 und 5 sind richtig.

**Antwort C** Nur die Aussagen 1, 3 und 5 sind richtig.

**Antwort D** Nur die Aussagen 2, 4 und 5 sind richtig.

**Antwort E** Nur die Aussagen 1, 2, 4 und 5 sind richtig.

**AUFGABE 2**
**A**

Zyanose

---

Welche der folgenden Aussagen zur Leberzirrhose trifft (treffen) zu?

1. Bei bereits bestehender alkoholbedingter Leberzirrhose ist der Konsum von Alkohol nicht mehr schädlich.
2. Patienten mit einer Leberzirrhose haben ein erhöhtes Risiko, an einem Leberzellkarzinom zu erkranken.
3. Die Einnahme von Abführmitteln ist bei einer Leberzirrhose nicht erlaubt.
4. Durch den bindegewebigen Umbau des Lebergewebes kommt es immer zu einer Verkleinerung der Leber.
5. Als Folge der Leberzirrhose wird die Milz in der Regel fibrotisch umgebaut und schrumpft.

**Antwort A** Nur die Aussage 2 ist richtig.

**Antwort B** Nur die Aussagen 1 und 4 sind richtig.

**Antwort C** Nur die Aussagen 2 und 4 sind richtig.

**Antwort D** Nur die Aussagen 1, 2 und 3 sind richtig.

**Antwort E** Nur die Aussagen 2, 3 und 5 sind richtig.

**AUFGABE 3**
**A**

Leberzirrhose

**LÖSUNG 1**

Antwort A ist richtig.

Zu Aussage 1

Die Inkubationszeit der Legionellose (mit Pneumonie) beträgt 2–10 Tage.

Zu Aussage 2

Der Verlauf der Infektion mit Legionellen ist abhängig vom Immunstatus. Pflegebedürftige ältere Menschen gelten als Risikogruppe für eine Legionella-Pneumonie. Ferner Menschen mit Nikotin- und Alkoholabusus, Diabetes mellitus und anderen immunsupprimierenden Erkrankungen.

Zu Aussage 3

Für den Heilpraktiker besteht nach § 24 IfSG in Verbindung mit § 7 Behandlungsverbot.

Zu Aussage 4

Erregerreservoir sind Feuchtanlagen, z. B. Klimaanlagen, Duschköpfe, Perlatoren, Whirlpools. Eine Übertragung von Mensch zu Mensch findet nicht statt.

Zu Aussage 5

Legionellen treten auch als nosokomiale Infektionen auf. Auch hier sind die Erregerreservoire häufig Klimaanlagen, Wasserleitungen, Duschköpfe oder Perlatoren.

---

**LÖSUNG 2**

Antwort C ist richtig.

Zu Aussage 1

Ein Lungenemphysem zählt zu den Ursachen einer zentralen Zyanose. Andere Ursachen sind z. B. COPD, Pneumonien oder das Cor pulmonale. Dabei ist die Oxygenierung des Bluts mit $O_2$ nicht ausreichend gegeben. Die periphere Zyanose entsteht durch vermehrte $O_2$-Ausschöpfung des Bluts in den Kapillaren, z. B. bei Schock (HZV ↓), Herzinsuffizienz (HZV ↓) oder Kälteexposition. Die Zungengrundvenen und die Zunge sind rosig, die Akren livide.

Zu Aussage 2

Herzerkrankungen mit einem erhöhten HZV verursachen eine zentrale Zyanose.

Zu Aussage 3

Bei einer schweren Anämie kann die Zyanose fehlen, weil die Blaufärbung an das Vorhandensein einer bestimmten Menge an nichtoxygeniertem Hämoglobin gebunden ist (etwa 5 g/dl). Wenn zu wenig Hämoglobin vorhanden ist, kann sich keine Blaufärbung ausbilden (oder erst sehr spät).

Zu Aussage 4

Eine zyanotische Zunge und zyanotische Zungengrundvenen sind typisch für eine zentrale Zyanose.

Zu Aussage 5

Eine Zyanose kann auch an Schleimhäuten festgestellt werden.

---

**LÖSUNG 3**

Antwort A ist richtig.

Zu Aussage 1

Alkoholkonsum führt bei einer bestehenden Leberzirrhose zu einer Progredienz der Symptome.

Zu Aussage 2

Das Risiko eines Leberzellkarzinoms ist erhöht, insbesondere wenn es sich um eine Leberzirrhose auf dem Boden einer chronisch-infektiösen Hepatitis (B, C) mit gleichzeitig vorhandenem Alkoholabusus handelt.

Zu Aussage 3

Die Einnahme von Laxanzien, v. a. Laktulose, zählt zur Therapie der Leberzirrhose, insbesondere wenn eine hepatische Enzephalopathie vorhanden ist. Laktulose beschleunigt die Ausscheidung von Ammoniak über den Darm und reduziert so die Menge der neurotoxischen Substanz im Blut.

Zu Aussage 4

Durch den bindegewebigen Umbau des Lebergewebes kommt es meist (in späten Stadien) zu einer Verkleinerung der Leber, allerdings nicht immer. In frühen Stadien der Leberzirrhose ist die Leber meist vergrößert, derb und höckerig.

Zu Aussage 5

Als Folge der Leberzirrhose entsteht eine portale Hypertonie, die mit einem Rückstau des Bluts, u. a. in die Milz, einhergeht. Durch die Stauung entsteht eine Splenomegalie.

Welche Aussage trifft zu?

Ein 3-jähriges Mädchen zeigt im Bereich der Oberlippe Bläschen, die platzen und unter Bildung honiggelber Krusten abheilen. Es besteht leichtes Fieber.
Es handelt sich dabei am ehesten um:

**Antwort A** Erysipel

**Antwort B** Impetigo contagiosa

**Antwort C** Scharlach

**Antwort D** Herpes-simplex-Infektion

**Antwort E** Ringelröteln

**AUFGABE 4**
**E**

Fallbeispiel
Infektionskrankheiten

---

Welche der folgenden Aussagen zu den Atmungsorganen treffen zu?

Wählen Sie **zwei** Antworten!

**Antwort A** Der Stammbronchus gehört zu den oberen Atemwegen.

**Antwort B** Die linke Lunge ist in 3 Lappen unterteilt.

**Antwort C** Die Nasenhöhlen stehen in Verbindung mit den Siebbeinzellen (Cellulae ethmoidales).

**Antwort D** Die Luftröhre liegt hinter der Schilddrüse und vor der Speiseröhre.

**Antwort E** Übergroße Gaumenmandeln sind im Kindesalter häufig Ursache für eine behinderte Nasenatmung.

**AUFGABE 5**
**M**

Anatomie
Atemwege

---

Welche der folgenden Aussagen treffen zu?

Insulinmangel führt zu:

1. Gesteigerter Lipolyse
2. Ketonkörperbildung
3. Hyperglykämie
4. Hypoglykämie
5. Gesteigerter Eiweißsynthese

**Antwort A** Nur die Aussagen 1 und 3 sind richtig.

**Antwort B** Nur die Aussagen 1 und 5 sind richtig.

**Antwort C** Nur die Aussagen 1, 2 und 3 sind richtig.

**Antwort D** Nur die Aussagen 1, 3 und 5 sind richtig.

**Antwort E** Nur die Aussagen 2, 4 und 5 sind richtig.

**AUFGABE 6**
**A**

Insulinmangel

**LÖSUNG 4**

Antwort B ist richtig.

Zu Antwort A

Symptome des Erysipels sind akute, scharf begrenzte, flammende Rötung, starke Schmerzen und hohes Fieber. Typische Lokalisation ist das Gesicht und die Unterschenkel.

Zu Antwort B

Symptome der Impetigo contagiosa sind entzündliche Erytheme, die zur Bildung von Bläschen und honiggelben Krusten führen. Leichtes Fieber und ein eingeschränktes Allgemeinbefinden können vorhanden sein.

Zu Antwort C

Typisch für Scharlach sind akute Halsschmerzen mit eitriger Angina tonsillaris, Erdbeer- und Himbeerzunge, Husten, Erbrechen, hohes Fieber, Tachykardie, Kopf- und Leibschmerzen. Das Exanthem ist dichtstehend, beginnt in den Achseln und Leisten und breitet sich zentrifugal aus. Im Gesicht ist die Wangenröte und periorale Blässe typisch.

Zu Antwort D

Typisch für Herpes-simplex-Infektionen sind juckende Papeln, die sich zu schmerzhaften Bläschen an Lippen und/oder Mundschleimhaut entwickeln.

Zu Antwort E

Die Symptome der Ringelröteln sind milde grippale Beschwerden und Hauterscheinungen, die sich im Gesicht als ein Schmetterlingserythem zeigen. Am übrigen Körper, Stamm und Extremitäten findet sich ein girlandenförmiges Exanthem.

**LÖSUNG 5**

Antworten C und D sind richtig.

Zu Antwort A

Der Stammbronchus gehört zu den unteren Atemwegen. Zu den oberen Atemwegen zählen die luftleitenden Wege bis zum Kehlkopf: Nase mit Nasennebenhöhlen, Mundhöhle und Rachenraum. Zu den unteren Atemwegen zählen Kehlkopf, Bronchien sowie Bronchiolen und Alveolen.

Zu Antwort B

Die linke Lunge ist in 2 Lappen (Ober- und Unterlappen) unterteilt, die rechte Lunge in 3 Lappen (Ober-, Mittel- und Unterlappen).

Zu Antwort C

Die Siebbeinzellen zählen zu den Nasennebenhöhlen und liegen als 8–10 erbsengroße, lufthaltige Hohlräume im Siebbeinknochen. Die Ausführungsgänge münden in den mittleren und oberen Nasengang.

Zu Antwort D

Die Luftröhre (Trachea) ist ein elastisches Rohr und verbindet den Kehlkopf mit den Hauptbronchien. Sie ist ca. 10–12 cm lang, folgt dem Verlauf der Wirbelsäule, liegt vor dem Ösophagus und hinter der Schilddrüse und teilt sich in Höhe des 4.–5. Brustwirbels in die beiden Hauptbronchien.

Zu Antwort E

Übergroße Rachenmandeln sind im Kindesalter häufig Ursache für eine behinderte Nasenatmung.

**LÖSUNG 6**

Antwort C ist richtig.

Zu Aussage 1

Insulin fördert die anabolen Stoffwechselprozesse wie Glykogen-, Fett- und Proteinsynthese und hemmt die katabolen Prozesse wie Lipo-, Proteo- und Glykogenolyse. Im Zuge des Insulinmangels werden die katabolen Prozesse beschleunigt.

Zu Aussage 2

Im Zuge der Lipolyse werden Triglyzeride zu Glyzerin und Fettsäuren abgebaut. Die Fettsäuren werden wiederum zu Ketonkörpern umgewandelt.

Zu Aussage 3

Unter Insulinmangel kann die Glukose nicht mehr in die Zellen eingeschleust werden, sie verbleibt im Blut. Die Folge ist eine Hyperglykämie.

Zu Aussage 4

Eine Hypoglykämie entsteht dann, wenn zu viel Insulin vorhanden ist und zu viel Glukose aus dem Blut in die Zellen geschleust wird.

Zu Aussage 5

Der Insulinmangel führt zur beschleunigten katabolen Reaktion, die Folge ist ein Eiweißabbau (Proteolyse).

Welche der folgenden Aussagen zum Nervus ischiadicus (Ischiasnerv) treffen zu?
Wählen Sie **zwei** Antworten!

**Antwort A** Der Nervus ischiadicus ist der dickste Nerv des Körpers.

**Antwort B** Der Nervus ischiadicus entspringt aus dem Plexus lumbalis.

**Antwort C** Der Nervus ischiadicus verläuft im Gesäßbereich schräg abwärts zur Vorderseite des Oberschenkels und versorgt die Streckmuskeln.

**Antwort D** Der Nervus ischiadicus teilt sich oberhalb der Kniekehle in den Schienbeinnerv (Nervus tibialis) und in den seitlich abzweigenden Wadenbeinnerv (Nervus peroneus).

**Antwort E** Der Nervus ischiadicus versorgt sensibel die Haut an der Rückseite des Oberschenkels.

**AUFGABE 7**
**M**

Anatomie
Nervus ischiadicus

---

Welche der folgenden Aussagen treffen zu?
Der Seromukotympanon (Paukenerguss):

1. kann zu Hörminderung führen.
2. kann durch Einengung oder Verlegung der Ohrtrompete verursacht werden.
3. tritt nur einseitig auf.
4. ist typischerweise durch starke Schmerzen und hohes Fieber gekennzeichnet.
5. sollte durch Spülung des Gehörgangs behandelt werden.

**Antwort A** Nur die Aussagen 1 und 2 sind richtig.

**Antwort B** Nur die Aussagen 1 und 4 sind richtig.

**Antwort C** Nur die Aussagen 1, 2 und 5 sind richtig.

**Antwort D** Nur die Aussagen 2, 3 und 4 sind richtig.

**Antwort E** Nur die Aussagen 1, 2, 4 und 5 sind richtig.

**AUFGABE 8**
**A**

Seromukotympanon

---

Welche Aussage zum Herzen trifft zu?

**Antwort A** Die Herzkranzarterien entspringen dem unteren Teil des Truncus pulmonalis.

**Antwort B** Der AV-Knoten hat bei der Erregungsüberleitung von den Vorhöfen auf die Kammern eine Verzögerungsfunktion.

**Antwort C** Der rechte Ventrikel des Herzens pumpt Blut in die Aorta.

**Antwort D** Vom Sinusknoten breitet sich die elektrische Erregung zunächst über die Purkinje-Fasern, anschließend über die Tawara-Schenkel (Kammerschenkel) aus.

**Antwort E** Während der Austreibungsphase des Herzens füllen sich die Kammern mit Blut.

**AUFGABE 9**
**E**

Anatomie, Physiologie
Herz

**LÖSUNG 7**

Antworten A und D sind richtig.

Zu Antwort A

Der N. ischiadicus ist der dickste (etwa daumendick) und der längste Nerv des menschlichen Körpers. Er entspringt aus dem Plexus sacralis (Kreuzgeflecht) und geht aus den Segmenten L4–S3 hervor.

Zu Antwort B

Der N. ischiadicus entspringt aus dem Plexus sacralis (Kreuzgeflecht) und geht aus den Segmenten L4–S3 hervor. Aus dem Plexus lumbalis entspringt der N. femoralis.

Zu Antwort C

Die Vorderseite des Oberschenkels und die Streckmuskulatur werden vom N. femoralis versorgt. Er entspringt aus dem Plexus lumbalis.

Zu Antwort D

Der N. ischiadicus teilt sich in variabler Höhe am Oberschenkel in den N. tibialis und den N. fibularis (N. peroneus).

Zu Antwort E

Die sensible Innervation auf der Rückseite des Oberschenkels erfolgt vor allem durch den N. femoralis.

---

**LÖSUNG 8**

Antwort A ist richtig.

Zu Aussage 1

Ein Seromukotympanon (Paukenerguss) ist durch eine Flüssigkeitsansammlung in der Paukenhöhle gekennzeichnet und kann zur Hörminderung durch Schallleitungsstörung führen. Es entsteht durch eine verminderte Belüftung des Innenohrs.

Zu Aussage 2

Der Paukenerguss kann durch eine Einengung oder Verlegung der Eustachischen Tube (Ohrtrompete) etwa durch vergrößerte Rachenmandeln verursacht sein. Betroffen sind vor allem Kleinkinder.

Zu Aussage 3

Ein Paukenerguss kann ein- oder beidseitig auftreten. Meist ist ein Paukenerguss auf beiden Seiten vorhanden, wenn auch nicht im gleichen Umfang.

Zu Aussage 4

Beim Seromukotympanon kann ein Druckgefühl vorhanden sein. Schmerzhaftigkeit und hohes Fieber sind typischerweise nicht vorhanden.

Zu Aussage 5

Die Therapie des Paukenergusses besteht aus der Gabe abschwellender Nasentropfen (keine Dauertherapie), operativem Einsatz einer Paukendrainage (Paukenröhrchen) oder im Fall von adenoiden Vegetationen einer operativen Entfernung der hyperplastischen Rachenmandeln.

---

**LÖSUNG 9**

Antwort B ist richtig.

Zu Antwort A

Die Koronarien entspringen aus der Aorta ascendens, dicht an der Aortenklappe.

Zu Antwort B

Der AV-Knoten liegt auf dem Boden des Vorhofs und bremst die Überleitung der Impulse auf die Kammern. Er hat eine Eigenfrequenz von ca. 40–60 Impulsen/Min. und übernimmt die Funktion als Rhythmusgeber, wenn der Sinusknoten ausgefallen ist. Durch die Verzögerung der Erregungsleitung werden die Vorhöfe vor den Kammern erregt, was wichtig für die aufeinanderfolgende Kontraktion von Vorhof und Kammer ist.

Zu Antwort C

Der rechte Ventrikel pumpt Blut über den Truncus pulmonalis in die Lunge, wo eine Oxygenierung stattfindet.

Zu Antwort D

Vom Sinusknoten breitet sich die elektrische Erregung zunächst zum AV-Knoten aus, danach zum HIS-Bündel und über die Tawara-Schenkel zu den Purkinje-Fasern.

Zu Antwort E

In der Austreibungsphase wird ein Teil des Kammervolumens in die großen Gefäße ausgeworfen. In der Füllungsphase werden die Kammern mit Blut befüllt.

### Welche der folgenden Aussagen trifft (treffen) zu?

Die Erlaubnis zur Ausübung der Heilkunde (allgemeine Heilpraktikererlaubnis):

1. berechtigt nicht zur Führung der Berufsbezeichnung „Psychotherapeut".
2. berechtigt zur Behandlung von Röteln mit alternativen Methoden.
3. berechtigt zur Behandlung von Fußpilz mit nicht verschreibungspflichtigen Arzneimitteln.
4. berechtigt nicht zur Behandlung psychischer Störungen.
5. kann auch ohne Kenntnisse der alternativen Heilverfahren beantragt werden.

**Antwort A** Nur die Aussage 1 ist richtig.

**Antwort B** Nur die Aussagen 2 und 5 sind richtig.

**Antwort C** Nur die Aussagen 1, 2 und 4 sind richtig.

**Antwort D** Nur die Aussagen 1, 3 und 5 sind richtig.

**Antwort E** Nur die Aussagen 1, 2, 3 und 5 sind richtig.

**AUFGABE 10**
**A**

Berufskunde

---

### Welche der folgenden Aussagen zum Verdauungstrakt trifft (treffen) zu?

1. Die Speiseröhre besitzt meist im Bereich des Aortenbogens eine physiologische Engstelle.
2. Der sogenannte Magenpförtner (Pylorus) bezeichnet den Bereich des Mageneingangs.
3. Charakteristisch für den Dünndarm sind die sogenannten Tänien und Haustren.
4. Der für die Resorption von Vitamin $B_{12}$ erforderliche Intrinsic-Faktor wird von den Belegzellen des Magens gebildet.
5. Der abführende Gallengang (Ductus choledochus) mündet in der Mehrzahl der Fälle gemeinsam mit dem Hauptausführungsgang der Bauchspeicheldrüse in das Duodenum.

**Antwort A** Nur die Aussage 4 ist richtig.

**Antwort B** Nur die Aussagen 2 und 4 sind richtig.

**Antwort C** Nur die Aussagen 1, 3 und 5 sind richtig.

**Antwort D** Nur die Aussagen 1, 4 und 5 sind richtig.

**Antwort E** Nur die Aussagen 1, 2, 3 und 5 sind richtig.

**AUFGABE 11**
**A**

Anatomie, Physiologie
Verdauungstrakt

---

### Welche der folgenden Aussagen zur Polycythaemia vera trifft (treffen) zu?

1. Bei der Polycythaemia vera können neben roten auch weiße Blutkörperchen und Blutplättchen vermehrt im Blut vorkommen.
2. Eine Vergrößerung der Milz spricht gegen eine Polycythaemia vera.
3. Aderlässe sind auch heute noch eine wichtige therapeutische Maßnahme bei der Polycythaemia vera.
4. Eine gefürchtete Komplikation bei der Polycythaemia vera sind Thrombosen und Embolien.
5. Die Polycythaemia vera hat trotz moderner Behandlungsmethoden auch heute noch eine sehr schlechte Prognose und führt innerhalb weniger Monate zum Tod.

**Antwort A** Nur die Aussage 1 ist richtig.

**Antwort B** Nur die Aussagen 1 und 4 sind richtig.

**Antwort C** Nur die Aussagen 2 und 5 sind richtig.

**Antwort D** Nur die Aussagen 1, 3 und 4 sind richtig.

**Antwort E** Alle Aussagen sind richtig.

**AUFGABE 12**
**A**

Polycythämia vera

**LÖSUNG 10**

Antwort D ist richtig.

Zu Aussage 1

Die Berufsbezeichnung „Psychotherapeut“ oder „Psychotherapeutin“ darf nach dem Psychotherapeutengesetz nur von Ärzten, Psychologischen Psychotherapeuten oder Kinder- und Jugendpsychotherapeuten geführt werden. Der Heilpraktiker ist nicht berechtigt, die Berufsbezeichnung „Psychotherapeut“ zu führen.

Zu Aussage 2

Der Heilpraktiker darf die Röteln nach §§ 24 und 6 Abs. 1 IfSG nicht behandeln.

Zu Aussage 3

Dem Heilpraktiker ist die Behandlung von Fußpilz mit nicht verschreibungspflichtigen Arzneimitteln gestattet.

Zu Aussage 4

Dem Heilpraktiker ist die Behandlung von psychischen Störungen gestattet.

Zu Aussage 5

Die Erlaubnis zur Ausübung der Heilkunde (allgemeine Heilpraktikererlaubnis) kann auch ohne Kenntnisse der alternativen Heilverfahren beantragt werden.

---

**LÖSUNG 11**

Antwort D ist richtig.

Zu Aussage 1

Der Ösophagus besitzt 3 physiologische Engen: die obere Ösophagusenge in der Höhe des Kehlkopfs (Kehlkopfenge), die mittlere Enge an der Kreuzung der Aorta (Aortenenge) und die untere Ösophagusenge (Zwerchfellenge) am Durchtritt des Ösophagus durch das Zwerchfell.

Zu Aussage 2

Der Pylorus (Magenpförtner) bezeichnet den Bereich des Magenausgangs. Der Mageneingang ist der Bereich der Kardia.

Zu Aussage 3

Charakteristisch für den Dünndarm sind Einrichtungen, die der Oberflächenvergrößerung dienen. Dazu zählen Kerckring-Falten, Zotten, Lieberkühn-Krypten und Mikrovilli. Tänien und Haustren sind charakteristisch für den Dickdarm.

Zu Aussage 4

Für die Resorption von Vitamin $B_{12}$ im terminalen Ileum wird der Intrinsic-Faktor aus den Belegzellen des Magens benötigt.

Zu Aussage 5

Der Ductus choledochus mündet in der Mehrzahl der Fälle gemeinsam mit dem Ductus pancreaticus an der Papilla vateri in das Duodenum.

---

**LÖSUNG 12**

Antwort D ist richtig.

Zu Aussage 1

Die Polycythaemia vera ist eine maligne Erkrankung der pluripotenten Stammzelle mit Vermehrung aller 3 Blutzellreihen mit einem deutlichen Überwiegen der Erythropoese.

Zu Aussage 2

Eine Splenomegalie ist charakteristisch bei der Polycythaemia vera.

Zu Aussage 3

Zu den therapeutischen Optionen zählen die knochenmarksuppressive Therapie und Aderlässe.

Zu Aussage 4

Durch die Erhöhung des Hämatokrits ist das Risiko der Thrombenbildung und der daraus resultierenden Embolien sehr hoch. Häufig wird die Erkrankung nicht frühzeitig erkannt und thromboembolische Erkrankungen stellen Erstmanifestationen dar.

Zu Aussage 5

Bei der Polycythaemia vera können 2 Stadien unterschieden werden: Im ersten Stadium, in der chronischen Phase, dominiert die Erythrozytose (Dauer bis zu 20 Jahren). Im Folgestadium können sich u. a. eine Myelofibrose oder eine AML ausbilden. Wird die Erkrankung frühzeitig erkannt, ist von einer nahezu normalen Lebenserwartung auszugehen.

Welche der folgenden Aussagen treffen zu?

Zu den Anzeichen einer Opiatintoxikation zählen:
1. Miosis
2. Obstipation
3. Atemdepression
4. Temperaturanstieg über 39 °C
5. Hypotonie

**Antwort A** Nur die Aussagen 1 und 4 sind richtig.

**Antwort B** Nur die Aussagen 2 und 3 sind richtig.

**Antwort C** Nur die Aussagen 1, 2 und 5 sind richtig.

**Antwort D** Nur die Aussagen 1, 3 und 5 sind richtig.

**Antwort E** Nur die Aussagen 1, 2, 3 und 5 sind richtig.

**AUFGABE 13**
**A**

Opiatintoxikation

---

Was wird durch den Schellong-Test geprüft?

**Antwort A** Die schmerzfreie Gehstrecke bei einer pAVK (peripheren arteriellen Verschlusskrankheit)

**Antwort B** Die Funktionsfähigkeit der Venenklappen der Vena saphena magna

**Antwort C** Zeichen einer Meningitis

**Antwort D** Blutdruckverhalten bei Lagewechsel

**Antwort E** Durchblutungsstörungen der Hand

**AUFGABE 14**
**E**

Schellong-Test

---

Welche der folgenden Aussagen treffen zu?

Zu den Organen des Retroperitonealraums gehören:
1. Nieren
2. Magen
3. Nebennieren
4. Pankreas
5. Harnleiter

**Antwort A** Nur die Aussagen 1 und 3 sind richtig.

**Antwort B** Nur die Aussagen 2 und 4 sind richtig.

**Antwort C** Nur die Aussagen 1, 3 und 5 sind richtig.

**Antwort D** Nur die Aussagen 1, 3, 4 und 5 sind richtig.

**Antwort E** Alle Aussagen sind richtig.

**AUFGABE 15**
**A**

Anatomie
Retroperitoneale Organe

**LÖSUNG 13**

## Antwort E ist richtig.

Zu Aussage 1

Opiatintoxikationen können grundsätzlich in akute und chronische Formen eingeteilt werden. Symptome der akuten Intoxikation sind v. a. Bewusstseinsstörungen bis hin zum Koma, Miosis, Atemdepression, RR ↓, HF ↓, Zyanose, Untertemperatur, Muskelatonie, Hypo- oder Areflexie. Chronische Formen gehen mit reduziertem Allgemeinzustand, Apathie, Antriebshemmung, Stimmungsschwankungen (meist dysphorische Stimmung) einher. Ferner treten eine spastische Obstipation, sexuelle Dysfunktion, Schwitzen, Tremor, Inappetenz und Gewichtsverlust auf. Begleitende Symptome können sich im Zuge eines i. v.-Abusus einstellen, z. B. Spritzenabszesse oder septische Krankheitsbilder.

Zu Aussage 2

Die (spastische) Obstipation kann ein Hinweis auf eine Opiatintoxikation sein.

Zu Aussage 3

Die Atemdepression ist ein Symptom der Opiatintoxikation.

Zu Aussage 4

Untertemperatur ist für die Opiatintoxikation charakteristisch.

Zu Aussage 5

Die Hypotonie ist ein Symptom der Opiatintoxikation.

---

**LÖSUNG 14**

## Antwort D ist richtig.

Zu Antwort A

Die schmerzfreie Gehstrecke bei einer pAVK wird mit einem Gehtest durchgeführt. Dabei wird die schmerzfreie Gehstrecke gemessen und danach das Stadium der Erkrankung bestimmt.

Zu Antwort B

Die Funktionsfähigkeit der Klappen der Venen wird mit dem Brodie-Trendelenburg-Test und dem Perthes-Test beurteilt.

Zu Antwort C

Bei der Meningitis werden die Meningendehnungszeichen überprüft, vor allem das Brudzinski-Zeichen. Andere Meningendehnungstests oder Nervendehnungstests sind Lasègue-, Bragard- und Kernig-Zeichen. Sie sind bei meningealer Reizung schmerzhaft positiv.

Zu Antwort D

Das Blutdruckverhalten bei Lagewechsel kann mit dem Schellong-Test geprüft werden. Unter physiologischen Umständen steigen die HF und der diastolische Blutdruck, der systolische sinkt bei der Lageveränderung vom Liegen zum Stehen. Unter körperlicher Belastung steigen der systolische Blutdruck und die HF, der diastolische Blutdruck sinkt.

Zu Antwort E

Durchblutungsstörungen der Hand können mit dem Allen-Test geprüft werden.

---

**LÖSUNG 15**

## Antwort D ist richtig.

Zu Aussage 1

Die Nieren liegen retroperitoneal.

Zu Aussage 2

Der Magen liegt intraperitoneal.

Zu Aussage 3

Die Nebennieren liegen auf den Nieren kappenartig auf und liegen – wie die Niere auch – retroperitoneal.

Zu Aussage 4

Das Pankreas liegt retroperitoneal.

Zu Aussage 5

Der Harnleiter liegt retroperitoneal.

Welche der folgenden Symptome gehören zum „präsuizidalen Syndrom“ (nach Ringel)?

1. Einengung
2. Manische Euphorie
3. Aggressionsumkehr
4. Suizidphantasien
5. Katatonie

**Antwort A** Nur die Aussagen 1 und 4 sind richtig.

**Antwort B** Nur die Aussagen 1 und 5 sind richtig.

**Antwort C** Nur die Aussagen 3 und 4 sind richtig.

**Antwort D** Nur die Aussagen 1, 3 und 4 sind richtig.

**Antwort E** Alle Aussagen sind richtig.

**AUFGABE 16**
**A**

Präsuizidales Syndrom

---

Welche der folgenden Aussagen zum Dekubitus trifft (treffen) zu?

1. Unter einem Dekubitus versteht man eine Druckschädigung der Haut und/oder des darunterliegenden Gewebes.
2. Tiefere Gewebeschichten wie Fett- und Muskelgewebe sind nicht betroffen.
3. Die Entstehung eines Dekubitus wird u. a. durch Untergewicht, Feuchtigkeit, Diabetes und Anämie begünstigt.
4. Ein Dekubitus tritt bevorzugt an Stellen auf, wo die Sensibilität gestört ist.
5. Ein Dekubitus geht immer mit Schmerzen einher.

**Antwort A** Nur die Aussage 3 ist richtig.

**Antwort B** Nur die Aussagen 1 und 4 sind richtig.

**Antwort C** Nur die Aussagen 1, 3 und 4 sind richtig.

**Antwort D** Nur die Aussagen 2, 3 und 4 sind richtig.

**Antwort E** Nur die Aussagen 1, 3, 4 und 5 sind richtig.

**AUFGABE 17**
**A**

Dekubitus

---

Eine 62-jährige Frau kommt zu Ihnen, weil sie seit Monaten zunehmende Rückenschmerzen hat. Die Schmerzen sind nicht genau lokalisierbar. Sie ist relativ schlank, jedoch wölbt sich ihr Bauch kugelig vor. Es fällt eine verstärkte BWS-Kyphose auf sowie eine verstärkte Querfaltenbildung der Haut am seitlichen Rücken. Die Wirbelsäule ist in ganzer Linie leicht klopfempfindlich, die Rückenmuskulatur verspannt. Zehen- und Fersenstand sind möglich.

Welche Diagnose trifft am ehesten zu?

**Antwort A** Gichtarthritis

**Antwort B** Wirbelkörpertumor

**Antwort C** Osteoporose

**Antwort D** Ischialgie

**Antwort E** Sklerodermie

**AUFGABE 18**
**E**

Fallbeispiel
Rückenschmerzen

**LÖSUNG 19**

Antwort B ist richtig.

Zu Antwort A

Ein stilles, zurückhaltendes Verhalten ist kennzeichnend für die ängstliche (selbstunsichere) Persönlichkeitsstörung.

Zu Antwort B

Ein exzentrisches, theatralisches Verhalten ist kennzeichnend für die histrionische Persönlichkeitsstörung. Andere typische Symptome sind u. a. der ausgeprägte Wunsch nach Aufmerksamkeit und Anerkennung, übertrieben starke Beschäftigung mit der eigenen äußerlichen Attraktivität und manipulatives Verhalten zur Befriedigung eigener Bedürfnisse.

Zu Antwort C

Übermäßiges Misstrauen seiner Umwelt gegenüber ist charakteristisch für die paranoide Persönlichkeitsstörung.

Zu Antwort D

Einzelgängerisches Verhalten kann der schizoiden Persönlichkeitsstörung zugeordnet werden.

Zu Antwort E

Gewissenhaftigkeit und Perfektionismus können der zwanghaften Persönlichkeitsstörung zugeordnet werden.

**LÖSUNG 20**

Antwort C ist richtig.

Zu Antwort A

UV-bedingte Hautschäden in der Kindheit und Jugendzeit spielen eine besondere Rolle bei der Entstehung des malignen Melanoms. Je häufiger Sonnenbrände in der Kindheit und Jugendzeit auftraten, desto höher das Risiko des malignen Melanoms.

Zu Antwort B

Das maligne Melanom entsteht zu 70 % auf klinisch gesunder Haut. Rund 30 % der malignen Melanome entwickeln sich aus einem vorbestehenden Naevus. Dysplastische Naevi, die familiär gehäuft vorkommen können, haben ein erhöhtes Entartungsrisiko.

Zu Antwort C

Die ABCDE-Regel ist eine Methode zur Früherkennung des malignen Melanoms. Jeder Herd, der asymmetrisch, unscharf begrenzt, von unterschiedlicher Farbe, im Durchmesser > 0,5 cm und erhaben ist, gilt als suspekt.

Zu Antwort D

Maligne Melanome können auch an Schleim- und Bindehäuten vorkommen und haben dann eine schlechtere Prognose.

Zu Antwort E

Das maligne Melanom besitzt eine stark maligne Tendenz mit frühzeitiger lymphogener und hämatogener Metastasierung.

**LÖSUNG 21**

Antwort C ist richtig.

Zu Aussage 1

Die beninge Prostatahyperplasie ist eine Erkrankung bei Männern nach dem 50. Lebensjahr.

Zu Aussage 2

Bei der beningen Prostatahyperplasie vermehrt sich das periurethrale Prostatagewebe (Drüsen und Stroma) knotig. Die Folge ist eine Kompression der Urethra. Der Harnstrahl ist abgeschwächt.

Zu Aussage 3

Im Bereich der Harnblase kann im Zuge der benignen Prostatahyperplasie ein Mittellappen entstehen, der den Eingang zur Urethra behindert oder gar verschließt. Die Folge ist eine unvollständige Entleerung der Blase, die Miktionsfrequenz ist erhöht.

Zu Aussage 4

Das Nachträufeln ist ein typisches Symptom der benignen Prostatahyperplasie. Dieses Symptom entsteht durch den behinderten Urinfluss.

Zu Aussage 5

Im Zuge der benignen Prostatahyperplasie haben die Patienten Schwierigkeiten, mit dem Wasserlassen beginnen zu können.

## Welche der folgenden Aussagen zu Methicillin-resistenten Staphylococcus aureus (MRSA) trifft zu?

**Antwort A** Eine Besiedlung mit MRSA führt meist zu hohem Fieber.

**Antwort B** MRSA sind Viren, die zu schweren Infektionen führen können.

**Antwort C** Alkoholische Händedesinfektionsmittel sind gegen MRSA unwirksam.

**Antwort D** Bei MRSA-Trägern ist bevorzugt der Nasen-Rachen-Raum besiedelt.

**Antwort E** Infektionen mit MRSA sind häufiger als Besiedlungen mit MRSA.

**AUFGABE 22**
**E**

MRSA

---

## Welche Aussage trifft zu?

In der Regel beträgt das Verhältnis von Herzdruckmassage zu Beatmung in der Reanimation Erwachsener:

**Antwort A** 10 : 1

**Antwort B** 30 : 2

**Antwort C** 5 : 1

**Antwort D** 3 : 1

**Antwort E** 5 : 2

**AUFGABE 23**
**E**

Reanimation

---

## Welche der folgenden Aussagen zum Brustkrebs treffen zu?

Wählen Sie **zwei** Antworten!

**Antwort A** Die familiäre Belastung spielt bei Brustkrebs keine Rolle.

**Antwort B** Das Risiko, an Brustkrebs zu erkranken, sinkt mit dem Alter.

**Antwort C** Brustkrebs ist die häufigste Krebserkrankung der Frau.

**Antwort D** Jeder Knoten in der Brust muss abgeklärt werden.

**Antwort E** Rezidive treten fast nie auf.

**AUFGABE 24**
**M**

Mammakarzinom

LÖSUNG 22

Antwort D ist richtig.

Zu Antwort A

Eine Besiedlung mit MRSA ist nicht gleichzusetzen mit einer symptomatischen Erkrankung. MRSA verursacht bei gesunden Trägern keine Symptome, ist aber für Patienten mit schweren Grunderkrankungen oder immunsupprimierte Menschen sehr gefährlich, weil der Erreger septische Krankheitsbilder hervorrufen kann.

Zu Antwort B

Beim MRSA (Methicillin-resistenten Staphylococcus aureus) handelt es sich um ein Bakterium. Es kann schwere Infektionsverläufe verursachen.

Zu Antwort C

MRSA ist empfindlich gegenüber alkoholischen Desinfektionsmitteln. Die hygienische Händedesinfektion ist die wichtigste und schonendste Maßnahme in der Bekämpfung der Keime.

Zu Antwort D

Bei MRSA-Trägern sind in erster Linie der Nasenvorhof und der Rachenraum besiedelt.

Zu Antwort E

Besiedlungen mit MRSA sind deutlich häufiger als symptomatische MRSA-Infektionen. Schätzungen zufolge sind durchschnittlich 30 % der Bevölkerung MRSA-Träger. Ein Bruchteil der Patienten entwickelt eine symptomatische Infektion.

LÖSUNG 23

Antwort B ist richtig.

Zu Antwort A

Das Verhältnis von Herzdruckmassage zu Beatmung bei Erwachsenen beträgt 30 : 2.

Zu Antwort B

Das Verhältnis von Herzdruckmassage zu Beatmung bei Erwachsenen beträgt 30 : 2. Der Druckpunkt liegt in der Mitte der Brust, die Frequenz sollte mindestens 100 Druckbewegungen/Min., aber nicht mehr als 120 Druckbewegungen/Min. betragen. Die Kompressionstiefe beträgt 5–6 cm.

Zu Antwort C

Das Verhältnis von Herzdruckmassage zu Beatmung bei Erwachsenen beträgt 30 : 2.

Zu Antwort D

Das Verhältnis von Herzdruckmassage zu Beatmung bei Erwachsenen beträgt 30 : 2.

Zu Antwort E

Das Verhältnis von Herzdruckmassage zu Beatmung bei Erwachsenen beträgt 30 : 2.

LÖSUNG 24

Antworten C und D sind richtig.

Zu Antwort A

Die genetische Disposition ist ein wichtiger Faktor (bis zu 10 %) bei der Entstehung von Mammakarzinomen; assoziiert sind mit dieser Erkrankung BRCA1, BRCA2 (Breast Cancer Genes 1 und 2). Der Nachweis dieser Gene geht allerdings nicht zwangsläufig mit dem Auftreten der Erkrankung einher. Andere Risikofaktoren sind frühe Menarche, späte Menopause, Kinderlosigkeit, späte Schwangerschaften, Nikotin- und Alkoholabusus.

Zu Antwort B

Das Risiko, an Brustkrebs zu erkranken, steigt mit dem Alter. Die häufigsten Neudiagnosen erfolgen um das 63. Lebensjahr.

Zu Antwort C

Das Mammakarzinom ist der häufigste Tumor bei Frauen, gefolgt vom Kolon- und Bronchialkarzinom.

Zu Antwort D

Jeder Knoten in der Brust, insbesondere jeder neu auftretende Knoten, muss abgeklärt werden.

Zu Antwort E

Zu Rezidiven kommt es bei etwa 5–10 % der Patientinnen. Sie können nach Jahren im verbliebenen Brustgewebe oder an der Thoraxwand auftreten.

Welche der folgenden Aussagen zur Lyme-Borreliose treffen zu?

1. Die Lyme-Borreliose ist die häufigste durch Zecken übertragene Erkrankung in Europa.
2. In etwa der Hälfte der Fälle wird die Lyme-Borreliose durch Stechmücken oder Stechfliegen übertragen.
3. In der Labordiagnostik der Lyme-Borreliose steht der Nachweis spezifischer Antikörper im Serum und im Liquor an erster Stelle.
4. Die Therapie mit Antibiotika ist vor allem bei frühen Erkrankungsformen wie der Wanderröte (Erythema migrans) gut wirksam.
5. Die Borrelia burgdorferi lässt sich wegen Resistenzentwicklung nicht antibiotisch behandeln.

**Antwort A** Nur die Aussagen 1 und 3 sind richtig.

**Antwort B** Nur die Aussagen 2 und 5 sind richtig.

**Antwort C** Nur die Aussagen 1, 3 und 4 sind richtig.

**Antwort D** Nur die Aussagen 1, 3 und 5 sind richtig.

**Antwort E** Nur die Aussagen 1, 2, 3 und 4 sind richtig.

**AUFGABE 25**
**A**

Borreliose

---

Welche der folgenden Aussagen treffen zu?

Bestandteile des Hirnstamms sind:

1. Endhirn (Telencephalon)
2. Mittelhirn (Mesencephalon)
3. Kleinhirn (Cerebellum)
4. Brücke (Pons)
5. Verlängertes Mark (Medulla oblongata)

**Antwort A** Nur die Aussagen 1, 2 und 5 sind richtig.

**Antwort B** Nur die Aussagen 1, 4 und 5 sind richtig.

**Antwort C** Nur die Aussagen 2, 3 und 4 sind richtig.

**Antwort D** Nur die Aussagen 2, 3 und 5 sind richtig.

**Antwort E** Nur die Aussagen 2, 4 und 5 sind richtig.

**AUFGABE 26**
**A**

Anatomie
Gehirn

---

Welche der folgenden Aussagen zum Lungenemphysem treffen zu?

Wählen Sie **zwei** Antworten!

**Antwort A** Bei der klinischen Untersuchung fällt ein Zwerchfellhochstand auf.

**Antwort B** Der Unterschied des Brustkorbumfangs zwischen Inspiration und Exspiration ist vermindert.

**Antwort C** Der Klopfschall ist über allen Lungenabschnitten gedämpft.

**Antwort D** Bei der Auskultation fällt ein verschärftes Atemgeräusch auf.

**Antwort E** Es kann eine angeborene Ursache für die Erkrankung vorliegen.

**AUFGABE 27**
**M**

Lungenemphysem

**LÖSUNG 25**

## Antwort C ist richtig.

Zu Aussage 1

Die Lyme-Borreliose ist die häufigste durch Zecken übertragene Erkrankung in Europa.

Zu Aussage 2

Überträger der Borreliose sind hauptsächlich Zecken, die Wahrscheinlichkeit der Übertragung steigt mit der Dauer des Saugakts. Stechmücken und Stechfliegen, aber auch Flöhe und Bremsen tragen nach neueren Untersuchungen Borrelien in sich. Das Transmissions- und Infektionsrisiko wird allerdings als gering eingestuft.

Zu Aussage 3

Die Diagnostik der Borreliose erfolgt über das klinische Bild und die Labordiagnose. In der Labordiagnose werden spezifische Antikörper im Blut und im Fall einer Neuroborreliose aus dem Blut und dem Liquor bestimmt. Ein positiver Befund spricht in Korrelation mit klinischen Symptomen für diese Erkrankung.

Zu Aussage 4

Eine antibiotische Therapie ist in der Frühphase der Erkrankung am wirksamsten.

Zu Aussage 5

Die Borreliose lässt sich mit Antibiotika behandeln. Dabei gilt: Je früher die Behandlung beginnt, desto wirksamer ist die Therapie.

---

**LÖSUNG 26**

## Antwort E ist richtig.

Zu Aussage 1

Das Endhirn zählt nicht zum Hirnstamm. Zum Hirnstamm werden Strukturen unterhalb des Zwischenhirns gezählt, also das Mittelhirn, die Brücke und das verlängerte Mark.

Zu Aussage 2

Das Mesencephalon (Mittelhirn) ist ein Bestandteil des Hirnstamms. Wichtige Strukturen des Mittelhirns sind u. a. Kerne der Hirnnerven III (N. oculomotorius) und IV (N. trochlearis) und die Substantia nigra.

Zu Aussage 3

Das Kleinhirn (Cerebellum) wird nicht zum Hirnstamm gezählt. Das Kleinhirn liegt in der hinteren Schädelgrube und ist ein Zentrum der Koordination, Feinmotorik, Orientierung, Tiefensensibilität und des Tastsinns.

Zu Aussage 4

Die Brücke (Pons) zählt zum Hirnstamm.

Zu Aussage 5

Das verlängerte Mark (Medulla oblongata) ist ein Bestandteil des Hirnstamms. Im Pons und der Medulla oblongata finden sich nahezu alle Kerne der Hirnnerven, auf- und absteigende Bahnen und die Formatio reticularis, die wichtige Zentren der Schutzreflexe, u. a. den Nies-, Husten-, Korneal-, Schluck- und Brechreflex, beinhaltet.

---

**LÖSUNG 27**

## Antworten B und E sind richtig.

Zu Antwort A

Bei der klinischen Untersuchung fällt ein Zwerchfelltiefstand auf. Andere Befunde der körperlichen Untersuchung sind Fassthorax, horizontal stehende Rippen, breite Interkostalräume, geblähte Schlüsselbeingruben. Die Palpation ergibt verminderte Atemexkursionen und reduzierten Stimmfremitus. In der Perkussion ist der Klopfschall hypersonor. Die Auskultation ergibt ein reduziertes Atemgeräusch, reduzierte Bronchophonie, evtl. trockene Rasselgeräusche.

Zu Antwort B

Der Unterschied des Brustkorbumfangs zwischen Inspiration und Exspiration ist durch die Überblähung der Lunge vermindert.

Zu Antwort C

Der Klopfschall ist hypersonor.

Zu Antwort D

In der Auskultation ist ein reduziertes Atemgeräusch hörbar.

Zu Antwort E

Ein sehr kleiner Teil (1 %) der Lungenemphyseme ist auf angeborene Lungenerkrankungen zurückzuführen, vor allem auf einen α1-Antitrypsin-Mangel.

## Welche der folgenden Aussagen trifft (treffen) zu?

Nach dem Infektionsschutzgesetz (IfSG) kann für Familienangehörige, die im selben Haushalt (Wohngemeinschaft) wie der Erkrankte leben, bei bestimmten Erkrankungen ein Tätigkeitsverbot in Gemeinschaftseinrichtungen bestehen.
Ein Tätigkeitsverbot für Angehörige besteht bei:
1. Enteritis durch enterohämorrhagische E. coli (EHEC)
2. Akuter HIV-Krankheit
3. Akuter Virushepatitis B
4. Typhus abdominalis
5. Gonorrhö

**Antwort A** Nur die Aussage 1 ist richtig.

**Antwort B** Nur die Aussagen 1 und 4 sind richtig.

**Antwort C** Nur die Aussagen 1, 2 und 4 sind richtig.

**Antwort D** Nur die Aussagen 1, 4 und 5 sind richtig.

**Antwort E** Nur die Aussagen 2, 3 und 4 sind richtig.

**AUFGABE 28**
**A**

IfSG

---

## Welche Aussage trifft zu?

Ein 70-jähriger Patient leidet unter wiederholtem Erbrechen. Das Erbrochene hat eine braune Färbung und Stuhlgeruch. Sie auskultieren über dem Bauch metallisch klingende, spritzende Darmgeräusche. Symptome und Untersuchungsbefund sprechen am ehesten für:

**Antwort A** Mechanischen Ileus

**Antwort B** Leberversagen

**Antwort C** Nierenversagen

**Antwort D** Gastroenteritis

**Antwort E** Bulimia nervosa

**AUFGABE 29**
**E**

Fallbeispiel Erbrechen

---

## Welche der folgenden Aussagen treffen zu?

Als Symptome einer Depression können auftreten:
1. Sozialer Rückzug
2. Interessenverlust
3. Pseudodemenz
4. Verarmungswahn
5. Schlafstörungen

**Antwort A** Nur die Aussagen 1 und 3 sind richtig.

**Antwort B** Nur die Aussagen 1, 2 und 5 sind richtig.

**Antwort C** Nur die Aussagen 2, 4 und 5 sind richtig.

**Antwort D** Nur die Aussagen 1, 2, 3 und 5 sind richtig.

**Antwort E** Alle Aussagen sind richtig.

**AUFGABE 30**
**A**

Depression

**LÖSUNG 28**

Antwort B ist richtig.

Zu Aussage 1

Bei einem Verdacht oder dem Auftreten von EHEC in einer Wohngemeinschaft besteht für Angehörige nach § 34 Abs. 3 IfSG ein Tätigkeitsverbot. Andere Infektionskrankheiten, die mit einem Tätigkeitsverbot für Angehörige einhergehen, sind Cholera, Diphtherie, virusbedingtes hämorrhagisches Fieber, Haemophilus influenzae-Typ-b-Meningitis, ansteckungsfähige Lungentuberkulose, Masern, Meningokokken-Infektion, Mumps, Paratyphus, Pest, Poliomyelitis, Röteln, Shigellose, Typhus abdominalis, Virushepatitis A/E und Windpocken.

Zu Aussage 2

Bei einer akuten HIV-Krankheit besteht nach § 34 IfSG kein Tätigkeitsverbot für Angehörige.

Zu Aussage 3

Bei einer akuten Virushepatitis B besteht nach § 34 IfSG kein Tätigkeitsverbot für Angehörige.

Zu Aussage 4

Bei einem Verdacht oder dem Auftreten von Typhus abdominalis in einer Wohngemeinschaft besteht für Angehörige nach § 34 Abs. 3 IfSG ein Tätigkeitsverbot.

Zu Aussage 5

Bei einer Gonorrhö besteht nach § 34 IfSG kein Tätigkeitsverbot für Angehörige.

**LÖSUNG 29**

Antwort A ist richtig.

Zu Antwort A

Typisch für den mechanischen Ileus sind Erbrechen (auch Stuhlerbrechen), und die spritzenden, metallisch klingenden Darmgeräusche. Ferner treten peristaltiksynchrone Bauchschmerzen, Abwehrspannung, Wind- und Stuhlverhalt auf.

Zu Antwort B

Die Leitsymptome des Leberversagens sind Vigilanzstörungen, Blutungsneigung, Ikterus und andere Leberhautzeichen. Ferner Pfortaderhochdruck mit Aszites, Ösophagusvarizen, Splenomegalie (chronische Form).

Zu Antwort C

Die Symptome des Nierenversagens sind u. a. GFR ↓, harnpflichtige Substanzen ↑, Veränderung der Harnmenge, metabolische Azidose, Ödeme und RR-Schwankungen sowie renale Anämie und Osteopathie (besonders chronische Form).

Zu Antwort D

Symptome der Gastroenteritis sind u. a. Bauchschmerzen, Diarrhö, Erbrechen (ohne Stuhlerbrechen), ggf. Fieber. Die Darmgeräusche sind rege.

Zu Antwort E

Die Symptome der Bulimie sind u. a. Brechattacken (kein Stuhlerbrechen), Laxanzien- und Diuretikaabusus, Alkohol- und Nikotinkonsum. Die Darmgeräusche sind häufig reduziert (Hypokaliämie).

**LÖSUNG 30**

Antwort E ist richtig.

Zu Aussage 1

Der soziale Rückzug zählt zu den Symptomen der Depression. Andere Symptome sind psychische Verstimmung bis hin zum Gefühl der Gefühllosigkeit, Denkverlangsamung, Antriebshemmung und Schlafstörungen. Ferner treten innere Unruhe, Verlust von Initiative und Entscheidungsfähigkeit, Angst und Hoffnungslosigkeit, somatisches Syndrom, Suizidgedanken und seltener Wahnerleben auf.

Zu Aussage 2

Der Interessenverlust ist ein typisches Symptom der Depression.

Zu Aussage 3

Die Pseudodemenz zählt zu den Symptomen der Depression. Sie ist durch einen Verlust oder Reduktion der kognitiven Fähigkeiten, v. a. Konzentration, Gedächtnis und Interesse, gekennzeichnet. Es handelt sich dabei nicht um eine degenerative Demenz, z. B. vom Alzheimer-Typ.

Zu Aussage 4

Ein Verarmungswahn oder nihilistischer Wahn kann im Zuge der Depression auftreten.

Zu Aussage 5

Schlafstörungen (Einschlaf- und Durchschlafstörungen, morgendliches Früherwachen, Morgentief) treten typischerweise bei der Depression auf.

Welche der folgenden Aussagen treffen zu?
Erhöhte Hämoglobinwerte werden verursacht durch:
1. Chronischen Sauerstoffmangel
2. Exsikkose
3. Eisenmangel
4. Doping mit Erythropoetin (EPO)
5. Erhöhte Flüssigkeitszufuhr

**Antwort A** Nur die Aussagen 1 und 2 sind richtig.

**Antwort B** Nur die Aussagen 1 und 5 sind richtig.

**Antwort C** Nur die Aussagen 1, 2 und 4 sind richtig.

**Antwort D** Nur die Aussagen 1, 4 und 5 sind richtig.

**Antwort E** Nur die Aussagen 2, 3 und 4 sind richtig.

**AUFGABE 31**
**A**

Hämoglobinwerte

---

Eine Nadelstichverletzung ist in der Heilpraktikerpraxis bei Injektionen oder bei Blutentnahmen nicht auszuschließen.

Welche der folgenden Aussagen zum Vorgehen bei einer Nadelstichverletzung trifft (treffen) zu?
1. Die Wunde sollte ausbluten.
2. Die sofortige Desinfektion der Wunde mit einem alkoholischen Haut- oder Händedesinfektionsmittel ist angezeigt.
3. Ein Tupfer, getränkt mit einem Flächendesinfektionsmittel, soll sofort fest auf die Wunde gedrückt werden.
4. Der Heilpraktiker muss nach 2 Wochen, nach 2 Monaten und nach 2 Jahren Laborkontrollen beim Patienten und beim verletzten Personal durchführen.
5. Die Nadelstichverletzung eines Mitarbeiters muss dokumentiert werden.

**Antwort A** Nur die Aussage 2 ist richtig.

**Antwort B** Nur die Aussagen 1 und 3 sind richtig.

**Antwort C** Nur die Aussagen 2 und 4 sind richtig.

**Antwort D** Nur die Aussagen 1, 2 und 5 sind richtig.

**Antwort E** Nur die Aussagen 1, 3, 4 und 5 sind richtig.

**AUFGABE 32**
**A**

Nadelstichverletzung

---

Welche der folgenden Aussagen zum Pneumothorax trifft (treffen) zu?
1. Als geschlossener Pneumothorax wird eine Luftansammlung im Pleuraraum mit Verbindung zur Außenluft bezeichnet.
2. Am häufigsten ist der Pneumothorax traumatisch bedingt.
3. Bei einem Verdacht auf einen Pneumothorax muss sofort eine Drainage gelegt werden.
4. Bei Patienten mit Pleuraerguss bildet sich kein Pneumothorax.
5. Ein kleiner Pneumothorax kann durch Auskultation nicht ausgeschlossen werden.

**Antwort A** Nur die Aussage 5 ist richtig.

**Antwort B** Nur die Aussagen 1 und 3 sind richtig.

**Antwort C** Nur die Aussagen 2 und 5 sind richtig.

**Antwort D** Nur die Aussagen 2, 4 und 5 sind richtig.

**Antwort E** Alle Aussagen sind richtig.

**AUFGABE 33**
**A**

Pneumothorax

LÖSUNG 31

Antwort C ist richtig.

Zu Aussage 1

Chronischer Sauerstoffmangel führt zu einer erhöhten Ausschüttung von EPO aus der Niere. EPO führt zur gesteigerten Hämoglobin- und Erythrozytensynthese.

Zu Aussage 2

Eine Exsikkose führt zum Anstieg der korpuskulären Anteile im Blut; somit steigt auch der Hämoglobinwert.

Zu Aussage 3

Ein Eisenmangel führt zur verminderten Synthese von Hämoglobin. Es werden erniedrigte Hämoglobinwerte gemessen.

Zu Aussage 4

Doping mit Erythropoetin führt zur verstärkten Bildung von Hämoglobin und Erythrozyten. Es werden erhöhte Hämoglobinwerte gemessen.

Zu Aussage 5

Erhöhte Flüssigkeitszufuhr führt über einen Verdünnungseffekt zur Erniedrigung der korpuskulären Bestandteile des Bluts: Die Hämoglobinwerte werden erniedrigt gemessen.

---

LÖSUNG 32

Antwort D ist richtig.

Zu Aussage 1

Bei Nadelstichverletzungen wird folgendes Vorgehen empfohlen: 1. Handschuhe abstreifen, 2. Wunde manuell zum Bluten anregen, 3. großzügige Hautdesinfektion, 4. steriler Verband, 5. Patientendaten sichern, 6. unverzüglich beim D-Arzt (Durchgangsarzt) oder Betriebsarzt vorstellen.

Zu Aussage 2

Eine großzügige Hautdesinfektion mit einer 70%-igen alkoholischen Lösung (Haut- oder Händedesinfektionsmittel) ist angezeigt.

Zu Aussage 3

Flächendesinfektionsmittel sind für Flächen vorgesehen. Die Desinfektion der Wunde erfolgt mit einem alkoholischen Haut- oder Händedesinfektionsmittel.

Zu Aussage 4

Die geschädigte Person sollte nach weiteren 6, 12 und 26 Wochen einer Laboruntersuchung im Hinblick auf Hepatitis B, C und HIV untersucht werden. Die Untersuchungen erfolgen beim Durchgangsarzt.

Zu Aussage 5

Die Nadelstichverletzung eines Mitarbeiters muss neben der Vorstellung beim Durchgangsarzt und der Meldung an die zuständige Berufsgenossenschaft dokumentiert werden.

---

LÖSUNG 33

Antwort A ist richtig.

Zu Aussage 1

Der Pneumothorax kann in einen offenen (mit Verbindung zur Außenluft) und geschlossenen (ohne Verbindung zur Außenluft) Pneumothorax unterteilt werden.

Zu Aussage 2

Die häufigste Form ist der Spontanpneumothorax (geschlossenen Pneumothorax). Dabei rupturiert eine subpleural gelegene Emphysemblase bei sonst regelrecht entwickeltem Lungengewebe.

Zu Aussage 3

Eine Entlastungspunktion muss beim Spannungspneumothorax (Ventilpneumothorax) sofort gelegt werden. Die Versorgung mit einer Drainage erfolgt nicht in jedem Fall. Kleinere Pneumothoraxe werden nicht mit einer Drainage versorgt. Bei größeren Formen wird eine Drainage (z. B. Monaldi-Drainage) gelegt.

Zu Aussage 4

Ein Patient mit einem bestehenden Pleuraerguss kann auch einen Pneumothorax entwickeln.

Zu Aussage 5

Ein kleiner Pneumothorax kann durch die körperliche Untersuchung nicht sicher ausgeschlossen werden. In der Regel erfolgt der Ausschluss oder die Bestätigung eines kleinen Pneumothorax über eine Röntgenaufnahme.

Welche der folgenden Aussagen treffen zu?
Risikofaktoren für Erektionsstörungen bzw. Impotenz sind:
1. Nikotinkonsum
2. Adipositas
3. Anabolikaeinnahme
4. Diabetes mellitus
5. Alkoholabusus

**Antwort A** Nur die Aussagen 1, 3 und 4 sind richtig.

**Antwort B** Nur die Aussagen 2, 4 und 5 sind richtig.

**Antwort C** Nur die Aussagen 3, 4 und 5 sind richtig.

**Antwort D** Nur die Aussagen 1, 2, 3 und 5 sind richtig.

**Antwort E** Alle Aussagen sind richtig.

**AUFGABE 34**
**A**

Erektionsstörungen/Impotenz

---

Welche der folgenden Aussagen treffen zu?
Bei der Bulimia nervosa finden sich als Begleitphänomene gehäuft:
1. Zahnschmelzdefekte
2. Elektrolytstörungen
3. Laxanzien-Abusus
4. Zönästhesien
5. Negativismus

**Antwort A** Nur die Aussagen 1 und 2 sind richtig.

**Antwort B** Nur die Aussagen 1 und 3 sind richtig.

**Antwort C** Nur die Aussagen 1, 2 und 3 sind richtig.

**Antwort D** Nur die Aussagen 2, 3 und 5 sind richtig.

**Antwort E** Alle Aussagen sind richtig.

**AUFGABE 35**
**A**

Bulimia nervosa

---

Welche der folgenden Nahrungsmittel sind bei einer Diät im Rahmen einer glutensensitiven Enteropathie (Zöliakie/Sprue) möglich?
Wählen Sie **zwei** Antworten!

**Antwort A** Reis

**Antwort B** Weizen

**Antwort C** Dinkel

**Antwort D** Roggen

**Antwort E** Hirse

**AUFGABE 36**
**M**

Zöliakie/Sprue

LÖSUNG 34

Antwort E ist richtig.

Zu Aussage 1

Erektionsstörungen bzw. Impotenz können unterschiedliche Ursachen haben, u. a. organische Ursachen bzw. Erkrankungen(z. B. arterielle Hypertonie, Hyperlipoproteinämie, Diabetes mellitus, Multiple Sklerose, Hypothyreose, Testosteronmangel, Adipositas, obstruktives Schlafapnoesyndrom (OSAS), Prostatitis, Leber- und Niereninsuffizienz, Nikotin- und Alkoholabusus), psychische Ursachen (z. B. unterschiedlichste Partnerschaftsprobleme, Stress, Depressionen), oder Pharmakanebenwirkungen (z. B. Antihypertensiva, Antidepressiva, Glukokortikoide, Anabolika, Sedativa).

Zu Aussage 2

Adipositas ist ein Risikofaktor für Erektionsstörungen bzw. Impotenz.

Zu Aussage 3

Anabolikaeinnahme ist ein Risikofaktor für Erektionsstörungen bzw. Impotenz.

Zu Aussage 4

Diabetes mellitus ist ein Risikofaktor für Erektionsstörungen bzw. Impotenz.

Zu Aussage 5

Alkoholabusus ist ein Risikofaktor für Erektionsstörungen bzw. Impotenz.

---

LÖSUNG 35

Antwort C ist richtig.

Zu Aussage 1

Zahnschmelzdefekte sind ein häufiges Begleitphänomen bei der Bulimia nervosa. Sie entstehen durch chronische Einwirkung der Salzsäure aus dem Magen.

Zu Aussage 2

Elektrolytstörungen sind Begleitsymptome der Bulimia nervosa. Sie entstehen v. a. durch rezidivierendes Erbrechen und Laxanzien- und Diuretika-Abusus.

Zu Aussage 3

Laxanzien- und auch Diuretika-Abusus sind häufige Begleitsymptome der Bulimia nervosa.

Zu Aussage 4

Zönästhesien sind abstruse Leibeserlebnisse, die als nicht von „außen gemacht" erlebt werden. Organe oder Organteile können als verzogen, beweglich, besonders schwer oder besonders starr empfunden werden. Zönästhesien können bei Schizophrenie oder einer hypochondrischen Störung auftreten.

Zu Aussage 5

Beim Negativismus handelt sich um eine Parakinesie, bei der Patienten auf Aufforderung, etwas Bestimmtes zu machen, genau entgegengesetzt handeln oder die Ausführung völlig verweigern. Dieses Symptom kann im Zuge der Schizophrenie auftreten.

---

LÖSUNG 36

Antworten A und E sind richtig.

Zu Antwort A

Reis ist glutenfrei und darf verzehrt werden.

Zu Antwort B

Weizen ist glutenhaltig und darf nicht verzehrt werden.

Zu Antwort C

Dinkel ist glutenhaltig und darf nicht verzehrt werden.

Zu Antwort D

Roggen ist glutenhaltig und darf nicht verzehrt werden.

Zu Antwort E

Hirse ist glutenfrei und darf verzehrt werden.

## Welche Aussage zur Gicht bzw. Hyperurikämie trifft zu?

**Antwort A** Die meisten Menschen mit einer unbehandelten Hyperurikämie entwickeln eine Gicht.

**Antwort B** Frauen vor der Menopause haben häufiger eine Hyperurikämie als Männer.

**Antwort C** Die Ursache einer Hyperurikämie ist immer Folge einer anderen Erkrankung, bei der es zu einer vermehrten Harnsäurebildung kommt (z. B. Hämolysen, Leukämien).

**Antwort D** Typisch ist ein erhöhter Urobilinogenspiegel im Serum.

**Antwort E** Bei einer chronischen Gicht kann es auch zu Schädigungen an den Nieren kommen.

**AUFGABE 37**
**E**

Hyperurikämie/Gicht

---

## Welche der folgenden Aussagen treffen zu?

Zu den typischen Symptomen einer allergischen Rhinitis (Heuschnupfen) zählen:

1. Niesattacken
2. Urtikaria
3. Behinderte Nasenatmung
4. Zähflüssiges, gelbliches Nasensekret
5. Saisonale Häufung

**Antwort A** Nur die Aussagen 1 und 2 sind richtig.

**Antwort B** Nur die Aussagen 1 und 3 sind richtig.

**Antwort C** Nur die Aussagen 3 und 4 sind richtig.

**Antwort D** Nur die Aussagen 1, 2 und 3 sind richtig.

**Antwort E** Nur die Aussagen 1, 3 und 5 sind richtig.

**AUFGABE 38**
**A**

Heuschnupfen

---

## Welche Aussage zur Hepatitis Atrifft zu?

**Antwort A** Eine Hepatitis A kann chronifizieren.

**Antwort B** Nach einer Hepatitis A-Infektion besteht eine lebenslange Immunität.

**Antwort C** Eine Meldepflicht nach Infektionsschutzgesetz (IfSG) besteht bei der Hepatitis A für Erkrankung und Tod, nicht aber für den Verdachtsfall.

**Antwort D** Gegen die Hepatitis A gibt es derzeit keine aktive Schutzimpfung.

**Antwort E** Die Verwendung von Kondomen schützt zuverlässig vor einer Übertragung der Hepatitis A.

**AUFGABE 39**
**E**

Virushepatitis

**LÖSUNG 37**

Antwort E ist richtig.

Zu Antwort A

Bei den meisten Menschen verläuft die Hyperurikämie symptomlos. Nur ein kleiner Teil der Patienten entwickelt einen Gichtanfall.

Zu Antwort B

Frauen vor der Menopause sind weitgehend vor hohen Harnsäurespiegeln geschützt. Östrogene besitzen eine urikosurische (harnsäureausscheidende) Wirkung.

Zu Antwort C

Die Hyperurikämie kann in eine primäre und sekundäre Form unterteilt werden. Die primäre Form geht mit einer gestörten Synthese oder Ausscheidung der Harnsäure oder beidem einher. Die sekundären Folgen sind auf andere Erkrankungen oder Pharmakawirkung zurückzuführen, u. a. Leukämien, Polycythaemia vera, chronischen Alkoholkonsum.

Zu Antwort D

Typisch ist ein erhöhter Harnsäurespiegel, bei Männern > 7,0 mg/dl, bei Frauen > 6,0 mg/dl.

Zu Antwort E

Die Harnsäure ist eine nierenpflichtige Substanz. Eine chronische Erhöhung der Harnsäure kann zur Steinbildung in der Niere führen, aber auch zur Schädigung der Tubuli (Uratnephropathie), was mit Symptomen der chronischen Niereninsuffizienz einhergeht.

---

**LÖSUNG 38**

Antwort E ist richtig.

Zu Aussage 1

Niesattacken zählen, neben Juckreiz, Brennen und Schwellung der Augen bzw. der Augenlider, Konjunktivitis, Juckreiz in Nase, Mund und Rachenraum, Fließschnupfen zu den klassischen Symptomen des Heuschnupfens.

Zu Aussage 2

Als Urtikaria wird das Auftreten von juckenden Quaddeln durch Histaminausschüttung als (allergische) Reaktion auf unterschiedlichste Reize, u. a. Insektenstiche, Nahrungsmittel, Schwitzen oder Infektionen, bezeichnet.

Zu Aussage 3

Die behinderte Nasenatmung zählt zu den typischen Symptomen des Heuschnupfens.

Zu Aussage 4

Zähflüssiges, gelbliches Nasensekret ist typisch für bakterielle Infektionen. Im Zuge der allergischen Rhinitis tritt ein wässriges Sekret auf.

Zu Aussage 5

Die saisonale Häufung ist für den Heuschnupfen typisch (besonders bei Blütenpollen). Eine allergische Rhinitis kann aber auch durch Allergene in der Wohnung oder am Arbeitsplatz ausgelöst werden, z. B. Hausstaubmilben oder Schimmelpilze. Die Symptome treten das ganze Jahr über auf (perenniale allergische Rhinitis).

---

**LÖSUNG 39**

Antwort B ist richtig.

Zu Antwort A

Die Hepatitis A chronifiziert nicht. In einem kleinen Teil der Fälle (bis zu 10 %) können protrahierte Verläufe auftreten, die sich über Monate erstrecken und dann in einer Ausheilung münden.

Zu Antwort B

Eine lebenslange Immunität nach durchgemachter Erkrankung wird angenommen.

Zu Antwort C

Eine namentliche Meldepflicht an das Gesundheitsamt nach Infektionsschutzgesetz (IfSG) besteht bei der Hepatitis A bei Verdacht, Erkrankung und Tod nach § 6 Abs. 1 Nr. 1 und nach § 7 beim direkten oder indirekten Erregernachweis.

Zu Antwort D

Eine aktive Schutzimpfung steht zur Verfügung.

Zu Antwort E

Die Übertragung der Hepatitis A erfolgt fäkal-oral über Kontaktinfektionen oder kontaminierte Lebensmittel. In einem Teil der Fälle erfolgt die Übertragung sexuell, v. a. im Zuge gleichgeschlechtlicher Kontakte bei Männern. Die Verwendung von Kondomen schützt nicht zuverlässig vor einer Übertragung der Hepatitis A.

Welche der folgenden Faktoren begünstigen in der Regel eine Ösophagitis?

1. Akute Lungenembolie
2. Achalasie
3. Alkoholabusus
4. Therapie mit Protonenpumpenhemmer (z. B. Pantoprazol)
5. Immunsuppression

**Antwort A** Nur die Aussagen 1 und 3 sind richtig.

**Antwort B** Nur die Aussagen 2 und 4 sind richtig.

**Antwort C** Nur die Aussagen 1, 2 und 3 sind richtig.

**Antwort D** Nur die Aussagen 2, 3 und 5 sind richtig.

**Antwort E** Nur die Aussagen 3, 4 und 5 sind richtig.

**AUFGABE 40**
**A**

Ösophagitis

---

Welche Aussage zur Psoriasis trifft zu?

**Antwort A** Die Erkrankungshäufigkeit beträgt bei Erwachsenen ca. 10 %.

**Antwort B** Endogene Auslöser der Psoriasis sind u. a. Stress, Schwangerschaft.

**Antwort C** Nagelveränderungen treten nicht auf.

**Antwort D** Die Hautveränderungen verschlechtern sich in der Regel unter Sonneneinstrahlung.

**Antwort E** Die Wanderzeit der Keratinozyten von der Basalschicht bis zur Hornschicht ist bei der Psoriasis verlängert (40–45 Tage).

**AUFGABE 41**
**E**

Psoriasis

---

Welche Aussage trifft zu?

Sie untersuchen in Ihrer Praxis einen übergewichtigen Patienten. Die Diagnose Diabetes mellitus können Sie bei folgender anamnestischer Angabe bzw. folgendem Befund (Glukosebestimmung aus venösem Plasma) stellen:

**Antwort A** Nüchternblutzucker bei erstmaliger Messung 110 mg/dl (6,1 mmol/l), bei der Kontrollmessung 70 mg/dl (3,9 mmol/l)

**Antwort B** Blutzuckerwert von 130 mg/dl (7,2 mmol/l) 2 Stunden nach Glukosebelastung

**Antwort C** Trinkmenge täglich ca. 3 Liter

**Antwort D** Nüchternblutzucker bei 2-maliger Messung 140 mg/dl (7,8 mmol/l)

**Antwort E** Vermehrte Neigung zu Hämatomen

**AUFGABE 42**
**E**

Diabetes mellitus

**LÖSUNG 40**

## Antwort D ist richtig.

Zu Aussage 1

Eine akute Lungenembolie entsteht durch einen Verschluss einer/s Pulmonalarterie/Pulmonalarterienastes durch einen Embolus, der in den meisten Fällen in den tiefen Bein- und Beckenvenen im Zuge einer Thrombose entsteht. Die akute Lungenembolie begünstigt nicht die Ösophagitis-Entstehung.

Zu Aussage 2

Die wichtigste Ursache der Ösophagitis ist der Reflux. Andere Ursachen sind Achalasie, Infektionen mit Bakterien, Viren, Pilzen, Parasiten oder Alkoholkonsum.

Zu Aussage 3

Alkoholkonsum begünstigt die Entstehung der Ösophagitis.

Zu Aussage 4

Die Therapie mit Protonenpumpeninbitoren (PPI) zählt zur Standardtherapie bei der gastroösophagealen Refluxkrankheit. PPI drosseln die Salzsäureproduktion im Magen, schützen also den Ösophagus vor weiteren Säureschäden.

Zu Aussage 5

Die Immunsuppression begünstigt eine Ösophagitis mit Candida albicans, Herpes-simplex- und Zytomegalieviren, wobei die Candida-Besiedlung die häufigste Ursache darstellt.

---

**LÖSUNG 41**

## Antwort B ist richtig.

Zu Antwort A

Die Erkrankungshäufigkeit bei Erwachsenen liegt bei ca. 2 %.

Zu Antwort B

Endogene Auslöser einer Psoriasis sind neben Stress und Schwangerschaft, Infektionen mit β-hämolysierenden Streptokokken der Gruppe A oder Einnahme von β-Blockern.

Zu Antwort C

Nagelveränderungen treten auf und können als Ölflecke (gelbliche Flecken am Nagel), Tüpfelnägel (Substanzdefekte der Nagelplatte) oder Krümelnägel (Bildung einer parakeratotischen Masse) in Erscheinung treten.

Zu Antwort D

Die Hautveränderungen erfahren eine Besserung unter Sonneneinstrahlung. Die Psoriasis ist eine entzündliche Erkrankung der Haut, die Sonneneinstrahlung besitzt einen immunsupprimierenden Effekt.

Zu Antwort E

Die Transitzeit der Keratinozyten von der Basalschicht bis zur Hornschicht ist bei der Psoriasis stark verkürzt und liegt bei 6–7 Tagen. Die normale Transitzeit beträgt ca. 28 Tage.

---

**LÖSUNG 42**

## Antwort D ist richtig.

Zu Antwort A

Die Nüchternblutzucker von 110 mg/dl (Referenzbereich: < 100 mg/dl) ist leicht erhöht und wird der gestörten Glukosetoleranz zugeordnet. Die Kontrollmessung 70 mg/dl (3,9 mmol/l) liegt im physiologischen Bereich. Von einer diabetischen Stoffwechsellage ist auszugehen, wenn die Glukosewerte im Nüchternzustand > 126 mg/dl und unabhängig von den Mahlzeiten > 200 mg/dl betragen.

Zu Antwort B

Ein Blutzuckerwert von 130 mg/dl 2 Stunden nach Glukosebelastung liegt in der Norm. Werte zwischen 140–200 mg/dl sprechen für eine gestörte Glukosetoleranz, Werte > 200 mg/dl sind diabetisch.

Zu Antwort C

Eine Trinkmenge von 3 Litern kann ein Hinweis auf einen Diabetes mellitus sein, aber auch auf einen Diabetes insipidus oder psychogene Polydipsie hinweisen.

Zu Antwort D

Nüchternblutzuckerwerte > 126 mg/dl (im o. g. Fall 140 mg/dl) sprechen für eine diabetische Stoffwechsellage.

Zu Antwort E

Eine Neigung zu Hämatomen kann ein Hinweis auf hämorrhagische Diathese oder Einnahme von Antikoagulanzien sein.

### Welche der folgenden Aussagen zu sozialen Phobien (nach ICD-10) treffen zu?

Wählen Sie **zwei** Antworten!

**Antwort A** Männer sind deutlich häufiger von der Störung betroffen als Frauen.

**Antwort B** Soziale Phobien können sich auch als Drang zum Wasserlassen äußern.

**Antwort C** Die Symptome erreichen nie das Ausmaß einer Panikattacke.

**Antwort D** Soziale Phobien beginnen meist im mittleren Lebensalter.

**Antwort E** Soziale Phobien können klar abgegrenzt sein und z. B. nur auf das Essen in der Öffentlichkeit beschränkt sein.

**AUFGABE 43**
**M**

Soziale Phobie

---

### Welche Aussage zur Schilddrüse trifft zu?

**Antwort A** Bei einer Schilddrüsenüberfunktion ist die Herzfrequenz erniedrigt.

**Antwort B** Bei Frauen mit manifester Schilddrüsenunterfunktion besteht in der Schwangerschaft und Stillzeit kein Bedarf an Schilddrüsenhormonsubstitution.

**Antwort C** Bei einer manifesten Schilddrüsenunterfunktion sind Pausen in der Hormonsubstitution erforderlich.

**Antwort D** Schilddrüsenhormone haben einen fördernden Einfluss auf Wachstum sowie Entwicklung und führen zur Steigerung von Grundumsatz und Gesamtstoffwechsel.

**Antwort E** Bei älteren Menschen verläuft die Schilddrüsenunterfunktion typischerweise mit charakteristischen Symptomen.

**AUFGABE 44**
**E**

Schilddrüsenerkrankungen

---

### Welche der folgenden Aussagen zur Agranulozytose treffen zu?

Wählen Sie **zwei** Antworten!

**Antwort A** Es kommt zu einer leichten, schrittweisen Verminderung der Granulozyten.

**Antwort B** Die Agranulozytose kann nach einmaliger Einnahme eines Schmerzmedikaments auftreten.

**Antwort C** Die Symptome bestehen aus leichten Herzrhythmusstörungen und Dyspnoe.

**Antwort D** Fieber (Schüttelfrost), Angina tonsillaris und Stomatitis aphthosa können akut auftreten.

**Antwort E** Therapeutisch ist Bettruhe ausreichend.

**AUFGABE 45**
**M**

Agranulozytose

LÖSUNG 43

Antworten B und E sind richtig.

Zu Antwort A

Von der sozialen Phobie (auch krankhafte Schüchternheit genannt) sind Frauen häufiger betroffen als Männer. Der Verlauf ist in der Regel chronisch, gelegentlich tritt eine spontane Besserung der Symptomatik ein.

Zu Antwort B

Die Symptome können sehr unterschiedlich sein: Erröten, Schwindel, Tremor, Übelkeit, Beklemmung, Dyspnoe, Tachykardie, Harndrang, Schweißausbrüche, Kopfschmerzen, Durchfall. Derealisation und Depersonalisation können ebenfalls auftreten. Diese Symptome können einzeln oder in Kombination vorkommen.

Zu Antwort C

Die Symptome können von der Ausprägung auch das Ausmaß einer Panikattacke erreichen.

Zu Antwort D

Soziale Phobien beginnen meist im Jugendalter.

Zu Antwort E

Soziale Phobien können klar abgegrenzt sein und z. B. nur auf das Essen in der Öffentlichkeit beschränkt sein oder nur bei Konversationen innerhalb einer Gruppe auftreten.

---

LÖSUNG 44

Antwort D ist richtig.

Zu Antwort A

Bei einer Hyperthyreose ist die Herzfrequenz erhöht.

Zu Antwort B

Bei Frauen mit manifester Hypothyreose besteht in der Schwangerschaft/Stillzeit ein erhöhter Bedarf an Schilddrüsenhormonen und Jodid. Eine Substitution von Jodid wird mit 100–200 µg empfohlen, bei den Schilddrüsenhormonen sollte die Schwangere schon vor der geplanten Schwangerschaft zusätzlich ca. ¼–⅓ der üblichen Dosis zusätzlich einnehmen.

Zu Antwort C

Bei einer manifesten Hypothyreose muss die Hormonsubstitution kontinuierlich erfolgen. Unterbrechungen führen zur erneuten Ausbildung der Hypothyreosesymptome.

Zu Antwort D

Die Wirkungen der Schilddrüsenhormone sind zahlreich, u. a. Steigerung von Grundumsatz, Gesamtstoffwechsel, Wärmeproduktion und $O_2$-Verbrauch, Förderung von körperlichem Wachstum, Gehirnentwicklung, Erhöhung des Blutzuckerspiegels.

Zu Antwort E

Bei älteren Menschen kann die Hypothyreose mit uncharakteristischen Symptomen in Erscheinung treten. Häufig stehen depressive/demenzielle Symptome im Vordergrund.

---

LÖSUNG 45

Antworten B und D sind richtig.

Zu Antwort A

Die Agranulozytose ist durch einen akuten Abfall der neutrophilen Granulozyten < 500/µl definiert und führt zum Zusammenbruch der körpereigenen Abwehr.

Zu Antwort B

Eine einmalige Medikamentengabe kann eine Agranulozytose auslösen. Zu den auslösenden Medikamenten zählen die Analgetika Metamizol, Diclofenac oder Ibuprofen, ferner Thyreostatika, Sulfonamide und Clozapin, wobei die Reaktion allergischer Natur ist.

Zu Antwort C

Die Symptome entstehen akut und gehen mit Fieber und Schüttelfrost, Tonsillitis, Stomatitis aphthosa und Lymphknotenschwellung einher. Eine Eiterbildung findet sich nicht.

Zu Antwort D

Fieber mit Schüttelfrost, Stomatitis aphthosa, Angina tonsillaris und Lymphknotenschwellungen sind die typischen Symptome einer Agranulozytose.

Zu Antwort E

Die Therapie besteht aus der Gabe eines Breitbandantibiotikums und eines hämatopoetischen Wachstumsfaktors, der die Regeneration der Granulozyten beschleunigt. Das verdächtige Medikament sollte unverzüglich abgesetzt werden.

### Welche der folgenden Aussagen zur Epilepsie treffen zu?

1. Im Rahmen eines Status epilepticus kann es zu einer hypoxischen Hirnschädigung kommen.
2. Auf dem Boden einer langjährig bestehenden Epilepsie kann sich ein chronisches organisches Psychosyndrom entwickeln.
3. Im Fall eines postiktalen Schlafs (Terminalschlaf) muss der Patient in Schocklage (Kopf tief, Beine hoch) gelagert werden.
4. Bei Hypoglykämie besteht ein erhöhtes Anfallsrisiko.
5. Einem primär generalisierten epileptischen Anfall geht immer eine Aura voraus.

**Antwort A** Nur die Aussagen 1, 2 und 4 sind richtig.

**Antwort B** Nur die Aussagen 1, 2 und 5 sind richtig.

**Antwort C** Nur die Aussagen 1, 3 und 5 sind richtig.

**Antwort D** Nur die Aussagen 2, 3 und 4 sind richtig.

**Antwort E** Nur die Aussagen 3, 4 und 5 sind richtig.

**AUFGABE 46**
**A**

Epilepsie

---

### Welche der folgenden Aussagen treffen zu?

Wählen Sie **zwei** Antworten!

Typische Methoden/Techniken der Verhaltenstherapie sind:

**Antwort A** Traumdeutung

**Antwort B** Systematische Desensibilisierung

**Antwort C** Soziales Kompetenztraining

**Antwort D** Freie Assoziation

**Antwort E** Homöopathie

**AUFGABE 47**
**M**

Verhaltenstherapie

---

### Welche der folgenden Aussagen treffen zu?

Bei der Fußpflege des Diabetikers ist zu beachten:

1. Tägliche Fußinspektion
2. Sorgfältige Hautpflege der Beine und der Füße
3. Auf geeignetes Schuhwerk ist zu achten
4. Strümpfe (z. B. aus Baumwolle), die ein trockenes Milieu begünstigen, sollten vermieden werden
5. Vor allem Zehen und Ferse auf Druckstellen inspizieren

**Antwort A** Nur die Aussagen 1 und 3 sind richtig.

**Antwort B** Nur die Aussagen 1, 2 und 5 sind richtig.

**Antwort C** Nur die Aussagen 2, 3 und 5 sind richtig.

**Antwort D** Nur die Aussagen 1, 2, 3 und 5 sind richtig.

**Antwort E** Alle Aussagen sind richtig.

**AUFGABE 48**
**A**

Diabetes mellitus
Fußpflege

LÖSUNG 46

Antwort A ist richtig.

Zu Aussage 1

Der Status epilepticus ist ein lebensbedrohlicher Zustand, in dem eine Serie von generalisierten Anfällen auftritt, ohne dass der Patient zwischen den Anfällen den vorhergehenden neurologischen Status erlangt. Ein hypoxischer Hirnschaden kann sich im Zuge der Anfallsserie entwickeln.

Zu Aussage 2

Das chronische organische Psychosyndrom ist eine psychiatrische Erkrankung, die auf eine organische Veränderung des Gehirns zurückzuführen ist. Eine der Ursachen ist eine langjährig bestehende Epilepsie, von häufigen Anfällen begleitet. Ferner Hirntumoren oder ein Schädel-Hirn-Trauma. Andere nicht neuropsychiatrische Erkrankungen, die zur Ausbildung eines chronischen organischen Psychosyndroms beitragen, sind u. a. Exsikkose, Hypothyreose, Urämie oder Leberinsuffizienz.

Zu Aussage 3

Im Fall eines postiktalen Schlafs sollte der Patient in der stabilen Seitenlage positioniert werden.

Zu Aussage 4

Bei einer Hypoglykämie ist das Anfallsrisiko erhöht.

Zu Aussage 5

Eine Aura kann auftreten, ist aber nicht zwangsläufig vorhanden.

---

LÖSUNG 47

Antworten B und C sind richtig.

Zu Antwort A

Die Traumdeutung ist eine typische Methode der klassischen Psychoanalyse. Dabei liefern die Traumgeschehen Informationen über das unbewusste Erleben eines Menschen.

Zu Antwort B

Die systematische Desensibilisierung ist eine Technik der Verhaltenstherapie. Sie wird vor allem bei Angststörungen eingesetzt. Hat ein Patient z. B. eine Spinnenphobie, wird systematisch die Angst abgebaut; zunächst über die gedankliche Vorstellung einer Spinne, danach über eine Fotografie, über die Betrachtung einer Spinne in einem Glas usw. Zum Schluss soll die Spinne keine Angst mehr auslösen.

Zu Antwort C

Das soziale Kompetenztraining ist eine Technik der Verhaltenstherapie. Das Ziel dieses Trainings ist die Erlernung/Einübung von Verhaltensweisen, die es dem Patienten möglich machen, erfolgreich soziale Kontakte zu gestalten.

Zu Antwort D

Die freie Assoziation ist eine wichtige Technik der klassischen Psychoanalyse.

Zu Antwort E

Die Homöopathie ist ein naturheilkundliches Verfahren, das auf dem Ähnlichkeitsprinzip beruht.

---

LÖSUNG 48

Antwort D ist richtig.

Zu Aussage 1

Die tägliche Fußinspektion ist ein wichtiger Bestandteil der Fußpflege des Diabetikers. Dabei sollte auf Rötungen, Hornhautvermehrung oder Hautläsionen geachtet werden.

Zu Aussage 2

Sorgfältige Hautpflege ist ein wichtiger Bestandteil der Fußpflege des Diabetikers. Dabei ist besonders auf trockene Zehenzwischenräume zu achten.

Zu Aussage 3

Die Schuhe sollten breit und weich sein, um mögliche Druckstellen zu vermeiden. Das Tragen hochhackiger Schuhe wird wegen der hohen Druckbelastung des Vorfußes nicht empfohlen.

Zu Aussage 4

(Baum-)Wollstrümpfe ohne Nähte und Gummibund sollten bevorzugt werden. Synthetische Textilien sollten vermieden werden. Sie schaffen ein feuchtes Milieu, das Mazeration und Rhagadenbildung (Zehenzwischenraum) begünstigt, was eine Candidabesiedlung und bakterielle Hautinfektionen fördert.

Zu Aussage 5

Zehen und Fersen sind druckbelastete Stellen. Das Risiko einer Ulkusbildung ist hoch. Diese Stellen sollten besonders sorgfältig inspiziert werden.

## Welche der folgenden Aussagen zum Clostridium difficile trifft zu?

**Antwort A** Alkoholische Händedesinfektionsmittel sind gegen Sporen von Clostridium (C.) difficile gut wirksam.

**Antwort B** Clostridium difficile wird vorwiegend hämatogen übertragen.

**Antwort C** Clostridium difficile zählt zu den häufigsten Erregern von Atemwegsinfekten.

**Antwort D** Nach Kontakt mit Patienten, die an einer Infektion mit Clostridium difficile erkrankt sind, wird neben der Händedesinfektion eine Händewaschung mit flüssiger Seife empfohlen.

**Antwort E** Eine indirekte Übertragung von Clostridium difficile über kontaminierte Oberflächen in der Umgebung des Erkrankten ist nicht bekannt.

**AUFGABE 49**
**E**

Clostridium difficile

---

## Welche der folgenden Aussagen zum sogenannten Messie-Syndrom (pathologisches Horten) treffen am ehesten zu?

1. Charakteristisch sind das Anhäufen und Sammeln von wertlosen oder verbrauchten Dingen in der eigenen Wohnung.
2. Das Messie-Syndrom geht häufig mit Symptomen einer Zwangsstörung einher.
3. Die Betroffenen reagieren meist mit sozialem Rückzug.
4. Pathologisches Horten findet in der Regel außerhalb der eigenen Wohnung statt.
5. Überwiegend sind Kinder und Jugendliche betroffen.

**Antwort A** Nur die Aussagen 1 und 3 sind richtig.

**Antwort B** Nur die Aussagen 2 und 3 sind richtig.

**Antwort C** Nur die Aussagen 1, 2, und 3 sind richtig.

**Antwort D** Nur die Aussagen 2, 4 und 5 sind richtig.

**Antwort E** Nur die Aussagen 1, 2, 3 und 5 sind richtig.

**AUFGABE 50**
**A**

Messie-Syndrom

---

## Welche der folgenden Aussagen treffen zu?

Jugendliche sollten über eine vollständige Grundimmunisierung verfügen gegen:

1. Diphtherie
2. Tetanus
3. Hepatitis B
4. Poliomyelitis
5. Ringelröteln

**Antwort A** Nur die Aussagen 1 und 2 sind richtig.

**Antwort B** Nur die Aussagen 2 und 4 sind richtig.

**Antwort C** Nur die Aussagen 1, 3 und 4 sind richtig.

**Antwort D** Nur die Aussagen 1, 2, 3 und 4 sind richtig.

**Antwort E** Alle Aussagen sind richtig.

**AUFGABE 51**
**A**

Impfungen

LÖSUNG 49

Antwort D ist richtig.

Zu Antwort A

Sporen von C. difficile zeigen Resistenzen gegenüber alkoholischen Händedesinfektionsmitteln.

Zu Antwort B

C. difficile wird vorwiegend fäkal-oral übertragen.

Zu Antwort C

C. difficile ist ein grampositiver obligater Anaerobier. Einige Stämme bilden Enterotoxine. Sie werden im Krankenhaus meist über Schmierinfektion aufgenommen, führen aber nicht immer zur Infektion. GI-Erkrankungen, Operationen und Antibiotikabehandlung führen zur Überwucherung des Darms mit Clostridien. Gleichzeitig wird die physiologische Darmflora verdrängt. Die Folge kann eine pseudomembranösen Kolitis oder antibiotikaassoziierte Diarrhö sein.

Zu Antwort D

Nach Kontakt zu infizierten/erkrankten Patienten wird zusätzlich zur hygienischen Händedesinfektion eine Händewaschung mit flüssiger Seife empfohlen. Der Grund liegt in der Entwicklung von Resistenzen bzw. Toleranz der Sporen gegenüber alkoholischen Händedesinfektionsmitteln.

Zu Antwort E

Eine indirekte Übertragung von C. difficile über kontaminierte Oberflächen ist möglich.

---

LÖSUNG 50

Antwort C ist richtig.

Zu Aussage 1

Charakteristisch für das Messie-Syndrom ist das Anhäufen und Sammeln von wertlosen oder verbrauchten Dingen oder Dingen mit Müllcharakter in der eigenen Wohnung. Typischerweise finden sich bei den Betroffenen Defizite in der Fähigkeit, den Wohnraum ordentlich zu halten und die Alltagsanforderungen zu organisieren. Ferner erkennen die Patienten, dass sie irrational handeln, sie sind jedoch nicht in der Lage, entsprechend ihrer Einsicht zu handeln.

Zu Aussage 2

Das Messie-Syndrom geht häufig mit Symptomen einer Zwangsstörung oder zumindest mit Verhaltensweisen, die zwanghafte Elemente besitzen, einher.

Zu Aussage 3

Sozialer Rückzug ist für das Messie-Syndrom charakteristisch.

Zu Aussage 4

Das pathologische Horten findet innerhalb der eigenen Wohnung statt.

Zu Aussage 5

Das Messie-Syndrom ist an jede Altersstufe gekoppelt und auch an jede soziale Schicht.

---

LÖSUNG 51

Antwort D ist richtig.

Zu Aussage 1

Jugendliche sollten gegen Diphtherie (STIKO-Empfehlung) vollständig immunisiert werden. Die Impfung wird ab dem vollendeten 2. Lebensmonat im Rahmen der Sechsfachimpfung (Tetanus, Diphtherie, Pertussis, Polio, Hepatitis B, HiB) neben der Pneumokokkenimpfung empfohlen. Sie wird nach dem vollendeten 2. und 4. Lebensmonat und nach dem vollendeten 1. Lj. empfohlen. Auffrischimpfungen sind zwischen dem 5.–6. Lj., 9.–16. Lj., nach dem 18. Lj. zusammen mit Tetanus alle 10 Jahre empfohlen (Stand Mai 2022).

Zu Aussage 2

Jugendliche sollten gegen Tetanus (STIKO-Empfehlung) vollständig immunisiert werden. Die Impfung wird ab dem vollendeten 2. Lebensmonat (Sechsfach- und Pneumokokkenimpfung), analog zur Diphtherie-Impfung empfohlen.

Zu Aussage 3

Jugendliche sollten gegen Hepatitis B (STIKO-Empfehlung) vollständig immunisiert werden. Die Impfung wird ab dem vollendeten 2. Lebensmonat (Sechsfach- und Pneumokokkenimpfung) empfohlen.

Zu Aussage 4

Jugendliche sollten gegen Poliomyelitis (STIKO-Empfehlung) vollständig immunisiert werden. Die Impfung wird ab dem vollendeten 2. Lebensmonat (Sechsfach- und Pneumokokkenimpfung) empfohlen. Eine Auffrischungsimpfung ist zwischen dem 9.–14. Lj. vorgesehen.

Zu Aussage 5

Gegen Ringelröteln steht kein Impfstoff zur Verfügung.

**Welche der folgenden Aussagen treffen zu?**

Hinweise für eine Alkoholabhängigkeit sind:

1. Starker Wunsch oder eine Art Zwang, Alkohol zu trinken
2. Deutlich verminderte Wirkung bei fortgesetztem Konsum derselben Alkoholmenge
3. Körperliche Entzugserscheinungen bei Verminderung der Trinkmenge oder Abstinenz
4. Vernachlässigung von Interessen und Verpflichtungen
5. Häufiges Scheitern der Trinkmengenreduktion

**Antwort A** Nur die Aussagen 1 und 3 sind richtig.

**Antwort B** Nur die Aussagen 2 und 5 sind richtig.

**Antwort C** Nur die Aussagen 1, 2 und 3 sind richtig.

**Antwort D** Nur die Aussagen 1, 3 und 5 sind richtig.

**Antwort E** Alle Aussagen sind richtig.

**AUFGABE 52**
**A**

Alkoholabhängigkeit

---

Bei einem akuten Nierenversagen unterteilt man die Krankheitsentstehung in eine prärenale, eine intrarenale und eine postrenale Ursache.

**Welche Ursache ist als „postrenal" zu bezeichnen?**

**Antwort A** Beidseitiger Harnleiterverschluss durch Steine

**Antwort B** Durchblutungsstörungen der Nieren

**Antwort C** Chronische Schmerzmitteleinnahme

**Antwort D** Schock bei starker Dehydratation

**Antwort E** Entzündliche Erkrankungen der Nieren

**AUFGABE 53**
**E**

Akutes Nierenversagen

---

**Welche der folgenden Aussagen zur Herzinsuffizienz treffen zu?**

1. Die Herzinsuffizienz ist eine subakut verlaufende infektiöse Erkrankung, meist der Herzklappen.
2. Die Herzinsuffizienz ist eine Erkrankung des mittleren Alters (ca. 30.–40. Lebensjahr).
3. Hypertonie und koronare Herzkrankheit sind die Hauptursachen.
4. Klinisch kommt es im Verlauf zu einer Abnahme der körperlichen Belastbarkeit.
5. Eine Komplikation sind Herzrhythmusstörungen.

**Antwort A** Nur die Aussagen 1 und 4 sind richtig.

**Antwort B** Nur die Aussagen 2 und 5 sind richtig.

**Antwort C** Nur die Aussagen 3, 4 und 5 sind richtig.

**Antwort D** Nur die Aussagen 1, 2, 4 und 5 sind richtig.

**Antwort E** Nur die Aussagen 2, 3, 4 und 5 sind richtig.

**AUFGABE 54**
**A**

Herzinsuffizienz

LÖSUNG 52

Antwort E ist richtig.

Zu Aussage 1

Diagnostische Kriterien für die Alkoholabhängigkeit nach ICD-10 (3 oder mehr Kriterien mind. 1 Monat lang): 1. starker Wunsch oder Art Zwang, Alkohol zu konsumieren, 2. verminderte Kontrolle bezüglich des Beginns der Beendigung und der Menge des Konsums, 3. körperliches Entzugssyndrom nach Beendigung/Reduktion des Konsums, 4. Toleranzentwicklung, 5. Vernachlässigung anderer Interessen, 6. anhaltender Substanzkonsum trotz Nachweises eindeutiger schädlicher Folgen.

Zu Aussage 2

Die deutlich verminderte Wirkung bei fortgesetztem Konsum derselben Alkoholmenge (Toleranzentwicklung) ist ein Hinweis auf eine Alkoholabhängigkeit.

Zu Aussage 3

Körperliche Entzugserscheinungen bei Verminderung der Trinkmenge oder Abstinenz sind ein Hinweis auf eine Alkoholabhängigkeit.

Zu Aussage 4

Vernachlässigung von Interessen und Verpflichtungen sind ein Hinweis auf eine Alkoholabhängigkeit.

Zu Aussage 5

Häufiges Scheitern der Trinkmengenreduktion ist ein Hinweis auf eine Alkoholabhängigkeit.

---

LÖSUNG 53

Antwort A ist richtig.

Zu Antwort A

Beim beidseitigen Harnleiterverschluss durch Steine liegt die Ursache nach der Niere, es bildet sich ein postrenales Nierenversagen aus.

Zu Antwort B

Durchblutungsstörungen der Niere führen zur Ausbildung eines prärenalen Nierenversagens.

Zu Antwort C

Chronische Schmerzmitteleinnahme schädigt die Niere, vor allem den Tubulusapparat, und führt zur Ausbildung eines intrarenalen Nierenversagens.

Zu Antwort D

Schock bei starker Dehydratation führt zur Ausbildung eines prärenalen Nierenversagens.

Zu Antwort E

Entzündliche Erkrankungen der Nieren, z. B. eine Glomerulonephritis, führen zur Ausbildung eines intrarenalen Nierenversagens.

---

LÖSUNG 54

Antwort C ist richtig.

Zu Aussage 1

Die Herzinsuffizienz ist durch das Unvermögen, den Körper adäquat mit Blut und Sauerstoff zu versorgen, gekennzeichnet. Die Herzmuskelkraft und die Pumpfunktion sinken. Die subakut verlaufende infektiöse Erkrankung der Herzklappen wird auch als Endokarditis lenta bezeichnet. Sie ist durch langsamen und schleichenden Beginn und Verlauf gekennzeichnet. Die Erkrankung wird durch vergrünende Streptokokken, seltener Enterokokken hervorgerufen.

Zu Aussage 2

Die Herzinsuffizienz ist eine Erkrankung der älteren und alten Menschen.

Zu Aussage 3

Hauptursachen der Herzinsuffizienz sind die KHK und die arterielle Hypertonie.

Zu Aussage 4

Im Zuge der Herzinsuffizienz sinkt die Leistungsfähigkeit. Andere Symptome sind Dyspnoe, Zyanose, Lungenödem, Funktionsstörungen der Organe und besonders bei älteren Menschen eine zerebrale Insuffizienz. Ferner symmetrische, eindrückbare Ödeme, gestaute Halsvenen, Stauungsleber, Gewichtszunahme und Nykturie.

Zu Aussage 5

Herzrhythmusstörungen können komplizierend auftreten.

**AUFGABE 55**
**M**

Viren

Welche der folgenden Aussagen zu Viren treffen zu?
Wählen Sie **zwei** Antworten!

**Antwort A** Viren können sich außerhalb von Zellen nicht selbstständig vermehren.

**Antwort B** Viren besitzen Mitochondrien und Ribosomen.

**Antwort C** Die Nukleinsäuren DNA (DNS) und RNA (RNS) enthalten das Erbgut des Virus.

**Antwort D** Viren spielen bei der Entstehung von bösartigen Tumoren keine Rolle.

**Antwort E** Eine latente Virusinfektion ist durch hohes Fieber gekennzeichnet.

---

**AUFGABE 56**
**E**

Uhrglasnägel

Bei der Inspektion eines Patienten fallen Ihnen sogenannte Uhrglasnägel auf.

An welche Ursache denken Sie am ehesten?

**Antwort A** Heberden-Arthrose

**Antwort B** Lungenerkrankung

**Antwort C** Psoriasis

**Antwort D** Drogenkonsum

**Antwort E** Vitamin-C-Mangel

---

**AUFGABE 57**
**A**

Pseudomonas aeruginosa

Welche der folgenden Aussagen über den Hospitalismuserreger Pseudomonas aeruginosa trifft (treffen) zu?

1. Pseudomonas aeruginosa kann schwere Wundinfektionen verursachen.
2. Pseudomonas aeruginosa kann in feuchter Umgebung nicht überleben.
3. Pseudomonas aeruginosa kann Multiresistenzen gegen Antibiotika entwickeln.
4. Bei Befall des Auges, besonders der Cornea, mit Pseudomonas aeruginosa kann es zu schweren Ulzerationen kommen.
5. Bei einer Otitis externa, die nach einem Schwimmbadbesuch auftritt, muss eine Pseudomonas aeruginosa-Infektion in Betracht gezogen werden.

**Antwort A** Nur die Aussage 3 ist richtig.

**Antwort B** Nur die Aussagen 1 und 5 sind richtig.

**Antwort C** Nur die Aussagen 1, 4 und 5 sind richtig.

**Antwort D** Nur die Aussagen 1, 2, 3 und 4 sind richtig.

**Antwort E** Nur die Aussagen 1, 3, 4 und 5 sind richtig.

LÖSUNG 55

Antworten A und C sind richtig.

Zu Antwort A

Viren sind nicht selbstständig lebens- und vermehrungsfähig und permanent auf eine Wirtszelle angewiesen.

Zu Antwort B

Viren bestehen aus DNA oder RNA, einer Proteinhülle und ggf. einer Hüllmembran. Mitochondrien und Ribosomen sind keine viralen Bestandteile. Sie finden sich in Bakterien.

Zu Antwort C

In der DNA (DNS) und RNA (RNS) ist die genetische Information enthalten.

Zu Antwort D

Einige Viren sind in der Lage, maligne Tumoren auszulösen, und werden onkogene Viren genannt, z. B. HPV-Viren, Hepatitis B- und C-Viren oder EBV-Viren.

Zu Antwort E

Eine latente Virusinfektion geht in der Regel mit einem asymptomatischen oder oligosymptomatischen Verlauf einher. Fieber ist entweder nicht vorhanden oder es treten subfebrile Temperaturen auf.

---

LÖSUNG 56

Antwort B ist richtig.

Zu Antwort A

Die Heberden-Arthrose geht mit Beteiligung der Endgelenke (ohne Nagelbeteiligung) der Finger einher. Typisch sind Auftreibungen, Bewegungseinschränkungen und Verformungen der Gelenke. Die Nägel sind nicht betroffen.

Zu Antwort B

Uhrglasnägel sind durch eine starke Wölbung in Längs- und Querrichtung durch Schwellung des Nagelbetts gekennzeichnet. Sie treten vor allem bei Herz- und Lungenerkrankungen auf.

Zu Antwort C

Die Nagelbeteiligung bei der Psoriasis kann sich als Tüpfelnägel (punktuelle Einsenkungen in der Nagelplatte), Ölflecke (gelbliche Verfärbung der Nagelplatte) oder Krümelnägel (Anhäufung einer parakeratotischen Masse) manifestieren.

Zu Antwort D

Im Zuge des Drogenkonsums können unterschiedliche (unspezifische) Nagelveränderungen auftreten.

Zu Antwort E

Vitamin C-Mangel ruft Skorbut hervor. Die Symptome sind u. a. Blutungsneigung (Zahnfleischblutungen), raue Haut, verzögerte Wundheilung, Infektanfälligkeit und Gliederschmerzen.

---

LÖSUNG 57

Antwort E ist richtig.

Zu Aussage 1

Pseudomonas (P.) aeruginosa kann schwere Wundinfektionen (Immunschwäche), Pneumonien (beatmete Patienten), HWI (bei Dauerkatheter), Infektionen des Auges und Ohrs, Endokarditis hervorrufen.

Zu Aussage 2

P. aeruginosa ist ein typischer Nasskeim. Es überlebt aber auch in Lebensmitteln, Pflegemitteln (Shampoos, Öle) und trockenem Habitat. Unter Krankenhausbedingungen kann das Bakterium an Waschbecken, Duschen, Seifenbehältern, Luftbefeuchtern, Beatmungsschläuchen oder Inkubatoren vorhanden sein. Strenge Hygienemaßnahmen sind unabdingbar.

Zu Aussage 3

P. aeruginosa verfügt über β-Laktamasen; gegen einige Antibiotika (Penicilline und Cephalosporine) ist das Bakterium resistent.

Zu Aussage 4

Infektionen des Auges können in einer Keratitis mit Ulzerationen münden. Infektionsquellen sind häufig nicht sachgemäß gepflegte Kontaktlinsen.

Zu Aussage 5

Eine Otitis externa durch Pseudomonaden kann sich nach einem Schwimmbadbesuch entwickeln (Schwimmbadotitis).

Welche der folgenden Aussagen treffen zu?
Komplikationen von Masern sind:
1. Enzephalitis
2. Osteomyelitis
3. Otitis media
4. Pneumonie
5. Parotitis

**Antwort A** Nur die Aussagen 2 und 4 sind richtig.

**Antwort B** Nur die Aussagen 1, 2 und 3 sind richtig.

**Antwort C** Nur die Aussagen 1, 3 und 4 sind richtig.

**Antwort D** Nur die Aussagen 3, 4 und 5 sind richtig.

**Antwort E** Alle Aussagen sind richtig.

**AUFGABE 58**
**A**

Masern

---

Welche der folgenden Aussagen treffen zu?
Anzeichen für einen anaphylaktischen Schock sind:
1. Quaddelbildung
2. Bradykardie
3. Blutung aus der Nase
4. Tachykardie
5. Atemnot

**Antwort A** Nur die Aussagen 1 und 4 sind richtig.

**Antwort B** Nur die Aussagen 1, 2 und 5 sind richtig.

**Antwort C** Nur die Aussagen 1, 4 und 5 sind richtig.

**Antwort D** Nur die Aussagen 2, 3 und 5 sind richtig.

**Antwort E** Nur die Aussagen 1, 3, 4 und 5 sind richtig.

**AUFGABE 59**
**A**

Anaphylaktischer Schock

---

Welche der folgenden Aussagen zu psychiatrischen Notfallsituationen treffen zu?
Wählen Sie **zwei** Antworten!

**Antwort A** Durch den Konsum sogenannter synthetischer Kräutermischungen können akute psychotische Zustände mit akuter Selbstgefährdung auftreten.

**Antwort B** Nur im Fall einer akuten Fremdgefährdung kann der Patient gegen seinen Willen zwangsweise untergebracht werden.

**Antwort C** Akute Erregungszustände treten u. a. bei hirnorganischen Erkrankungen auf.

**Antwort D** Ein Stupor tritt typischerweise bei einer emotional instabilen Persönlichkeitsstörung auf.

**Antwort E** Im Fall eines akuten Alkoholentzugs ist die vorübergehende Gabe von Alkohol als therapeutische Maßnahme ausreichend.

**AUFGABE 60**
**M**

Psychiatrische Notfälle

**LÖSUNG 58**

## Antwort C ist richtig.

Zu Aussage 1
Die (postinfektiöse) Enzephalitis ist eine seltene, aber sehr ernste Komplikation. Die Symptome – Kopfschmerzen, Fieber, Bewusstseinsstörungen und neurologische Ausfälle – treten wenige Tage nach dem Auftreten des Exanthems auf. Als Spätkomplikation (Jahre nach der Primärerkrankung) kann eine subakute sklerosierende Panenzephalitis auftreten; sie endet letal.

Zu Aussage 2
Die Osteomyelitis zählt nicht zu den Komplikationen der Masern. Die Osteomyelitis ist durch eine Infektion des Knochenmarks und bakteriell bedingt.

Zu Aussage 3
Die Otitis media ist die häufigste Komplikation der Masern. Sie ist sekundär bakteriell bedingt.

Zu Aussage 4
Die Pneumonie kann im Zuge der Masern als Komplikation auftreten.

Zu Aussage 5
Die Parotitis kann durch Viren bedingt sein, vor allem Mumps-Viren, aber auch CMV oder Parainfluenza-Viren oder Bakterien (Staphylokokken und Streptokokken). Andere Ursachen sind Obstruktionen des Ausführungsgangs und das Sjögren-Syndrom.

---

**LÖSUNG 59**

## Antwort C ist richtig.

Zu Aussage 1
Der anaphylaktische Schock ist die Maximalvariante der Typ I-Allergie (histaminvermittelt). Histamin hat eine vasodilatierende, bronchokonstriktorische und peristaltikanregende Eigenschaft. Die Quaddelbildung ist eine juckende, erhabene Hauteffloreszenz, sie entsteht durch Vasodilatation und kann beim anaphylaktischen Schock auftreten.

Zu Aussage 2
Eine Tachykardie ist für den anaphylaktischen Schock kennzeichnend.

Zu Aussage 3
Blutungen aus der Nase können u. a. im Zuge der hämorrhagischen Diathesen, Verbrauchskoagulopathien oder Hypertonie auftreten. Theoretisch ist das Auftreten möglich, weil der anaphylaktische Schock in einer Verbrauchskoagulopathie (im späteren Verlauf) münden kann. Dieser Zustand tritt eher selten auf und ist als Komplikation anzusehen.

Zu Aussage 4
HF ↑, RR ↓, Dyspnoe, Übelkeit, Erbrechen, Quaddelbildungen, Bewusstseinsstörungen sind typische Anzeichen eines anaphylaktischen Schocks.

Zu Aussage 5
Dyspnoe kann im Zuge eines anaphylaktischen Schocks auftreten.

---

**LÖSUNG 60**

## Antworten A und C sind richtig.

Zu Antwort A
Die Wirkungen synthetischer Kräutermischungen sind unberechenbar und reichen von Kreislaufdysregulation, Erbrechen, Mundtrockenheit, Angst bis hin zu psychotischen Zuständen, Bewusstlosigkeit und Tod.

Zu Antwort B
Eine Unterbringung kann sowohl bei Fremdgefährdung als auch bei Eigengefährdung erfolgen.

Zu Antwort C
Akute Erregungszustände und selbstschädigendes bzw. suizidales Verhalten können bei hirnorganischen Erkrankungen, etwa im Zuge von demenziellen, internistischen (z. B. Hyperthyreose) oder neurologischen Erkrankungen (u. a. Enzephalitis), auftreten.

Zu Antwort D
Der Stupor ist durch eine Bewegungslosigkeit bei völlig erhaltenem Bewusstsein gekennzeichnet. Stupor kann bei katatoner Schizophrenie, schwerer Depression oder als Pharmakanebenwirkung vorkommen.

Zu Antwort E
Im Fall eines akuten Alkoholentzugs sollte der Patient unter Intensivbedingungen überwacht werden und einen Alkoholentzug machen. Um die Alkoholentzugssymptome zu drosseln, wird Distraneurin® verabreicht.

# 3 Prüfungstermin März 2018

Welche der folgenden Aussagen zum Magengeschwür treffen zu?
Wählen Sie **zwei** Antworten!

**Antwort A** Schädigender Faktor ist das Fehlen von Magensäure.

**Antwort B** Bakterielle Ursachen sind selten.

**Antwort C** Typisch sind Schmerzen sofort nach dem Essen.

**Antwort D** Schlagartiges Nachlassen der Geschwürschmerzen beweist den Behandlungserfolg.

**Antwort E** Spätkomplikation kann eine Verengung des Magenausgangs sein.

**AUFGABE 1**
**M**

Ulcus ventriculi

---

Welche der folgenden Aussagen zur koronaren Herzerkrankung (KHK) treffen zu?
Wählen Sie **zwei** Antworten!

**Antwort A** Hauptrisikofaktoren sind u. a. Diabetes mellitus und arterielle Hypertonie.

**Antwort B** Die stabile Angina pectoris muss stationär abgeklärt werden.

**Antwort C** Ein unauffälliges Elektrokardiogramm (EKG) schließt einen akuten Herzinfarkt aus.

**Antwort D** Die Diagnose gründet sich auf den veränderten Laborwert TSH-basal sowie den Befund der Sonografie.

**Antwort E** Die medikamentöse Therapie besteht in der Regel unter anderem aus Acetylsalicylsäure (ASS), Betablockern und Statinen.

**AUFGABE 2**
**M**

KHK

---

Ein 35-jähriger Mann ist aggressiv, verwirrt, tachykard, psychotisch und er halluziniert. Das Gangbild ist ataktisch; er schwitzt vermehrt.

Was ist die wahrscheinlichste Ursache?

**Antwort A** Parkinson-Syndrom

**Antwort B** Alzheimer-Demenz mit frühem Beginn

**Antwort C** Vaskuläre Demenz

**Antwort D** Alkoholentzugsdelir

**Antwort E** Hypothyreose

**AUFGABE 3**
**E**

Fallbeispiel
Neurologische Erkrankungen

Für Notizen

**LÖSUNG 1**

Antworten C und E sind richtig.

Zu Antwort A

Einer der schädigenden Faktoren ist die aggressive Wirkung der Magensäure. Daneben findet sich häufig v. a. eine Helicobacter pylori-Infektion, die mit erhöhter Salzsäure-Sekretion einher geht.

Zu Antwort B

Die häufigste Ursache des Magenulkus ist die chronische Gastritis Typ B durch Helicobacter pylori, gefolgt von der chronischen Gastritis Typ C durch NSAR (insbesondere in Kombination mit Glukokortikoiden) und Gallereflux, aber auch durch Alkohol- und Nikotinabusus.

Zu Antwort C

Typisch für das Magenulkus sind postprandiale Schmerzen (sofort nach dem Essen), begleitet von Übelkeit und Erbrechen.

Zu Antwort D

Die Therapie des Magenulkus mit PPI und ggf. Antibiotika (bei Gastritis Typ B) führt in der Regel zu einer sukzessiven Schmerzreduktion.

Zu Antwort E

Eine Spätkomplikation kann eine Verengung des Magenausgangs (Magenausgangsstenose) durch Narbenbildung sein. Andere Komplikationen sind Ulkusblutung, Perforation, Penetration und die maligne Entartung.

---

**LÖSUNG 2**

Antworten A und E sind richtig.

Zu Antwort A

Hauptrisikofaktoren der KHK sind arterielle Hypertonie, Dyslipoproteinämie (niedriger HDL-Spiegel, hoher LDL-Spiegel), Diabetes mellitus, Nikotinabusus, Alter und familiäre Häufung.

Zu Antwort B

Die Diagnostik der stabilen Angina pectoris kann ambulant erfolgen, u. a. durch Ermittlung des kardiovaskulären Risikos, Ruhe-, Belastungs- und Langzeit-EKGs, Stressechokardiografie.

Zu Antwort C

Der Herzinfarkt kann in einen STEMI- (ST-Elevation Myocardial Infarction bzw. ST-Strecken-Hebung-Infarkt) und einen Non-STEMI-Infarkt eingeteilt werden. Die ST-Strecken-Hebung ist typisch, sie muss aber nicht vorhanden sein.

Zu Antwort D

Die Diagnose des Herzinfarktes stützt sich v. a. auf den Nachweis von Troponin T/I, das herzmuskelspezifisch ist. TSH-basal und Sonografie kommen bei Schilddrüsenerkrankungen zum Einsatz und zählen zur Basisdiagnostik.

Zu Antwort E

Die medikamentöse Therapie besteht aus Nitraten, ASS und anderen Thrombozytenaggregationshemmern, Betablockern, ACE-Hemmern und Statinen.

---

**LÖSUNG 3**

Antwort D ist richtig.

Zu Antwort A

Die Leitsymptome des Parkinson-Syndroms sind v. a. Rigor, Tremor und Hypo- oder Akinese. Stimmungsschwankungen, psychotisches Erleben, aggressive Tendenzen, Schwitzen können auftreten.

Zu Antwort B

Die Frühsymptome der Alzheimer-Demenz sind dezent und machen sich als Gedächtnis- und Orientierungsstörungen (v. a. in fremder Umgebung) bemerkbar.

Zu Antwort C

Symptome der vaskulären Demenz sind Verlangsamung, Reizbarkeit, Affektlabilität und schubförmiger Verlauf. Gedächtnisprobleme treten sehr spät auf.

Zu Antwort D

Die o. g. Angaben sprechen für das Alkoholentzugsdelir. Die Symptome sind u. a. Bewusstseins- und Orientierungsstörungen und optische Halluzinationen. Ferner Wahnvorstellungen, ataktischer Gang, Unruhe, Tremor und Nesteln, Schlaflosigkeit, Angst, HF ↑, RR ↓, AF ↓, Temperatur ↓, Diarrhöen und Schweißausbrüche.

Zu Antwort E

Die Symptome der Hypothyreose sind u. a. Müdigkeit, RR ↓, HF ↓, Obstipation, trockene Haut und Haare, Myxödem und eine depressive Verstimmung. Eine Gangunsicherheit kann auftreten (Polyneuropathie).

Welche Aussage trifft zu?
Bei der Beschreibung von Hautveränderungen wird zwischen Primär- und Sekundäreffloreszenzen unterschieden.
Zu den Primäreffloreszenzen zählt:

**Antwort A** Ulkus

**Antwort B** Atrophie

**Antwort C** Vesicula (mit Flüssigkeit gefülltes Bläschen)

**Antwort D** Squama (Schuppe)

**Antwort E** Erosion

**AUFGABE 4**
**E**

Effloreszenzen

---

Sie auskultieren in Ihrer Sprechstunde das Herz eines Patienten. Dabei fällt ein diastolisches Geräusch auf.

Für welche der folgenden Diagnosen spricht dieser Befund?
Wählen Sie **zwei** Antworten!

**Antwort A** Aortenklappenstenose

**Antwort B** Mitralklappenstenose

**Antwort C** Aortenklappeninsuffizienz

**Antwort D** Mitralklappeninsuffizienz

**Antwort E** Mitralklappenprolaps

**AUFGABE 5**
**M**

Diastolische Herzgeräusche

---

Welche der folgenden Aussagen treffen zu?
Zu den Symptomen einer Präeklampsie (hypertensive Schwangerschaftserkrankung) gehören:

1. Deutlich erhöhte Thrombozytenzahl
2. Proteinurie
3. Kopfschmerzen
4. Übelkeit, Erbrechen
5. Sehstörung

**Antwort A** Nur die Aussagen 1 und 4 sind richtig.

**Antwort B** Nur die Aussagen 2 und 4 sind richtig.

**Antwort C** Nur die Aussagen 1, 2 und 3 sind richtig.

**Antwort D** Nur die Aussagen 2, 3 und 4 sind richtig.

**Antwort E** Nur die Aussagen 2, 3, 4 und 5 sind richtig.

**AUFGABE 6**
**A**

Hypertensive Schwangerschaftserkrankungen/
Präeklampsie

LÖSUNG 4

Antwort C ist richtig.

Zu Antwort A

Grundsätzlich werden Hautveränderungen in Primär- und Sekundäreffloreszenzen eingeteilt. Primäreffloreszenzen entstehen auf gesunder Haut und stehen am Anfang eines pathologischen Hautprozesses. Sekundäreffloreszenzen entwickeln sich auf geschädigter Haut.
Das Ulkus ist ein tiefer Substanzdefekt, der narbig abheilt. Er zählt zu den Sekundäreffloreszenzen.

Zu Antwort B

Die Atrophie ist durch einen Geweberückgang definiert (auch ohne vorangegangenen Substanzdefekt) und zählt zu den Sekundäreffloreszenzen.

Zu Antwort C

Eine Vesicula (Bläschen) ist ein flüssigkeitsgefüllter Hohlraum, der etwa erbsengroß ist. Sie zählt zu den Primäreffloreszenzen.

Zu Antwort D

Die Schuppe (Squama) ist durch eine Ansammlung von Hornlamellen gekennzeichnet und zählt zu den Sekundäreffloreszenzen.

Zu Antwort E

Als Erosion wird ein oberflächlicher Substanzdefekt bezeichnet. Die Erosion zählt zu den Sekundäreffloreszenzen.

LÖSUNG 5

Antworten B und C sind richtig.

Zu Antwort A

Die Aortenklappenstenose verursacht ein Systolikum, das am lautesten (Punctum maximum) über dem 2. ICR rechts parasternal gehört und in die Karotiden fortgeleitet wird.

Zu Antwort B

Die Mitralklappenstenose verursacht ein Diastolikum, das am lautesten über dem 5. ICR in der linken MCL hörbar ist.

Zu Antwort C

Die Aortenklappeninsuffizienz verursacht ein Diastolikum, das am lautesten über dem 2. ICR rechts parasternal zu hören ist.

Zu Antwort D

Die Mitralklappeninsuffizienz verursacht ein systolisches Geräusch, das am lautesten über dem 5. ICR in der linken MCL zu hören ist. Das Geräusch wird häufig in die Axilla fortgeleitet.

Zu Antwort E

Der Auskultationsbefund kann von der Körperlage abhängen. Grundsätzlich sind systolische Klicks zu hören, die beim Pressen, in der Exspiration, in Linksseitenlage oder in aufrechter Position deutlich besser hörbar sind. Nach körperlicher Belastung sind sie meist schlechter hörbar.

LÖSUNG 6

Antwort E ist richtig.

Zu Aussage 1

Ein schwerer Verlauf bzw. die Komplikation der Präeklampsie (HELLP-Syndrom) geht mit reduzierten Thrombozytenzahlen einher (< 100.000/µl). Das HELLP-Syndrom ist ein sehr ernstes Krankheitsbild, das mit hoher Letalität von Mutter und Kind einhergeht (und gelegentlich auch postpartal auftritt). Es ist gekennzeichnet durch **H**ämolyse, erhöhte Transaminasen und Bilirubin (**e**levated **l**iver enzymes), erniedrigte Thrombozytenzahl (**low** **p**latelets).

Zu Aussage 2

Proteinurie ist ein Symptom der Präeklampsie. Andere wichtige Symptome sind arterielle Hypertonie, Ödeme und Rückgang der Urinmenge. Bei schweren Verläufen können starke Gewichtszunahme durch Ödembildung, Schwindel, Kopfschmerzen, Übelkeit und Erbrechen, Sehstörungen und Vigilanzstörungen auftreten.

Zu Aussage 3

Kopfschmerzen zählen zu den Symptomen der Präeklampsie.

Zu Aussage 4

Übelkeit und Erbrechen zählen zu den Symptomen der Präeklampsie.

Zu Aussage 5

Eine Sehstörung zählt zu den Symptomen der Präeklampsie.

**AUFGABE 7**
**M**

Anämie

## Welche der folgenden Aussagen zur Anämie treffen zu?

Wählen Sie **zwei** Antworten!

**Antwort A** Bei einer Anämie handelt es sich um eine leichte, schrittweise Verminderung der Granulozyten.

**Antwort B** Anämie ist die Verminderung der Hämoglobinkonzentration, des Hämatokrits und/oder der Erythrozytenzahl unter die Norm.

**Antwort C** Fehlende Hautblässe schließt eine Anämie aus.

**Antwort D** Die Eisenmangelanämie ist weltweit gesehen die häufigste Anämieform.

**Antwort E** Therapeutisch ist Bettruhe ausreichend.

---

**AUFGABE 8**
**A**

Ptosis

## Welche der folgenden Aussagen treffen zu?

Die Ptosis (herabhängendes Oberlid):

1. kann in jedem Alter auftreten.
2. ist ein Symptom des Horner-Syndroms.
3. kann angeboren sein.
4. kann durch einen Tumor der Tränendrüse verursacht werden.
5. kann im Zusammenhang mit einem Botulismus auftreten.

**Antwort A** Nur die Aussagen 1, 2 und 5 sind richtig.

**Antwort B** Nur die Aussagen 1, 3 und 4 sind richtig.

**Antwort C** Nur die Aussagen 1, 4 und 5 sind richtig.

**Antwort D** Nur die Aussagen 2, 3 und 4 sind richtig.

**Antwort E** Alle Aussagen sind richtig.

---

**AUFGABE 9**
**E**

Morbus Crohn

## Welche Aussage zur Enterocolitis regionalis (Morbus Crohn) trifft zu?

**Antwort A** Beim Morbus Crohn handelt es sich um eine chronisch-entzündliche Dickdarmerkrankung mit kontinuierlicher Ausbreitung und Ulzerationen der oberflächlichen Schleimhautschichten mit Blutung.

**Antwort B** Analfisteln können ein erstes Symptom des Morbus Crohn sein.

**Antwort C** Das Leitsymptom des Morbus Crohn ist schmerzlose wässrige Diarrhö.

**Antwort D** Außerhalb des Magen-Darm-Traktes gelegene, sogenannte extraintestinale Symptome, spielen beim Morbus Crohn keine Rolle.

**Antwort E** Beim Morbus Crohn ist das Rektum stets befallen.

**Für Notizen**



**LÖSUNG 7**

Antworten B und D sind richtig.

Zu Antwort A

Eine Verminderung der Granulozyten wird als Granulopenie oder Neutropenie bezeichnet.

Zu Antwort B

Die Anämie ist als Verminderung der Hämoglobinkonzentration, des Hämatokrits und/oder der Erythrozyten definiert.

Zu Antwort C

Im Zuge einer Anämie, besonders bei der Eisenmangelanämie kann eine Blässe auftreten, eine fehlende Blässe schließt eine Anämie allerdings nicht aus. Etwas zuverlässiger ist die Schleimhautblässe, die jedoch auch kein sicheres Kriterium ist. Grundsätzlich wird die Anämie in der Laboruntersuchung diagnostiziert.

Zu Antwort D

Die Eisenmangelanämie ist weltweit gesehen die häufigste Anämieform. Im Laborbefund sind Hämatokrit, Hämoglobin, Erythrozyten, MCV, MCH, Ferritin und Eisen im Serum erniedrigt und das Transferrin erhöht.

Zu Antwort E

Therapeutisch ist die Eisengabe indiziert. Zur Auffüllung der Eisenspeicher ist in der Regel eine orale Substitution von 3–6 Monaten nach Verschwinden der Anämiesymptome indiziert, bis der Ferritinwert bei 100 µg/l liegt.

---

**LÖSUNG 8**

Antwort E ist richtig.

Zu Aussage 1

Die Ptosis kann in jedem Alter auftreten.

Zu Aussage 2

Die Ptosis ist neben der Miosis und dem Enophthalmus ein Symptom des Horner-Syndroms. Ursache ist meist die Läsion des sympathischen Ganglion stellatum in Höhe des 1. Rippenköpfchens, z. B. im Rahmen eines Pancoast-Tumors oder Schilddrüsenkarzinoms.

Zu Aussage 3

Eine Ptosis kann angeboren sein.

Zu Aussage 4

Eine Ptosis kann durch eine Raumforderung an der Tränendrüse entstehen.

Zu Aussage 5

Im Zuge des Botulismus kann eine Ptosis auftreten. Andere Symptome sind Doppelbilder, Mydriasis, symmetrische schlaffe Lähmungen und Schluckbeschwerden. Fieber tritt nicht auf, es finden sich keine sensiblen Ausfälle, das Bewusstsein ist erhalten.

---

**LÖSUNG 9**

Antwort B ist richtig.

Zu Antwort A

Bei der Colitis ulcerosa handelt es sich um eine chronisch-entzündliche Dickdarmerkrankung mit kontinuierlicher Ausbreitung und Ulzerationen der Schleimhautschichten mit Blutung. Die Erkrankung beginnt im Rektum und breitet sich nach proximal aus. Seltener ist auch das terminale Ileum betroffen. Beim Morbus Crohn kann der gesamte Verdauungstrakt (segmental) betroffen sein.

Zu Antwort B

Analfisteln können im Frühstadium der Erkrankung vorhanden sein.

Zu Antwort C

Leitsymptome des Morbus Crohn sind Bauchschmerzen, häufig im rechten Unterbauch (Appendizitis-ähnlich), schleimig-eitrige Durchfälle, Fieber und Krankheitsgefühl.

Zu Antwort D

Die extraintestinalen Symptome treten sowohl bei der Colitis ulcerosa als auch bei Morbus Crohn auf. Typisch bei Morbus Crohn sind u. a. Erythema nodosum, Aphthenbildung, Iritis oder Uveitis, Arthritis und Sakroiliitis und selten die primär sklerosierende Cholangitis.

Zu Antwort E

Bei der Colitis ulcerosa ist das Rektum stets befallen.

Welche der folgenden Erkrankungen treten typischerweise im Wochenbett auf?

1. Postpartale Psychose
2. Anorexia nervosa
3. Bulimia nervosa
4. Postpartale Depression
5. Hyperemesis gravidarum

**Antwort A** Nur die Aussagen 1 und 2 sind richtig.

**Antwort B** Nur die Aussagen 1 und 4 sind richtig.

**Antwort C** Nur die Aussagen 1, 3 und 4 sind richtig.

**Antwort D** Nur die Aussagen 1, 4 und 5 sind richtig.

**Antwort E** Nur die Aussagen 3, 4 und 5 sind richtig.

**AUFGABE 10**
**A**

Wochenbetterkrankungen

---

Welche der folgenden Aussagen treffen zu?

Typische Nebenwirkungen von Beta-2-Sympathikomimetika (z. B. Salbutamol) sind:

1. Angina pectoris bei Vorliegen einer koronaren Herzkrankheit
2. Anhaltendes Erbrechen
3. Tachykardie
4. Tremor
5. Bradykardie

**Antwort A** Nur die Aussagen 1 und 3 sind richtig.

**Antwort B** Nur die Aussagen 4 und 5 sind richtig.

**Antwort C** Nur die Aussagen 1, 2 und 5 sind richtig.

**Antwort D** Nur die Aussagen 1, 3 und 4 sind richtig.

**Antwort E** Nur die Aussagen 1, 2, 3 und 4 sind richtig.

**AUFGABE 11**
**A**

Beta-2-Sympathomimetika

---

Welche der folgenden Zellen sind an der Blutstillung beteiligt?

**Antwort A** Lymphozyten

**Antwort B** Monozyten

**Antwort C** Erythrozyten

**Antwort D** Granulozyten

**Antwort E** Thrombozyten

**AUFGABE 12**
**E**

Blutzellen

LÖSUNG 10

Antwort B ist richtig.

Zu Aussage 1

Die postpartale oder Wochenbettpsychose tritt typischerweise im Wochenbett auf. Symptome sind Interessenverlust, Anhedonie, Ich-Störungen, formale und inhaltliche Denkstörungen, Halluzinationen, Vigilanzstörungen und Erregungszustände. Die Patientinnen können eine Gefahr für das Neugeborene sein.

Zu Aussage 2

Die Anorexia nervosa zählt nicht zu den Wochenbett-assoziierten Erkrankungen.

Zu Aussage 3

Die Bulimia nervosa zählt nicht zu den Wochenbett-assoziierten Erkrankungen.

Zu Aussage 4

Die postpartale Depression tritt im Wochenbett auf und betrifft ca. 10–15 % der Frauen. Die Symptome sind u. a. psychische Verstimmung, Gefühl der Gefühllosigkeit, Affektlabilität, Denk- und Antriebshemmung. Ferner treten innere Unruhe, Verlust der Entscheidungsfähigkeit, Angst um das Wohlergehen des Kindes, Versagensängste, somatisches Syndrom auf; seltener Suizidgedanken und Wahnerleben. Stillprobleme sind häufig.

Zu Aussage 5

Die Hyperemesis gravidarum zählt zu den Frühgestosen. Typisch ist ein übermäßiges Erbrechen.

---

LÖSUNG 11

Antwort D ist richtig.

Zu Aussage 1

Beta-2-Sympathikomimetika imitieren die Wirkung von Katecholaminen am β2-Rezeptor. Diese Pharmaka werden v. a. in der Behandlung des Asthma bronchiale oder der COPD als Bronchospasmolytikum verwendet. Als Nebenwirkungen können Hypertonie, Tachykardie und andere Herzrhythmusstörungen, Angina pectoris-Anfälle, besonders bei gleichzeitig vorhandener KHK, auftreten. Ferner Unruhe, Schlafstörungen, Tremor und Hyperglykämie.

Zu Aussage 2

Anhaltendes Erbrechen zählt nicht zu den typischen Nebenwirkungen der Beta-2-Sympathikomimetika.

Zu Aussage 3

Tachykardie ist eine typische Nebenwirkung der Beta-2-Sympathikomimetika.

Zu Aussage 4

Tremor ist eine typische Nebenwirkung der Beta-2-Sympathikomimetika.

Zu Aussage 5

Die Bradykardie zählt nicht zu den typischen Nebenwirkungen der Beta-2-Sympathikomimetika.

---

LÖSUNG 12

Antwort E ist richtig.

Zu Antwort A

Lymphozyten gehören zum spezifischen Immunsystem. Je nach Prägungsort unterscheidet man T-Lymphozyten (T4-Helferzellen, T-zytotoxische Zellen, T-Supressorzellen und T-Memoryzellen) und B-Lymphozyten, die sich nach einem Antigenreiz in Plasmazelle und Memoryzelle umwandeln.

Zu Antwort B

Monozyten (im Blut) und Makrophagen (im Gewebe) dienen der unspezifischen Abwehr.

Zu Antwort C

Erythrozyten sind bikonkave, zellorganellfreie Scheibchen, deren Hauptaufgabe der $O_2/CO_2$-Transport ist.

Zu Antwort D

Granulozyten lassen sich je nach Anfärbung der Granula in neutrophile, basophile und eosinophile Granulozyten einteilen. Sie dienen der unspezifischen Abwehr.

Zu Antwort E

Thrombozyten (Blutplättchen) sind ca. 1–4 µm große kernlose Zellfragmente, die für die Blutstillung und Aktivierung der Blutgerinnung zuständig sind.

### Welche der folgenden Aussagen zur chronisch obstruktiven Lungenerkrankung (COPD) trifft (treffen) zu?

1. Die COPD ist eine in Mitteleuropa selten auftretende Erkrankung.
2. Erbliche Faktoren spielen in der Entstehung der Erkrankung keine Rolle.
3. Die Erkrankung kann durch berufliche Exposition bedingt sein.
4. Typisches Symptom ist Husten mit Auswurf.
5. Zu den Spätkomplikationen der Erkrankung zählt eine Rechtsherzinsuffizienz.

**Antwort A** Nur die Aussage 5 ist richtig.

**Antwort B** Nur die Aussagen 1 und 2 sind richtig.

**Antwort C** Nur die Aussagen 3, 4 und 5 sind richtig.

**Antwort D** Nur die Aussagen 1, 2, 3 und 4 sind richtig.

**Antwort E** Alle Aussagen sind richtig.

**AUFGABE 13**
**A**

COPD

---

### Welche Aussage trifft zu?

Symptom einer Hypothyreose ist:

**Antwort A** Exsikkose

**Antwort B** Exophthalmus

**Antwort C** Myxödem

**Antwort D** Feinschlägiger Tremor

**Antwort E** Wärmeintoleranz

**AUFGABE 14**
**E**

Hypothyreose

---

### Welche Aussage zum Prostatakarzinom trifft am ehesten zu?

**Antwort A** Das Prostatakarzinom ist eine seltene Krebserkrankung.

**Antwort B** Es tritt meist bei jungen Männern auf.

**Antwort C** Zu den Maßnahmen der Früherkennung zählt die digitale rektale Untersuchung.

**Antwort D** Frühsymptome sind charakteristisch.

**Antwort E** Es metastasiert nicht ins Skelettsystem.

**AUFGABE 15**
**E**

Prostatakarzinom

LÖSUNG 13

Antwort C ist richtig.

Zu Aussage 1
Die COPD ist in Mitteleuropa eine häufige Erkrankung. Schätzungen zufolge ist die COPD die häufigste chronische pulmonale Erkrankung und weltweit die dritthäufigste Todesursache.

Zu Aussage 2
Neben exogenen Faktoren wie Nikotinabusus (etwa 90 % der Fälle), beruflicher Belastung (u. a. Hitze, Staub, Schwefeldioxid) und rezidivierenden Infekten spielt die genetische Prädisposition, z. B. α1-Antitrypsin- und IgA-Mangel ebenfalls eine Rolle in der Entstehung der COPD.

Zu Aussage 3
Eine berufliche Exposition gegenüber Noxen (Feinstaub oder Schwefeldioxiden), v. a. im Bergbau und Straßenbau, erhöht das Risiko der COPD.

Zu Aussage 4
Typische Symptome sind Husten und Auswurf. Zusätzlich treten Belastungsdyspnoe, Leistungsabfall, Gewichtsabnahme und depressive Symptome auf.

Zu Aussage 5
Zu den Spätkomplikationen zählt das Cor pulmonale. Andere Komplikationen sind akute Exazerbation der COPD (häufig im Winter), respiratorische Insuffizienz, Bronchiektasen oder das Bronchialkarzinom.

---

LÖSUNG 14

Antwort C ist richtig.

Zu Antwort A
Die Exsikkose ist mit einem Flüssigkeitsdefizit verbunden. Sie kann u. a. bei starken Diarrhöen oder bei älteren Menschen durch verminderte Flüssigkeitszufuhr auftreten. Die Exsikkose kann aber auch im Zuge der thyreotoxischen Krise auftreten.

Zu Antwort B
Der Exophthalmus (Hervortreten der Augenbulbi) ist ein typisches Symptom beim Morbus Basedow. Der Morbus Basedow wiederum ist eine Ursache der Hyperthyreose.

Zu Antwort C
Das Myxödem (nicht eindrückbar) ist ein Symptom der Hypothyreose. Andere Symptome sind v. a. Gewichtszunahme, Kälteempfindlichkeit, Körpertemperatur ↓, HF ↓, Müdigkeit, Antriebsarmut, depressive Verstimmung, Obstipation, trockene und kühle Haut und brüchiges Haar.

Zu Antwort D
Ein feinschlägiger Tremor ist für die Hyperthyreose typisch.

Zu Antwort E
Wärmeintoleranz ist für die Hyperthyreose typisch. Andere Symptome sind Gewichtsabnahme, Diarrhö, Nervosität, Schlafstörungen, HF ↑, RR ↑, warme und schwitzige Haut sowie dünne Haare.

---

LÖSUNG 15

Antwort C ist richtig.

Zu Antwort A
Das Prostatakarzinom zählt zu den häufigsten Karzinomen bei Männern nach dem 65. Lj.

Zu Antwort B
Betroffen sind ältere Männer.

Zu Antwort C
Zu den Maßnahmen der Früherkennung zählt die digitale rektale Untersuchung. Dabei werden u. a. die Größe, Konsistenz und Druckdolenz der Prostata beurteilt. Zusätzlich zu der digital rektalen Untersuchung können eine transrektale Sonografie und die PSA-Bestimmung erfolgen.

Zu Antwort D
Das frühe Stadium der Erkrankung ist symptomarm oder asymptomatisch, häufig handelt es sich um Zufallsbefunde. Im fortgeschrittenen Stadium können Hämaturie, Miktionsstörungen, Kreuzschmerzen durch Knochenmetastasen und eine B-Symptomatik auftreten.

Zu Antwort E
Das Prostatakarzinom metastasiert bevorzugt in das Skelettsystem, besonders in Wirbelkörper der LWS und Sakrum, Becken und Oberschenkel. Knochenschmerzen können das erste Symptom der Erkrankung sein.

Welche der folgenden Symptome sind typisch für die schizoide Persönlichkeitsstörung (nach ICD-10)?

1. Gedankenausbreitung
2. Emotionale Kühle
3. Introvertiertheit
4. Akustische Halluzinationen
5. Mangelndes Gespür für geltende soziale Normen

**Antwort A** Nur die Aussagen 1, 2 und 3 sind richtig.

**Antwort B** Nur die Aussagen 1, 2 und 4 sind richtig.

**Antwort C** Nur die Aussagen 1, 4 und 5 sind richtig.

**Antwort D** Nur die Aussagen 2, 3 und 4 sind richtig.

**Antwort E** Nur die Aussagen 2, 3 und 5 sind richtig.

**AUFGABE 16**
**A**

Schizoide Persönlichkeitsstörung

---

Welche Krümmung der Wirbelsäule ist physiologisch?

**Antwort A** Hyperlordose

**Antwort B** Brustkyphose

**Antwort C** Sakralskoliose

**Antwort D** Halskyphose

**Antwort E** Lendenkyphose

**AUFGABE 17**
**E**

Anatomie, Physiologie
Wirbelsäule

---

Welche Aussagen zum benignen paroxysmalen Lagerungsschwindel treffen zu?
Wählen Sie **zwei** Antworten!

**Antwort A** Ursache ist eine Entzündung des Gleichgewichtsnervs (N. vestibularis).

**Antwort B** Differenzialdiagnostisch muss ein Schlaganfall ausgeschlossen werden.

**Antwort C** Eine Behandlung mit Cortison ist erforderlich.

**Antwort D** Ist einer physiotherapeutischen Behandlung zugänglich.

**Antwort E** Hörminderung und Tinnitus sind typische Begleitsymptome.

**AUFGABE 18**
**M**

Lagerungsschwindel

LÖSUNG 16

Antwort E ist richtig.

Zu Aussage 1

Gedankenausbreitung zählt zu den Ich-Störungen und ist ein typisches Symptom der Schizophrenie.

Zu Aussage 2

Die schizoide Persönlichkeitsstörung ist durch innere Kühle und Distanziertheit, Misstrauen, sozialen Rückzug und Introvertiertheit gekennzeichnet. Gefühle werden als problematisch erlebt und möglichst gemieden. Regeln werden meist ignoriert.

Zu Aussage 3

Die Introvertiertheit ist ein Symptom der schizoiden Persönlichkeitsstörung.

Zu Aussage 4

Akustische Halluzinationen sind für die Schizophrenie typisch.

Zu Aussage 5

Mangelndes Gespür für geltende soziale Normen und das Ignorieren von Regeln zählen zu den typischen Symptomen der schizoiden Persönlichkeitsstörung.

LÖSUNG 17

Antwort B ist richtig.

Zu Antwort A

Eine Hyperlordose beschreibt den Zustand einer Fehlhaltung mit einer verstärkt ausgeprägten Lordose. Sie kann im HWS- und LWS-Bereich vorkommen. Im LWS-Bereich kommt die Hyperlordose häufiger vor und wird auch als Hohlkreuz bezeichnet.

Zu Antwort B

Im Abschnitt der BWS findet sich physiologischerweise eine Kyphose.

Zu Antwort C

Im Sakrumbereich findet sich physiologischerweise eine Kyphose.

Zu Antwort D

Im Halsbereich findet sich physiologischerweise eine Lordose

Zu Antwort E

Im Lendenbereich findet sich physiologischerweise eine Lordose.

LÖSUNG 18

Antworten B und D sind richtig.

Zu Antwort A

Die Ursache des benignen paroxysmalen Lagerungsschwindels sind losgelöste Otolithen im Innenohr, die sich frei im Endolymphenraum bewegen. In bestimmten Körperpositionen oder Bewegungen verändern sie ihre Lage und reizen die Gleichgewichtsorgane, was Drehschwindelattacken nach sich zieht. Die Erkrankung ist häufig, der Erkrankungsgipfel liegt um das 60. Lebensjahr.

Zu Antwort B

Differenzialdiagnostisch muss ein Apoplex (aber auch Morbus Menière, Neuritis vestibularis) ausgeschlossen werden.

Zu Antwort C

Die Behandlung erfolgt u. a. mit dem Befreiungsmanöver nach Epley. Glukokortikoide sind unwirksam.

Zu Antwort D

Die Erkrankung ist einer physiotherapeutischen Behandlung zugänglich, z. B. in Form von Lagerungsmanövern (Befreiungsmanövern). Die Patienten können auch mit Anleitung zu Hause die Übungen durchführen.

Zu Antwort E

Hörminderung und Tinnitus treten nicht auf. Diese Symptome sind für den Morbus Menière typisch.

### Welche der folgenden Aussagen zu Nierenfunktionsparametern treffen zu?

1. Bei überdurchschnittlicher Muskelmasse (z. B. Bodybuilder) ist Serumkreatinin erniedrigt.
2. Die Kreatinin-Clearance steigt im Alter an.
3. Der Serumharnstoff ist unabhängig von der glomerulären Filtrationsrate (GFR).
4. Ein Serumkreatinin-Wert von 3 mg/dl (265 µmol/l) spricht für eine Niereninsuffizienz.
5. Harnstoff ist das Endprodukt des Proteinstoffwechsels.

**Antwort A** Nur die Aussagen 2 und 5 sind richtig.

**Antwort B** Nur die Aussagen 4 und 5 sind richtig.

**Antwort C** Nur die Aussagen 1, 2 und 4 sind richtig.

**Antwort D** Nur die Aussagen 1, 2, 3 und 4 sind richtig.

**Antwort E** Alle Aussagen sind richtig.

**AUFGABE 19**
**A**

Labor
Nierenwerte

---

### Welche der folgenden Aussagen zum Pneumothorax trifft (treffen) zu?

1. Ein Pneumothorax ist eine Luftansammlung im Pleuraspalt.
2. Bei einem Pneumothorax findet sich beim Abhören der betroffenen Seite immer ein abgeschwächtes bis aufgehobenes Atemgeräusch.
3. Ein Pneumothorax kann lebensbedrohlich sein.
4. Ein Pneumothorax kann ohne eine erfassbare Ursache spontan entstehen.
5. Die Lunge ist bei einem Pneumothorax nicht betroffen.

**Antwort A** Nur die Aussage 1 ist richtig.

**Antwort B** Nur die Aussagen 2 und 3 sind richtig.

**Antwort C** Nur die Aussagen 4 und 5 sind richtig.

**Antwort D** Nur die Aussagen 1, 3 und 4 sind richtig.

**Antwort E** Alle Aussagen sind richtig.

**AUFGABE 20**
**A**

Pneumothorax

---

### Welche der folgenden Symptome können im Rahmen der diabetischen Polyneuropathie auftreten?

1. Impotenz
2. Magenentleerungsstörungen
3. Schmerzhafte Missempfindungen der Füße („burning feet")
4. Blutdruckregulationsstörungen
5. Harninkontinenz

**Antwort A** Nur die Aussagen 3 und 4 sind richtig.

**Antwort B** Nur die Aussagen 1, 4 und 5 sind richtig.

**Antwort C** Nur die Aussagen 1, 2, 3 und 5 sind richtig.

**Antwort D** Nur die Aussagen 1, 3, 4 und 5 sind richtig.

**Antwort E** Alle Aussagen sind richtig.

**AUFGABE 21**
**A**

Diabetische Polyneuropathie

LÖSUNG 19

Antwort B ist richtig.

Zu Aussage 1

Kreatinin entsteht im Muskelstoffwechsel aus Kreatin und Kreatinphosphat und ist neben der GFR ein wichtiger Parameter zur Beurteilung der glomerulären Filtrationsleitung der Niere. Er ist abhängig von der Muskelmasse und dem Lebensalter des Patienten. Bei überdurchschnittlicher Muskelmasse steigt der Kreatinin-Spiegel an.

Zu Aussage 2

Die Kreatinin-Clearance sinkt im Alter.

Zu Aussage 3

Der Serumharnstoff-Spiegel ist zum einen von der GFR, von der Harnstoffrückdiffusion im Tubulussystem, aber auch von der Eiweißzufuhr oder Begleiterkrankungen, z. B. Fieber (katabole Stoffwechsellage) abhängig.

Zu Aussage 4

Der Referenzbereich für Kreatinin liegt bei < 1,1 mg/dl (Männer) bzw. < 0,9 mg/dl (Frauen). Der Kreatinin-Wert erhöht sich im Serum erst dann, wenn die Nieren über 50 % ihrer Funktion verloren haben. Ein Kreatinin-Wert von 3 mg/dl spricht für eine Niereninsuffizienz.

Zu Aussage 5

Harnstoff entsteht aus Ammoniak und Kohlendioxid im Endprodukt des Proteinstoffwechsels.

---

LÖSUNG 20

Antwort D ist richtig.

Zu Aussage 1

Der Pneumothorax (PN) ist durch eine Luftansammlung im Pleuraraum gekennzeichnet.

Zu Aussage 2

Der typische Auskultationsbefund beim PN ist das abgeschwächte bis aufgehobene Atemgeräusch. Dieser Befund muss jedoch nicht vorhanden sein, z. B. bei einem kleinen Pneumothorax.

Zu Aussage 3

Ein PN kann lebensbedrohlich sein, z. B. bei beidseitigem PN bei vorbestehender Lungenerkrankung oder im Falle eines Ventil-PN. Beim Ventil-PN dringt Luft in den Pleuraraum ein, kann aber in der Exspiration nicht entweichen. Die Folge ist eine Verdrängung des Mediastinums (mit Behinderung des Blutflusses zum Herzen) und der gesunden Lunge.

Zu Aussage 4

Ein PN kann ohne vorbestehende Erkrankung entstehen und wird auch als Spontan-PN genannt. Betroffen sind v. a. junge, leptosome Männer.

Zu Aussage 5

Unter physiologischen Bedingungen herrscht im Pleuraraum ein Unterdruck. Sobald Luft in diesen Raum einströmt, werden die Drücke positiv. Die Lunge kollabiert durch die elastischen Rückstellkräfte.

---

LÖSUNG 21

Antwort E ist richtig.

Zu Aussage 1

Die Impotenz zählt zu den Symptomen der autonomen Polyneuropathie.

Zu Aussage 2

Magenentleerungsstörungen zählen zu den Symptomen der autonomen Polyneuropathie.

Zu Aussage 3

„Burning feet" zählen zu den Symptomen der sensomotorischen Polyneuropathie.

Zu Aussage 4

Blutdruckregulationsstörungen zählen zu den Symptomen der autonomen Polyneuropathie.

Zu Aussage 5

Harninkontinenz zählt zu den Symptomen der autonomen Polyneuropathie.

**AUFGABE 22**
**A**

Panikattacken

## Welche der folgenden Aussagen treffen zu?

Verschiedene körperliche Erkrankungen können mit Symptomen einer Panikattacke einhergehen. Hierzu zählen:

1. Hyperthyreose
2. Hypoglykämie
3. Koronare Herzkrankheit
4. Zerebrales Anfallsleiden
5. Asthma bronchiale

**Antwort A** Nur die Aussagen 1 und 5 sind richtig.

**Antwort B** Nur die Aussagen 2 und 4 sind richtig.

**Antwort C** Nur die Aussagen 2, 3 und 4 sind richtig.

**Antwort D** Nur die Aussagen 1, 2, 3 und 4 sind richtig.

**Antwort E** Alle Aussagen sind richtig.

---

**AUFGABE 23**
**M**

Peritonitis

## Welche der folgenden Aussagen zu?

Wählen Sie **zwei** Antworten!

Typische Symptome einer Peritonitis sind:

**Antwort A** Polyurie

**Antwort B** Abwehrspannung der Bauchdecke

**Antwort C** Darmparalyse mit Fieber

**Antwort D** Ikterus

**Antwort E** Halsschmerzen

---

**AUFGABE 24**
**M**

Hodgkin-Lymphom

## Welche der folgenden Aussagen zum Hodgkin-Lymphom (Lymphogranulomatose) treffen zu?

Wählen Sie **zwei** Antworten!

**Antwort A** Die Ursache liegt in einer durch Parasiten verursachten Lymphabfluss-Störung.

**Antwort B** Klinisch bedeutsam sind die sog. B-Symptome (Fieber, Nachtschweiß, Gewichtsverlust).

**Antwort C** Typisch ist eine schmerzlose Vergrößerung der stammnahen Lymphknoten (z. B. im Halsbereich).

**Antwort D** Die Prognose ist sehr ungünstig (5-Jahres-Überlebensrate < 10 %).

**Antwort E** Rezidive treten nicht auf.

**LÖSUNG 25**

Antwort D ist richtig.

Zu Antwort A

Bei der großen Blutdruckamplitude ist der Abstand zwischen dem systolischen und diastolischen Wert hoch. Sie tritt z. B. bei der Hyperthyreose oder Aortenklappeninsuffizienz auf.

Zu Antwort B

Eine geringe Blutdruckdifferenz zwischen beiden Armen ist häufig und besitzt meist keinen Krankheitswert. Differenzen > 10 mmHg können Hinweise auf stenotische Prozesse sein, z. B. Takayasu-Arteriitis, sein.

Zu Antwort C

Extrasystolen sind zusätzliche Herzaktionen bei sonst regelmäßigem Rhythmus. Sie sind häufig, treten bei Herzgesunden auf, können aber z. B. auch auf Herzerkrankungen hinweisen.

Zu Antwort D

Das Pulsdefizit ist definiert als Differenz zwischen der auskultatorisch bestimmbaren Herzfrequenz (Herzfrequenz höher) und dem peripheren Puls (Herzfrequenz geringer).

Zu Antwort E

Eine (geringe) Blutdruckdifferenz zwischen oberer und unterer Extremität ist physiologisch vorhanden. Größere Differenzen können Hinweise auf stenosierende Prozesse sein, v. a. die Aortenisthmus-Stenose oder pAVK.

---

**LÖSUNG 26**

Antwort E ist richtig.

Zu Aussage 1

Ein Nierenversagen kann durch reduzierte Durchblutung der Niere und Abnahme der glomerulären Filtrationsrate, v. a. bei gleichzeitig vorhandener Aszitesbildung auftreten (hepatorenales Syndrom).

Zu Aussage 2

Eine Peritonitis (spontan bakterielle Peritonitis) kann komplizierend auftreten. Angenommen wird eine Durchwanderung der Darmkeime, v. a. E. coli, in die Bauchhöhle.

Zu Aussage 3

Die hepatische Enzephalopathie entsteht durch die mangelnde Entgiftungsfunktion und den verminderten Blutfluss durch die Leber. Neurotoxische Stoffe, v. a. Ammoniak und Mercaptane, akkumulieren und rufen neuropsychiatrische Symptome hervor.

Zu Aussage 4

Ösophagusvarizen entstehen durch die portale Hypertonie. Die Ösophagusvarizenblutung kann entweder spontan oder im Zusammenhang mit Mahlzeiten auftreten.

Zu Aussage 5

Gerinnungsstörungen sind, durch die mangelnde Bildung der Gerinnungsfaktoren in der Leber, zu verzeichnen. Die Folge ist eine starke Blutungsneigung.

---

**LÖSUNG 27**

Antworten A und C sind richtig.

Zu Antwort A

Kleinkinder haben bei Röteln-Erkrankung (postnatale Röteln) zu 50 % einen inapparenten Verlauf. Bei apparenten Verläufen treten meist milde grippale Symptome, Lymphknotenschwellungen, besonders im Kopf-Hals-Gebiet, und ein makulopapulöses, mittelfleckiges, flüchtiges und blasses Exanthem auf.

Zu Antwort B

Der Beginn ist meist langsam mit milden grippalen Symptomen.

Zu Antwort C

Ein makulopapulöses, mittelfleckiges, flüchtiges und blasses Exanthem ist typisch für die Röteln. Es beginnt hinter den Ohren, zeigt eine raue Schuppung und dauert etwa 3 Tage.

Zu Antwort D

Grundsätzlich kann zwischen konnatalen und postnatalen Röteln unterschieden werden. Retinopathie und Katarakt sind neben Schwerhörigkeit und Fehlbildungen am Herzen Symptome der konnatalen Röteln. Die Symptome entwickeln sich durch Störung der Organdifferenzierung und -reifung v. a. in der Embryonalphase und sind auf eine Erstinfektion der Mutter in der Frühschwangerschaft zurückzuführen. Sie werden auch unter dem Gregg-Syndrom zusammengefasst. Die Symptome manifestieren sich häufig in der Neugeborenenperiode oder im Säuglingsalter.

Zu Antwort E

Der Laborbefund ist charakterisiert durch Leukopenie, Lymphozytose, Reichtum an Plasmazellen.

Welche der folgenden Aussagen treffen zu?

Anzeichen eines akuten peripheren arteriellen Verschlusses sind:

1. Die betroffene Extremität ist warm und rötlich verfärbt.
2. Der Patient berichtet über einen plötzlich aufgetretenen, heftigen Schmerz in der betroffenen Extremität.
3. Der Puls in der betroffenen Extremität ist tastbar.
4. Die betroffene Extremität ist im Seitenvergleich auffällig blass.
5. Die betroffene Extremität ist im Seitenvergleich bläulich livide.

**Antwort A** Nur die Aussagen 1 und 2 sind richtig.

**Antwort B** Nur die Aussagen 2 und 4 sind richtig.

**Antwort C** Nur die Aussagen 2 und 5 sind richtig.

**Antwort D** Nur die Aussagen 3 und 5 sind richtig.

**Antwort E** Nur die Aussagen 1, 2 und 3 sind richtig.

**AUFGABE 28**
**A**

Akuter peripherer arterieller Verschluss

---

Ein 60-jähriger Patient sucht Sie auf wegen einseitiger Ohrenschmerzen sowie einem herabgesetzten Hörvermögen. Sie vermuten ein Cholesteatom.

Welche der folgenden Aussagen treffen zu?

Wählen Sie **zwei** Antworten!

**Antwort A** Es handelt sich um eine bösartige Erkrankung.

**Antwort B** Die Behandlung besteht in Spülungen mit lauwarmem Wasser bis zur Entfernung des Pfropfens.

**Antwort C** Ein Cholesteatom kann nach Mittelohrentzündungen auftreten.

**Antwort D** Die Metastasierung erfolgt in die regionalen Halslymphknoten.

**Antwort E** Durch den fortgesetzten Entzündungsreiz kann ein fortschreitender Knochenabbau entstehen.

**AUFGABE 29**
**M**

Cholesteatom

---

Welche der folgenden Aussagen zum LWS-Syndrom treffen zu?

Wählen Sie **zwei** Antworten!

**Antwort A** Belastung des Bandapparates spielt keine Rolle.

**Antwort B** Muskuläre Verspannung tritt in der Regel nicht auf.

**Antwort C** Ursache kann ein Bandscheibenvorfall sein.

**Antwort D** Zur Diagnostik kommen u. a. bildgebende Verfahren in Betracht.

**Antwort E** Manuelle Techniken/Chirotherapie sind bei älteren Menschen nebenwirkungsfrei.

**AUFGABE 30**
**M**

LWS-Syndrom

**LÖSUNG 28**

Antwort B ist richtig.

Zu Aussage 1

Die Symptome des akuten Extremitätenverschlusses werden unter den 6 „P" (nach Pratt) zusammengefasst: Starke Schmerzen (pain), Blässe (paleness), Pulslosigkeit (pulslessness), Parästhesien (paraesthesia), Bewegungsunfähigkeit (paralysis) und Schock (prostration).

Zu Aussage 2

Typisch für den akuten Extremitätenverschluss sind starke akute Schmerzen distal des Verschlusses.

Zu Aussage 3

Der Puls ist distal des Verschlusses nicht tastbar.

Zu Aussage 4

Die betroffene Extremität ist im Vergleich blass (oder blasser).

Zu Aussage 5

Eine bläulich-livide Extremität kann bei venösen Abflussproblemen, v. a. der tiefen Beinvenenthrombose beobachtet werden. Beim akuten Extremitätenverschluss ist die betroffene Extremität blass.

---

**LÖSUNG 29**

Antworten C und E sind richtig.

Zu Antwort A

Das Cholesteatom (Perlgeschwulst) ist ein gutartiger, zwiebelschalenartig wachsender Tumor, der zur chronischen Knocheneiterung mit Destruktion (v. a. Gehörknöchelchen, Felsenbein) führen kann. Andere Strukturen (z. B. N. facialis) können ebenfalls betroffen sein. Er entsteht aus chronischen, eitrigen Entzündungen des äußeren Ohres und des Mittelohres. Die Symptome sind Ohrenschmerzen, Ohrenfluss, Schwerhörigkeit, Schmerzen und Fieber.

Zu Antwort B

Die Therapie besteht aus einer chirurgischen Sanierung der Herde und gleichzeitig einer antibiotischen Therapie.

Zu Antwort C

Ein Cholesteatom kann nach chronisch-rezidivierenden Mittelohrentzündungen auftreten.

Zu Antwort D

Eine Metastasierung im Sinne einer lymphogenen Streuung findet nicht statt. Die Destruktion durch das Wachstum des Cholesteatoms erfolgt per continuitatem in die benachbarten Strukturen.

Zu Antwort E

Durch den fortgesetzten Entzündungsreiz kann ein fortschreitender Knochenabbau entstehen.

---

**LÖSUNG 30**

Antworten C und D sind richtig.

Zu Antwort A

Die Belastung des Bandapparates spielt eine Rolle, v. a. in Form von ungünstigen Bewegungen durch z. B. Heben größerer Lasten (mit zu viel Gewicht, Lasten nicht nahe am Körper, Beine enggestellt).

Zu Antwort B

Eine muskuläre Verspannung ist meist vorhanden.

Zu Antwort C

Eine Ursache des LWS-Syndroms kann ein Bandscheibenvorfall sein. Andere Ursachen sind Verhebetraumen, muskuläre Verspannungen, degenerative Veränderungen oder eine Fehlhaltung.

Zu Antwort D

Neben der Erhebung der Anamnese und der körperlichen Untersuchung kommen bildgebende Verfahren in Betracht, z. B. Röntgendiagnostik, CT und MRT.

Zu Antwort E

Manuelle Techniken oder Chirotherapie kann bei älteren Menschen bei gleichzeitigem Vorhandensein einer Osteoporose zum Einbruch der Wirbelkörper (Wirbelkörperfrakturen) führen.

Welche der folgenden Zuordnungen zwischen psychischer Erkrankung und klinischen Symptomen treffen zu?

1. Konversionsstörung – pseudoneurologische Symptome
2. Somatisierungsstörung – multiple, organisch nicht begründbare Symptome
3. Anhaltende Schmerzstörung – Schmerzen und Behinderungsgrad unverhältnismäßig zu objektivierbarer organischer Läsion
4. Neurasthenie – überwertige Krankheitsfurcht
5. Körperdysmorphe Störung – überwertiges Gefühl der Hässlichkeit

**Antwort A** Nur die Aussagen 3 und 5 sind richtig.

**Antwort B** Nur die Aussagen 1, 2 und 5 sind richtig.

**Antwort C** Nur die Aussagen 2, 3 und 4 sind richtig.

**Antwort D** Nur die Aussagen 1, 2, 3 und 5 sind richtig.

**Antwort E** Alle Aussagen sind richtig.

**AUFGABE 31**
**A**

Psychische Erkrankungen

---

Welche der folgenden Aussagen zur Anatomie der Wirbelsäule treffen zu?
Wählen Sie **zwei** Antworten!

**Antwort A** Die Spinalnerven verlassen den Spinalkanal durch das jeweilige Zwischenwirbelloch.

**Antwort B** Der Dornfortsatz setzt ventral am Wirbelkörper an.

**Antwort C** Das Kreuzbein ist über das Iliosakralgelenk mit dem Steißbein verbunden.

**Antwort D** Durch ein Loch (Foramen transversarium) in den Querfortsätzen der Halswirbel ziehen Gefäße.

**Antwort E** Der Spinalkanal wird im Bereich der Halswirbelsäule durch den Dens axis unterbrochen.

**AUFGABE 32**
**M**

Anatomie
Wirbelsäule

---

Welche der folgenden Aussagen zur gastroösophagealen Refluxkrankheit treffen zu?

1. Die gastroösophageale Refluxkrankheit ist eine seltene Erkrankung.
2. Adipositas gehört zu den Risikofaktoren einer gastroösophagealen Refluxkrankheit.
3. Leitsymptom ist ausschließlich der epigastrische Schmerz.
4. Die Symptome treten vor allem beim Bücken, im Liegen und nach der Nahrungsaufnahme auf.
5. Als allgemeine Maßnahme wird das Schlafen mit erhöhtem Oberkörper empfohlen.

**Antwort A** Nur die Aussagen 2 und 4 sind richtig.

**Antwort B** Nur die Aussagen 3 und 5 sind richtig.

**Antwort C** Nur die Aussagen 1, 2 und 5 sind richtig.

**Antwort D** Nur die Aussagen 2, 4 und 5 sind richtig.

**Antwort E** Alle Aussagen sind richtig.

**AUFGABE 33**
**A**

Gastroösophageale Refluxkrankheit

**Für Notizen**

LÖSUNG 31

Antwort D ist richtig.

Zu Aussage 1

Bei der Konversionsstörung können zahlreiche pseudoneurologische Symptome auftreten, u. a. Lähmungen, Sensibilitätsstörungen oder Krampfanfall-ähnliche Symptome. Als Auslöser werden psychische Konflikte angenommen.

Zu Aussage 2

Bei der Somatisierungsstörung treten körperliche Beschwerden auf, ohne objektiven Befund. Typisch sind Schmerzsymptome oder auch gastrointestinale Symptome, z. B. Übelkeit, Diarrhö.

Zu Aussage 3

Bei der anhaltenden Schmerzstörung treten andauernde Schmerzen (mit Behinderungsgrad) auf, die durch organische Läsionen nicht zu erklären sind und häufig durch psychische Trigger auftreten.

Zu Aussage 4

Bei der Neurasthenie tritt ein intensives, quälendes Gefühl der Ermüdung, Schwäche oder Erschöpfung auch nach geringen Anstrengungen auf. Ferner treten Kopf- und Muskelschmerzen, Schlafstörungen, Reizbarkeit und Benommenheit auf.

Zu Aussage 5

Bei der körperdysmorphen Störung fühlen sich die Menschen hässlich und entstellt. Dieses Gefühl ist überwertig.

---

LÖSUNG 32

Antworten A und D sind richtig.

Zu Antwort A

Die Spinalnerven verlassen den Spinalkanal durch die Zwischenwirbellöcher (Foramina intervertebralia). Sie befinden sich zwischen den Wirbeln am Übergang vom Wirbelkörper zum Wirbelbogen.

Zu Antwort B

Der Dornfortsatz (Proc. spinosus) ist dorsal gelegen, über die Haut tastbar und Ansatzpunkt für Muskeln.

Zu Antwort C

Das Kreuzbein (Os sacrum) ist mit dem Darmbein (Os ilium) über das Iliosakralgelenk verbunden. Mit dem Steißbein ist das Kreuzbein über das Sakrokokzygealgelenk verbunden.

Zu Antwort D

Die Halswirbel 1–6 besitzen in den Querfortsätzen Foramina transversaria. Durch diese Öffnungen zieht die A. vertebralis zum Kopf.

Zu Antwort E

Der Spinalkanal wird nicht vom Dens axis unterbrochen. Der Dens axis bildet mit dem Atlas ein Radgelenk.

---

LÖSUNG 33

Antwort D ist richtig.

Zu Aussage 1

Die gastroösophageale Refluxkrankheit ist eine häufige Krankheit. Dabei kommt es zur Entzündung des Ösophagus durch Rückfluss von saurem Magensaft in den Ösophagus.

Zu Aussage 2

Prädisponierende Faktoren sind verzögerte Entleerung des Magens, Hiatushernien, Schwangerschaft im letzten Trimenon, Adipositas und eine vorbestehende Sklerodermie. Physiologisch ist ein Reflux nach fettem Essen oder Genuss von Wein.

Zu Aussage 3

Leitsymptome sind Sodbrennen und retrosternale Schmerzen, v. a. im Liegen und nach Mahlzeiten, Schmerzen im Epigastrium, Schluckbeschwerden.

Zu Aussage 4

Die Beschwerden treten vor allem beim Bücken, im Liegen v. a. nachts und nach der Nahrungsaufnahme auf.

Zu Aussage 5

Zu den therapeutischen Maßnahmen zählen Allgemeinmaßnahmen wie z. B. Hochstellen des Kopfendes des Bettes, Gewichtsnormalisierung, Verzicht auf Alkohol, Nikotin und fette Speisen. Eine medikamentöse (mit PPI) und operative Therapie kann zum Einsatz kommen.

Welche der folgenden Aussagen treffen zu?
Zu den Tropenerkrankungen gehören:

1. Lepra
2. Influenza
3. Malaria
4. Gelbfieber
5. Drei-Tage-Fieber (Exanthema subitum)

**Antwort A** Nur die Aussagen 1, 2 und 3 sind richtig.

**Antwort B** Nur die Aussagen 1, 3 und 4 sind richtig.

**Antwort C** Nur die Aussagen 1, 4 und 5 sind richtig.

**Antwort D** Nur die Aussagen 2, 3 und 4 sind richtig.

**Antwort E** Nur die Aussagen 3, 4 und 5 sind richtig.

**AUFGABE 34**
**A**

Tropenerkrankungen

---

Welche der folgenden Aussagen zur Passivimmunisierung treffen zu?
Wählen Sie **zwei** Antworten!

**Antwort A** Es wird Hyperimmunserum verabreicht, welches bereits spezifische Antikörper enthält.

**Antwort B** Der Impfschutz hält lange an.

**Antwort C** Der Impfschutz setzt schnell ein.

**Antwort D** Der Impfschutz setzt ein, wenn genügend andere Menschen geimpft sind.

**Antwort E** Es werden inaktivierte Erreger verabreicht.

**AUFGABE 35**
**M**

Passive Immunisierung

---

Welche der folgenden Aussagen treffen zu?
Wählen Sie **zwei** Antworten!

Eine akute unkomplizierte Zystitis:

**Antwort A** geht mit Flankenschmerzen, Fieber und Schüttelfrost einher.

**Antwort B** kann klinisch ausgeschlossen werden, wenn imperativer Harndrang oder Schmerzen oberhalb der Symphyse bestehen.

**Antwort C** ist Folge einer Harnröhrenstriktur.

**Antwort D** führt typischerweise zu Pollakisurie und Dysurie.

**Antwort E** kann bei Erhöhung der Trinkmenge spontan abklingen.

**AUFGABE 36**
**M**

Zystitis

**LÖSUNG 34**

Antwort B ist richtig.

Zu Aussage 1

Lepra zählt zu den Tropenerkrankungen. Andere wichtige Tropenerkrankungen sind u. a. Malaria, Shigellose, Typhus und Parathyphus, Cholera, Rückfallfieber, virale hämorrhagische Fieber (v. a. Dengue-Fieber und Gelbfieber, selten Ebola-Fieber), Zikavirus-Erkrankung.

Zu Aussage 2

Die Influenza zählt nicht zu den Tropenerkrankungen. Die Erkrankung kann auch ohne eine Reise in Endemiegebiete erworben werden.

Zu Aussage 3

Malaria ist eine der wichtigsten Tropenerkrankungen.

Zu Aussage 4

Gelbfieber zählt zu den Tropenerkrankungen.

Zu Aussage 5

Das Drei-Tage-Fieber verursacht v. a. bei Kleinkindern hohes (therapieresistentes) Fieber, das zwischen 3–8 Tagen andauern kann. Mit der Entfieberung entwickelt sich ein lachsfarbenes, flüchtiges, stammbetontes Exanthem. Die Erkrankung ist nicht an den Tropenaufenthalt gekoppelt und zählt nicht zu den Tropenkrankheiten.

---

**LÖSUNG 35**

Antworten A und C sind richtig.

Zu Antwort A

Bei der passiven Immunisierung wird ein Hyperimmunserum (hochangereicherte spezifische Antikörper) verabreicht. Sie binden die Antigene und neutralisieren sie.

Zu Antwort B

Der Impfschutz der passiven Immunisierung hält kurz an, nur solange, bis alle Antikörper verbraucht sind (also an Antigene gebunden werden).

Zu Antwort C

Der wesentliche Benefit der passiven Immunisierung ist der schnelle Wirkeintritt. Der Nachteil ist, dass dieser Schutz nur von zeitlich begrenzter Dauer ist.

Zu Antwort D

Der Impfschutz setzt sofort ein, unabhängig davon, wie viele Menschen geimpft sind.

Zu Antwort E

Bei der aktiven Immunisierung werden u. a. inaktivierte Erreger verabreicht. Sie stimulieren das spezifische Immunsystem zur Antikörperbildung.

---

**LÖSUNG 36**

Antworten D und E sind richtig.

Zu Antwort A

Von einer unkomplizierten Zystitis kann dann ausgegangen werden, wenn keine prädisponierenden Faktoren, z. B. Diabetes mellitus, und keine anatomischen oder funktionellen Hindernisse vorliegen, z. B. Prostatahyperplasie (benignes Prostatasyndrom), Schwangerschaft. Symptome sind suprapubische Schmerzen, Dys-, Pollakis-, Alg- und Strangurie ohne Fieber. Flankenschmerzen, Fieber und Schüttelfrost sind Leitsymptome der Pyelonephritis.

Zu Antwort B

Ein imperativer (nicht unterdrückbarer) Harndrang und suprapubische Schmerzen sind typische Symptome der Zystitis.

Zu Antwort C

Eine Zystitis bei Harnröhrenstriktur wird der komplizierten Zystitis zugerechnet.

Zu Antwort D

Typisch für die Zystitis sind Pollakis- und Dysurie.

Zu Antwort E

Eine unkomplizierte Zystitis kann bei Erhöhung der Trinkmenge spontan abklingen. Zusätzlich sind Bettruhe und regelmäßige Blasenentleerung von Vorteil. Nephrotoxische Medikamente sollten weggelassen werden.

## Welche der folgenden Aussagen zum Schlaganfall treffen zu?

Wählen Sie **zwei** Antworten!

**Antwort A** Sehstörungen, Sensibilitätsstörungen und kurzzeitige Lähmungen sind im Rahmen einer transitorisch-ischämischen Attacke (TIA) seltene Warnzeichen eines Schlaganfalls.

**Antwort B** Da sich die Symptome einer TIA schnell zurückbilden, ist eine weitere Diagnostik unnötig.

**Antwort C** Eine linksseitige armbetonte Hemiparese weist auf einen Infarkt im Bereich der rechten A. cerebri media hin.

**Antwort D** Ein Schlaganfall kann sowohl durch eine Thrombose als auch durch eine Embolie entstehen.

**Antwort E** Akute Verwirrtheit mit Sprachstörungen ist kein Zeichen eines Schlaganfalls.

**AUFGABE 37**
**M**

Apoplex

---

Eine Mutter kommt mit ihrem 5 Wochen alten männlichen Säugling zu Ihnen in die Praxis. Die Mutter berichtet, dass der Junge seit einigen Tagen nach jeder Mahlzeit schwallartig (nicht gallig) erbricht. Des Weiteren sei er kaum zu beruhigen und habe bereits an Gewicht abgenommen.

## Was empfehlen Sie der Mutter?

**Antwort A** Das Führen eines Ernährungstagebuches über mindestens 8 Wochen.

**Antwort B** Sofortige Vorstellung beim betreuenden Kinderarzt bzw. in der nächsten Kinderklinik.

**Antwort C** Verabreichung eines erbrechenstillenden Phytotherapeutikums.

**Antwort D** Die Mutter sollte die Nahrung auf laktosefreie Produkte umstellen.

**Antwort E** Die Mutter sollte dem Jungen wenige und große Mahlzeiten füttern.

**AUFGABE 38**
**E**

Fallbeispiel
Erbrechen beim Säugling

---

## Welche Aussage trifft zu?

Bei einer Agoraphobie hat sich folgende Psychotherapiemethode als besonders wirksam erwiesen:

**Antwort A** Klientenzentrierte Gesprächspsychotherapie nach Rogers

**Antwort B** Tiefenpsychologisch fundierte Psychotherapie

**Antwort C** Gestaltpsychotherapie mit integrierten Psychodramasitzungen

**Antwort D** Achtsamkeitsbasierte Körpertherapie

**Antwort E** Verhaltenstherapie

**AUFGABE 39**
**E**

Agoraphobie

LÖSUNG 37

Antworten C und D sind richtig.

Zu Antwort A

Seh-, Sensibilitätsstörungen und kurzzeitige Lähmungen sind im Rahmen einer TIA häufige und abklärungsbedürftige Warnzeichen eines Schlaganfalls.

Zu Antwort B

Die TIA stellt einen Notfall dar. Eine weitere Diagnostik ist indiziert, zumal die TIA als Vorbote des kompletten Hirninfarktes gilt.

Zu Antwort C

Schlaganfälle betreffen sehr häufig die A. cerebri media. Leitsymptome sind v. a. plötzliche schlaffe, kontralaterale Hemiparese (Hemiplegie) durch Kreuzung der Pyramidenbahn in der Medulla oblongata, Fazialisparese, Sprachstörung, Gleichgewichtsstörungen, Schluckschwierigkeiten, Kreislauf- und Atemstörungen.

Zu Antwort D

Grundsätzlich werden weiße (ischämische) Hirninfarkte (80–85 %) von roten Infarkten mit einer intrazerebralen Blutung (15–20 %) unterschieden. Ischämische Infarkte ereignen sich durch Arteriosklerose und arterielle Thrombosen, mikroangiopathische Veränderungen und arteriellen Embolien.

Zu Antwort E

Akute Verwirrtheitszustände mit Sprachstörungen zählen zu den Symptomen eines Schlaganfalls.

---

LÖSUNG 38

Antwort B ist richtig.

Zu Antwort A

Die Empfehlung kann fatale Folgen haben, denn die Komplikationen sind lebensbedrohlich und äußern sich als Wasserverlust, metabolische Alkalose, Hypokaliämie, Hyponatriämie und Hypochlorämie.

Zu Antwort B

Die o. g. Symptome sind Leitsymptome der Pylorusstenose, die durch muskuläre Hypertrophie (der Ringmuskulatur) des Magenpförtners entstehen. Sie entwickeln sich 3–12 Wochen nach der Geburt. Das Kind muss einem Arzt vorgestellt werden, die muskuläre Hypertrophie wird operativ gelöst.

Zu Antwort C

Die Therapie der Wahl ist eine operative Revision.

Zu Antwort D

Eine laktosefreie Ernährung ist wirkungslos, zumal die Symptome nicht für eine Laktoseintoleranz sprechen. Typisch sind u. a. Durchfälle, Meteorismus, laute Bauchgeräusche und starke Bauchschmerzen, die sich als persistierendes Schreien v. a. nach Mahlzeiten äußern.

Zu Antwort E

Kleinere und häufigere Mahlzeiten können u. U. bei leichten Ausprägungen sinnvoll sein. Die wichtigste Therapie ist jedoch die Längsspaltung der hypertrophen Muskulatur und gleichzeitige Schonung der Schleimhaut.

---

LÖSUNG 39

Antwort E ist richtig.

Zu Antwort A

Die klientenzentrierte Gesprächspsychotherapie nach Rogers wird v. a. bei somatischen Krankheiten, depressiven, Anpassungs- und Angststörungen angewendet.

Zu Antwort B

Die tiefenpsychologisch fundierte Psychotherapie wird u. a. bei PTSD, depressiven oder Panikstörungen angewendet.

Zu Antwort C

Die Gestalttherapie mit Psychodrama-Elementen kann zur Anwendung kommen bei psychosomatischen, Persönlichkeits- und Essstörungen sowie depressiven Verstimmungen.

Zu Antwort D

Achtsamkeitsverfahren finden Anwendung bei Depressionen, Suchterkrankungen (v. a. Rückfallprophylaxe), chronischen Schmerzen und dem Burn-out-Syndrom.

Zu Antwort E

Die Verhaltenstherapie hat sich bei der Agoraphobie als besonders wirksam erwiesen. Sie setzt sich u. a. aus der Psychoedukation (Erforschung der Ursachen) und der Konfrontationstherapie zusammen. In der Konfrontationstherapie erleben die Menschen (auf großen, weiten Plätzen oder übervollen Sälen) die Angst so lange, bis sie schwächer wird und schließlich ganz nachlässt.

## Welche der folgenden Aussagen im Zusammenhang mit Kopflausbefall treffen zu?

1. Es besteht Meldepflicht für Heilpraktiker.
2. Durch Kopfläuse wird Hepatitis A übertragen.
3. Bevorzugt werden Nacken, Hinterkopf und die Region hinter den Ohren befallen.
4. Der mit dem Stich eingebrachte Speichel verursacht stark juckende Papeln.
5. Bei Kopflausbefall besteht ein Tätigkeitsverbot in Gemeinschaftseinrichtungen (im Sinne des Infektionsschutzgesetzes).

**Antwort A** Nur die Aussagen 1 und 4 sind richtig.

**Antwort B** Nur die Aussagen 2, 3 und 5 sind richtig.

**Antwort C** Nur die Aussagen 3, 4 und 5 sind richtig.

**Antwort D** Nur die Aussagen 1, 3, 4 und 5 sind richtig.

**Antwort E** Alle Aussagen sind richtig.

**AUFGABE 40**
**A**

Kopfläuse

---

## Welche der folgenden Aussagen zu Vitaminen treffen zu?

1. Folsäure spielt eine wichtige Rolle bei der Zellteilung.
2. Folsäuremangel kann in der Frühschwangerschaft beim Ungeborenen zu schweren Missbildungen (z. B. einer Spaltbildung der Wirbelsäule) führen.
3. Überschüssiges Vitamin A wird vom Körper vor allem in der Leber gespeichert.
4. Vitamin C fördert die Aufnahme von Eisen aus der Nahrung und verbessert die Wundheilung.
5. Die Einnahme von Vitamin D kann bei Überdosierung zu Symptomen wie z. B. Übelkeit, Erbrechen oder Appetitlosigkeit führen.

**Antwort A** Nur die Aussagen 1, 2 und 4 sind richtig.

**Antwort B** Nur die Aussagen 1, 3 und 4 sind richtig.

**Antwort C** Nur die Aussagen 1, 3 und 5 sind richtig.

**Antwort D** Nur die Aussagen 2, 3 und 5 sind richtig.

**Antwort E** Alle Aussagen sind richtig.

**AUFGABE 41**
**A**

Vitamine

---

## Welche der folgenden Aussagen zu Atemwegserkrankungen trifft (treffen) zu?

1. Die häufigste Ursache des Hyperventilationssyndroms ist hohes Fieber.
2. Bei der Tuberkulose beträgt die Inkubationszeit im Durchschnitt 3–5 Tage.
3. Typisch für Asthma bronchiale ist ein produktiver Husten.
4. Personen, die im Kindesalter viermal gegen Pertussis geimpft wurden, sind gegen diese Erkrankung lebenslang immun.
5. Die sogenannte Pfötchenstellung ist typisch für einen akuten Hyperventilationsanfall.

**Antwort A** Nur die Aussage 3 ist richtig.

**Antwort B** Nur die Aussage 5 ist richtig.

**Antwort C** Nur die Aussagen 1 und 2 sind richtig.

**Antwort D** Nur die Aussagen 4 und 5 sind richtig.

**Antwort E** Nur die Aussagen 1, 2 und 4 sind richtig.

**AUFGABE 42**
**A**

Atemwegserkrankungen

LÖSUNG 40

Antwort C ist richtig.

Zu Aussage 1
Eine Meldepflicht besteht für Heilpraktiker nicht.

Zu Aussage 2
Die Hepatitis A wird fäkal-oral oder über kontaminierte Lebensmittel übertragen. Kopfläuse übertragen die Hepatitis A nicht. Kleiderläuse können das Fleckfieber und das Rückfallfieber übertragen.

Zu Aussage 3
Bei Kopfläusen sind bevorzugt Nacken, Hinterkopf und der retroaurikuläre Bereich betroffen. Die typischen Erscheinungen sind entzündliche Hautveränderungen („Läuseekzem") mit Nässen, bakterieller Sekundärinfektion, Verklebung und Verfilzung der Haare. Gelegentlich findet sich lokaler Haarausfall.

Zu Aussage 4
Der mit dem Stich eingebrachte Speichel der Laus löst eine Immunreaktion aus. Es bildet sich eine kleine Papel oder eine Quaddel, die stark juckend ist.

Zu Aussage 5
Bei Kopflausbefall besteht nach § 34 IfSG ein Tätigkeitsverbot in Gemeinschaftseinrichtungen.

---

LÖSUNG 41

Antwort E ist richtig.

Zu Aussage 1
Folsäure wird für die Synthese von Aminosäuren und Eiweiß, Purinkörpern (essenziell für die Zellkernteilung) benötigt.

Zu Aussage 2
Ein Folsäuremangel in der Frühschwangerschaft kann beim Ungeborenen eine Spina bifida (Spaltbildung der Wirbelsäule) verursachen. Die Substitution von Folsäure sollte schon präkonzeptionell, mindestens 4 Wochen vor der Empfängnis mit 400 µg zugeführt und mindestens bis zum Ende des ersten Trimenons fortgeführt werden.

Zu Aussage 3
Überschüssiges Vitamin A wird v. a. in der Leber gespeichert.

Zu Aussage 4
Das Vitamin C besitzt eine Schutzwirkung für andere Vitamine. Es fungiert als Coenzym in der Kollagenbiosynthese (fördert somit die Wundheilung) und fördert die Eisenaufnahme im Dünndarm.

Zu Aussage 5
Die Einnahme von Vitamin D kann bei Überdosierung zu Symptomen wie z. B. Übelkeit, Erbrechen und Appetitlosigkeit führen. Ferner zur Kalzium- und Phosphatmobilisierung aus dem Knochen, Weichteilverkalkung und zum Nierenversagen durch Kristallablagerung.

---

LÖSUNG 42

Antwort B ist richtig.

Zu Aussage 1
Das Hyperventilationssyndrom kann in eine psychogene und somatische Form eingeteilt werden. Die Auslöser der psychogenen Form sind Angst, Panik oder Stress im Allgemeinen. Die Ursachen der somatischen Form sind Lungenerkrankungen, Hypoxie, metabolische Azidose, hohes Fieber und Intoxikationen. Die psychogenen Formen sind häufiger, sodass Angststörungen ursächlich im Vordergrund stehen.

Zu Aussage 2
Bei der Tuberkulose liegt die Inkubationszeit bei 1–6 Monaten.

Zu Aussage 3
Typisch für Asthma bronchiale ist ein unproduktiver Husten. Das Sputum ist zäh-glasig und sehr schwer abhustbar.

Zu Aussage 4
Personen, die im Kindesalter viermal gegen Pertussis geimpft wurden (Grundimmunisierung), genießen keinen zuverlässigen und lebenslangen Schutz. Eine bleibende Immunität bildet sich nicht aus.

Zu Aussage 5
Im Zuge des akuten Hyperventilationsanfalls treten typischerweise eine Pfötchenstellung, Parästhesien und Krämpfe auf.

**AUFGABE 43**
**M**

Lese-Rechtschreibschwäche

Welche der folgenden Aussagen treffen für eine Lese- und Rechtschreibschwäche (nach ICD-10) zu?
Wählen Sie **zwei** Antworten!

**Antwort A** Soziale und emotionale Anpassungsprobleme stehen mit einer Lese- und Rechtschreibstörung in keinem Zusammenhang.

**Antwort B** Die Leseleistung muss unter dem Niveau liegen, das aufgrund des Alters, der allgemeinen Intelligenz und Beschulung zu erwarten wäre.

**Antwort C** Eine umschriebene Entwicklungsstörung des Sprechens und der Sprache geht der Lese- und Rechtschreibstörung häufig voraus.

**Antwort D** Ein Defizit des Leseverständnisses ist typischerweise nicht vorhanden.

**Antwort E** Die Störung tritt im Rahmen einer allgemeinen Intelligenzminderung auf.

---

**AUFGABE 44**
**A**

Gynäkomastie

Welche der folgenden Gegebenheiten bzw. Erkrankungen können Ursache einer Gynäkomastie sein?

1. Hormontherapie bei Prostatakarzinom
2. Leberzirrhose
3. Rauschgifte
4. Pubertät
5. Nebennierentumoren

**Antwort A** Nur die Aussagen 4 und 5 sind richtig.

**Antwort B** Nur die Aussagen 1, 2 und 4 sind richtig.

**Antwort C** Nur die Aussagen 2, 4 und 5 sind richtig.

**Antwort D** Nur die Aussagen 1, 2, 3 und 5 sind richtig.

**Antwort E** Alle Aussagen sind richtig.

---

**AUFGABE 45**
**A**

Händehygiene

Welche der folgenden Aussagen trifft (treffen) zu?
Für die Händehygiene gilt:

1. Bei der alkoholischen Händedesinfektion muss die Haut etwa 10 Sekunden feucht gehalten werden.
2. Alkoholische Händedesinfektionsmittel sind besser hautverträglich als die Händewaschung mit oberflächenaktiven Handwaschpräparaten.
3. Alkoholische Händedesinfektionsmittel wirken gegenüber Bakteriensporen nicht abtötend.
4. Heißlufttrockner sind den Papierhandtüchern vorzuziehen.
5. Händedesinfektionsmittel wirken zum Teil nur begrenzt gegen Viren.

**Antwort A** Nur die Aussage 2 ist richtig.

**Antwort B** Nur die Aussagen 1 und 3 sind richtig.

**Antwort C** Nur die Aussagen 2, 3 und 4 sind richtig.

**Antwort D** Nur die Aussagen 2, 3 und 5 sind richtig.

**Antwort E** Nur die Aussagen 1, 2, 3 und 5 sind richtig.

Für Notizen



LÖSUNG 43

Antworten B und C sind richtig.

Zu Antwort A

Im Zusammenhang mit der Lese- und Rechtschreibschwäche können soziale und emotionale Anpassungsprobleme auftreten. Sie ergeben sich aus den Misserfolgen, schulischem Druck, häufig auch Vorurteilen und Versagensängsten. Betroffene Kinder können mit Schulangst, psychosomatischen Beschwerden, oppositionellem Verhalten oder depressiven Symptomen auffallen.

Zu Antwort B

Eine Lese- und Rechtschreibschwäche ist dann vorhanden, wenn die anhaltende Schwäche im Lese- und Rechtschreibbereich nicht auf das Entwicklungsalter, eine unterdurchschnittliche Intelligenz, fehlende Beschulung, psychische Erkrankungen oder Hirnschädigungen zurückzuführen ist.

Zu Antwort C

Eine umschriebene Entwicklungsstörung des Sprechens und der Sprache geht der Lese- und Rechtschreibstörung häufig voraus.

Zu Antwort D

Ein Defizit des Leseverständnisses ist typischerweise vorhanden.

Zu Antwort E

Die Störung ist nicht an eine allgemeine Intelligenzminderung gekoppelt.

LÖSUNG 44

Antwort E ist richtig.

Zu Aussage 1

Bei der Gynäkomastie handelt es sich um eine Vergrößerung der männlichen Brust. Sie kann ein- oder beidseitig auftreten. Sie kann im Zuge der Hormontherapie (Androgenmangel) beim Prostatakarzinom auftreten.

Zu Aussage 2

Im Rahmen der Leberzirrhose (Östrogenüberschuss) kann eine Gynäkomastie beobachtet werden.

Zu Aussage 3

Die Einnahme von Rauschgiften, z. B. Cannabis oder Heroin, kann eine Gynäkomastie auftreten.

Zu Aussage 4

In der Pubertät, im Neugeborenenalter und im Senium ist die Gynäkomastie physiologisch.

Zu Aussage 5

Nebennierentumoren können mit dem Symptom der Gynäkomastie einhergehen.

LÖSUNG 45

Antwort D ist richtig.

Zu Aussage 1

Bei der alkoholischen Händedesinfektion muss die Haut mindestens 30 Sekunden feucht gehalten werden.

Zu Aussage 2

Alkoholische Händedesinfektionsmittel beinhalten rückfettende Substanzen und sind besser hautverträglich als die Händewaschung mit oberflächenaktiven Handwaschpräparaten.

Zu Aussage 3

Alkoholische Händedesinfektionsmittel wirken gegenüber Bakteriensporen nicht abtötend.

Zu Aussage 4

Papierhandtücher sind Heißlufttrocknern vorzuziehen.

Zu Aussage 5

Händedesinfektionsmittel besitzen zum Teil eine begrenzt viruzide Wirkung. Begrenzt viruzide Wirkung bezieht sich auf behüllte Viren (z. B. HIV, HBV, HCV, Ebola), die vom Desinfektionsmittel erfasst werden. Eine viruzide Wirkung erfasst alle Viren.

## Welche der folgenden Aussagen treffen zu?

Eine Erhöhung des Laborwerts der alkalischen Phosphatase (AP) spricht am ehesten für:

1. Skelettmetastasierung
2. Vermehrten Knochenabbau
3. Cholestase
4. Hypothyreose
5. Glaukom

**Antwort A** Nur die Aussagen 1, 2 und 3 sind richtig.

**Antwort B** Nur die Aussagen 1, 2 und 4 sind richtig.

**Antwort C** Nur die Aussagen 1, 2 und 5 sind richtig.

**Antwort D** Nur die Aussagen 2, 3 und 4 sind richtig.

**Antwort E** Nur die Aussagen 3, 4 und 5 sind richtig.

**AUFGABE 46**
**A**

Labor
Alkalische Phosphatase

---

## Welche der folgenden Aussagen trifft (treffen) zu?

Das Infektionsschutzgesetz (IfSG) regelt die Meldepflicht von Krankheiten für:

1. den feststellenden Arzt.
2. den Leiter von Untersuchungsstellen (Laborarzt).
3. den Tierarzt.
4. den Heilpraktiker.
5. Personen des Not- und Rettungsdienstes.

**Antwort A** Nur die Aussage 1 ist richtig.

**Antwort B** Nur die Aussagen 1 und 4 sind richtig.

**Antwort C** Nur die Aussagen 1, 2 und 4 sind richtig.

**Antwort D** Nur die Aussagen 2, 3 und 4 sind richtig.

**Antwort E** Alle Aussagen sind richtig.

**AUFGABE 47**
**A**

IfSG

---

## Welche der folgenden Aussagen zur Diphtherie treffen zu?

1. Oft treten grauweiße Pseudomembranen (z. B. an den Tonsillen) auf.
2. Durch Atemwegsverlegung kann es zu lebensgefährlichen Erstickungsanfällen kommen.
3. Eine vorbeugende Impfung ist nicht möglich.
4. Eine Herzmuskelentzündung kann verursacht werden.
5. Bei Verdacht sollte sofort eine ärztliche Vorstellung erfolgen.

**Antwort A** Nur die Aussagen 1 und 2 sind richtig.

**Antwort B** Nur die Aussagen 4 und 5 sind richtig.

**Antwort C** Nur die Aussagen 1, 2 und 5 sind richtig.

**Antwort D** Nur die Aussagen 1, 2, 4 und 5 sind richtig.

**Antwort E** Alle Aussagen sind richtig.

**AUFGABE 48**
**A**

Diphtherie

**LÖSUNG 46**

Antwort A ist richtig.

Zu Aussage 1

Die alkalische Phosphatase (AP) ist ein gewebeunspezifisches Isoenzym, das sich zellmembrangebunden im Knochen, in der Niere, Leber und in den Gallengangsepithelien findet. Im Zuge einer Skelettmetastasierung kommt es zur Erhöhung der alkalischen Phosphatase. Andere ossäre Ursachen sind Rachitis, Osteomalazie, Morbus Paget, Osteosarkom, Knochenfrakturen, Hyperparathyreoidismus.

Zu Aussage 2

Der vermehrte Knochenabbau führt zur Erhöhung der alkalischen Phosphatase.

Zu Aussage 3

Cholestase führt zur Erhöhung der alkalischen Phosphatase. Cholestatische Verläufe können bei Leber- und Gallenwegserkrankungen, z. B. akutem Leberversagen, Hepatitis und Leberzirrhose, Gallensteinen, Pankreaskopfkarzinom auftreten.

Zu Aussage 4

Im Zuge der Hypothyreose kommt es zur Erniedrigung der alkalischen Phosphatase.

Zu Aussage 5

Die Glaukomerkrankung geht nicht mit Veränderungen der alkalischen Phosphatase im Serum einher.

---

**LÖSUNG 47**

Antwort E ist richtig.

Zu Aussage 1

Der feststellende Arzt ist nach § 8 Abs. 1 Satz 1 zur Meldung verpflichtet, wenn es sich um Erkrankungen handelt, die im § 6 IfSG genannt sind.

Zu Aussage 2

Der Laborarzt ist nach § 8 Abs. 1 Satz 2 verpflichtet, den Erregernachweis nach § 7 an das Gesundheitsamt zu melden.

Zu Aussage 3

Der Tierarzt ist nach § 8 Abs. 1 Satz 4 im Hinblick auf Kontakte mit u. a. tollwutkranken Tieren zur Meldung verpflichtet (§ 6 Abs. 1 Satz 1 Nr. 4) und bei Nachweis von Rabies-Virus bei Tieren im Labor (§ 7 Abs. 1 Satz 1 Nummer 38), mit denen Menschen Kontakt gehabt haben.

Zu Aussage 4

Der Heilpraktiker ist nach § 8 Abs. 1 Satz 8 zur Meldung verpflichtet im Falle des § 6 Abs. 1 Satz 1.

Zu Aussage 5

Personen des Not- und Rettungsdienstes sind nach § 8 Abs. 2 nicht zur Meldung verpflichtet, wenn der Patient unverzüglich einem Arzt vorgestellt wird. Die Meldepflicht besteht dann, wenn ein Arzt nicht hinzugezogen wurde und es sich um Erkrankungen nach § 6 Abs. 1 Satz 1 Nr. 1, 2 und 5 und Abs. 3 handelt.

---

**LÖSUNG 48**

Antwort D ist richtig.

Zu Aussage 1

Der typische Rachenbefund ist eine hochrote, geschwollene Schleimhaut mit eitrigen Stippchen, die zu einem membranartigen Belag konfluieren (Pseudomembranen). Die Pseudomembranen bestehen aus einem Fibrinnetz, in das Bakterien, Leukozyten und Zelltrümmer eingelagert sind; darunter ist das Gewebe nekrotisch. Beim Versuch, diese abzulösen, kommt es zu Blutungen (Rachenbräune).

Zu Aussage 2

Durch Atemwegsverlegung, besonders bei Beteiligung des Kehldeckels (echter Krupp), kann es zu lebensgefährlichen Erstickungsanfällen kommen.

Zu Aussage 3

Eine Impfung (Totimpfung, Toxoidimpfstoff) steht zur Verfügung. Die STIKO empfiehlt (Stand Mai 2022) diese Impfung im Rahmen der 6-fach-Impfung nach dem vollendeten 2., 4. und 11. Lebensmonat (als Grundimmunisierung).

Zu Aussage 4

Eine Myokarditis kann komplizierend (durch Toxineinwirkung) entstehen.

Zu Aussage 5

Die Diphtherie ist eine sehr ernste Erkrankung. Die Vorstellung beim Arzt sollte unverzüglich erfolgen.

## Welche der folgenden Aussagen zur Acetylsalicylsäure (ASS) treffen zu?

1. ASS hemmt die Thrombozytenaggregation.
2. ASS fördert die Thrombozytenaggregation.
3. Bei prädisponierten Patienten kann es zum pseudoallergischen Asthma kommen.
4. Erosive Gastritis und Magenulkus sind Nebenwirkungen von ASS.
5. ASS kann im letzten Drittel der Schwangerschaft unbedenklich verordnet werden.

**Antwort A** Nur die Aussagen 1 und 4 sind richtig.

**Antwort B** Nur die Aussagen 2 und 3 sind richtig.

**Antwort C** Nur die Aussagen 1, 3 und 4 sind richtig.

**Antwort D** Nur die Aussagen 2, 3 und 4 sind richtig.

**Antwort E** Nur die Aussagen 1, 3, 4 und 5 sind richtig.

**AUFGABE 49**
**A**

Acetylsalicylsäure

---

## Welche der folgenden Aussagen zur Trisomie 21 trifft zu?

**Antwort A** Die Inzidenz (Anzahl der Neuerkrankungsfälle) der Trisomie 21 nimmt mit zunehmendem Alter der Schwangeren ab.

**Antwort B** Die Trisomie 21 ist selten mit einer Herzerkrankung vergesellschaftet.

**Antwort C** Typisch für eine Trisomie 21 ist eine vergrößerte Zunge und eine erhöhte Speichelproduktion.

**Antwort D** Bei der Trisomie 21 ist der Kopf sehr groß (Makrozephalie).

**Antwort E** Typischerweise ist bei der Trisomie 21 ein überschüssiges X-Chromosom vorhanden.

**AUFGABE 50**
**E**

Trisomie 21

---

Es werden qualitative von quantitativen Bewusstseinsstörungen unterschieden.

## Welche der folgenden Begriffe werden zu den qualitativen Bewusstseinsstörungen gerechnet?

Wählen Sie **zwei** Antworten!

**Antwort A** Benommenheit

**Antwort B** Bewusstseins-Einengung

**Antwort C** Somnolenz

**Antwort D** Stupor

**Antwort E** Bewusstseinsverschiebung

**AUFGABE 51**
**M**

Bewusstseinsstörungen

**LÖSUNG 49**

Antwort C ist richtig.

Zu Aussage 1

ASS (Zyklooxygenase-Hemmer) wirkt analgetisch, antipyretisch, antiphlogistisch und hemmt die Thrombozytenaggregation.

Zu Aussage 2

ASS hemmt die Thrombozytenaggregation.

Zu Aussage 3

Bei prädisponierten Patienten kann die Einnahme von ASS ein pseudoallergisches Asthma auslösen.

Zu Aussage 4

Bei regelmäßiger Einnahme von ASS können eine erosive Gastritis und ein Magenulkus entstehen. Andere Nebenwirkungen sind v. a. Tinnitus, Hörverlust, Schwindel, Übelkeit, Erbrechen, Hyperventilation, respiratorische Azidose, verminderte Nierendurchblutung mit Wasser- und Natriumretention. Bei Kindern kann nach Einnahme von ASS (besonders im Rahmen von respiratorischen Infekten) zum Reye-Syndrom (akute Enzephalopathie, Fettleber) führen.

Zu Aussage 5

Schwangerschaft und Stillzeit stellen Kontraindikationen für die Einnahme von ASS dar. Andere Kontraindikationen sind Blutungsneigung, u. a. Hämophilie, Ulkuskrankheit, Kindesalter, Nieren-, Leberinsuffizienz und Asthma bronchiale.

---

**LÖSUNG 50**

Antwort C ist richtig.

Zu Antwort A

Die Inzidenz (Anzahl der Neuerkrankungsfälle) der Trisomie 21 nimmt mit zunehmendem Alter der Schwangeren zu.

Zu Antwort B

Bei der Trisomie 21 kommen Herzfehler überzufällig häufig vor.

Zu Antwort C

Typische Symptome der Trisomie 21 sind Kleinwuchs, kleiner Kopf, abgeflachter Hinterkopf, weiter Augenabstand, Hautfalte am medialen Augenwinkel, große Zunge, erhöhter Speichelfluss, Vierfingerfurche, Sandalenlücke. Herzfehler sind häufig, das Risiko der Leukämie, Diabetes und Zöliakie ist erhöht. Im Alter ist die Wahrscheinlichkeit einer Demenz ebenfalls erhöht.

Zu Antwort D

Bei der Trisomie 21 ist der Kopf klein (Mikrozephalie), der Hinterkopf ist dabei häufig auch abgeflacht.

Zu Antwort E

Die Trisomie 21 wird auch als Down-Syndrom bezeichnet. Dabei ist das Chromosom 21 überzählig vorhanden. Es handelt sich um eine Fehlverteilung der Autosomen (Chromosom 21).

---

**LÖSUNG 51**

Antworten B und E sind richtig.

Zu Antwort A

Die Benommenheit zählt zu den quantitativen Bewusstseinsstörungen. Typisch sind verlangsamtes Denken und verlangsamte, aber adäquate Reaktionen. Andere quantitative Bewusstseinsstörungen sind Somnolenz, Sopor und Koma.

Zu Antwort B

Die Bewusstseinseinengung zählt zu den qualitativen Bewusstseinsstörungen. Andere qualitative Bewusstseinsstörungen sind die Bewusstseinstrübung und Bewusstseinsverschiebung.

Zu Antwort C

Die Somnolenz zählt zu den quantitativen Bewusstseinsstörungen. Die Patienten sind schläfrig-benommen, aber leicht erweckbar und orientiert.

Zu Antwort D

Der Stupor zählt zu den Störungen des Antriebs und Psychomotorik. Typisch für den Stupor (Erstarrung) ist die Bewegungslosigkeit bei völlig erhaltenem Bewusstsein. Auftreten bei katatoner Schizophrenie oder schwerer Depression.

Zu Antwort E

Die Bewusstseinsverschiebung zählt zu den qualitativen Bewusstseinsstörungen. Dabei kommt es zur Intensitäts- oder Helligkeitssteigerung des Erlebens.

## Welche Aussage trifft zu?

Bei schmetterlingsförmigen Rötungen im Gesicht ist differenzialdiagnostisch am ehesten zu denken an:

**Antwort A** Aortenklappenstenose

**Antwort B** Hyperkaliämie

**Antwort C** Lupus erythematodes

**Antwort D** Hypothyreose

**Antwort E** Akutes Leberversagen

**AUFGABE 52**
**E**

Schmetterlingserythem

---

## Welche der folgenden Aussagen treffen zu?

Die Befugnis eines Heilpraktikers mit allgemeiner Erlaubnis umfasst folgende Maßnahmen:

1. Rektale Untersuchung
2. Sonografie der Schilddrüse
3. Palpation einer Leistenhernie
4. Bestimmung der Sehschärfe
5. Szintigrafie der Wirbelsäule

**Antwort A** Nur die Aussagen 1 und 3 sind richtig.

**Antwort B** Nur die Aussagen 2 und 4 sind richtig.

**Antwort C** Nur die Aussagen 1, 2, 3 und 4 sind richtig.

**Antwort D** Nur die Aussagen 1, 3, 4 und 5 sind richtig.

**Antwort E** Alle Aussagen sind richtig.

**AUFGABE 53**
**A**

Berufskunde

---

## Welche der folgenden Aussagen zum Blutkreislauf treffen zu?

Wählen Sie **zwei** Antworten!

**Antwort A** Das venöse Blut aus den unpaarigen Bauchorganen fließt über die Pfortader direkt zum rechten Herzen.

**Antwort B** Die V. mesenterica superior und die V. lienalis vereinigen sich zur Pfortader.

**Antwort C** Die A. pulmonalis führt sauerstoffreiches Blut zur Lunge.

**Antwort D** Über den Truncus coeliacus gelangt sauerstoffreiches Blut zu Magen, Leber und Milz.

**Antwort E** Über die V. jugularis interna fließt sauerstoffarmes Blut in den linken Vorhof des Herzens.

**AUFGABE 54**
**M**

Physiologie
Blutkreislauf

LÖSUNG 52

Antwort C ist richtig.

Zu Antwort A

Die typischen Symptome der Aortenklappenstenose sind Belastungs- und Ruhedyspnoe, Hypotonie (mit kleiner RR-Amplitude), Schwindel, Synkopen und Angina pectoris-Anfälle. Gelegentlich kann eine Rötung der Wangen auftreten, ähnlich wie bei der Mitralstenose (Facies mitralis), ein Schmetterlingserythem bildet sich jedoch nicht aus.

Zu Antwort B

Die Symptome der Hyperkaliämie sind Parästhesien, Diarrhöen, Muskelzuckungen durch Steigerung der neuromuskulären Übertragung und Herzrhythmusstörungen.

Zu Antwort C

Das Schmetterlingserythem ist ein typisches Symptom des Lupus erythematodes.

Zu Antwort D

Die Symptome der Hypothyreose sind u. a. Müdigkeit, RR ↓, HF ↓, Obstipation, trockene, schuppende Haut, Myxödem, trockene Haare und depressive Verstimmung.

Zu Antwort E

Leitsymptome des akuten Leberversagens sind Ikterus, Blutungsneigung durch Gerinnungsstörung und Bewusstseinsstörungen.

LÖSUNG 53

Antwort C ist richtig.

Zu Aussage 1

Die rektale Untersuchung ist ein Bestandteil der abdominellen Untersuchung. Die Durchführung der rektalen Untersuchung ist Heilpraktikern gestattet.

Zu Aussage 2

Die Sonografie der Schilddrüse ist dem Heilpraktiker gestattet.

Zu Aussage 3

Die Palpation der Leistenhernie ist dem Heilpraktiker gestattet.

Zu Aussage 4

Die Bestimmung der Sehschärfe ist dem Heilpraktiker gestattet.

Zu Aussage 5

Die Durchführung der Szintigrafie (radioaktive Stoffe) ist dem Heilpraktiker nach der Strahlenschutzverordnung nicht gestattet.

LÖSUNG 54

Antworten B und D sind richtig.

Zu Antwort A

Das venöse Blut aus den unpaarigen Bauchorganen fließt über die Pfortader in die Leber. Von hier gelangt das Blut über die Vv. hepaticae in die V. cava inferior zum rechten Vorhof.

Zu Antwort B

Die V. mesenterica superior und die V. lienalis vereinigen sich zur Pfortader. Die V. mesenterica inferior mündet häufig in die V. lienalis, gelegentlich aber separat in die V. portae.

Zu Antwort C

Die A. pulmonalis führt sauerstoffarmes Blut zur Lunge. Nach Oxygenierung in der Lunge gelangt das sauerstoffreiche Blut über die Vv. pulmonales in den linken Vorhof.

Zu Antwort D

Über den Truncus coeliacus gelangt sauerstoffreiches Blut zu Magen, Leber und Milz.

Zu Antwort E

Über die V. jugularis interna fließt sauerstoffarmes Blut in den rechten Vorhof des Herzens.

Welche der folgenden Aussagen treffen zu?
Wählen Sie **zwei** Antworten!
Ursachen einer Alkalose können sein:

**Antwort A** Starkes Erbrechen

**Antwort B** Hungerzustände

**Antwort C** Coma diabeticum

**Antwort D** Diuretikagabe mit Hypokaliämie

**Antwort E** Ein Schockzustand

**AUFGABE 55**
**M**

Alkalose

---

Welche der folgenden Aussagen treffen zu?
Ursachen eines symptomatischen (sekundären) Parkinson-Syndroms können sein:

1. Pharmakologisch
2. Toxisch
3. Infektiös
4. Metabolisch
5. Traumatisch

**Antwort A** Nur die Aussagen 1 und 2 sind richtig.

**Antwort B** Nur die Aussagen 3 und 5 sind richtig.

**Antwort C** Nur die Aussagen 1, 3 und 5 sind richtig.

**Antwort D** Nur die Aussagen 1, 3, 4 und 5 sind richtig.

**Antwort E** Alle Aussagen sind richtig.

**AUFGABE 56**
**A**

Sekundäres Parkinson-Syndrom

---

Welche der folgenden Aussagen zum Ovarialkarzinom treffen zu?
Wählen Sie **zwei** Antworten!

**Antwort A** Das Risiko für ein Ovarialkarzinom ist bei häufigen Schwangerschaften mit anschließendem Stillen erhöht.

**Antwort B** Die Behandlung des Ovarialkarzinoms besteht meist in Operation und Chemotherapie.

**Antwort C** Ein Aszites kann auf eine fortgeschrittene Erkrankung hinweisen.

**Antwort D** Das Ovarialkarzinom tritt immer hereditär/familiär auf.

**Antwort E** Eine Metastasierung erfolgt nur lymphogen.

**AUFGABE 57**
**M**

Ovarialkarzinom

LÖSUNG 55

Antworten A und D sind richtig.

Zu Antwort A

Starkes Erbrechen führt zum erhöhten Verlust von Magensaft und damit zum Verlust saurer Valenzen. Die Folge kann eine nicht-respiratorische Alkalose sein.

Zu Antwort B

Hungerzustände führen zur Lipolyse. Es entstehen Ketonkörper, die sauer reagieren; es entwickelt sich eine Ketoazidose.

Zu Antwort C

Das Coma diabeticum geht mit Hyperglykämie und Wasserverlust einher. Die Folge kann ein hypovolämischer Schock sein, der in der Folge zur Ausbildung einer Laktatazidose führen kann. Beim Diabetes mellitus Typ I besteht ein absoluter Insulinmangel. Unter einem Insulinmangel läuft die Lipolyse entkoppelt, es fallen vermehrt Ketonkörper an, was eine Ketoazidose zur Folge hat.

Zu Antwort D

Eine Diuretikatherapie kann eine Hypokaliämie hervorrufen. Niedrige Kaliumspiegel beeinträchtigen die Bikarbonatausscheidung, die Folge ist eine metabolische Alkalose (hypokaliämische Alkalose).

Zu Antwort E

Ein Schockzustand kann zur Ausbildung einer Laktatazidose führen.

LÖSUNG 56

Antwort E ist richtig.

Zu Aussage 1

Der Morbus Parkinson ist eine degenerative Erkrankung der Basalganglien (Substantia nigra) mit Verlust der dopaminergen Neurone. Man unterscheidet:

- Primäres (idiopathisches) Parkinson-Syndrom oder Morbus Parkinson
- Sekundäres Parkinson-Syndrom: durch u. a. Trauma, Stoffwechselerkrankungen (Morbus Wilson), Medikamente, entzündliche oder toxische Einwirkungen

Pharmakologische Einwirkungen können ein sekundäres Parkinson-Syndrom verursachen.

Zu Aussage 2

Das sekundäre Parkinson-Syndrom kann auf toxische Einflüsse zurückzuführen sein.

Zu Aussage 3

Das sekundäre Parkinson-Syndrom kann auf infektiöse Einflüsse zurückzuführen sein.

Zu Aussage 4

Das sekundäre Parkinson-Syndrom kann auf metabolische Einflüsse zurückzuführen sein.

Zu Aussage 5

Das sekundäre Parkinson-Syndrom kann auf traumatische Einflüsse zurückzuführen sein.

LÖSUNG 57

Antworten B und C sind richtig.

Zu Antwort A

Als Risikofaktoren für das Ovarialkarzinom gelten u. a. familiäre Belastung (Mutationen im BRCA-1 oder BRCA-2-Gen), Nullipara, Infertilität. Zu den protektiven Faktoren zählen zahlreiche Schwangerschaften und die Einnahme von Ovulationshemmern (langjährig).

Zu Antwort B

Die Therapie besteht in operativer Resektion und Chemotherapie.

Zu Antwort C

Ein Aszites kann auf eine fortgeschrittene Erkrankung hinweisen. Dabei handelt es sich um einen malignen Aszites durch Peritonealkarzinose. Typisches Symptom ist die Zunahme des Bauchumfanges.

Zu Antwort D

Eine genetische Komponente ist vorhanden, allerdings ist das Ovarialkarzinom nicht ausschließlich auf hereditäre Ursachen zurückzuführen. Andere Risikofaktoren sind v. a. Nullipara und Infertilität.

Zu Antwort E

Eine Metastasierung erfolgt lymphogen (in die paraaortalen, inguinalen und Beckenlymphknoten) und per continuitatem ins kleine Becken und die Bauchhöhle. Eine hämatogene Metastasierung ist sehr selten.

**AUFGABE 58**
**M**

Untersuchung
Nerven, Muskeln

## Welche der folgenden Aussagen treffen zu?

Wählen Sie **zwei** Antworten!

Bei der klinischen Untersuchung soll der Patient die Schultern gegen den Widerstand Ihrer Hände anheben. Dies prüft die Funktion des:

**Antwort A** Nervus ulnaris

**Antwort B** Nervus trochlearis (Hirnnerv IV)

**Antwort C** Nervus accessorius (Hirnnerv XI)

**Antwort D** Nervus hypoglossus (Hirnnerv XII)

**Antwort E** Musculus trapezius

---

**AUFGABE 59**
**A**

Suizidalität

## Welche der folgenden Aussagen zur Suizidalität trifft (treffen) zu?

1. Suizidversuche bei Patienten sind für Heilpraktiker meldepflichtig.
2. Bei der überwiegenden Zahl der Suizide besteht keine psychische Erkrankung.
3. Ältere, alleinstehende Männer haben eine erhöhte Suizidrate.
4. Die Wiederholung eines Suizidversuchs im weiteren Lebensverlauf ist äußerst selten.
5. Bei Angststörungen ist die Suizidalität höher als bei der Allgemeinbevölkerung.

**Antwort A** Nur die Aussage 3 ist richtig.

**Antwort B** Nur die Aussagen 1 und 3 sind richtig.

**Antwort C** Nur die Aussagen 3 und 5 sind richtig.

**Antwort D** Nur die Aussagen 2, 4 und 5 sind richtig.

**Antwort E** Alle Aussagen sind richtig.

---

**AUFGABE 60**
**A**

Oxyuriasis

## Welche der folgenden Aussagen zu Madenwurminfektionen (Oxyuriasis) bei Menschen treffen zu?

1. Die Madenwurmerkrankung ist in Deutschland die häufigste Wurmerkrankung im Kindergarten- und Grundschulalter.
2. Die Übertragung erfolgt vor allem durch die orale Aufnahme von Eiern nach Kratzen am Anus, kann aber auch durch Schmierinfektion oder Inhalation erfolgen.
3. Typische Symptome bei Kindern sind Juckreiz am Anus und Tagesmüdigkeit.
4. In der Regel wird die Madenwurminfektion durch Nachweis von Madenwürmern in Stuhlproben diagnostiziert.
5. Es besteht für Heilpraktiker ein Behandlungsverbot nach dem Infektionsschutzgesetz.

**Antwort A** Nur die Aussagen 1 und 2 sind richtig.

**Antwort B** Nur die Aussagen 1, 2 und 3 sind richtig.

**Antwort C** Nur die Aussagen 1, 3 und 5 sind richtig.

**Antwort D** Nur die Aussagen 2, 3, 4 und 5 sind richtig.

**Antwort E** Alle Aussagen sind richtig.

**LÖSUNG 58**

Antworten C und E sind richtig.

Zu Antwort A

Der N. ulnaris kann mit dem Versuch der Fingerstreckung geprüft werden. Bei N. ulnaris-Läsionen lassen sich die Finger im Mittel- und Endgelenk nicht strecken, es entsteht eine „Krallenhand".

Zu Antwort B

Der N. trochlearis wird in der Regel zusammen mit dem N. oculomotorius und dem N. abducens im Rahmen der Prüfung der Okulomotorik geprüft. Dabei verfolgt der Patient ein Objekt, das in der Horizontalen und Diagnonalen bewegt wird.

Zu Antwort C

Der N. accessorius innerviert den M. trapezius und den M. sternocleidomastoideus. Die Prüfung erfolgt über den Schulterhochzug bzw. über die Kopfwendung gegen Widerstand.

Zu Antwort D

Der N. hypoglossus innerviert die Zungenbinnenmuskulatur. Die Prüfung erfolgt über das Herausstrecken der Zunge.

Zu Antwort E

Der M. trapezius wird durch die Aufforderung geprüft, die Schultern gegen den Widerstand zu heben.

---

**LÖSUNG 59**

Antwort C ist richtig.

Zu Aussage 1

Suizidversuche sind für den Heilpraktiker nicht meldepflichtig.

Zu Aussage 2

Bei der überwiegenden Anzahl der Patienten besteht eine psychische Erkrankung oder psychische Belastung, z. B. Manie, Depression, Schizophrenie, Anorexia nervosa, Persönlichkeitsstörungen, Suchterkrankungen. Alleinlebende und chronisch kranke Menschen sind häufiger betroffen.

Zu Aussage 3

Bei älteren, alleinstehenden Männern ist eine erhöhte Suizidrate zu verzeichnen.

Zu Aussage 4

Ein Suizidversuch in der Vorgeschichte stellt einen Risikofaktor für Folgesuizidversuche.

Zu Aussage 5

Bei Angststörungen ist das Risiko des Suizids höher als in der Allgemeinbevölkerung.

---

**LÖSUNG 60**

Antwort B ist richtig.

Zu Aussage 1

Die Madenwurmerkrankung ist in Deutschland die häufigste Wurmerkrankung im Kindergarten- und Grundschulalter. Sie kann allerdings in jedem Alter auftreten.

Zu Aussage 2

Die Übertragung erfolgt vor allem durch die orale Aufnahme von Eiern nach Kratzen am Anus, kann aber auch durch Schmierinfektion oder Inhalation erfolgen.

Zu Aussage 3

Typisches Symptom ist unstillbarer nächtlicher Juckreiz, verbunden mit Schlafstörungen und Tagesmüdigkeit. Superinfektionen von Exkoriationen sind möglich, ferner eine Vulvovaginitis durch Wanderung der Würmer in den Genitaltrakt.

Zu Aussage 4

In der Regel wird die Madenwurminfektion durch Nachweis von Madenwürmern im Klebestreifen-Abklatsch diagnostiziert. Stuhluntersuchungen eignen sich nicht zur Diagnostik, die Sensitivität beträgt lediglich 5 %.

Zu Aussage 5

Ein Behandlungsverbot besteht für Heilpraktiker nach dem IfSG nicht.

# 4 Prüfungstermin Oktober 2018

AUFGABE 1
M

Thoraxschmerzen

Welche der folgenden Aussagen treffen zu?
Wählen Sie **zwei** Antworten!

Mit Brustschmerz geht typischerweise einher:

**Antwort A** Hodentorsion

**Antwort B** Pleuritis

**Antwort C** Hirnbasisarterienaneurysma

**Antwort D** Morbus Perthes

**Antwort E** Akutes Koronarsyndrom

---

AUFGABE 2
M

Skabies

Welche der folgenden Aussagen zur Krätze (Skabies) treffen zu?
Wählen Sie **zwei** Antworten!

**Antwort A** Bei Erwachsenen sind Finger- und Zehenzwischenräume sehr selten betroffen.

**Antwort B** Es bestehen juckende Hautreaktionen.

**Antwort C** Skabies ist eine bakterielle Hautinfektion.

**Antwort D** Für Heilpraktiker besteht ein Behandlungsverbot nach Infektionsschutzgesetz (IfSG).

**Antwort E** Die Zeit zwischen Ansteckung und Auftreten von Symptomen beträgt etwa 3 Monate.

---

AUFGABE 3
E

Lagerung bei Herzinsuffizienz

Welche Aussage trifft zu?
Bei schwerer Herzinsuffizienz mit drohendem Lungenödem ist folgende Lagerung angezeigt:

**Antwort A** Halbsitzend, Beine tief

**Antwort B** Oberkörper tief, Beine hoch, wegen des drohenden kardiogenen Schocks

**Antwort C** Stabile Seitenlagerung

**Antwort D** Keine besondere Lagerung notwendig

**Antwort E** Strikte Flachlagerung aufgrund der pulmonalen Belastung

Für Notizen

**LÖSUNG 1**

## Antworten B und E sind richtig.

Zu Antwort A

Leitsymptom der Hodentorsion ist ein akuter skrotaler Schmerz, der in Leiste und Unterbauch zieht. Begleitend treten Schwellung, Rötung, Hodenhochstand auf. Das Prehn-Zeichen ist negativ.

Zu Antwort B

Die Pleuritis (sicca) geht mit atemabhängigen, stechenden Schmerzen im Thoraxbereich einher.

Zu Antwort C

Die Symptome des (rupturierten) Hirnbasisaneurysmas sind stärkste Kopfschmerzen, Übelkeit, Erbrechen, Bewusstseinsstörungen. Nicht rupturierte Aneurysmen sind häufig symptomlos.

Zu Antwort D

Die Symptome des Morbus Perthes (Hüftkopfnekrose) sind v. a. Hinken und Knieschmerzen (Projektionsschmerzen). Hüftschmerzen sind eher selten.

Zu Antwort E

Das akute Koronarsyndrom (instabile Angina pectoris und Herzinfarkt) geht typischerweise mit thorakalen (retrosternalen) Schmerzen einher, die folgende Ausstrahlung haben können: Hals, Unterkiefer, Zähne, linke Schulter, Arme bis in die Fingerspitzen, Oberbauch und Rücken.

---

**LÖSUNG 2**

## Antworten B und D sind richtig.

Zu Antwort A

Die Prädilektionsstellen bei Erwachsenen sind Hautbezirke, die eine dünne Hornschicht tragen: Schwimmhäute der Hände und Füße, vordere Axilla, Mammae, Genitalregion und Nabelbereich. Bei Kindern kann selten der Kopf betroffen sein.

Zu Antwort B

Ekzemartiges, juckendes Exanthem mit Rötungen, Papeln (bis Noduli), Vesikeln, Quaddeln, Kratzexkoriationen und Schuppung sind typisch für die Skabies.

Zu Antwort C

Die Skabies (Krätze) wird durch Krätzmilben (Sarcoptes scabiei) hervorgerufen. Sie zählen zu den Ektoparasiten.

Zu Antwort D

Für Heilpraktiker besteht ein Behandlungsverbot nach § 24 in Verbindung mit dem § 34 Infektionsschutzgesetz (IfSG).

Zu Antwort E

Die Übertragung erfolgt über engen Hautkontakt. Nach einer Inkubationszeit von 2–6 Wochen haben die Milben in der Epidermis Gänge gegraben, in denen der Milbenkot deponiert wird, der für den typischen nächtlichen Juckreiz verantwortlich ist.

---

**LÖSUNG 3**

## Antwort A ist richtig.

Zu Antwort A

Die schwere Herzinsuffizienz mit drohendem Lungenödem geht u. a. mit Dyspnoe, Tachypnoe und Zyanose einher. Die adäquate Lagerung ist eine sitzende oder halbsitzende Lagerung mit Tieflagerung der Beine.

Zu Antwort B

Beim drohenden kardiogenen Schock im Rahmen einer schweren Herzinsuffizienz ist die Oberkörper-Hochlagerung mit Tieflagerung der Beine adäquat. Oberkörper-Tieflagerung mit Hochlagerung der Beine ist u. a. beim hypovolämischen Schock angebracht, um eine Autotransfusion zu erreichen.

Zu Antwort C

Die stabile Seitenlagerung ist bei jedem bewusstlosen Patienten mit erhaltener Atmung und Pumpfunktion angebracht.

Zu Antwort D

Die adäquate Lagerung bei schwerer Herzinsuffizienz mit drohendem Lungenödem ist eine sitzende oder halbsitzende Lagerung mit Tieflagerung der Beine.

Zu Antwort E

Bei pulmonaler Belastung ist eine Hochlagerung des Oberkörpers angebracht. Eine flache Lagerung geht mit einer Verschlechterung der pulmonalen Situation einher.

### Welche der folgenden Aussagen trifft zu?

Eine 50-jährige Patientin vermutet bei ihrem Vater eine Alzheimer-Krankheit. Für das Vorliegen einer Demenz bei Alzheimer-Krankheit sprechen am ehesten:

1. Ein plötzlicher Beginn der Symptome
2. Zunehmende Wortfindungsstörungen
3. Das Bestehen eines Diabetes mellitus seit über 30 Jahren
4. Eine zunehmende Desorientierung
5. Ein chronischer Alkoholmissbrauch

**Antwort A** Nur die Aussagen 2 und 4 sind richtig.

**Antwort B** Nur die Aussagen 4 und 5 sind richtig.

**Antwort C** Nur die Aussagen 1, 2 und 4 sind richtig.

**Antwort D** Nur die Aussagen 2, 3 und 5 sind richtig.

**Antwort E** Nur die Aussagen 1, 3, 4 und 5 sind richtig.

**AUFGABE 4**
**A**

Alzheimer-Demenz

---

### Welche Aussage zur Eisenmangelanämie trifft zu?

**Antwort A** Die Eisenmangelanämie gehört zu den seltensten Formen der Anämie.

**Antwort B** Bei der Eisenmangelanämie ist die Hämoglobinkonzentration im Blut typischerweise erhöht.

**Antwort C** Eine Eisenmangelanämie ist typischerweise eine mikrozytäre hypochrome Anämie.

**Antwort D** Die häufigste Ursache der Eisenmangelanämie ist eine Resorptionsstörung von Eisen.

**Antwort E** Die Eisenmangelanämie kommt bei Männern häufiger vor als bei Frauen.

**AUFGABE 5**
**E**

Eisenmangelanämie

---

### Welche der folgenden Aussagen treffen zu?

Wählen Sie **zwei** Antworten!

In der differenzialdiagnostischen Unterscheidung zwischen Colitis ulcerosa und Morbus Crohn sprechen typischerweise für eine Colitis ulcerosa:

**Antwort A** Leitsymptom: blutig-schleimige Stühle

**Antwort B** Bauchschmerzen

**Antwort C** Befällt meist den Dünndarm

**Antwort D** Die Entzündung betrifft vorwiegend die oberflächlichen Schleimhautschichten des betroffenen Darmabschnittes

**Antwort E** Schubweiser und chronischer Verlauf

**AUFGABE 6**
**M**

Colitis ulcerosa/Morbus Crohn

LÖSUNG 7

Antwort E ist richtig.

Zu Aussage 1

Das Tragen von Kompressionsstrümpfen ist bei Langstreckenflügen indiziert. Sie unterstützen die Muskelpumpe und fördern den venösen Rückfluss zum Herzen.

Zu Aussage 2

Die Einnahme von Antikoagulanzien, z. B. Acetylsalicylsäure oder Heparin, reduziert die Wahrscheinlichkeit der Thrombenbildung und ist bei Langstreckenflügen indiziert.

Zu Aussage 3

Hohe Flüssigkeitszufuhr reduziert die Wahrscheinlichkeit der Thrombenbildung und ist bei Langstreckenflügen indiziert.

Zu Aussage 4

Regelmäßige Bewegung der Beine reduziert die Wahrscheinlichkeit der Thrombenbildung und ist bei Langstreckenflügen indiziert.

Zu Aussage 5

Die Einnahme einer Ruheposition während des Fluges und möglichst wenig Änderung der Körperposition fördert die Entstehung von Thrombosen.

---

LÖSUNG 8

Antwort D ist richtig.

Zu Antwort A

Es besteht der Verdacht einer Invagination. Schonkost und die Anwendung lokaler Wärme im Bauchbereich sind nicht indiziert, das Kind muss von einem Arzt gesehen werden und die Invagination gelöst werden.

Zu Antwort B

Ein möglicher Triggerfaktor für die Invagination kann z. B. ein viraler Darminfekt sein. Häufig ist aber auch keine Ursache eruierbar. Die Symptome sprechen für eine Invagination. Diese stellt einen Notfall dar.

Zu Antwort C

Ballaststoffreiche Kost und reichlich Flüssigkeit können bei Obstipation hilfreich sein. Im vorliegenden Fall ist eine zügige Vorstellung beim Arzt notwendig.

Zu Antwort D

Die o. g. Angaben sprechen für eine Invagination. Typisch sind der akute Beginn mit starken, kolikartigen Bauchschmerzen, Erbrechen und blutig-schleimigen Durchfällen. Freie Intervalle sind möglich. In der abdominellen Untersuchung ist häufig ein Tumor (Walze) tastbar.

Zu Antwort E

Die Therapieoptionen sind entweder ein hydrostatischer Einlauf oder eine operative Revision.

---

LÖSUNG 9

Antwort C ist richtig.

Zu Antwort A

Bei einer Schilddrüsenüberfunktion sind Trijodthyronin ($T_3$) und Thyroxin ($T_4$) im Blut erhöht und das TSH vermindert.

Zu Antwort B

Die Hyperthyreose wird am häufigsten durch den Morbus Basedow oder eine Schilddrüsenautonomie hervorgerufen, seltener durch eine Überdosierung von Schilddrüsenhormonen bei einer Ersatztherapie, sehr selten durch eine Hashimoto-Thyreoiditis oder ein Schilddrüsenkarzinom.

Zu Antwort C

Eine vermehrte Einnahme von Schilddrüsenhormonen kann Symptome einer Hyperthyreose verursachen.

Zu Antwort D

Bei einer Schilddrüsenautonomie sind in der Szintigraphie sogenannte warme oder heiße Knoten charakteristisch.

Zu Antwort E

Der Aufenthalt in jodhaltiger Meeresluft kann die Symptome der Hyperthyreose, insbesondere bei Schilddrüsenautonomie verstärken.

Zu Ihnen kommt ein 50-jähriger Patient, der beim Wasserlassen Blut im Urin beobachtet hat. Weiterhin klagt er über Dysurie insbesondere nach körperlicher Bewegung. Die Nierenlager sind beidseits bei Ihrer Untersuchung nicht klopfschmerzhaft, Fieber besteht nicht. Die Prostata ist vergrößert.

Welche der folgenden Aussagen treffen zu?

Wählen Sie **zwei** Antworten!

**Antwort A** Der Befund deutet auf eine Pyelonephritis hin.

**Antwort B** Es handelt sich um eine Mikrohämaturie.

**Antwort C** Es kann sich um einen Blasenstein handeln.

**Antwort D** Ein bösartiges Leiden ist ausgeschlossen.

**Antwort E** Im vorliegenden Fall besteht ein erhöhtes Risiko für rezidivierende Harnwegsinfekte.

**AUFGABE 10**
**M**

Fallbeispiel
Erkrankungen der Niere und der ableitenden Harnwege

---

Sie untersuchen ein 2-jähriges Mädchen, bei dem aktuell eine Mukoviszidose (zystische Fibrose) diagnostiziert wurde. Eine Therapie wurde noch nicht begonnen.

Welche(r) der folgenden Befunde passt (passen) zur vorliegenden Diagnose?

1. Übergewicht
2. Gedeihstörung
3. Rezidivierende Bronchitis
4. Fettstühle
5. Auffällige Zusammensetzung des Schweißes

**Antwort A** Nur die Aussage 3 ist richtig.

**Antwort B** Nur die Aussagen 1 und 5 sind richtig.

**Antwort C** Nur die Aussagen 2 und 4 sind richtig.

**Antwort D** Nur die Aussagen 2, 3, 4 und 5 sind richtig.

**Antwort E** Alle Aussagen sind richtig.

**AUFGABE 11**
**A**

Mukoviszidose

---

Welche Aussage zur Schizophrenie trifft zu?

**Antwort A** Ein akuter Krankheitsbeginn ist prognostisch eher günstig.

**Antwort B** Symptome nach Drogenkonsum haben keine Ähnlichkeit mit Symptomen der Schizophrenie.

**Antwort C** Mit geduldiger Erklärung kann sich der Patient vom Wahninhalt lösen.

**Antwort D** Es treten keine kognitiven Defizite auf.

**Antwort E** Frauen erkranken in der Regel deutlich früher als Männer an einer Schizophrenie.

**AUFGABE 12**
**E**

Schizophrenie

LÖSUNG 10

Antworten C und E sind richtig.

Zu Antwort A

Die Symptome der Pyelonephritis sind v. a. Fieber, klopfdolente Nierenlager, schweres Krankheitsgefühl und Miktionsstörungen. Eine Dysurie ist bei der Pyelonephritis typisch, sie ist jedoch nicht an körperliche Bewegung gebunden, sondern tritt auch in Ruhe auf.

Zu Antwort B

Im o. g. Beispiel handelt es sich um eine Makrohämaturie, denn das Blut im Urin war für den Patienten sichtbar.

Zu Antwort C

Blasensteine können in der Niere entstehen oder in der Blase. Kleine Steine werden über die Harnröhre ausgespült. Bei Abflusshindernissen, z. B. einer vergrößerten Prostata, können sie die Blase nicht verlassen, verbleiben dort und wachsen weiter. Das würde die Hämaturie und Dysurie erklären. Es kann sich auch um kleine Steine handeln, die sich bei körperlicher Aktivität lösen und die Ureteren nach unten wandern, das Gewebe traumatisieren und eine Makrohämaturie hervorrufen.

Zu Antwort D

Ein bösartiges Leiden kann nicht ausgeschlossen werden.

Zu Antwort E

Abflusshindernisse und ein Steinleiden sind Risikofaktoren für bakterielle Infektionen der ableitenden Harnwege.

---

LÖSUNG 11

Antwort D ist richtig.

Zu Aussage 1

Übergewicht ist kein Symptom der Mukoviszidose. Die Patienten leiden unter einer Gedeihstörung, sind klein und mager.

Zu Aussage 2

Die Mukoviszidose ist eine häufige (1 : 2500) autosomal-rezessiv vererbte Stoffwechselkrankheit, die exokrine Drüsen betrifft, v. a. Bronchial-, Pankreas-, Speichel- und Schweißdrüsen. Typisch und häufig ist die Entwicklung einer Pankreasinsuffizienz, die zum Malassimilationssyndrom führt. Daraus resultieren eine Gedeihstörung, Minderwuchs und Gewichtsabnahme.

Zu Aussage 3

Rezidivierende Bronchitiden sind eine typische und häufige Erscheinung bei der Mukoviszidose. Im Zuge der Erkrankung wird ein sehr zäher Schleim in den Bronchien produziert, der bei Retention ein idealer Boden für Bakterien ist. Die Folge der rezidivierenden bronchopulmonalen Infekte kann eine respiratorische Insuffizienz sein.

Zu Aussage 4

Fettstühle sind Symptom der exokrinen Pankreasinsuffizienz und somit Symptom der Mukoviszidose.

Zu Aussage 5

Die Zusammensetzung des Schweißes ist auffällig; er ist übermäßig salzig.

---

LÖSUNG 12

Antwort A ist richtig.

Zu Antwort A

Prognostisch günstige Faktoren sind akuter Beginn, manifeste Auslöser, kurze Krankheitsepisode, weibliches Geschlecht, gute Compliance und sichere Einbettung im familiären und sozialen Umfeld.

Zu Antwort B

Symptome, die sich nach Konsum von Drogen zeigen, können die gleichen sein wie die bei der Schizophrenie.

Zu Antwort C

Der Wahn und die Wahninhalte sind nicht korrigierbar, das bedeutet, dass Erklärungen (auch die geduldigsten) nicht dazu beitragen werden, dass der Patient sich vom Wahngedanken und Wahninhalt lösen kann.

Zu Antwort D

Kognitive Defizite treten z. B. als Gedächtnis- und Konzentrationsprobleme sehr häufig auf.

Zu Antwort E

Männer erkranken im Durchschnitt um das 20. Lebensjahr, Frauen etwa 5 Jahre später, wobei beide Geschlechter gleich häufig betroffen sind.

Welche der folgenden Aussagen zum Erysipel treffen zu?
Wählen Sie **zwei** Antworten!

**Antwort A** Am häufigsten betroffen sind die Hautfalten (Intertrigines) in den Leisten und Ellenbeugen.

**Antwort B** Eine mögliche Komplikation ist das Rezidiv mit Lymphstau.

**Antwort C** Es handelt sich um eine Viruserkrankung.

**Antwort D** Das Symptom Fieber schließt ein Erysipel weitgehend aus.

**Antwort E** Als Eintrittspforte kommt eine Tinea pedis (Fußpilz) in Frage.

**AUFGABE 13**
**M**

Erysipel

---

Welche Aussage trifft zu?
Die Masern sind eine Erkrankung:

**Antwort A** die eine geringe Infektiosität aufweist.

**Antwort B** die erst mit Beginn des Exanthems ansteckend ist.

**Antwort C** zu deren Übertragung kein direkter Körperkontakt nötig ist.

**Antwort D** die einen leichten Verlauf hat und die keiner Prophylaxe bedarf.

**Antwort E** die gut mit Antibiotika therapierbar ist.

**AUFGABE 14**
**E**

Masern

---

Welche der folgenden Aussagen trifft (treffen) zu?
Ein komplexes regionales Schmerzsyndrom (früher Morbus Sudeck):

1. entsteht nur nach Frakturen.
2. beruht auf einer neurovaskulären Fehlregulation mit Durchblutungsstörungen an Knochen und Weichteilen.
3. geht mit Einschränkungen der Gelenkbeweglichkeit einher.
4. kann mit einer radiologisch nachweisbaren Osteoporose einhergehen.
5. ist auch in fortgeschrittenen Stadien mit einer multimodalen Therapie gut zu behandeln.

**Antwort A** Nur die Aussage 1 ist richtig.

**Antwort B** Nur die Aussagen 2 und 5 sind richtig.

**Antwort C** Nur die Aussagen 2, 3 und 4 sind richtig.

**Antwort D** Nur die Aussagen 2, 3 und 5 sind richtig.

**Antwort E** Alle Aussagen sind richtig.

**AUFGABE 15**
**A**

Komplexes regionales Schmerzsyndrom

**LÖSUNG 13**

## Antworten B und E sind richtig.

Zu Antwort A

Prädilektionsstellen des Erysipels (Wundrose) sind Unterschenkel und Gesicht.

Zu Antwort B

Wiederholte Episoden führen zur Fibrosierung der Lymphgefäße, was den Lymphabfluss behindert und zur Entstehung eines Lymphödems führt.

Zu Antwort C

Das Erysipel ist eine akute Hautentzündung, die durch Bakterien, meist durch β-hämolysierende Streptokokken der Gruppe A hervorgerufen wird.

Zu Antwort D

Bei Erstmanifestation besteht neben den lokalen Symptomen in der Regel hohes Fieber mit Schüttelfrost, starkem Krankheitsgefühl und Lymphknotenschwellung. Bei Rezidiven kann die systemische Reaktion deutlich abgeschwächt ausfallen, sodass Fieber nicht als obligates Symptom gewertet werden kann.

Zu Antwort E

Der Erregereintritt erfolgt meist an mazerierten Stellen, etwa im Zehenzwischenraum durch mykotische Besiedlung, oder an Mundwinkelrhagaden, nach mechanischen Hautverletzungen oder auch nach Insektenstichen. Andere Risikofaktoren sind venöse Abflussstörungen und ein Ulcus cruris, Lymphabflussstörungen, Adipositas und Diabetes mellitus.

---

**LÖSUNG 14**

## Antwort C ist richtig.

Zu Antwort A

Das Masernvirus ist extrem ansteckend und löst auch bei kurzzeitiger Exposition eine Infektion aus (Kontagiositätsindex bei nahezu 100 %).

Zu Antwort B

Die Ansteckungsfähigkeit beginnt am Ende der Inkubationszeit, ist am höchsten in der Prodromalphase und sinkt mit dem Auftreten des Exanthems.

Zu Antwort C

Die Übertragung erfolgt meist über Tröpfchen, seltener über Schmierinfektion. Dabei ist kein direkter Kontakt nötig. Für eine Infektion reicht es aus, sich im gleichen Raum zu befinden.

Zu Antwort D

Masern können einen leichten oder aber einen schweren Verlauf haben. Die Komplikationen sind Otitis media, Masernpneumonie, Laryngotracheitis, akute Masernenzephalitis oder die subakute sklerosierende Panenzephalitis.

Zu Antwort E

Antibiotika können bei bakteriellen Erkrankungen therapeutisch eingesetzt werden, bei viralen Erkrankungen sind sie nutzlos (außer bei sekundären bakteriellen Infektionen). Bei Masern handelt es sich um eine virale Infektion.

---

**LÖSUNG 15**

## Antwort C ist richtig.

Zu Aussage 1

Ein komplexes regionales Schmerzsyndrom entwickelt sich meist an distal gelegenen Körperteilen. Es kann nach Frakturen (Traumen) entstehen, aber auch nach Operationen (fern der Extremitäten), Nervenschädigungen und bei vegetativen Störungen.

Zu Aussage 2

Die Ursachen der Erkrankung sind nicht vollständig geklärt. Angenommen werden eine Störung der vegetativen Innervation, Durchblutungsstörungen, Überschuss an Entzündungsmediatoren im betroffenen Gebiet und im ZNS und psychosomatische Störungen.

Zu Aussage 3

Das komplexe regionale Schmerzsyndrom verläuft in Stadien, wobei in jedem Stadium die Gelenkbeweglichkeit eingeschränkt ist.

Zu Aussage 4

Eine Ausbildung der Osteoporose ist im fortgeschrittenen Stadium nachweisbar.

Zu Aussage 5

Die Behandlung des komplexen regionalen Schmerzsyndroms ist in jedem Stadium schwierig, besonders aber in fortgeschrittenen Stadien. Auch bei einer multimodalen Therapie können funktionelle Einschränkungen bestehen bleiben.

## Welche der folgenden Aussagen zum Diabetes mellitus Typ 1 treffen zu?

Wählen Sie **zwei** Antworten!

**Antwort A** Durch die verminderte Sensibilität und Dichte der Insulinrezeptoren (Down-Regulation) besteht eine Insulinresistenz.

**Antwort B** Es besteht ein absoluter Insulinmangel.

**Antwort C** Der Diabetes mellitus Typ 1 wird primär mit oralen Antidiabetika behandelt.

**Antwort D** Beim Diabetes mellitus Typ 1 spielen genetische Faktoren eine prädisponierende Rolle.

**Antwort E** Erst ab einem Nüchtern-Plasma-Glukosewert von über 200 mg/dl (11,1 mmol/l) spricht man von einem Diabetes mellitus Typ 1.

**AUFGABE 16**
**M**

**Diabetes mellitus**

---

## Welche der folgenden Aussagen zur infektiösen Hepatitis treffen zu?

Wählen Sie **zwei** Antworten!

**Antwort A** Die Hepatitis A ist eine Infektionskrankheit, die meist über kontaminierte Lebensmittel übertragen wird.

**Antwort B** Die Hepatitis B zählt zu den impfpräventablen Infektionskrankheiten.

**Antwort C** Die Hepatitis C wird ausschließlich über Sexualkontakte übertragen.

**Antwort D** Bei der Hepatitis E kommt es in den meisten Fällen zu einer Chronifizierung.

**Antwort E** Eine medikamentöse Behandlung der chronischen Hepatitis ist nicht möglich.

**AUFGABE 17**
**M**

**Virushepatitis**

---

## Welche Aussage zum Herz-Kreislauf-System trifft zu?

**Antwort A** Bei Patienten mit arterieller Hypertonie ist die primäre Hypertonie (ohne erkennbare Ursache) selten anzutreffen (unter 10 %).

**Antwort B** Ursache einer orthostatischen Dysregulation kann eine Exsikkose sein.

**Antwort C** Der arterielle Blutdruck wird üblicherweise in Zentimeter Quecksilbersäule (cmHg) gemessen.

**Antwort D** Der diastolische Blutdruck kann höher als der systolische Blutdruck sein.

**Antwort E** Die orthostatische Dysregulation geht in der Regel mit stark erhöhten Blutdruckwerten einher.

**AUFGABE 18**
**E**

**Physiologie, Pathologie Herz-Kreislauf-System**

LÖSUNG 16

Antworten B und D sind richtig.

Zu Antwort A

Beim Diabetes mellitus Typ 2 besteht eine Insulinresistenz durch verminderte Sensibilität und Dichte der Insulinrezeptoren (Down-Regulation). Beim Diabetes mellitus Typ 1 besteht ein absoluter Insulinmangel durch Untergang der insulinproduzierenden β-Zellen in den Langerhans'schen Inseln.

Zu Antwort B

Bei Diabetes mellitus Typ 1 besteht ein absoluter Insulinmangel.

Zu Antwort C

Der Diabetes mellitus Typ 1 wird primär mit Substitution von Insulin behandelt. Beim Diabetes mellitus Typ 2 kommen v. a. orale Antidiabetika zum Einsatz.

Zu Antwort D

Ursache des Typ-1-Diabetes ist eine autoimmune Zerstörung der Langerhans-Zellen des Pankreas. Die Entstehung des Autoimmunprozesses gegen die β-Zellen kann genetisch verankert sein und durch virale Infekte gefördert werden, z. B. durch Mumps-, Masern- oder Coxsackie-Virus-Infektionen.

Zu Antwort E

Vom Diabetes mellitus (Typ 1 und 2) wird dann gesprochen, wenn der Nüchtern-Plasma-Glukosewert von über 126 mg/dl oder unabhängig von den Mahlzeiten über 200 mg/dl gemessen wird.

LÖSUNG 17

Antworten A und B sind richtig.

Zu Antwort A

Die Hepatitis A wird am häufigsten fäkal-oral, über verunreinigtes Wasser und Lebensmittel übertragen.

Zu Antwort B

Eine Impfung gegen Hepatitis A und B steht zur Verfügung.

Zu Antwort C

Die Hepatitis C wird in den meisten Fällen über Blutprodukte übertragen, sehr selten über sexuelle Kontakte.

Zu Antwort D

Eine Chronifizierung bei der Hepatitis E ist sehr selten und betrifft in der Regel immunsupprimierte Patienten.

Zu Antwort E

Die Behandlung einer chronischen Hepatitis ist mit antiviralen Substanzen möglich.

LÖSUNG 18

Antwort B ist richtig.

Zu Antwort A

Die primäre Hypertonie ist die häufigste Hypertonieform und betrifft 90 % aller Hochdruckpatienten. Die Ursache ist unbekannt; angenommen wird eine multifaktorielle Genese, die u. a. durch Stress, Adipositas, Rauchen, übermäßigen Alkohol- und Kaffeegenuss sowie atherogene Ernährung begünstigt wird.

Zu Antwort B

Ursache einer orthostatischen Dysregulation kann eine Exsikkose sein, u. a. durch starkes Erbrechen, Diarrhö oder Diuretikaeinnahme.

Zu Antwort C

Der arterielle Blutdruck wird üblicherweise in Millimeter Quecksilbersäule (mmHg) gemessen.

Zu Antwort D

Der systolische Blutdruck ist immer höher als der diastolische Blutdruck.

Zu Antwort E

Die orthostatische Dysregulation geht in der Regel mit stark erniedrigten Blutdruckwerten einher.

## Welche der folgenden Aussagen zur Depression treffen zu?

Wählen Sie **zwei** Antworten!

**Antwort A** Eine Behandlungsmöglichkeit ist die kognitive Verhaltenstherapie.

**Antwort B** Libidosteigerung ist ein Symptom.

**Antwort C** Sportaktivitäten können die Symptomatik bessern und präventiv wirken.

**Antwort D** Eine depressive Erkrankung kann nicht ein zweites Mal auftreten.

**Antwort E** Depressive Erkrankungen gibt es nur bei Erwachsenen.

**AUFGABE 19**
**M**

Depression

---

## Welche der folgenden Aussagen zur Tuberkulose treffen zu?

1. Tuberkulose ist immer auf die Lunge beschränkt.
2. Gewichtsverlust und blutiger Auswurf beim Husten können Symptome sein.
3. Bei früherer ausgeheilter Tuberkulose ist eine erneute Infektion unmöglich.
4. Bei Erkrankung an Tuberkulose gilt ein Behandlungsverbot für Heilpraktiker.
5. Tröpfcheninfektion ist ein möglicher Übertragungsweg.

**Antwort A** Nur die Aussagen 1 und 5 sind richtig.

**Antwort B** Nur die Aussagen 2, 3 und 4 sind richtig.

**Antwort C** Nur die Aussagen 2, 4 und 5 sind richtig.

**Antwort D** Nur die Aussagen 2, 3, 4 und 5 sind richtig.

**Antwort E** Alle Aussagen sind richtig.

**AUFGABE 20**
**A**

Tuberkulose

---

## Welche Aussage zur Endometriose trifft zu?

**Antwort A** In der Regel nehmen die Beschwerden mit der Menopause zu.

**Antwort B** Standardtherapie ist die zeitnahe Chemotherapie, je nach Lokalisation wird diese mit Strahlentherapie (Radiotherapie) ergänzt.

**Antwort C** Die Endometriose ist eine seltene, maligne gynäkologische Erkrankung.

**Antwort D** Beim Auftreten im Bereich der Vagina/Portio muss differenzialdiagnostisch an ein Karzinom gedacht werden.

**Antwort E** Die Endometriose tritt ausschließlich an den inneren Geschlechtsorganen der Frau auf.

**AUFGABE 21**
**E**

Endometriose

**LÖSUNG 19**

## Antwort A und C ist richtig.

Zu Antwort A

Neben medikamentöser Therapie mit Antidepressiva ist die kognitive Verhaltenstherapie eine mögliche Therapieform. Sie ist am besten untersucht und in ihrer Wirksamkeit nachgewiesen.

Zu Antwort B

Typisch für die Depression ist der Libidoverlust. Andere Symptome sind v. a. psychische Verstimmung bis zur völligen Gefühllosigkeit, Denk- und Antriebshemmung, Schlafstörungen, Appetitlosigkeit, innere Unruhe, Verlust von Initiative und Entscheidungsfähigkeit, Angst, Hoffnungslosigkeit und Suizidgedanken. Eine Libidosteigerung ist ein typisches Symptom der Manie.

Zu Antwort C

Sportaktivitäten können zu einer Besserung der Symptomatik führen und auch eine präventive Wirkung haben.

Zu Antwort D

Eine depressive Erkrankung kann als einzelne Episode auftreten. Die Episoden können aber auch rezidivieren.

Zu Antwort E

Depressive Erkrankungen können auch bei Kindern auftreten. Sie zählen zu den häufigsten psychischen Erkrankungen bei Kindern und Jugendlichen und sind häufig mit anderen psychischen Störungen wie Angststörungen oder ADHS gekoppelt.

---

**LÖSUNG 20**

## Antwort C ist richtig.

Zu Aussage 1

Die Tuberkulose betrifft in ca. 85 % der Fälle die Lunge. Neben der Lunge können andere Organe betroffen sein, v. a. der Urogenitaltrakt, Haut, Darm, Knochen und Meningen.

Zu Aussage 2

Die Symptomatik der Tuberkulose ist häufig uncharakteristisch. Subfebrile Temperaturen, persistierender Husten mit (blutigem) Auswurf, Dyspnoe, Nachtschweiß, Appetitverlust und Gewichtsabnahme können auftreten.

Zu Aussage 3

Reinfektionen sind möglich.

Zu Aussage 4

Bei Erkrankung an Tuberkulose gilt ein Behandlungsverbot für Heilpraktiker, gemäß § 24 in Verbindung mit §§ 6, 7 und 34 IfSG.

Zu Aussage 5

Die Tröpfcheninfektion ist der häufigste Übertragungsweg der Tuberkulose. Seltener wird die Erkrankung über Lebensmittel übertragen, v. a. über Rohmilch.

---

**LÖSUNG 21**

## Antwort D ist richtig.

Zu Antwort A

Bei der Endometriose handelt es sich um verstreutes, endometriumähnliches Gewebe außerhalb der Uterusschleimhaut. Dieses Gewebe unterliegt den gleichen Veränderungen im menstruellen Zyklus wie das normale Endometrium. Der Erkrankungsgipfel liegt zwischen dem 30. und 40. Lebensjahr. Nach der Menopause sistieren mit dem Absinken der Östrogenspiegel die Beschwerden.

Zu Antwort B

Die Therapie der Endometriose kann operativ erfolgen oder hormonell mit Gestagentherapie. Eine Schwangerschaft ist auch eine Option, sie führt meist zur Eintrocknung der Herde.

Zu Antwort C

Die Endometriose ist eine eher häufige, benigne gynäkologische Erkrankung und betrifft bis zu 10 % der Frauen im gebärfähigen Alter.

Zu Antwort D

Endometriumherde können auch an der Portio lokalisiert sein. Differenzialdiagnostisch muss bei dieser Lokalisation (und bei jeder anderen Lokalisation auch) an ein malignes Geschehen gedacht werden.

Zu Antwort E

Endometriumgewebe kann sich an jedem Organ finden, am häufigsten jedoch an den Ovarien, Eileitern und im kleinen Becken.

AUFGABE 22
M

Spulwurminfektion

## Welche der folgenden Aussagen zur Spulwurminfektion (Askariasis) treffen zu?

Wählen Sie **zwei** Antworten!

**Antwort A** Husten mit blutig tingiertem Auswurf kann ein Symptom sein.

**Antwort B** Die Infektion führt zu einer bleibenden Immunität.

**Antwort C** Die meisten (ca. 90 %) der Infizierten leiden unter Bauchschmerzen, Übelkeit und Durchfällen.

**Antwort D** Der Spulwurm wird im Darm ca. 10–40 cm lang.

**Antwort E** Leitsymptom ist Juckreiz am Anus.

---

AUFGABE 23
E

Anatomie
Herz-Kreislauf-System

## In welche der genannten Gefäße gelangt das Blut normalerweise zuerst, wenn es die linke Herzkammer verlassen hat?

**Antwort A** In die Aorta ascendens

**Antwort B** In die linke Arteria carotis communis

**Antwort C** In den Truncus coeliacus

**Antwort D** In die Aorta abdominalis

**Antwort E** In den Truncus brachiocephalicus

---

AUFGABE 24
E

Anatomie
Lunge

## Welche Aussage zur Anatomie der Lunge trifft zu?

**Antwort A** Der rechte Lungenflügel besteht aus zwei Lungenlappen.

**Antwort B** Der linke Lungenflügel besteht aus zwei Lungenlappen.

**Antwort C** Der Pleuraspalt ist beim Gesunden luftgefüllt.

**Antwort D** Die Bronchialarterien transportieren venöses Blut.

**Antwort E** Die Bronchiolen werden durch Knorpelspangen offengehalten.

**LÖSUNG 25**

Antworten B und E sind richtig.

Zu Antwort A

Eine regelrecht durchgeführte Malariaprophylaxe schließt eine Erkrankung nicht aus, sie reduziert lediglich die Wahrscheinlichkeit der Erkrankungsmanifestation.

Zu Antwort B

Die meisten (ca. 90 %) aller importierten Malaria tropica-Erkrankungen treten innerhalb des ersten Monats nach Rückkehr aus den Tropen auf.

Zu Antwort C

Die Malariaplasmodien werden im Blutausstrich und „dickem Tropfen" mit mikroskopischer Beurteilung der Erythrozyten und ggf. Nachweis intraerythrozytärer Parasiten bestätigt. Diese Untersuchung ist dem Heilpraktiker nach § 24, § 7 IfSG nicht gestattet.

Zu Antwort D

Die Inkubationszeit der Malaria liegt im Mittel bei 30 Tagen (7–42 Tage).

Zu Antwort E

Zu den Symptomen der Malaria zählen periodisches Fieber mit Schüttelfrost oder unregelmäßiges Fieber je nach Malariaerreger, Leber- und Milzvergrößerung. Weiterhin Kopf-, Gliederschmerzen, Durchfall, Erbrechen, hämolytische Anämie mit Ikterus, Thrombopenie mit Blutungsneigung und Hypoglykämie.

---

**LÖSUNG 26**

Antwort E ist richtig.

Zu Antwort A

Der äußere Gehörgang leitet die Schallwellen zum Trommelfell. Die Bogengänge befinden sich im Innenohr. Sie sind in den 3 Ebenen des Raumes angeordnet, stehen nahezu rechtwinklig zueinander und erfassen Rotationsbeschleunigung.

Zu Antwort B

Die Ohrtrompete (Eustachi-Röhre, Tuba auditiva) ist eine 3–4 cm lange Röhre, die das Mittelohr mit dem oberen Nasenrachenraum verbindet.

Zu Antwort C

Der N. accessorius (XI) innerviert motorisch den M. trapezius und sternocleidomastoideus. Die Bogengänge leiten über den N. vestibulocochlearis (VIII) die Impulse zum Gehirn.

Zu Antwort D

Die Schallwahrnehmung erfolgt im Hörorgan, der Schnecke, die zum Innenohr gehört.

Zu Antwort E

Die Bogengänge registrieren die Rotationsbeschleunigung. Die Impulse aus dem Gleichgewichtsapparat werden an den N. vestibulocochlearis (VIII. Hirnnerv) weitergeleitet und von dort ins Kleinhirn, sodass auch eine Anpassung des Muskeltonus und der Gegenbewegung erfolgen kann.

---

**LÖSUNG 27**

Antwort B ist richtig.

Zu Aussage 1

Die Rotatorenmanschette besteht aus den 4 Muskeln und deren Sehnen: M. infraspinatus, M. supraspinatus, M. subscapularis, M. teres minor.

Zu Aussage 2

Die Muskeln der Rotatorenmanschette dienen der Führung und Stabilisierung des Schultergelenks.

Zu Aussage 3

Der Ansatz der Muskeln liegt am Humeruskopf (Tuberculum majus und minus).

Zu Aussage 4

Das Impingement-Syndrom ist eines der häufigsten Krankheiten der Schulter. Dabei werden die Sehne und der Schleimbeutel des M. supraspinatus im subacromialen Raum irritiert. Die Symptome sind Schulterschmerzen bei Abduktion und Elevation des Armes.

Zu Aussage 5

Die Ruptur der Rotatorenmanschette ist durch eine teilweise oder vollständige Durchtrennung der Sehnen (v. a. M. supraspinatus). Ursachen sind v. a. Traumen, rezidivierende Belastung der Schulter bei sportlichen Aktivitäten. Bei älteren Menschen kann es auch nach Bagatelltraumen (bei vorbestehenden degenerativen Erscheinungen) auftreten.

AUFGABE 28
M

Chronische Niereninsuffizienz

Welche der folgenden Aussagen treffen zu?
Wählen Sie **zwei** Antworten!

Häufige Ursachen einer chronischen Niereninsuffizienz sind:

**Antwort A** Atemwegsinfekte

**Antwort B** Prostatakarzinom

**Antwort C** Arterielle Hypertonie

**Antwort D** Spannungspneumothorax

**Antwort E** Glomerulonephritis

---

AUFGABE 29
A

Soziale Phobie

Welche der folgenden Behandlungsmöglichkeiten bestehen bei einer sozialen Phobie?

1. Kognitive Techniken
2. Gruppentherapie
3. Entspannungsübungen
4. Expositionsübungen
5. Training sozialer Kompetenzen

**Antwort A** Nur die Aussagen 2 und 5 sind richtig.

**Antwort B** Nur die Aussagen 2, 3 und 4 sind richtig.

**Antwort C** Nur die Aussagen 1, 3 und 5 sind richtig.

**Antwort D** Nur die Aussagen 1, 3, 4 und 5 sind richtig.

**Antwort E** Alle Aussagen sind richtig.

---

AUFGABE 30
M

Anatomie, Physiologie
Herz-Kreislauf-System

Welche der folgenden Aussagen zum Herz-Kreislauf-System treffen zu?
Wählen Sie **zwei** Antworten!

**Antwort A** Alle zum Herzen hinführenden Gefäße werden Venen genannt.

**Antwort B** Die Vena saphena magna führt sauerstoffreiches Blut.

**Antwort C** In den Lungenvenen (Venae pulmonales) findet sich sauerstoffreiches Blut.

**Antwort D** Die Segelklappen des Herzens liegen zwischen den Herzkammern und den jeweiligen Ausflussbahnen.

**Antwort E** Alle Arterien des Kreislaufsystems sind mit Gefäßklappen ausgestattet.

LÖSUNG 28

Antworten C und E sind richtig.

Zu Antwort A

Atemwegsinfekte zählen nicht zu den Ursachen der chronischen Niereninsuffizienz. Häufige Ursachen sind:

- Diabetes mellitus (diabetische Nephropathie)
- Glomerulonephritis
- Hypertonie (hypertensive Nephropathie)
- Polyzystische Nierenerkrankung
- Analgetikanephropathie durch jahrelangen Analgetikaabusus
- Tubuläre Erkrankungen

Zu Antwort B

Das Prostatakarzinom kann (eher seltener) über die Behinderung des Urinflusses zum postrenalen Nierenversagen führen.

Zu Antwort C

Die arterielle Hypertonie ist eine häufige Ursache für die chronische Niereninsuffizienz.

Zu Antwort D

Der Spannungspneumothorax ist keine Ursache einer chronischen Niereninsuffizienz.

Zu Antwort E

Die Glomerulonephritis zählt zu den häufigen Ursachen der chronischen Niereninsuffizienz.

---

LÖSUNG 29

Antwort E ist richtig.

Zu Aussage 1

Die soziale Phobie ist durch krankhafte Schüchternheit gekennzeichnet. Eine der Therapieformen ist die kognitive Verhaltenstherapie, im Zuge derer der Patient lernt, das Verhalten zu kontrollieren.

Zu Aussage 2

Eine Gruppentherapie stellt eine Behandlungsmöglichkeit dar.

Zu Aussage 3

Entspannungsübungen können sich positiv auf die Symptome der sozialen Phobie auswirken.

Zu Aussage 4

Expositionsübungen können sich günstig auf den Krankheitsverlauf auswirken und zählen zu den Behandlungsmöglichkeiten der sozialen Phobie.

Zu Aussage 5

Das Training sozialer Kompetenzen stärkt die Fähigkeit, mit Menschen zurechtzukommen, stärkt den Aufbau von Beziehungen und stärkt die Fähigkeit, in unterschiedlichen Situationen angemessen reagieren zu können. Diese Therapieform ist eine Behandlungsmöglichkeit der sozialen Phobie.

---

LÖSUNG 30

Antworten A und C sind richtig.

Zu Antwort A

Alle zum Herzen hinführenden Gefäße werden Venen genannt, unabhängig davon, ob sie sauerstoffreiches oder sauerstoffarmes Blut führen.

Zu Antwort B

V. saphena magna (große Rosenader) zieht vom medialen Fußrand am Innenknöchel vorbei und an der medialen Seite des Unterschenkels in Richtung Kniekehle weiter, von dort an der Innenseite des Oberschenkels nach kranial und mündet in der tief gelegenen V. femoralis. Sie führt sauerstoffarmes Blut.

Zu Antwort C

In den Lungenvenen (Vv. pulmonales) findet sich sauerstoffreiches Blut. Sie münden im linken Vorhof.

Zu Antwort D

Die Segelklappen (Mitral- und Trikuspidalklappe) des Herzens, auch Atrio-Ventrikularklappen genannt, liegen zwischen den Vorhöfen und Herzkammern. Die Taschenklappen (Aorten- und Pulmonalklappe) liegen zwischen den Herzkammern und den jeweiligen Ausflussbahnen.

Zu Antwort E

Arterien sind klappenlos. Venen verfügen mit Ausnahme herznaher Venen (und Gehirnvenen) über Hilfseinrichtungen, die den Rückfluss fördern. Dazu zählen v. a. die Venenklappen.

Welche Aussage trifft zu?
Eine 65-jährige Frau ist seit mehreren Jahren an Diabetes mellitus erkrankt. In den letzten Monaten klagt sie über eine vermehrte Gangunsicherheit. Anamnestisch besteht distal betonte Sensibilitätsstörung. Der Achillessehnenreflex ist nicht auslösbar.
Dies spricht am ehesten für ein/eine:

**Antwort A** Zerebelläre Ataxie

**Antwort B** Toxische Ursache

**Antwort C** Ängstliche Gangstörung

**Antwort D** Polyneuropathie

**Antwort E** Parkinson-Syndrom

**AUFGABE 31**
**E**

Fallbeispiel
Diabetische Spätkomplikation

---

Welche der folgenden Aussagen treffen zu?
Wählen Sie **zwei** Antworten!

Von der Ständigen Impfkommission (STIKO) am Robert Koch-Institut wird in Deutschland ein Impfschutz empfohlen gegen:

**Antwort A** Scharlach

**Antwort B** Meningokokken-Infektion

**Antwort C** Ringelröteln

**Antwort D** Hepatitis E

**Antwort E** Mumps

**AUFGABE 32**
**M**

Impfempfehlungen der STIKO

---

Welche der folgenden Aussagen treffen zu?
Wählen Sie **zwei** Antworten!

Hauptbestandteile des Magensaftes sind:

**Antwort A** Folsäure

**Antwort B** Eiweißspaltende Enzyme

**Antwort C** Schleim

**Antwort D** Gallensäuren

**Antwort E** Insulin

**AUFGABE 33**
**M**

Magensaft-Zusammensetzung

LÖSUNG 31

Antwort D ist richtig.

Zu Antwort A

Eine zerebelläre Ataxie ist v.a. durch ein breitbasiges Gangmuster und Störung der Okulomotorik gekennzeichnet. Andere Symptome sind Intentionstremor und Dysarthrie. Die Ursache liegt in krankhaften Veränderungen im Kleinhirn (Cerebellum), u.a. durch Blutungen oder Multiple Sklerose.

Zu Antwort B

Eine Gangstörung kann auf toxische Ursachen zurückzuführen sein, v.a. durch Alkohol und Medikamente. Die Angaben fehlen im oben genannten Beispiel.

Zu Antwort C

Eine ängstliche Gangstörung kann im höheren Alter auftreten und ist häufig mit der Angst vor Stürzen gekennzeichnet.

Zu Antwort D

Die o.g. Symptome sprechen für eine diabetische Polyneuropathie. Typisch ist das jahrelange Diabetesleiden, Gangunsicherheit, distal betonte Sensibilitätsstörung und der Ausfall des Achillessehnenreflexes. Die diabetische Polyneuropathie ist Folge der Mikroangiopathie.

Zu Antwort E

Parkinson geht u.a. mit den Symptomen Rigor, Hypo- oder Akinese und Tremor einher. Andere Symptome sind reduzierte Mimik, Masken- und Salbengesicht, kleinschrittiger Gang, Sturzneigung, Mikrografie.

---

LÖSUNG 32

Antworten B und E sind richtig.

Zu Antwort A

Eine Impfung gegen Scharlach steht nicht zur Verfügung.

Zu Antwort B

Es stehen Impfungen (Totimpfung) gegen die Meningokokken Typen A, B, C, W und Y zur Verfügung. Nach STIKO wird z.B. die Impfung gegen Meningokokken C als Standardimpfung für alle Kinder nach dem vollendeten 12. Lebensmonat empfohlen.

Zu Antwort C

Eine Impfung gegen Ringelröteln steht nicht zur Verfügung.

Zu Antwort D

Eine Impfung gegen Hepatitis E steht in Europa (noch) nicht zur Verfügung (Stand September 2021).

Zu Antwort E

Eine Impfung gegen Mumps steht zur Verfügung. Sie wird von der STIKO zusammen mit der Impfung gegen Masern und Röteln nach dem vollendeten 1. Lebensjahr empfohlen.

---

LÖSUNG 33

Antworten B und C sind richtig.

Zu Antwort A

Die Folsäure ist ein wasserlösliches Vitamin, das mit der Nahrung zugeführt werden muss. Sie ist kein Bestandteil des Magensaftes.

Zu Antwort B

In der Schleimhaut des Magens (den Magendrüsen) finden sich verschiedene Zellarten vor, die den Magensaft v.a. im Fundus und Korpus produzieren:

- Belegzellen: produzieren Salzsäure und den Intrinsic-Faktor
- Hauptzellen: produzieren Pepsinogen, das für die Eiweißspaltung wichtig ist
- Nebenzellen: bilden den schützenden, alkalischen Schleim (Mukus), der den Magen vor den aggressiven Faktoren (Salzsäure und Pepsin) schützt

Zu Antwort C

Schleim ist ein Bestandteil des Magensaftes und wird in den Nebenzellen gebildet.

Zu Antwort D

Gallensäuren werden in der Leber gebildet, über den Gallensaft ausgeschieden und sind maßgeblich an der Fettresorption beteiligt.

Zu Antwort E

Insulin ist ein Proteohormon, wird in den β-Zellen der Langerhans'schen Inseln im Pankreas gebildet. Es senkt den Blutzuckerspiegel.

Ein Patient leidet unter dem Vollbild einer glutensensitiven Enteropathie (Sprue).
Welches der folgenden Lebensmittel darf er zu sich nehmen?

**Antwort A** Vollkornbrot

**Antwort B** Bier

**Antwort C** Kartoffeln

**Antwort D** Weizentoastbrot

**Antwort E** Dinkelmüsli

**AUFGABE 34**
**E**

Zöliakie/Sprue

---

Welche der folgenden Aussagen zu Impfreaktionen treffen zu?
Wählen Sie **zwei** Antworten!

**Antwort A** Bei Totimpfstoffen treten die meisten lokalen Reaktionen nach mehr als 48 Stunden auf.

**Antwort B** Schwellungen der regionalen Lymphknoten können nach Impfstoffgabe vorkommen.

**Antwort C** Fieber deutet immer auf eine bakterielle Verunreinigung des Impfstoffs hin.

**Antwort D** Die Injektionstechnik hat keinen Einfluss auf die Häufigkeit und das Ausmaß von Lokalreaktionen.

**Antwort E** Rötungen und Schmerzen an der Injektionsstelle können Ausdruck der normalen Auseinandersetzung des Körpers mit dem Impfstoff sein.

**AUFGABE 35**
**M**

Impfreaktionen

---

Welche Aussage zu frühkindlichem Autismus trifft zu?

**Antwort A** Bei autistischen Kindern beeindruckt zunächst die ausgeprägte Emotionalität.

**Antwort B** Autistische Kinder schließen in Intelligenztests besonders gut in den Sub-Tests für sprachliche Fähigkeiten ab.

**Antwort C** Häufig wird die Störung beim Besuch der Schule aufgedeckt und äußert sich schon in den ersten Unterrichtswochen durch fehlenden emotionalen Kontakt.

**Antwort D** Zum Aufbau von positiven oder normalen Fertigkeiten wie Blickkontakt und Sprachbenutzung werden besonders häufig operante Methoden eingesetzt.

**Antwort E** Repetitives und autoaggressives Verhalten kommen selten vor.

**AUFGABE 36**
**E**

Autismus

LÖSUNG 34

Antwort C ist richtig.

Zu Antwort A

Vollkornbrot enthält meist Weizen, der glutenhaltig ist und sollte bei der glutensensitiven Enteropathie nicht verzehrt werden.

Zu Antwort B

Bier wird aus Gerste gewonnen, enthält Gluten und sollte bei der glutensensitiven Enteropathie nicht verzehrt werden.

Zu Antwort C

Kartoffeln sind glutenfrei und dürfen neben z. B. Mais und Reis bei der glutensensitiven Enteropathie verzehrt werden.

Zu Antwort D

Weizentoastbrot ist glutenhaltig und sollte bei der glutensensitiven Enteropathie nicht verzehrt werden.

Zu Antwort E

Dinkel ist glutenhaltig und sollte bei der glutensensitiven Enteropathie nicht verzehrt werden.

LÖSUNG 35

Antworten B und E sind richtig.

Zu Antwort A

Bei Totimpfstoffen treten die meisten lokalen Reaktionen, z. B. Rötung, Schwellung oder Schmerzen, innerhalb der ersten 6–48 (bis 72) Stunden nach Impfung auf. Gelegentlich kommt es zu Allgemeinsymptomen wie Fieber und Abgeschlagenheit.

Zu Antwort B

Schwellungen der regionalen Lymphknoten können nach Impfstoffgabe auftreten. Andere Symptome der Impfreaktionen sind lokale Symptome wie Rötung, Schwellungen und Schmerzen an der Impfstelle, seltener auch Allgemeinsymptome wie Fieber und grippale Symptome.

Zu Antwort C

Fieber nach einer durchgeführten Impfung spricht in der Regel für eine Impfreaktion.

Zu Antwort D

Die meisten Impfstoffe werden intramuskulär verabreicht. Erreicht der Impfstoff nicht den Muskel, sondern das subkutane Fettgewebe, ist das Entzündungsrisiko mit Granulom- und Zystenbildung erhöht. Gleichzeitig muss man vom reduzierten Impferfolg ausgehen.

Zu Antwort E

Rötungen und Schmerzen an der Injektionsstelle können Ausdruck der normalen Auseinandersetzung des Körpers mit dem Impfstoff sein.

LÖSUNG 36

Antwort D ist richtig.

Zu Antwort A

Beim frühkindlichen Autismus (Kanner-Typ) handelt es sich um eine tiefgreifende Störung, die v. a. durch Auffälligkeiten in der sozialen Interaktion gekennzeichnet ist. Typisch ist eine deutliche Verzögerung der Sprach- und Intelligenzentwicklung, Störungen im Schlaf-Wach-Rhythmus, mangelndes Interesse an der Umwelt und stereotypes Spielverhalten.

Zu Antwort B

Die Sprach- und Intelligenzentwicklung ist deutlich verzögert. In der Hälfte der Fälle liegt eine geistige Behinderung vor.

Zu Antwort C

Die Symptome des frühkindlichen Autismus werden bereits im Säuglings- und Kleinkindalter festgestellt.

Zu Antwort D

Operante Methoden (operante Konditionierung) werden therapeutisch eingesetzt. Dabei wird erwünschtes Verhalten über positive Verstärker, zumeist Belohnung (über Lob, Zuwendung, Spielsachen) gefördert. Unerwünschtes Verhalten wird dagegen sanktioniert. Das fördert oder mindert nach vorherrschender Meinung das Auftreten eines bestimmten Verhaltens.

Zu Antwort E

Repetitives und autoaggressives Verhalten kommen häufig vor.

**AUFGABE 37**
**M**

Asthma bronchiale

## Welche der folgenden Aussagen zum Asthma bronchiale treffen zu?

Wählen Sie **zwei** Antworten!

**Antwort A** Bei der Auskultation sind feuchte Rasselgeräusche charakteristisch.

**Antwort B** Asthma bronchiale wird beim Erwachsenen fast immer durch eine Allergie verursacht.

**Antwort C** Typisch ist plötzliche Atemnot mit verlängerter und erschwerter Einatmung.

**Antwort D** Im Anfall wird u. a. ein Beta-2-Sympathomimetikum (z. B. Salbutamol) gegeben.

**Antwort E** Kalte Luft kann bei Asthma-Patienten zu Atemnotanfällen führen.

---

**AUFGABE 38**
**E**

Fallbeispiel
Notfälle

## Welche Aussage trifft zu?

Ihr Patient hat in Ihrer Praxis akut folgende Symptome: Verwirrtheit, Eintrübung, Orientierungslosigkeit, Hyperreflexie, feuchte, blasse, kaltschweißige Haut, Schwitzen, Heißhunger, Tachykardie. Es handelt sich am ehesten um:

**Antwort A** eine thyreotoxische Krise.

**Antwort B** einen kardiogenen Schock.

**Antwort C** einen hypoglykämischen Schock.

**Antwort D** eine Addison-Krise.

**Antwort E** einen hyperglykämischen Schock.

---

**AUFGABE 39**
**M**

Viren

## Welche der folgenden Aussagen über Viren treffen zu?

Wählen Sie **zwei** Antworten!

**Antwort A** Viren sind infektiöse Proteinpartikel ohne Nukleinsäure.

**Antwort B** Viren sind bis auf wenige resistente Stämme erfolgreich mit Breitbandantibiotika zu behandeln.

**Antwort C** Viren sind unter anderem Erreger der Diphtherie.

**Antwort D** Viren benötigen zur Vermehrung lebende Zellen.

**Antwort E** Gegen bestimmte Virusinfektionen ist eine Schutzimpfung möglich.

**LÖSUNG 37**

**Antworten D und E sind richtig.**

Zu Antwort A

In der Auskultation sind trockene Rasselgeräusche (Giemen, Brummen, Pfeifen) hörbar.

Zu Antwort B

Das Asthma bronchiale kann in ein extrinsisches (allergisches) Asthma und intrinsisches Asthma eingeteilt werden. Bei Kindern und Jugendlichen überwiegt die allergische Form. Bei Erwachsenen ist das intrinsische Asthma häufiger.

Zu Antwort C

Der Asthmaanfall ist durch Dyspnoe mit erschwerter Ausatmung und exspiratorischem Stridor, Husten mit zäh-glasigem, schwer abhustbarem Sputum und evtl. Zyanose gekennzeichnet.

Zu Antwort D

Beta-2-Sympathikomimetika imitieren die Wirkung von Katecholaminen am $\beta_2$-Rezeptor. Diese Pharmaka werden v. a. in der Behandlung des Asthma bronchiale oder der COPD als Bronchospasmolytikum verwendet.

Zu Antwort E

Kalte Luft kann Asthmaanfälle provozieren. Weiterhin Atemwegsinfekte, Einnahme von Beta-Blockern oder nichtsteroidalen Antirheumatika, körperliche Anstrengung und psychische Belastung.

---

**LÖSUNG 38**

**Antwort C ist richtig.**

Zu Antwort A

Eine thyreotoxische Krise geht mit Eintrübung, Orientierungslosigkeit, Hyperreflexie, Schwitzen, Hunger, HF ↑, RR ↑, Herzrhythmusstörungen, Fieber, Erbrechen, Durchfall und Muskelschwäche einher.

Zu Antwort B

Typisch für den kardiogenen Schock sind u. a. RR ↓, HF ↑, gestaute Jugularvenen, Dyspnoe, Zyanose.

Zu Antwort C

Die o. g. Symptome sprechen für einen hypoglykämischen Schock. Typisch ist der akute Beginn, Eintrübung, Orientierungslosigkeit, Hyperreflexie, feuchte, blasse und kühle Haut, Heißhunger und Tachykardie. Der Blutzucker ist erniedrigt.

Zu Antwort D

Die Symptome der Addison-Krise sind u. a. Hyperpigmentierung der Haut (bei NNR-Insuffizienz), Hypoglykämie, Schwäche, Gewichtsverlust, Übelkeit, Erbrechen, Schocksymptome durch Exsikkose und RR ↓, Fieber und Bewusstseinsstörungen.

Zu Antwort E

Symptome des hyperglykämischen Schocks sind u. a. subakuter Beginn, Hyperglykämie, Durst, Polyurie, trockene Haut, Somnolenz, RR ↓, HF ↑ und ggf. obstartiger Geruch (bei Typ I-Diabetes und Ketonbildung).

---

**LÖSUNG 39**

**Antworten D und E sind richtig.**

Zu Antwort A

Viren sind nicht selbstständig lebens- und vermehrungsfähig und permanent auf eine Wirtszelle angewiesen. Infektiöse Proteinpartikel ohne Nukleinsäure werden Prione genannt.

Zu Antwort B

Einige Viren können mit Virostatika behandelt werden. Antibiotika wirken gegen Bakterien. Gegen virale Infektionen sind Antibiotika unwirksam.

Zu Antwort C

Der Erreger der Diphtherie ist das Bakterium Corynebacterium diphtheriae.

Zu Antwort D

Viren können sich ausschließlich in vitalen Zellen vermehren. Dabei sind sie auf bestimmte Körperzellen spezialisiert (Organotropismus). Nach Eintritt des Virus in den Körper bindet es zunächst an die körpereigene Zellmembran, dringt in die Zelle ein, bzw. wird aktiv von der Zelle aufgenommen. Danach wird das virale Genom in die Wirtszelle integriert, sodass der Schwerpunkt des Stoffwechsels auf der Virusvermehrung liegt.

Zu Antwort E

Gegen einige virale Infektionen sind Impfungen möglich, u. a. Rota-Viren, Mumps, Masern, Röteln, Varizellen, HPV-Viren.

### Welche der folgenden Aussagen treffen zu?

Ein Ulcus am Fuß oder Unterschenkel kann verursacht sein durch:

1. Chronisch-venöse Insuffizienz
2. Diabetes mellitus
3. Bakterielle Infektion
4. Periphere arterielle Verschlusskrankheit
5. Achalasie

**Antwort A** Nur die Aussagen 1, 2 und 3 sind richtig.

**Antwort B** Nur die Aussagen 1, 4 und 5 sind richtig.

**Antwort C** Nur die Aussagen 2, 3 und 4 sind richtig.

**Antwort D** Nur die Aussagen 1, 2, 3 und 4 sind richtig.

**Antwort E** Nur die Aussagen 1, 2, 4 und 5 sind richtig.

**AUFGABE 40**
**A**

Ulcus cruris

---

### Welche der folgenden Aussagen zu Brustkrebs (Mammakarzinom) treffen zu?

1. Es ist der häufigste maligne Tumor der Frau.
2. Eine Frau, die mehrere Kinder geboren und gestillt hat, hat ein höheres Risiko an Brustkrebs zu erkranken als eine kinderlose Frau.
3. Brustkrebs tritt familiär gehäuft auf.
4. Auch Männer können an Brustkrebs erkranken.
5. Knochenmetastasen sind eine typische Komplikation bei einer Brustkrebserkrankung.

**Antwort A** Nur die Aussagen 1 und 5 sind richtig.

**Antwort B** Nur die Aussagen 2 und 4 sind richtig.

**Antwort C** Nur die Aussagen 1, 2 und 3 sind richtig.

**Antwort D** Nur die Aussagen 1, 3, 4 und 5 sind richtig.

**Antwort E** Alle Aussagen sind richtig.

**AUFGABE 41**
**A**

Mammakarzinom

---

### Welche Aussage zum Insulinstoffwechsel trifft zu?

**Antwort A** Insulin hat auf den Fettstoffwechsel keinen Einfluss.

**Antwort B** Insulin führt zu einem Abbau des Glykogenspeichers.

**Antwort C** Insulin ist ein Peptidhormon, das den Blutzucker senkt.

**Antwort D** Eine exokrine Pankreasinsuffizienz führt zu einem Diabetes mellitus.

**Antwort E** Bei Diabetes mellitus kommt es zu einer vermehrten Glukoseaufnahme in peripherem Muskel- und Fettgewebe.

**AUFGABE 42**
**E**

Insulinstoffwechsel

LÖSUNG 43

Antwort D ist richtig.

Zu Antwort A

Der Erreger von Pertussis ist das Bakterium Bordetella pertussis.

Zu Antwort B

Weder die Impfung im Kindesalter noch eine durchgemachte Erkrankung hinterlässt eine lebenslange Immunität. Rezidive sind möglich.

Zu Antwort C

Die Infektiosität ist im Stadium catarrhale am höchsten. In diesem Stadium bestehen Symptome eines unspezifischen grippalen Infektes mit Rhinitis, Konjunktivitis, Fieber.

Zu Antwort D

Typisch für Keuchhusten sind (im Stadium convulsivum) stakkatoartige, nächtliche Hustenanfälle (15–20) mit einem hörbar keuchenden Inspirium am Ende, Zyanose und Apnoephasen. Erbrechen ist möglich. Die Dauer des Stadiums beträgt 4–8 Wochen.

Zu Antwort E

Für den Heilpraktiker besteht eine namentliche Meldepflicht bei Verdacht, Erkrankung und Tod gemäß § 6, Abs. 1 IfSG.

---

LÖSUNG 44

Antwort C ist richtig.

Zu Aussage 1

Durch den arteriellen Verschluss kommt ohnehin zu wenig Blutversorgung in das poststenotische Gebiet, sodass eine Beintieflagerung indiziert ist.

Zu Aussage 2

Wattepolsterung der Extremität zum Schutz vor Drucknekrosen, die Anlage eines venösen Zugangs und die sofortige Notarztverständigung mit Klinikeinweisung sind die richtigen Maßnahmen.

Zu Aussage 3

Sofortige Notarzt-Verständigung und Klinikeinweisung sind indiziert.

Zu Aussage 4

Die Anlage eines venösen Gefäßzugangs ist indiziert.

Zu Aussage 5

Intramuskuläre Injektionen sind bei allen thromboembolischen Erkrankungen kontraindiziert, so auch in diesem Fall. Die Therapie der Erkrankung besteht aus der Embolektomie und Lysetherapie, im Zuge derer die Blutgerinnung stark herabgesetzt wird. Eine zuvor gesetzte i. m.-Injektion geht mit Gefäßverletzungen einher. Eine später durchgeführte Lysetherapie wird an dieser Stelle zu massiven Blutungen führen, bzw. die Lysetherapie wird gar nicht durchgeführt.

---

LÖSUNG 45

Antwort D ist richtig.

Zu Aussage 1

Typische Lokalisation der Hauterscheinungen beim endogenen Ekzem (Neurodermitis) sind die Beugeseiten der Extremitäten v. a. Ellenbeugen, Handgelenke, Kniebeugen.

Zu Aussage 2

Die Prädilektionsstellen bei der Psoriasis vulgaris sind die Streckseiten der Extremitäten (Ellenbogen, Knie), der okzipitale Bereich, das Sakrum und die Gesäßfalte.

Zu Aussage 3

Die Prädilektionsstellen des Erythema nodosum sind die Vorderseite der Schienbeine. Es handelt sich dabei um entzündliche Knoten, die u. a. im Rahmen von Tuberkulose, Streptokokken, Yersiniose und Morbus Crohn vorkommen.

Zu Aussage 4

Der Herpes Zoster (Gürtelrose) entwickelt Hautläsionen im Dermatom. Betroffen sind v. a. thorakale Segmente, einseitig.

Zu Aussage 5

Der Primäraffekt entsteht im Zuge der Lues an der Eintrittspforte, meist am Genitale. Der Primäraffekt ist eine meist schmerzlose Papel, der sich in ein schmerzloses Geschwür (Ulcus durum, harter Schanker) mit derber Randzone umwandelt.

Zu Ihnen kommt ein Patient, der in der Anamnese angibt, vor 2 Jahren eine rechtsseitige Hirnblutung erlitten zu haben.

Welche der folgenden Befunde sind typischerweise zu erwarten?
Wählen Sie **zwei** Antworten!

**Antwort A** Schlaffe Lähmung des linken Beines

**Antwort B** Spastische Lähmung des linken Beines

**Antwort C** Gangausgleich durch Zirkumduktion des rechten Beines

**Antwort D** Schlaffes Herabhängen des linken Armes

**Antwort E** Anwinkelung des linken Armes

**AUFGABE 46**
**M**

Hirnblutung

---

Welche Aussage trifft zu?
Einem Patienten wurde von seinem Hausarzt im Rahmen der medikamentösen Therapie ein selektiver Serotonin-Wiederaufnahme-Hemmer (SSRI, z. B. Citalopram) verordnet.
Dies spricht am ehesten für eine/ein:

**Antwort A** Vaskuläre Demenz

**Antwort B** Manie

**Antwort C** Depressive Störung

**Antwort D** Aufmerksamkeits-/Hyperaktivitätsstörung (ADHS)

**Antwort E** Schizophrenes Residuum

**AUFGABE 47**
**E**

SSRI

---

Welche der folgenden Aussagen zur alkoholischen Hautdesinfektion vor der Applikation einer Injektion trifft (treffen) zu?

1. Bei der Desinfektion des Hautareals wird die Zahl der lebensfähigen Keime für eine gewisse Zeit reduziert.
2. Sie ist eine symbolische Handlung, bzw. dient allenfalls der Hautreinigung.
3. Ziel der Desinfektion ist das Abtöten der residenten Hautflora.
4. Sie dient unter anderem der Abwendung vermeidbarer Spritzenabszesse.
5. Die Einwirkzeit spielt für die Wirkung des Desinfektionsmittels keine Rolle.

**Antwort A** Nur die Aussage 4 ist richtig.

**Antwort B** Nur die Aussagen 1 und 4 sind richtig.

**Antwort C** Nur die Aussagen 1, 2 und 5 sind richtig.

**Antwort D** Nur die Aussagen 1, 3 und 4 sind richtig.

**Antwort E** Alle Aussagen sind richtig.

**AUFGABE 48**
**A**

Hautdesinfektion

LÖSUNG 46

Antworten B und E sind richtig.

Zu Antwort A

Im akuten Stadium einer rechtsseitigen Hirnblutung (Hirninfarkt) ist eine schlaffe Lähmung des linken Beines (durch Kreuzung der Pyramidenbahnen auf die kontralaterale Seite) zu erwarten. Nach (Wochen) Monaten entwickelt sich eine Spastik.

Zu Antwort B

Eine spastische Lähmung des linken Beines ist zu erwarten.

Zu Antwort C

Nach Wochen bzw. Monaten bildet sich eine Spastik im linken Bein aus. Beim Gehen schert das linke Bein im Halbkreis nach außen aus, was auch Zirkumduktion genannt wird. Die Gangart wird auch als Wernicke-Mann-Gang bezeichnet.

Zu Antwort D

Eine schlaffe Lähmung ist typisch für das akute Stadium. Nach (Wochen) Monaten entwickelt sich eine Spastik. Der Arm befindet sich dabei in einer angewinkelten Position (weil Beuger an der oberen Extremität überwiegen).

Zu Antwort E

Der Arm ist im Zuge einer Spastik angewinkelt.

---

LÖSUNG 47

Antwort C richtig.

Zu Antwort A

Die wichtigste Therapie vaskulärer Demenz ist die Behandlung der zerebrovaskulären Risikofaktoren, v. a. der Hypertonie und Hyperlipidämie. Das kann mit ACE-Hemmern, Kalzium-Antagonisten und Statinen erfolgen.

Zu Antwort B

Die Manie wird im akuten Stadium u. a. mit Sedativa behandelt. Für die Rückfallprophylaxe werden u. a. Lithiumpräparate, Antiepileptika oder atypische Neuroleptika verwendet.

Zu Antwort C

Selektive Serotonin-Rückaufnahme-Hemmer (SSRH), z. B. Citalopram: hemmen die Wiederaufnahme von Neurotransmittern (Noradrenalin, Serotonin) im ZNS und erhöhen die Konzentration derselben im synaptischen Spalt. Sie werden bei depressiven Störungen verwendet.

Zu Antwort D

Das ADHS kann medikamentös mit Methylphenidat behandelt werden.

Zu Antwort E

Das schizophrene Residuum wird v. a. mit Neuroleptika behandelt.

---

LÖSUNG 48

Antwort B ist richtig.

Zu Aussage 1

Das Ziel der Desinfektion ist die Keimreduktion.

Zu Aussage 2

Die Desinfektion dient der Reduktion der Keime im Punktionsgebiet und reduziert die Wahrscheinlichkeit von Infektionen im Punktionsgebiet. Gelegentlich kann allerdings durchaus der Eindruck gewonnen werden, dass in medizinischen Einrichtungen dieser Vorgang als symbolische Handlung verstanden wird, indem z. B. nicht das Punktionsgebiet benetzt wird, die Einwirkzeit nicht eingehalten wird oder nach erfolgter Desinfektion mit nicht desinfizierten Händen nachpalpiert wird.

Zu Aussage 3

Bei der alkoholischen Desinfektion vor einer Injektion wird die transiente Hautflora erfasst.

Zu Aussage 4

Die Desinfektion des Punktionsareals vor einer Injektion dient zum einem der Abwendung vermeidbarer Spritzenabszesse aber auch systemischer Infektionen.

Zu Aussage 5

Die Einwirkzeit richtet sich nach Herstellerangaben. Sie beträgt in den meisten Fällen zwischen 15–30 Sekunden.

Welche der folgenden Aussagen treffen zu?
Eine Eosinophilie tritt typischerweise auf bei:
1. Wurmerkrankungen
2. Allergischem Asthma bronchiale
3. Urtikaria
4. Arzneimittelexanthem
5. Cushing-Syndrom

**Antwort A** Nur die Aussagen 1 und 5 sind richtig.

**Antwort B** Nur die Aussagen 3 und 4 sind richtig.

**Antwort C** Nur die Aussagen 1, 2 und 4 sind richtig.

**Antwort D** Nur die Aussagen 1, 2, 3 und 4 sind richtig.

**Antwort E** Nur die Aussagen 2, 3, 4 und 5 sind richtig.

**AUFGABE 49**
**A**

Eosinophilie

---

Welche der folgenden Symptome gehören zur sogenannten B-Symptomatik bei Malignomen?
1. Nachtschweiß
2. Ösophagealer Reflux
3. Gewichtsverlust
4. Diarrhö
5. Fieber ohne sonstige erklärliche Ursache

**Antwort A** Nur die Aussagen 1 und 3 sind richtig.

**Antwort B** Nur die Aussagen 1 und 4 sind richtig.

**Antwort C** Nur die Aussagen 1, 3 und 5 sind richtig.

**Antwort D** Nur die Aussagen 2, 3 und 4 sind richtig.

**Antwort E** Alle Aussagen sind richtig.

**AUFGABE 50**
**A**

B-Symptome

---

Welche der folgenden Aussagen treffen zu?
Wählen Sie **zwei** Antworten!

Das Hebammengesetz (HebG) schränkt die Ausübung der Heilkunde durch Heilpraktiker ein. Die Leistung der Geburtshilfe ist nach dem HebG Ärzten und Hebammen vorbehalten. Die Geburtshilfe im Sinne des HebG umfasst:

**Antwort A** die Überwachung des Geburtsverlaufes von Beginn der Wehen an

**Antwort B** die Überwachung des Geburtsverlaufes erst ab Beginn der Austreibungsphase

**Antwort C** die Überwachung des gesamten Wochenbettverlaufs

**Antwort D** den Zeitraum nur bis zum Abschluss der Nachgeburt (Plazenta)

**Antwort E** den Zeitraum nur bis zur ersten Laktation der Mutter

**AUFGABE 51**
**M**

Hebammengesetz

**LÖSUNG 49**

Antwort D ist richtig.

Zu Aussage 1
Bei Wurmerkrankungen ist eine Eosinophilie typisch.

Zu Aussage 2
Bei allergischem Asthma bronchiale ist eine Eosinophilie typisch.

Zu Aussage 3
Bei der Urtikaria ist eine Eosinophilie typisch.

Zu Aussage 4
Arzneimittelexantheme sind meist allergischer Natur und gehen mit Eosinophilie einher.

Zu Aussage 5
Das Cushing-Syndrom geht mit erhöhten Kortisolspiegeln und einer Eosinopenie einher.

---

**LÖSUNG 50**

Antwort C ist richtig.

Zu Aussage 1
Nachtschweiß zählt, neben Gewichtsabnahme und Fieber zu den B-Symptomen.

Zu Aussage 2
Ösophagealer Reflux zählt nicht zu den B-Symptomen.

Zu Aussage 3
Gewichtsverlust zählt zu den B-Symptomen und ist Ausdruck eines konsumierenden Geschehens.

Zu Aussage 4
Die Diarrhö zählt nicht zu den B-Symptomen.

Zu Aussage 5
Fieber ohne sonstige erklärliche Ursache zählt zu den B-Symptomen.

---

**LÖSUNG 51**

Antworten A und C sind richtig.

Zu Antwort A
Nach § 4 Abs. 2 des Hebammengesetzes umfasst die Geburtshilfe die „Überwachung des Geburtsvorgangs von Beginn der Wehen an, Hilfe bei der Geburt und Überwachung des Wochenbettverlaufs".

Zu Antwort B
Die Geburtshilfe im Sinne des HebG umfasst die Überwachung des Geburtsverlaufes von Beginn der Wehen an.

Zu Antwort C
Die Geburtshilfe im Sinne des HebG umfasst den gesamten Wochenbettverlauf.

Zu Antwort D
Die Geburtshilfe umfasst den gesamten Prozess der Geburt und den gesamten Wochenbettverlauf.

Zu Antwort E
Die Geburtshilfe umfasst den gesamten Prozess der Geburt und den gesamten Wochenbettverlauf.

## Welche der folgenden Aussagen zum Ikterus des Neugeborenen treffen zu?

Wählen Sie **zwei** Antworten!

**Antwort A** Der Höhepunkt der Hyperbilirubinämie wird beim gesunden Kind etwa 6 Wochen nach der Geburt erreicht.

**Antwort B** Apathie und Trinkschwäche können ein Hinweis auf hohe Bilirubinwerte sein.

**Antwort C** Bei sehr hohen Bilirubinwerten besteht die Gefahr einer Bilirubinenzephalopathie.

**Antwort D** Die Bilirubinerhöhung des Neugeborenen hält meist bis zur 10. Lebenswoche an.

**Antwort E** Bei Frühgeborenen kommt es nach der Geburt zu keinem Anstieg des Gesamtbilirubins.

**AUFGABE 52**
**M**

Neugeborenenikterus

---

## Welche der folgenden Aussagen treffen zu?

Zigarettenrauchen ist ein Risikofaktor für:

1. Erektionsstörungen
2. Kehlkopfkrebs
3. Blasenkrebs
4. Nierenkrebs
5. Koronare Herzerkrankung (KHK)

**Antwort A** Nur die Aussagen 2 und 4 sind richtig.

**Antwort B** Nur die Aussagen 2 und 5 sind richtig.

**Antwort C** Nur die Aussagen 1, 3, 4 und 5 sind richtig.

**Antwort D** Nur die Aussagen 2, 3, 4 und 5 sind richtig.

**Antwort E** Alle Aussagen sind richtig.

**AUFGABE 53**
**A**

Nikotinabusus

---

Ein Vater kommt mit seinem Kind zu Ihnen. Sie sehen ein Kind, das hoch fiebert und schwer krank wirkt. Sie hören einen inspiratorischen Stridor. Des Weiteren läuft dem Kind der Speichel aus dem Mund. Sie erfahren, dass das Kind bisher nicht geimpft wurde.

## Welche Aussage zum weiteren Vorgehen trifft zu?

**Antwort A** Sie vermuten eine lebensbedrohliche Erkrankung und rufen sofort den Notarzt.

**Antwort B** Sie legen das Kind hin und besprechen mit dem Vater ausführlich, dass Impfungen gemäß den Empfehlungen der STIKO wichtig sind.

**Antwort C** Um einen Fremdkörper im Rachenbereich auszuschließen, führen Sie eine tiefe Racheninspektion unter Zuhilfenahme eines Spatels durch.

**Antwort D** Die Fiebersenkung ist dringend notwendig, z. B. durch Wadenwickel. Dann wird das Kind auch wieder ruhiger atmen können.

**Antwort E** Der Vater scheint mit der Situation überfordert. Sie bittet ihn, die Mutter zu informieren, da diese im Umgang mit einem kranken Kind sicherer ist.

**AUFGABE 54**
**E**

Fallbeispiel
Notfall

**LÖSUNG 52**

## Antworten B und C sind richtig.

Zu Antwort A

Der Neugeborenenikterus tritt in der Regel zwischen dem 3.–6. Lebenstag auf. Der Fötus produziert fetales Hämoglobin (HbF). Nach der Geburt wird nur adultes Hämoglobin (HbA) gebildet. Zum Zeitpunkt der Geburt und nach der Geburt werden sehr viele Erythrozyten abgebaut, die das HbF tragen, es entsteht ein hämolytischer Ikterus mit einer Anhäufung von unkonjugiertem Bilirubin, das in der Kürze der Zeit in der Leber nicht konjugiert werden kann.

Zu Antwort B

Apathie und Trinkschwäche können Hinweise auf hohe Bilirubinwerte sein.

Zu Antwort C

Bei sehr hohen Bilirubinwerten besteht die Gefahr einer Bilirubinenzephalopathie. Die Symptome sind Ikterus, schrilles Schreien, Hypotonie, Hyperreflexie, Krampfanfälle, Dys- und Apnoe, langfristig auch geistige Retardierung.

Zu Antwort D

Die Bilirubinerhöhung hält in der Regel bis zum 10. Lebenstag an.

Zu Antwort E

Bei Frühgeborenen ist der Bilirubinanstieg meist stärker ausgeprägt und hält auch länger an.

---

**LÖSUNG 53**

## Antwort E ist richtig.

Zu Aussage 1

Zigarettenrauchen ist ein Risikofaktor für Erektionsstörungen.

Zu Aussage 2

Zigarettenrauchen ist ein Risikofaktor für die Entstehung von Kehlkopfkrebs.

Zu Aussage 3

Zigarettenrauchen ist ein Risikofaktor für die Entstehung von Blasenkrebs.

Zu Aussage 4

Zigarettenrauchen ist ein Risikofaktor für die Entstehung von Nierenkrebs.

Zu Aussage 5

Zigarettenrauchen ist ein Risikofaktor für die Entstehung der Arteriosklerose und damit für die koronare Herzkrankheit.

---

**LÖSUNG 54**

## Antwort A ist richtig.

Zu Antwort A

Die oben genannten Symptome sprechen für eine Epiglottitis, die durch Bakterien (HiB, Streptokokken, Staphylokokken oder Diphtherieerreger) hervorgerufen wird. Es handelt sich um eine lebensgefährliche Erkrankung, deswegen ist sofort der Notarzt zu verständigen.

Zu Antwort B

Die Informationen über die Wichtigkeit der Impfungen muss zum späteren Zeitpunkt erfolgen. An erster Stelle steht die Versorgung des Kindes durch einen Notarzt.

Zu Antwort C

Eine diagnostische Racheninspektion ist in diesem Fall kontraindiziert. Mögliche Folgen ist ein reflektorischer Laryngospasmus und durch Verlegung der Atemwege die akute Erstickungsgefahr.

Zu Antwort D

Im Vordergrund stehen die Verständigung des Notarztes und die Freihaltung und Abschwellung der Atemwege.

Zu Antwort E

Anzunehmen ist, dass alle Eltern mit einem derartigen Krankheitsbild überfordert sind. Im oben genannten Fall ist zunächst wichtig, den Notarzt zu verständigen und gleich danach die Mutter.

Welche der folgenden Aussagen treffen zu?

Wichtige Eigenschaften des Therapeuten in der klientenzentrierten Gesprächspsychotherapie sind:

1. Positive Wertschätzung
2. Emotionale Wärme
3. Aktives, direktives Verhalten
4. Kongruenz
5. Echtheit

**Antwort A** Nur die Aussagen 1, 2, 3 und 4 sind richtig.

**Antwort B** Nur die Aussagen 1, 2, 3 und 5 sind richtig.

**Antwort C** Nur die Aussagen 1, 2, 4 und 5 sind richtig.

**Antwort D** Nur die Aussagen 1, 3, 4 und 5 sind richtig.

**Antwort E** Nur die Aussagen 2, 3, 4 und 5 sind richtig.

**AUFGABE 55**
**A**

Klientenzentrierte Gesprächspsychotherapie

---

Eine 85-jährige Frau kommt zu Ihnen mit Bauchschmerzen, die nicht genau lokalisierbar sind. Es bestehen Meteorismus, Aufstoßen, Übelkeit und Brechreiz. Bei der Untersuchung finden Sie keine Darmgeräusche, der Bauch fühlt sich hart an.

Welche Diagnose trifft am ehesten zu?

**Antwort A** Chronische Magenschleimhautentzündung

**Antwort B** Reizkolon

**Antwort C** Ileus

**Antwort D** Herzmuskelschwäche mit Blutstau in die Bauchorgane

**Antwort E** Chronische Bauchspeicheldrüsenentzündung

**AUFGABE 56**
**E**

Fallbeispiel
Bauchschmerzen

---

Welche der folgenden Aussagen treffen zu?

Wählen Sie **zwei** Antworten!

Bei der körperlichen Untersuchung erfolgt die Prüfung auf Vorliegen einer oberen Einflussstauung bei Rechtsherzinsuffizienz:

**Antwort A** an der Vena jugularis externa

**Antwort B** an der Arteria carotis interna

**Antwort C** an der Arteria radialis

**Antwort D** in Kopftieflage

**Antwort E** bei erhöhtem Oberkörper

**AUFGABE 57**
**M**

Untersuchung
Obere Einflussstauung

LÖSUNG 55

Antwort C ist richtig.

Zu Aussage 1

Positive Wertschätzung mit bedingungsfreier Akzeptanz ist eines der wichtigen Therapieelemente bei der klientenzentrierten Gesprächspsychotherapie.

Zu Aussage 2

Emotionale Wärme zählt ebenfalls zu den wichtigen Therapieelementen der klientenzentrierten Gesprächspsychotherapie.

Zu Aussage 3

Bei der klientenzentrierten Gesprächspsychotherapie handelt es sich um eine „nicht-direktive Therapie" das bedeutet, dass der Klient keine Richtlinie z. B. bezüglich seines Verhaltens bekommt, sondern die eigenen Defizite und Störungen selbst bzw. im Gespräch mit dem Therapeuten ent- und aufdecken und durch eigene Entscheidungen selbstverantwortlich modifizieren kann. Im Zentrum steht nicht das Problem, sondern der Mensch als Individuum.

Zu Aussage 4

Kongruenz zählt ebenfalls zu den wichtigen Therapieelementen der klientenzentrierten Gesprächspsychotherapie.

Zu Aussage 5

Echtheit zählt ebenfalls zu den wichtigen Therapieelementen der klientenzentrierten Gesprächspsychotherapie.

---

LÖSUNG 56

Antwort C ist richtig.

Zu Antwort A

Die chronische Gastritis geht u. a. mit Aufstoßen, Übelkeit und Brechreiz einher. Die Schmerzen sind in der Regel im Epigastrium lokalisierbar. Darmgeräusche sind vorhanden.

Zu Antwort B

Die Symptome des Reizkolons sind u. a. Bauchschmerzen, Blähungen, Obstipation und/oder Diarrhö (nicht nächtlich, nicht blutig). Die Darmgeräusche sind meist rege hörbar.

Zu Antwort C

Die o. g. Angaben sprechen am ehesten für einen paralytischen Ileus. Typisch sind Meteorismus, Aufstoßen, Übelkeit, Brechreiz und fehlende Darmgeräusche. Diffuse Bauchschmerzen und hartes Abdomen sprechen für eine peritoneale Reizung.

Zu Antwort D

Die Herzinsuffizienz kann mit Übelkeit, Aufstoßen und Brechreiz einhergehen. Andere Symptome sind u. a. Jugularvenenstauung, Lebervergrößerung, symmetrische periphere Ödeme, Zyanose und Atemnot.

Zu Antwort E

Symptome der chronischen Pankreatitis sind rezidivierende Schmerzen tief im Oberbauch, die gürtelförmig in den Rücken ausstrahlen, Fettstühle, Blähungen und Fettunverträglichkeit. Darmgeräusche sind vorhanden, der Bauch weich.

---

LÖSUNG 57

Antworten A und E sind richtig.

Zu Antwort A

Das Vorliegen einer oberen Einflussstauung bei Rechtsherzinsuffizienz wird in 30° -Oberkörperhochlagerung an der V. jugularis externa beurteilt. Bei der Rechtsherzinsuffizienz findet sich eine symmetrische obere Einflussstauung.

Zu Antwort B

An der A. carotis interna kann im Notfall der Puls beurteilt werden.

Zu Antwort C

Die A. radialis kann zur Pulsmessung herangezogen werden.

Zu Antwort D

In Kopftieflage ist bei jedem Menschen die V. jugularis externa gestaut. Das Vorliegen der oberen Einflussstauung bei Rechtsherzinsuffizienz erfolgt in 30°-Oberkörperhochlagerung.

Zu Antwort E

Das Vorliegen der oberen Einflussstauung bei Rechtsherzinsuffizienz erfolgt in 30°-Oberkörperhochlagerung.

## Welche der folgenden Aussagen zur Wirbelsäule trifft (treffen) zu?

1. Das Iliosakralgelenk (Sakroiliakalgelenk) stellt die Verbindung zwischen Darmbein und Kreuzbein dar.
2. Die Arteria vertebralis verläuft im mittleren Abschnitt der Halswirbelsäule ventral der Querfortsätze der Wirbel.
3. An der Halswirbelsäule ist der 7. Halswirbel am einfachsten aufzufinden.
4. Physiologisch besteht im Halswirbelbereich eine Kyphose.
5. Ein Rippenbuckel weist auf eine bestehende Skoliose hin.

**Antwort A** Nur die Aussage 3 ist richtig.

**Antwort B** Nur die Aussagen 1, 2 und 4 sind richtig.

**Antwort C** Nur die Aussagen 1, 3 und 5 sind richtig.

**Antwort D** Nur die Aussagen 1, 3, 4 und 5 sind richtig.

**Antwort E** Alle Aussagen sind richtig.

**AUFGABE 58**
**A**

Anatomie, Pathologie
Wirbelsäule

---

## Welche Aussage zur Hygiene trifft zu?

**Antwort A** Bei der hygienischen Händedesinfektion ist eine vorgeschaltete Reinigung verpflichtend vorgeschrieben.

**Antwort B** Eine hygienische Händedesinfektion ist vor und nach jedem Wundkontakt erforderlich.

**Antwort C** Das Tragen steriler Handschuhe bei invasiven Maßnahmen macht eine Händedesinfektion überflüssig.

**Antwort D** Vor Haut-/Weichteilpunktionen ist eine Sprühdesinfektion der Einstichstelle ausreichend.

**Antwort E** Zur Vermeidung einer Krankheitsübertragung ist die hygienische Händewaschung ebenso wirksam wie die hygienische Händedesinfektion.

**AUFGABE 59**
**E**

Hygiene

---

## Welche der folgenden Aussagen zur venösen Blutentnahme treffen zu?

1. Zu schnelles Aspirieren durch eine dünne Nadel kann zu einer Hämolyse führen.
2. Zu lange Lagerung von Vollblut, insbesondere im Kühlschrank, kann zu falsch hohen Kaliumwerten führen.
3. Längere intensive körperliche Belastung kann zu einem Anstieg des Muskelenzyms CK (Kreatinkinase) führen.
4. Der Blutausstrich für die Zelldifferenzierung sollte erst nach zwei Tagen angefertigt und fixiert werden.
5. Zu lange Stauung bei der Blutentnahme und „Pumpen“ mit der Hand führt zu erniedrigten Kaliumwerten.

**Antwort A** Nur die Aussagen 1 und sind richtig.

**Antwort B** Nur die Aussagen 3 und 5 sind richtig.

**Antwort C** Nur die Aussagen 1, 2 und 3 sind richtig.

**Antwort D** Nur die Aussagen 3, 4 und 5 sind richtig.

**Antwort E** Alle Aussagen sind richtig.

**AUFGABE 60**
**A**

Blutentnahme

LÖSUNG 58

Antwort C ist richtig.

Zu Aussage 1

Das Iliosakralgelenk (Sakroiliakalgelenk) stellt die Verbindung zwischen Darmbein (Os ilium) und Kreuzbein (Os sacrum) dar.

Zu Aussage 2

Die A. vertebralis verläuft im mittleren Abschnitt der Halswirbelsäule in den Foramina transversaria der Querfortsätze der Wirbel.

Zu Aussage 3

Der Dornfortsatz des 7. Halswirbels steht deutlich hervor, weswegen er auch die Bezeichnung Vertebra prominens trägt.

Zu Aussage 4

Im Halswirbel- und Lendenwirbelbereich findet sich eine Lordose, im Brustwirbelbereich und am Kreuzbein findet sich eine Kyphose.

Zu Aussage 5

Ein Rippenbuckel weist auf eine bestehende Skoliose hin. Er kann bei ausgeprägten Formen im geraden Stand gesehen werden. Bei gering ausgeprägter Skoliose ist er im Vorbeugetest sichtbar.

---

LÖSUNG 59

Antwort B ist richtig.

Zu Antwort A

Bei der hygienischen Händedesinfektion werden die Anflugkeime (transiente Flora) der Haut eliminiert. Bei starken Verschmutzungen werden grobe Partikel mit einem Tuch entfernt, danach werden die Hände desinfiziert und dann ggf. gewaschen.

Zu Antwort B

Die Durchführung der hygienischen Händedesinfektion ist indiziert:

- Vor und nach Patientenkontakt
- Vor und nach Kontakt mit Wunden, Körpersekreten und potenziell kontaminierten Gegenständen
- Vor Umgang mit Lebensmittel oder Medikamenten
- Nach dem Naseputzen/Niesen, nach Toilettenbenutzung
- Nach dem Ausziehen der Handschuhe

Zu Antwort C

Vor invasiven Maßnahmen ist eine chirurgische Händedesinfektion notwendig. Nach der Desinfektion werden sterile Handschuhe übergezogen.

Zu Antwort D

Vor Haut-/Weichteilpunktionen wird die Haut zunächst gereinigt, enthaart und entfettet. Die Gesamteinwirkzeit des Hautdesinfektionsmittels beträgt etwa 5 Minuten.

Zu Antwort E

Händewaschung ist der Händedesinfektion in der Elimination der Keime deutlich unterlegen.

---

LÖSUNG 60

Antwort C ist richtig.

Zu Aussage 1

Schnelle Aspiration und dünne Kanüle begünstigen die extrakorporale Hämolyse und führen zur Messung falsch hoher Kaliumwerte. Andere Faktoren, die eine Hämolyse bedingen, sind langes Stehen der Blutprobe, warme Lagerung, plötzliche Abkühlung sowie Erwärmung oder starkes Schütteln der Probengefäße.

Zu Aussage 2

Zu lange Lagerung von Vollblut, insbesondere im Kühlschrank, kann zu falsch hohen Kaliumwerten führen. Es sollte daher so kurz wie möglich gelagert werden und nach spätestens 3 Stunden im Labor sein.

Zu Aussage 3

Längere, intensive körperliche Belastung kann zu einem Anstieg des Muskelenzyms CK führen, das physiologischerweise in den Muskelzellen enthalten ist.

Zu Aussage 4

Der Blutausstrich für die Zelldifferenzierung sollte so schnell es geht angefertigt und fixiert werden, in der Regel innerhalb der ersten 2 Stunden nach Blutentnahme.

Zu Aussage 5

Zu lange Stauung bei der Blutentnahme und „Pumpen" mit der Hand führt zu Hämolyse und damit zu erhöhten Kaliumwerten.

# 5 Prüfungstermin März 2019

## Welche der folgenden Aussagen zum Delir treffen zu?

1. Das hyperaktive Delir zeigt u. a. eine erhöhte psychomotorische Aktivität, stereotype Aktivitäten, Umherwandern, leichte Erregbarkeit und Euphorie.
2. Das hypoaktive Delir zeigt u. a. Schwerfälligkeit, Lethargie, Verwirrtheit, verlangsamte und reduzierte Sprache und ein reduziertes Bewusstsein.
3. Beim Alkoholdelir findet man neben einer psychotischen auch eine psychovegetative Symptomatik (Hypertonie, Tachykardie, Tremor).
4. Prädisponierende Faktoren eines Delirs sind hohes Lebensalter, Demenz, Depression, Dehydratation und Malnutrition.
5. Auslöser eines Delirs können akute Infektionen, Stoffwechselentgleisungen, Medikamenteneinnahme oder -entzug sein.

**Antwort A** Nur die Aussagen 2 und 5 sind richtig.

**Antwort B** Nur die Aussagen 1, 3 und 4 sind richtig.

**Antwort C** Nur die Aussagen 1, 2, 3 und 5 sind richtig.

**Antwort D** Nur die Aussagen 2, 3, 4 und 5 sind richtig.

**Antwort E** Alle Aussagen sind richtig.

**AUFGABE 1**
**A**

Delir

---

## Welche der folgenden Aussagen zum ABO-Blutgruppensystem trifft (treffen) zu?

1. Die Blutgruppenmerkmale beruhen auf den Antigeneigenschaften der Erythrozyten.
2. Die Blutgruppenmerkmale beruhen auf den Antikörpereigenschaften der Lymphozyten.
3. Die Blutgruppenmerkmale beruhen auf den Antikörpereigenschaften der Thrombozyten.
4. Die Blutgruppenmerkmale werden vererbt.
5. Bei der Blutgruppe 0 liegen die Antigene A und B vor.

**Antwort A** Nur die Aussage 1 ist richtig.

**Antwort B** Nur die Aussage 5 ist richtig.

**Antwort C** Nur die Aussagen 1 und 4 sind richtig.

**Antwort D** Nur die Aussagen 4 und 5 sind richtig.

**Antwort E** Alle Aussagen sind richtig.

**AUFGABE 2**
**A**

ABO-Blutgruppensystem

---

## Welche der folgenden Aussagen treffen zu?

Speichel besteht u. a. aus:

1. ca. 99 % Wasser
2. anorganischen Bestandteilen, z. B. Natrium, Kalium
3. organischen Bestandteilen, z. B. Enzymen
4. Muzinen (Schleimstoffe)
5. Immunglobulinen

**Antwort A** Nur die Aussagen 1 und 4 sind richtig.

**Antwort B** Nur die Aussagen 2 und 5 sind richtig.

**Antwort C** Nur die Aussagen 1, 2, 3 und 4 richtig.

**Antwort D** Nur die Aussagen 1, 2, 4 und 5 sind richtig.

**Antwort E** Alle Aussagen sind richtig.

**AUFGABE 3**
**A**

Speichelzusammensetzung

LÖSUNG 1

Antwort E ist richtig.

Zu Aussage 1

Symptome des hyperaktiven Delirs sind hohe psychomotorische Aktivität, stereotype Aktivitäten, Umherwandern, leichte Erregbarkeit, Wut, aber auch Euphorie, leichte Ablenkbarkeit und Alpträume.

Zu Aussage 2

Die Symptome des hypoaktiven Delirs sind Schwerfälligkeit, Verwirrtheit, verlangsamte und reduzierte Sprache, verminderte Aufmerksamkeit und ein reduziertes Bewusstsein.

Zu Aussage 3

Vegetative Symptomatik (u. a. RR ↑, HF ↑, Tremor, Schwitzen, erhöhte Körpertemperatur) ist für das Delir typisch.

Zu Aussage 4

Prädisponierende Faktoren sind hohes Lebensalter, hohe Komorbidität, Demenz, Depression, Anämie, Malnutrition, Dehydratation, Hör- und Sehbehinderung.

Zu Aussage 5

Auslöser eines Delirs können u. a. Medikamente (Opioide, Benzodiazepine, einige Antidepressiva und Neuroleptika, Glukokortikoide), Operationen, Elektrolytentgleisungen, systemische Entzündungsreaktionen, Stoffwechselentgleisungen, Hirnerkrankungen, Alkohol- und Benzodiazepin-Entzug sein.

---

LÖSUNG 2

Antwort C ist richtig.

Zu Aussage 1

Die Blutgruppenmerkmale beruhen auf den Antigeneigenschaften der Erythrozytenmembran. Sie bestehen aus Glykoproteinen.

Zu Aussage 2

Die Blutgruppenmerkmale sind durch Antigene auf den Erythrozyten definiert. Leukozyten tragen auch Oberflächenproteine, die humanen Leukozyten-Antigene (HLA-Antigene).

Zu Aussage 3

Die Blutgruppenmerkmale sind durch Antigene auf den Erythrozyten definiert.

Zu Aussage 4

Die Blutgruppenmerkmale werden vererbt.

Zu Aussage 5

Bei der Blutgruppe 0 sind keine Antigene auf der Erythrozytenoberfläche vorhanden, es finden sich Antikörper gegen das Merkmal A und B. Bei der Blutgruppe AB liegen die Antigene A und B vor, gleichzeitig sind keine Antikörper gegen die Merkmale A und B vorhanden.

---

LÖSUNG 3

Antwort E ist richtig.

Zu Aussage 1

Der Speichel wird v. a. durch die 3 paarig angeordneten Speicheldrüsen (Ohrspeicheldrüse, Unterzungendrüse und Unterkieferdrüse) gebildet. Die pro Tag gebildete Speichelmenge beträgt etwa 1–1,5 l. Der Speichel ist schwach alkalisch, was zum einen die Wirkung der Amylase begünstigt, aber auch den Zahnschmelz schützt. Den Hauptanteil des Speichels besteht aus Wasser (99 %). Neben Wasser finden sich im Speichel organische (Enzyme) und anorganische (Elektrolyte) Substanzen, Immunglobulin (v. a. IgA) und Schleimstoffe.

Zu Aussage 2

Anorganische Stoffe, z. B. Elektrolyte, sind Bestandteile des Speichels.

Zu Aussage 3

Organische Stoffe, z. B. Lysozym oder Peroxidasen, sind Bestandteile des Speichels.

Zu Aussage 4

Muzine (Schleimstoffe) sind Bestandteile des Speichels.

Zu Aussage 5

Immunglobuline, v. a. IgA, sind Bestandteile des Speichels.

### Welche der folgenden Aussagen zur Dupuytren-Kontraktur treffen zu?

1. Es handelt sich um eine bindegewebige Verhärtung und Schrumpfung der Palmaraponeurose.
2. Es kommt zu einer Beugekontraktur besonders des 1. bis 3. Fingers.
3. Es kommt zu einer Beugekontraktur besonders des 4. und 5. Fingers.
4. Frauen sind häufiger betroffen als Männer.
5. Die Dupuytren-Kontraktur ist durch krankengymnastische Therapie reversibel.

**Antwort A** Nur die Aussagen 1 und 2 sind richtig.

**Antwort B** Nur die Aussagen 1 und 3 sind richtig.

**Antwort C** Nur die Aussagen 3 und 4 sind richtig.

**Antwort D** Nur die Aussagen 2, 4 und 5 sind richtig.

**Antwort E** Nur die Aussagen 1, 3, 4 und 5 sind richtig.

**AUFGABE 4**
**A**

Dupuytren-Kontraktur

---

### Welche Aussage zu Lithium trifft zu?

**Antwort A** Lithium gehört zur Medikamentengruppen der Phasenprophylaktika.

**Antwort B** Lithium besitzt eine hohe therapeutische Breite.

**Antwort C** Grippale Infekte beeinflussen die Lithiumwirkung nicht.

**Antwort D** Lithium wird in der Epilepsiebehandlung eingesetzt.

**Antwort E** Lithium hat in erster Linie eine antriebssteigernde Wirkung.

**AUFGABE 5**
**E**

Lithium

---

### Welche der folgenden Aussagen treffen zu?

Zu den Differenzialdiagnosen einer Dysphagie zählen:

1. Ösophagusdivertikel
2. Struma
3. Pharyngitis
4. Speiseröhrenkarzinom
5. Verschluckter Fremdkörper

**Antwort A** Nur die Aussagen 4 und 5 sind richtig.

**Antwort B** Nur die Aussagen 1, 2 und 3 sind richtig.

**Antwort C** Nur die Aussagen 1, 3, 4 und 5 sind richtig.

**Antwort D** Nur die Aussagen 2, 3, 4 und 5 sind richtig.

**Antwort E** Alle Aussagen sind richtig.

**AUFGABE 6**
**A**

DD Dysphagie

LÖSUNG 4

Antwort B ist richtig.

Zu Aussage 1

Bei der Dupuytren-Kontraktur (palmare Fibromatose) handelt es sich um eine bindegewebige Schrumpfung der Palmaraponeurose. Die Ursachen sind unbekannt. Prädisponierende Faktoren sind v. a. familiäre Häufung, Leberleiden und Diabetes mellitus.

Zu Aussage 2

Betroffen von der Beugekontraktur sind v. a. die Finger 4 und 5.

Zu Aussage 3

Im Frühstadium entwickeln sich derbe Knötchen in der Hohlhand, besonders an den Fingern 4 und 5 (Ring- und kleiner Finger), die mit der Zeit größer werden und als bindegewebige Stränge zu sehen sind. Im späten Stadium ist die Fingerbeweglichkeit, v. a. die Streckung, deutlich eingeschränkt; es entwickelt sich eine Beugekontraktur.

Zu Aussage 4

Männer nach dem 50. Lebensjahr sind häufiger betroffen als Frauen.

Zu Aussage 5

Die Therapie der Wahl sind operative Verfahren.

---

LÖSUNG 5

Antwort A ist richtig.

Zu Antwort A

Lithium gehört zur Medikamentengruppen der Phasenprophylaktika (Stimmungsstabilisierer).

Zu Antwort B

Lithium besitzt eine geringe therapeutische Breite. Überdosierungen können lebensbedrohliche Intoxikationen zur Folge haben. Regelmäßige Plasmaspiegelkontrollen sind notwendig.

Zu Antwort C

Grippale Infekte oder Durchfallerkrankungen (v. a. mit Fieber, Flüssigkeits- und Natriumverlusten) erhöhten die Lithiumwirkung. Der Grund liegt in der Konkurrenz von Lithium und Natrium an Proteinbindungsstellen und Ionenkanälen. Natriumverluste erhöhen, Hypernatriämien schwächen die Lithiumwirkung.

Zu Antwort D

Lithium wird v. a. bei bipolaren (manisch-depressiven) Störungen (als Rezidivprophylaktikum) eingesetzt. Epilepsien werden meist mit Antikonvulsiva behandelt.

Zu Antwort E

Lithium hat in erster Linie eine stimmungsstabilisierende Wirkung. In manischen Episoden reduziert es die Euphorie, in depressiven Episoden hebt es die Stimmung, und suizidale Gedanken werden sehr stark reduziert.

---

LÖSUNG 6

Antwort E ist richtig.

Zu Aussage 1

Ösophagusdivertikel können mit Dysphagie einhergehen.

Zu Aussage 2

Eine vergrößerte Schilddrüse kann mit Dysphagie einhergehen.

Zu Aussage 3

Eine Pharyngitis kann mit einer Dysphagie einhergehen.

Zu Aussage 4

Ösophaguskarzinome können durch Verlegung des Speiseröhrenlumens mit Dysphagie einhergehen.

Zu Aussage 5

Verschluckte Fremdkörper können mit einer Dysphagie einhergehen.

AUFGABE 7
M

Ringelröteln

Welche der folgenden Aussagen zu Ringelröteln treffen zu?
Wählen Sie **zwei** Antworten!

**Antwort A** Der Erreger der Ringelröteln ist ein Virus.

**Antwort B** Die Ansteckungsgefahr ist in den ersten 4 bis 10 Tagen nach der Infektion am größten.

**Antwort C** Eine Infektion während der Schwangerschaft ist für das ungeborene Kind nicht gefährlich.

**Antwort D** Ringelröteln können mit Antibiotika erfolgreich behandelt werden.

**Antwort E** Erwachsene können nicht an Ringelröteln erkranken.

---

AUFGABE 8
E

Cushing-Syndrom

Welche Aussage trifft zu?
Typisches Symptom eines Cushing-Syndroms ist:

**Antwort A** Arterielle Hypotonie

**Antwort B** Gesichtsblässe

**Antwort C** Muskelschwäche

**Antwort D** Untergewicht

**Antwort E** Wachstumsbeschleunigung bei Kindern

---

AUFGABE 9
M

Atelektasen

Welche der folgenden Aussagen zu Atelektasen treffen zu?
Wählen Sie **zwei** Antworten!

**Antwort A** Es handelt sich um sackförmige irreversible Ausweitungen der Bronchien.

**Antwort B** Sie treten u. a. als Folge einer Kompression der Lunge von außen bei einem Pleuraerguss auf.

**Antwort C** Bei der Untersuchung fällt eine Klopfschalldämpfung auf.

**Antwort D** Typisch bei der Auskultation sind grobblasige Rasselgeräusche.

**Antwort E** Sie treten bei Neugeborenen nicht auf.

**LÖSUNG 7**

Antworten A und B sind richtig.

Zu Antwort A

Der Erreger der Ringelröteln ist ein Virus, das Parvo-Virus B19.

Zu Antwort B

Die höchste Ansteckungsgefahr ist in den ersten 4 bis 10 Tagen nach der Infektion am größten. Mit dem Auftreten des Exanthems sinkt sie rapide.

Zu Antwort C

Bei Erstinfektion in der Mitte der Schwangerschaft und einem diaplazentaren Übertritt der Viren zum Feten kann beim Ungeborenen die Hemmung der Erythropoese fatale Folgen haben und u. U. zum Abort oder Tod des Feten führen (Hydrops fetalis).

Zu Antwort D

Die Therapie mit Antibiotika ist unwirksam, da es sich um eine virale Erkrankung handelt. Bei Ringelröteln ist die Therapie symptomatisch.

Zu Antwort E

Betroffen sind meist Kinder zwischen 5 und 16 Jahren, andere Altersgruppen sind allerdings auch betroffen. Die Erkrankung zeigt einen Häufigkeitsgipfel in den Winter- und Frühjahrsmonaten. Nach durchgemachter Erkrankung besteht meist ein lebenslanger Schutz vor Neuinfektionen.

**LÖSUNG 8**

Antwort C ist richtig.

Zu Antwort A

Das Cushing-Syndrom entsteht durch eine hochdosierte und langfristige Therapie mit Glukokortikoiden. Die Ausbildung einer arteriellen Hypertonie ist typisch (durch Vasokonstriktion und aldosteronähnliche Wirkung).

Zu Antwort B

Das Gesicht ist bei einem Cushing-Syndrom rund und gerötet und wird auch als Mondgesicht oder „tomato face“ bezeichnet.
Andere Symptome sind Stiernacken, Akne, Furunkel, Striae, Ödeme und petechiale Blutungen. Begleitend treten psychiatrische, v. a. depressive und psychotische Symptome auf. Im Verlauf der Erkrankung können sich Osteoporose und steroidinduzierter Diabetes mellitus einstellen.

Zu Antwort C

Muskelschwäche, Muskelatrophie, dünne Extremitäten sind typische Symptome des Cushing-Syndroms.

Zu Antwort D

Übergewicht mit Stammfettsucht ist ein typisches Symptom bei einem Cushing-Syndrom.

Zu Antwort E

Bei Kindern entwickelt sich ein Minderwuchs durch einen vorzeitigen Schluss der Epiphysen.

**LÖSUNG 9**

Antworten B und C sind richtig.

Zu Antwort A

Atelektasen sind luftleere Bezirke in der Lunge, wobei entzündliche Veränderungen fehlen. Sackförmige irreversible Ausweitungen der Bronchien werden Bronchiektasen genannt.

Zu Antwort B

Atelektasen können durch eine Kompression von außen, z. B. beim Pleuraerguss oder Zwerchfellhochstand, auftreten (Kompressions-Atelektasen). Andere Ursachen sind bronchiale Obstruktion (Obstruktions-Atelektase) u. a. durch Tumore, Fremdkörper oder einen Kollaps der Lunge (Entspannungs-Atelektase), z. B. beim Pneumothorax.

Zu Antwort C

Das Gewebe ist verdichtet, der Klopfschall ist hyposonor.

Zu Antwort D

In der Auskultation findet sich ein reduziertes bis aufgehobenes Atemgeräusch.

Zu Antwort E

Neugeborene können durchaus eine Atelektase haben, z. B. wenn die Lunge nach der Geburt nicht vollständig entfaltet wird.

## Thoraxschmerzen können Symptom unterschiedlicher Erkrankungen sein.

Für welche der folgenden Erkrankungen trifft dies zu?

1. Pleuritis
2. Magenperforation
3. Multiples Myelom (Plasmozytom)
4. Ösophagitis
5. Morbus Bechterew

**Antwort A** Nur die Aussagen 3 und 5 sind richtig.

**Antwort B** Nur die Aussagen 1, 2 und 4 sind richtig.

**Antwort C** Nur die Aussagen 1, 2, 3 und 4 sind richtig.

**Antwort D** Nur die Aussagen 1, 2, 4 und 5 sind richtig.

**Antwort E** Alle Aussagen sind richtig.

**AUFGABE 10**
**A**

DD Thoraxschmerzen

---

## Welche der folgenden Aussagen zu Adipositas treffen zu?

1. Ab einem Body-Mass-Index (BMI) von 35 kg/m$^2$ und mehr spricht man von Adipositas.
2. Die Waist Hip Ratio (Taille-Hüft-Quotient) ist ein Maß für die Fettverteilung am Körper.
3. Zu den Ursachen einer sekundären Adipositas gehört die Hypothyreose.
4. Die arterielle Hypertonie gehört zu den Adipositas-assoziierten Krankheiten.
5. Bei Adipositas ist die Sterblichkeit erhöht.

**Antwort A** Nur die Aussagen 1 und 2 sind richtig.

**Antwort B** Nur die Aussagen 4 und 5 sind richtig.

**Antwort C** Nur die Aussagen 3, 4 und 5 sind richtig.

**Antwort D** Nur die Aussagen 2, 3, 4 und 5 sind richtig.

**Antwort E** Alle Aussagen sind richtig.

**AUFGABE 11**
**A**

Adipositas

---

## Welche der folgenden Aussagen zur Epistaxis (Nasenbluten) trifft (treffen) zu?

1. Die häufigste Ursache der Epistaxis ist die digitale Manipulation.
2. Patienten, die Antikoagulanzien einnehmen, wird geraten, diese sofort abzusetzen.
3. Als eine Erstmaßnahme ist die Nasenflügelkompression durchzuführen.
4. Im Falle einer Epistaxis ist die Gefahr einer Infektionsübertragung zu vernachlässigen.
5. Prädisponierende Faktoren sind u. a. Schleimhauttrockenheit, nasaler Drogenkonsum, Glukokortikoid-Nasensprays.

**Antwort A** Nur die Aussage 1 ist richtig.

**Antwort B** Nur die Aussagen 1 und 3 sind richtig.

**Antwort C** Nur die Aussagen 2 und 3 sind richtig.

**Antwort D** Nur die Aussagen 1, 3 und 5 sind richtig.

**Antwort E** Nur die Aussagen 2, 4 und 5 sind richtig.

**AUFGABE 12**
**A**

Nasenbluten

LÖSUNG 10

Antwort E ist richtig.

Zu Aussage 1
Eine Pleuritis geht typischerweise mit atemabhängigen, stechenden thorakalen Schmerzen einher.

Zu Aussage 2
Eine Magenperforation führt zur Ausbildung eines akuten Abdomens mit stärksten Schmerzen, Abwehrspannung und bretthartem Abdomen. Daneben können Schmerzen im Thorax wahrgenommen werden.

Zu Aussage 3
Das Multiple Myelom kann mit Thoraxschmerzen, meist durch eine Rippenfraktur (Spontanfraktur), einhergehen.

Zu Aussage 4
Die Ösophagitis kann mit Thoraxschmerzen einhergehen.

Zu Aussage 5
Der Morbus Bechterew kann mit Thoraxschmerzen einhergehen.

---

LÖSUNG 11

Antwort D ist richtig.

Zu Aussage 1
Von Adipositas spricht man ab einem BMI von über 30 kg/m$^2$.

Zu Aussage 2
Die Waist Hip Ratio (Taille-Hüft-Quotient) ist ein Maß für die Fettverteilung am Körper. Optimalerweise sollte sie bei Frauen unter 0,85 und bei Männern unter 0,90 liegen. Je höher der Wert, desto mehr Fett im Bereich des Bauches („Apfeltyp"). Bei dieser Fettverteilung ist das Risiko von Folgeerkrankungen höher als beim „Birnentyp", bei dem die Fettverteilung im Bereich von Gesäß/Oberschenkel ihren Schwerpunkt hat.

Zu Aussage 3
Zu den Ursachen einer sekundären Adipositas zählen endokrine Erkrankungen, u. a. die Hypothyreose oder der Hyperkortisolismus, und zentrale Erkrankungen, u. a. Hirntumore.

Zu Aussage 4
Zu den Adipositas-assoziierten Erkrankungen zählen u. a. metabolisches Syndrom, KHK, obstruktives Schlafapnoesyndrom, Fettleber, Cholelithiasis, Apoplex, erhöhtes Karzinomrisiko.

Zu Aussage 5
Die Sterblichkeit ist durch die o. g. Adipositas-assoziierten Erkrankungen erhöht.

---

LÖSUNG 12

Antwort D ist richtig.

Zu Aussage 1
Die häufigste Ursache des Nasenblutens ist die digitale Manipulation, v. a. als Nasebohren. Die Blutung entsteht v. a. im vorderen Bereich der Nase, am Locus Kiesselbachi.

Zu Aussage 2
Bei Patienten, die Antikoagulanzien einnehmen, kann eine Nasenblutung lebensbedrohlich sein. Eine zügige Vorstellung beim HNO-Arzt ist notwendig. Antikoagulanzien sollten nicht abgesetzt werden, weil das Risiko für thromboembolische Komplikationen steigt.

Zu Aussage 3
Als Sofortmaßnahme sollte der Patient aufrecht sitzen, den Kopf nach vorne hängen lassen und die Nasenflügel komprimieren. Gleichzeitig kann der Nacken gekühlt werden, was zur reflektorischen Vasokonstriktion der Nasengefäße führt.

Zu Aussage 4
Die Gefahr einer Infektionsübertragung ist gegeben und darf nicht vernachlässigt werden.

Zu Aussage 5
Prädisponierende Faktoren sind u. a. Schleimhauttrockenheit (im Winter durch Heizung, im Sommer durch Klimaanlagen oder Allergien), nasaler Drogenkonsum, Glukokortikoid-Nasensprays.

**AUFGABE 13**
**M**

Depression
Somatisches Syndrom

Welche der folgenden Aussagen treffen zu?
Wählen Sie **zwei** Antworten!

Typische Merkmale des somatischen Syndroms bei einer depressiven Episode (nach ICD-10) sind:

**Antwort A** Wahnvorstellungen

**Antwort B** Morgentief

**Antwort C** Verminderte Konzentration und Aufmerksamkeit

**Antwort D** Schuldgefühle und Wertlosigkeit

**Antwort E** Psychomotorische Hemmung

---

**AUFGABE 14**
**M**

Fallbeispiel
Hodenschwellung

Ein 25-jähriger Patient sucht Sie wegen einer einseitigen Schwellung auf, die er seit etwa 1–2 Monaten an seinem rechten Hoden bemerkt hat. Er hat das Gefühl, diese Schwellung sei größer geworden. Über Schmerzen klagt er nicht.

Welche der folgenden Aussagen treffen zu?
Wählen Sie **zwei** Antworten!

**Antwort A** Das Alter des Patienten spricht eher gegen eine bösartige Erkrankung.

**Antwort B** Sie empfehlen dem Patienten, den Hoden hochzulagern und zu kühlen und sich in ca. 3 Wochen wieder vorzustellen.

**Antwort C** Bei einem bösartigen Hodentumor fehlen oft Schmerzen als Frühwarnzeichen.

**Antwort D** Die Symptomatik spricht für eine Hodentorsion.

**Antwort E** Differenzialdiagnostisch kann eine Hydrozele vorliegen.

---

**AUFGABE 15**
**M**

Pneumonie

Welche der folgenden Aussagen zu einer Pneumonie treffen zu?
Wählen Sie **zwei** Antworten!

**Antwort A** Bei normaler Körpertemperatur ist eine Pneumonie ausgeschlossen.

**Antwort B** Die Infektion erfolgt meist als Schmierinfektion.

**Antwort C** Zu den häufigsten bakteriellen Erregern bei jungen Menschen zählen Pneumokokken (Streptococcus pneumoniae).

**Antwort D** Dank antibiotischer Therapie spielen Pneumonien als Todesursache in Deutschland kaum noch eine Rolle.

**Antwort E** Pilze kommen als Erreger einer atypischen Pneumonie in Betracht.

**LÖSUNG 13**

Antworten B und E sind richtig.

Zu Antwort A

Wahnvorstellungen können durchaus bei der Depression auftreten, v. a. ein nihilistischer Wahn oder Verarmungswahn. Die Wahnsymptomatik zählt jedoch nicht zum somatischen Syndrom.

Zu Antwort B

Ein somatisches Syndrom tritt im Zuge der Depression in der Regel auf. Die Symptome sind Müdigkeit, Schlafstörungen mit morgendlichem Früherwachen und Morgentief. Andere Symptome sind verminderter Appetit, Obstipation, Libidoverlust, Gewichtsverlust, Schmerzsyndrome und psychomotorische Hemmung.

Zu Antwort C

Verminderte Konzentration und Aufmerksamkeit sind Symptome der Depression. Sie werden jedoch nicht zum somatischen Syndrom gezählt.

Zu Antwort D

Schuldgefühle und Wertlosigkeit sind Symptome der Depression. Sie werden jedoch nicht zum somatischen Syndrom gezählt.

Zu Antwort E

Psychomotorische Hemmung ist ein Symptom des somatischen Syndroms.

---

**LÖSUNG 14**

Antworten C und E sind richtig.

Zu Antwort A

Ein Hodentumor ist eine maligne Neubildung des Hodens und der häufigste maligne Tumor bei jungen Männern (20–45 Jahre).

Zu Antwort B

Beim Verdacht auf einen Hodentumor muss der Patient zeitnah beim Facharzt für Urologie vorgestellt werden. Hochlagerung und lokale Kühlung sind bei entzündlichen Ursachen indiziert.

Zu Antwort C

Typische Symptome sind schmerzlose, einseitige Hodenschwellung und Schweregefühl im Skrotum. Ferner eine Begleithydrozele, evtl. Gynäkomastie und Hämatospermie. B-Symptome und Schmerzen sind meist Ausdruck einer fortgeschrittenen Erkrankung.

Zu Antwort D

Leitsymptome der Hodentorsion sind ein akuter skrotaler Schmerz, der in Leiste und Unterbauch zieht, Schwellung, Rötung und Hodenhochstand. Das Prehn-Zeichen ist negativ.

Zu Antwort E

Leitsymptom der Hydrozele (Flüssigkeitsansammlung innerhalb der Hodenblätter) ist eine schmerzlose, prallelastische Schwellung. Sie kann als Begleitreaktion bei entzündlichen Erkrankungen von Hoden/Nebenhoden oder Hodentumoren auftreten.

---

**LÖSUNG 15**

Antworten C und E sind richtig.

Zu Antwort A

Atypische Pneumonien bieten oft kein klares Krankheitsbild. Kennzeichnend sind langsamer Beginn, Kopf- und Gliederschmerzen, geringer Fieberanstieg, trockener Husten, wenig Auswurf. Der körperliche Befund ist meist nicht auffällig, die Veränderungen im Röntgenbild sind wegweisend.

Zu Antwort B

Die Infektion erfolgt meist über aerogen.

Zu Antwort C

Zu den häufigsten bakteriellen Erregern bei jungen Menschen zählen Pneumokokken (Streptococcus pneumoniae). Sie führen häufig zur Ausbildung einer typischen Pneumonie. Wichtige Symptome sind u. a. rascher Beginn mit Fieber, Husten und Auswurf, Dyspnoe und einem typischen Untersuchungsbefund (verstärkter Stimmfremitus, hyposonorer Klopfschall und feuchte Rasselgeräusche).

Zu Antwort D

Trotz antibiotischer Therapieoptionen ist die Pneumonie bezogen auf Westeuropa die häufigste Todesursache unter den Infektionskrankheiten.

Zu Antwort E

Neben Chlamydien, Mykoplasmen, Viren kommen Pilze als Erreger der atypischen Pneumonie in Betracht.

**AUFGABE 16**
**A**

Subarachnoidalblutung

### Welche der folgenden Aussagen zur Subarachnoidalblutung (SAB) treffen zu?

1. Plötzliche, heftigste Kopfschmerzen sind ein typisches Symptom.
2. Risikofaktoren für eine SAB sind u. a. arterielle Hypertonie, Nikotinabusus und Alkoholabusus.
3. Häufigste Ursache ist eine Ruptur eines intrakraniellen Aneurysmas.
4. Die SAB stellt eine neurologische Notfallsituation dar.
5. Symptome wie Übelkeit, Erbrechen und Bewusstseinsstörungen sprechen für einen erhöhten Hirndruck.

**Antwort A** Nur die Aussagen 1 und 5 sind richtig.

**Antwort B** Nur die Aussagen 3 und 4 sind richtig.

**Antwort C** Nur die Aussagen 1, 3 und 4 sind richtig.

**Antwort D** Nur die Aussagen 1, 2, 4 und 5 sind richtig.

**Antwort E** Alle Aussagen sind richtig.

---

**AUFGABE 17**
**M**

Blutdruckamplitude

### Welche der folgenden Aussagen treffen zu?

Wählen Sie **zwei** Antworten!

Eine große Blutdruckamplitude ist am ehesten typisch für eine:

**Antwort A** Aortenklappeninsuffizienz

**Antwort B** Aortenklappenstenose

**Antwort C** Lungenembolie

**Antwort D** Hyperthyreose

**Antwort E** Sarkoidose

---

**AUFGABE 18**
**M**

Somatoforme Störungen

### Welche der folgenden Aussagen zu somatoformen Störungen (nach ICD-10) treffen zu?

Wählen Sie **zwei** Antworten!

**Antwort A** Im Verlauf der Erkrankung kommt es häufig zur Abhängigkeit von Schmerzmitteln und/ oder Beruhigungsmitteln.

**Antwort B** Die Diagnose der somatoformen Störung wird meist sehr früh im Krankheitsverlauf gestellt.

**Antwort C** Es sind mehr Männer als Frauen vom Krankheitsbild der somatoformen Störung betroffen.

**Antwort D** Die Betroffenen können meist sehr schnell von der Notwendigkeit der Durchführung einer Psychotherapie überzeugt werden.

**Antwort E** Die hypochondrische Störung gehört zu den somatoformen Störungen.

## LÖSUNG 25

Antworten B und C sind richtig.

Zu Antwort A

Ein Vitamin A-Mangel kann Nachtblindheit und Kornea-Austrocknung, Verhornungsstörungen von Haut/Schleimhäuten und Infektanfälligkeit verursachen.

Zu Antwort B

Im Zuge der Typ-A-Gastritis (autoimmune Gastritis mit Bildung von Antikörpern gegen Belegzellen) können durch Mangel an Intrinsic factor auch Vitamin-$B_{12}$-Mangelzustände entstehen, die eine megaloblastäre Anämie verursachen.

Zu Antwort C

Die Niereninsuffizienz kann Ursache einer (normochromen, normozytären) Anämie sein. Der Grund liegt in der mangelnden EPO-Bildung, das für die Bildung der Erythrozyten zuständig ist.

Zu Antwort D

Die Polyglobulie geht mit einer Vermehrung der Erythrozyten einher.

Zu Antwort E

Die Hämochromatose (Eisenspeicherkrankheit) ist genetisch bedingt und geht mit einer vermehrten Einlagerung von Eisen in zahlreichen Organen, v. a. Leber, Haut und endokrinen Organen, einher. Leitsymptome sind Leberzirrhose, dunkle Hautfärbung und Diabetes mellitus (Bronzediabetes).

---

## LÖSUNG 26

Antwort B ist richtig.

Zu Aussage 1

Infektionen mit Noroviren können das ganze Jahr über auftreten, wobei ein saisonaler Gipfel in den Wintermonaten auftritt. Am häufigsten sind Vorschulkinder und alte Menschen betroffen. Besonders gut kann sich das Virus in Gemeinschaftseinrichtungen, insbesondere in Altenheimen und Kindergärten ausbreiten.

Zu Aussage 2

Die Krankheitsdauer ist mit 1–4 Tagen kurz. Die Infektiosität bleibt jedoch in der Regel über weitere 1–2 Wochen bestehen.

Zu Aussage 3

Die Immunität ist begrenzt, Reinfektionen sind möglich.

Zu Aussage 4

Typisch für die Norovirusinfektion ist ein plötzlicher Beginn mit heftigem, schwallartigem Erbrechen und Durchfällen. Weiterhin sind ein ausgeprägtes Krankheitsgefühl mit abdominalen Schmerzen, Übelkeit, Kopfschmerzen, Myalgien und Mattigkeit kennzeichnend.

Zu Aussage 5

In der Regel tritt kein Fieber auf. Selten treten subfebrile Temperaturen auf.

---

## LÖSUNG 27

Antwort B ist richtig.

Zu Antwort A

Die Symptome der Hüftgelenksdysplasie machen sich bereits im Säuglingsalter bemerkbar als Faltenasymmetrie am Gesäß; das betroffene Beinchen wird kaum bewegt und wirkt kürzer. Es besteht eine Abspreizbehinderung der Beinchen beim Wickeln. Bei älteren Kindern entwickeln sich ein watschelnder Gang und eine Früharthrose.

Zu Antwort B

Die Symptome der Coxitis fugax (Hüftschnupfen oder flüchtige Koxitis) entstehen meist nach Infekten der oberen Atemwege oder des GI-Traktes bei Kindern zwischen dem 4. und 10. Lj. Typisch sind Schmerzen in der Hüfte (die häufig ins Knie projizieren) und Hinken.

Zu Antwort C

Meniskusschäden entstehen in der Regel durch ein Trauma.

Zu Antwort D

Eine Beinlängendifferenz kann Schmerzen in der Hüfte und Hinken verursachen. Die Angaben sprechen jedoch nicht für eine Beinlängendifferenz, sodass die Auswahlmöglichkeit entfällt.

Zu Antwort E

Ein Oberschenkelhalsbruch ist die Folge eines Traumas und betrifft in der Regel ältere Menschen (mit Osteoporose).

Welche der folgenden Zuordnungen zwischen Schilddrüsenfunktion bzw. Schilddrüsenerkrankung und Laborbefund treffen zu?

1. Euthyreote Struma: fT4 (freies Thyroxin) normal
2. Primäre Hyperthyreose: fT4 erhöht und TSH supprimiert
3. Schilddrüsenautonomie: fT4 erhöht und TSH supprimiert
4. Primäre Hypothyreose: fT4 erniedrigt und TSH erhöht
5. Sekundäre Hyperthyreose: fT4 erhöht und TSH erhöht

**Antwort A** Nur die Aussagen 1, 2 und 4 sind richtig.

**Antwort B** Nur die Aussagen 1, 3 und 5 sind richtig.

**Antwort C** Nur die Aussagen 2, 4 und 5 sind richtig.

**Antwort D** Nur die Aussagen 2, 3, 4 und 5 sind richtig.

**Antwort E** Alle Aussagen sind richtig.

**AUFGABE 28**
**A**

Labor
Schilddrüsenerkrankungen

---

Welche Aussage zur Untersuchung des Herzens trifft zu?

**Antwort A** Der 1. Herzton ist kürzer und heller als der 2. Herzton.

**Antwort B** Eine Spaltung des 2. Herztons bei tiefer Inspiration ist immer pathologisch.

**Antwort C** Der Herzspitzenstoß wird beim herzgesunden Patienten normalerweise im 3. ICR (Interkostalraum) in der Axillarlinie getastet.

**Antwort D** Diastolische Herzgeräusche sind meist funktionell.

**Antwort E** Bei Fieber ist mit funktionellen Herzgeräuschen zu rechnen.

**AUFGABE 29**
**E**

Untersuchung
Herz

---

Welche der folgenden Aussagen treffen zu?
Wählen Sie **zwei** Antworten!

Charakteristisch für das klinische Bild der paranoiden Schizophrenie (nach ICD-10) sind:

**Antwort A** Störung der örtlichen Orientierung

**Antwort B** Akustische Halluzinationen

**Antwort C** Wahnideen

**Antwort D** Haltungsstereotypien

**Antwort E** Gehobene Stimmung

**AUFGABE 30**
**M**

Schizophrenie

LÖSUNG 28

Antwort E ist richtig.

Zu Aussage 1

Bei der euthyreoten Struma liegt das TSH und das fT4 (freies Thyroxin) im Normbereich.

Zu Aussage 2

Bei der primären Hyperthyreose (durch Erkrankung der Schilddrüse) ist das fT4 erhöht und das TSH supprimiert.

Zu Aussage 3

Bei der Schilddrüsenautonomie ist das fT4 erhöht und das TSH supprimiert.

Zu Aussage 4

Bei der primären Hypothyreose ist das fT4 erniedrigt und das TSH erhöht.

Zu Aussage 5

Bei der sekundären Hyperthyreose (durch Erkrankungen des Hypophysenvorderlappens) ist das fT4 erhöht und das TSH erhöht.

---

LÖSUNG 29

Antwort E ist richtig.

Zu Antwort A

Der 1. Herzton ist lang und dumpf, der 2. Herzton ist kurz und hell.

Zu Antwort B

Eine Spaltung des 2. Herztons bei tiefer Inspiration ist physiologisch. Dabei schließt die Aortenklappe vor der Pulmonalklappe.

Zu Antwort C

Der Herzspitzenstoß wird beim herzgesunden Patienten normalerweise im 5. ICR in der Medioklavikularlinie getastet.

Zu Antwort D

Diastolische Geräusche sind immer organischer Natur und durch Insuffizienz der Taschenklappen und/oder Stenosen der Segelklappen bedingt.

Zu Antwort E

Funktionelle Herzgeräusche sind Geräusche, die ohne organische Veränderung am Herzen einhergehen. Sie sind systolisch und ohne Fortleitung. Funktionelle Herzgeräusche können z. B. bei Veränderungen der Blutviskosität, im Rahmen einer Anämie, bei Fieber oder Schwangerschaft auftreten.

---

LÖSUNG 30

Antworten B und C sind richtig.

Zu Antwort A

Orientierungsstörungen sind für die Schizophrenie nicht typisch; das Bewusstsein, die Orientierung und das Gedächtnis sind erhalten. Orientierungsstörungen sind z. B. typisch für die Demenz.

Zu Antwort B

Akustische Halluzinationen sind für die paranoide Schizophrenie typisch.

Zu Antwort C

Wahnideen, z. B. Beeinträchtigungswahn oder Verfolgungswahn, sind für die paranoide Schizophrenie typisch.

Zu Antwort D

Haltungsstereotypien sind für die katatone Schizophrenie typisch.

Zu Antwort E

Eine gehobene Stimmung kann gelegentlich bei der paranoiden Schizophrenie beobachtet werden. In den meisten Fällen ist die Stimmung eher ängstlich, gedrückt, besonders in akuten Episoden der Erkrankung. Bei chronischem Krankheitsverlauf tritt häufig eine Affektverflachung auf, die durch innere Leere und Gleichgültigkeit gekennzeichnet ist.

Welche der folgenden Aussagen treffen zu?
Wählen Sie **zwei** Antworten!

Bei der körperlichen Untersuchung eines Patienten tasten Sie eine deutlich vergrößerte Milz. Als Ursachen dieses Befundes sind am ehesten in Betracht zu ziehen:

**Antwort A** Botulismus

**Antwort B** Pfeiffer-Drüsenfieber (Mononucleosis infectiosa)

**Antwort C** Diphtherie

**Antwort D** Morbus Hodgkin

**Antwort E** Scharlach

**AUFGABE 31**
**M**

DD Splenomegalie

---

Welche der folgenden Diagnosen ist bei Übelkeit, heftigem Drehschwindel und einseitigen Ohrgeräuschen am wahrscheinlichsten?

**Antwort A** Otitis media

**Antwort B** Hypotone Kreislaufdysregulation

**Antwort C** Morbus Menière

**Antwort D** Otosklerose

**Antwort E** HWS-Syndrom

**AUFGABE 32**
**E**

Leitsymptome Morbus Meniére

---

Welche der folgenden Aussagen zur Anatomie bzw. Physiologie des Magens treffen zu?
Wählen Sie **zwei** Antworten!

**Antwort A** Der Ösophagus mündet im Bereich des Antrums in den Magen.

**Antwort B** Die Belegzellen sezernieren Salzsäure.

**Antwort C** Der Intrinsic Factor wird zur Resorption von Eisen im Dünndarm benötigt.

**Antwort D** Durch das sympathische Nervensystem werden Magenmotilität und Produktion von Magensaft gehemmt.

**Antwort E** Der Magen liegt retroperitoneal.

**AUFGABE 33**
**M**

Anatomie, Physiologie
Magen

LÖSUNG 31

Antwort B und D sind richtig.

Zu Antwort A

Leitsymptome des Botulismus sind Schluckbeschwerden, Doppelbilder, Übelkeit, Erbrechen, Durchfall und später symmetrische schlaffe Lähmungen.

Zu Antwort B

Eine Milzschwellung ist typisch für die infektiöse Mononukleose. Andere Symptome sind Fieber, generalisierte Lymphknotenschwellung, Angina tonsillaris mit graugelben Belägen, petechiales Enanthem am Gaumen und seltener ein masernähnliches Exanthem.

Zu Antwort C

Typische Symptome der (Rachen-)Diphtherie sind plötzlicher Beginn mit Halsschmerzen, Schluckbeschwerden, schweres Krankheitsgefühl, hochrote Rachenschleimhaut mit Pseudomembranen, kloßige Sprache, fad-süßlicher Mundgeruch und Cäsarenhals.

Zu Antwort D

Eine (Hepato-)Splenomegalie kann im Zuge des Morbus Hodgkin auftreten.

Zu Antwort E

Typische Symptome bei Scharlach sind plötzliches Fieber, Halsschmerzen, Angina tonsillaris mit eitrigen, abwischbaren Eiterstippchen, Erdbeer-, dann Himbeerzunge, stecknadelkopfgroßes stammbetontes Exanthem, periorale Blässe, grobe Hautschuppung an Hand- und Fußsohlen nach ca. 2–4 Wochen.

---

LÖSUNG 32

Antwort C ist richtig.

Zu Antwort A

Typische Symptome der Otitis media sind Ohren- und Kopfschmerzen, Fieber und Hörminderung. Das Trommelfell ist hochrot und vorgewölbt.

Zu Antwort B

Die hypotone Kreislaufdysregulation kann mit Schwindel (meist Schwankschwindel), Ohrensausen (beidseitig), Hypotonie und Bewusstseinsstörungen einhergehen.

Zu Antwort C

Leitsymptome des Morbus Menière sind anfallsartiger Drehschwindel, Tinnitus und Schwerhörigkeit (v. a. für tiefe Frequenzen). Als Begleiterscheinungen können Spontan-Nystagmus, Fallneigung, Übelkeit und Erbrechen auftreten.

Zu Antwort D

Bei der Otosklerose kommt es zu einer Fixierung der Steigbügelplatte am ovalen Fenster. Typisch für diese Erkrankung ist die (Schallleitungs-)Schwerhörigkeit und Tinnitus.

Zu Antwort E

Das HWS-Syndrom umfasst heterogene Erkrankungen (orthopädisch und neurologisch), die vom Nackenbereich ausgehen. Zu den typischen Symptomen zählen v. a. Nacken- und Kopfschmerzen, Schwindel (meist Schwankschwindel), Ohrensausen und Parästhesien.

---

LÖSUNG 33

Antworten B und D sind richtig.

Zu Antwort A

Der Ösophagus mündet im Bereich der Kardia in den Magen. Die anderen Magenabschnitte sind Fundus (Magengrund), Korpus (Magenkörper), Antrum (Vorraum) und Pylorus (Magenpförtner).

Zu Antwort B

Belegzellen produzieren Salzsäure und den Intrinsic Factor, der für Aufnahme von Vitamin $B_{12}$ im terminalen Ileum unabdingbar ist. Der Magensaft ist durch die Salzsäure sehr sauer.

Zu Antwort C

Der Intrinsic Factor wird zur Resorption von Vitamin $B_{12}$ im terminalen Ileum benötigt.

Zu Antwort D

Der Sympathikus hemmt am Magen die Magenmotilität und Produktion von Magensaft, der Parasympathikus hat eine gegenteilige Wirkung.

Zu Antwort E

Der Magen (Gaster, Venter) liegt in der Bauchhöhle, intraperitoneal, im linken Oberbauch. Intraperitoneale Organe sind Organe, die am Ende der Embryonalperiode von allen Seiten von Bauchfell überzogen sind. Andere intraperitoneale Organe sind Milz, Leber, Gallenblase, Jejunum, Ileum, Zäkum, Appendix, Colon transversum, Sigma, Eierstöcke.

## Welche der folgenden Aussagen zur Binge-Eating-Störung (BES) treffen zu?

1. Die Erkrankung tritt überwiegend in Verbindung mit einer psychotischen Erkrankung auf.
2. Charakteristisch sind wiederkehrende Essanfälle über einen Zeitraum von mehreren Monaten.
3. Die Erkrankung wird typischerweise von Scham und Schuldgefühlen begleitet.
4. Psychische Faktoren spielen bei der Entstehung der Erkrankung eine wichtige Rolle.
5. Durch gegensteuerndes Verhalten (Erbrechen, Hungerperioden) besteht meist ein deutliches Untergewicht.

**Antwort A** Nur die Aussagen 2 und 4 sind richtig.

**Antwort B** Nur die Aussagen 3 und 4 sind richtig.

**Antwort C** Nur die Aussagen 2, 3 und 4 sind richtig.

**Antwort D** Nur die Aussagen 2, 3 und 5 sind richtig.

**Antwort E** Alle Aussagen sind richtig.

**AUFGABE 34**
**A**

Binge-Eating-Störung

---

## Welche der folgenden Aussagen treffen zu?

Wählen Sie **zwei** Antworten!

Gefahren einer hypertensiven Krise sind:

**Antwort A** Lungenödem

**Antwort B** Akute Gastritis

**Antwort C** Beinvenenthrombose

**Antwort D** Pulmonale Hypertonie

**Antwort E** Intrakranielle Blutungen

**AUFGABE 35**
**M**

Hypertensive Krise

---

## Welche der folgenden Aussagen treffen zu?

Wählen Sie **zwei** Antworten!

Basismaßnahmen der kardiopulmonalen Reanimation sind:

**Antwort A** Freimachen der Atemwege

**Antwort B** Sofortige Blutdruckmessung

**Antwort C** Sofortige Prüfung des Radialis-Pulses

**Antwort D** Sofortiger Beginn der Herzdruckmassage

**Antwort E** Nach dem Freimachen der Atemwege Lungenauskultation

**AUFGABE 36**
**M**

Reanimation

**LÖSUNG 34**

Antwort C ist richtig.

Zu Aussage 1

Die Binge-Eating-Störung ist durch Essattacken mit Kontrollverlust gekennzeichnet und tritt überwiegend nicht in Verbindung mit einer psychotischen Erkrankung auf.

Zu Aussage 2

Typische Symptome der Binge-Eating-Störung sind wiederholte Essattacken ohne kompensatorische Verhaltensweisen, Kontrollverlust, Ekel-, Scham- und Schuldgefühle nach Essattacken. Die Symptome bestehen mindestens 6 Monate lang, die Essattacken treten im Durchschnitt 2-mal die Woche auf. Ferner findet sich unregelmäßige und falsche Ernährung, mangelndes Sattheitsempfinden, Übergewicht.

Zu Aussage 3

Die Entwicklung von Scham- und Schuldgefühlen ist typisch für diese Erkrankung.

Zu Aussage 4

Psychische Faktoren spielen bei der Entstehung der Erkrankung (ähnlich wie bei der Anorexia nervosa und Bulimie) eine wichtige Rolle.

Zu Aussage 5

Gegensteuerndes Verhalten (Erbrechen, Hungerperioden) tritt in der Regel nicht auf, es besteht meist ein deutliches Übergewicht.

---

**LÖSUNG 35**

Antworten A und E sind richtig.

Zu Antwort A

Die hypertensive Krise ist definiert als Blutdruck von > 180 mmHg systolisch und > 120 mmHg diastolisch ohne Endorganschäden, wobei die Werte unterschiedlich in der Literatur angesiedelt sind und auch nicht einheitlich von den Fachgesellschaften gehandhabt werden. Die Komplikation ist der hypertensive Notfall, der als kritischer Blutdruckanstieg mit Endorganschaden definiert wird. Die Endorganschäden können als intrakranielle Blutung, Angina pectoris, Herzinfarkt, Lungenödem oder Visuseinbuße in Erscheinung treten.

Zu Antwort B

Die akute Gastritis entsteht durch u. a. Noxeneinwirkung (Alkohol, Pharmaka) oder Infektionen.

Zu Antwort C

Die Beinvenenthrombose ist durch Verlegung der tiefen Beinvenen durch einen Thrombus gekennzeichnet. Komplikationen sind die Lungenembolie und das postthrombotische Syndrom.

Zu Antwort D

Die pulmonale Hypertonie entsteht durch Lungen- oder Lungengefäßerkrankungen, aber nicht durch eine systemische Hypertonie.

Zu Antwort E

Intrakranielle Blutungen zählen zu den Komplikationen der hypertensiven Krise.

---

**LÖSUNG 36**

Antworten A und D sind richtig.

Zu Antwort A

Zu den Basismaßnahmen der kardiopulmonalen Reanimation gehören v. a. Überprüfung des Bewusstseins durch Ansprechen, Anfassen und Setzen von Schmerzreizen, Überprüfung der Atmung, Absetzen eines Notrufs, Herzdruckmassage.

Zu Antwort B

Eine Blutdruckmessung ist kein Bestandteil der Basismaßnahmen der kardiopulmonalen Reanimation.

Zu Antwort C

Die Prüfung des Radialis-Pulses eignet sich nicht. Im Notfall werden Pulse an der A. carotis communis geprüft. Die Pulsprüfung ist kein Bestandteil der Basismaßnahmen bei der kardiopulmonalen Reanimation.

Zu Antwort D

Der sofortige Beginn der kardiopulmonalen Reanimation zählt zu den Basismaßnahmen.

Zu Antwort E

Die Lungenauskultation ist kein Bestandteil der Basismaßnahmen der kardiopulmonalen Reanimation.

Welche der folgenden Erkrankungen können mit einer vergrößerten Zunge (Makroglossie) einhergehen?

1. Myxödem
2. Down-Syndrom
3. Hämangiom
4. Akromegalie
5. Angioödem (Quincke-Ödem)

**Antwort A** Nur die Aussagen 2 und 4 sind richtig.

**Antwort B** Nur die Aussagen 4 und 5 sind richtig.

**Antwort C** Nur die Aussagen 1, 2 und 4 sind richtig.

**Antwort D** Nur die Aussagen 1, 2, 3 und 5 sind richtig.

**Antwort E** Alle Aussagen sind richtig.

**AUFGABE 37**
**A**

DD Makroglossie

---

Welche Aussage zu den Krümmungen der Wirbelsäule trifft zu?

**Antwort A** Im Lendenwirbelbereich ist die Krümmung nach ventral physiologisch.

**Antwort B** Als Lordose bezeichnet man die dorsale Krümmung der Wirbelsäule.

**Antwort C** Ein linksseitiger Rippenbuckel ist ein klinisches Zeichen für eine Kyphose.

**Antwort D** Eine Kyphose im BWS-Bereich ist pathologisch.

**Antwort E** Eine Korsettversorgung ist zwingender Bestandteil einer Skoliosebehandlung.

**AUFGABE 38**
**E**

Anatomie, Physiologie Wirbelsäule

---

Welche Aussage trifft zu?
Typische Ursache des „Fassthorax“ ist:

**Antwort A** Bronchialkarzinom

**Antwort B** Rechtsherzinsuffizienz

**Antwort C** Untergewicht

**Antwort D** Lungenemphysem

**Antwort E** Tuberkulose

**AUFGABE 39**
**E**

Fassthorax

LÖSUNG 37

Antwort E ist richtig.

Zu Aussage 1

Das Myxödem tritt im Rahmen der Hypothyreose auf, kann die Zunge betreffen und zu einer Vergrößerung der Zunge führen.

Zu Aussage 2

Eine Makroglossie ist für das Down-Syndrom typisch. Andere Symptome sind Kleinwuchs, kleiner Kopf, abgeflachter Hinterkopf, weiter Augenabstand, Hautfalte am medialen Augenwinkel, erhöhter Speichelfluss, Vierfingerfurche, Sandalenlücke. Herzfehler sind häufig, das Risiko der Leukämie, Diabetes und Zöliakie ist erhöht. Im Alter ist die Wahrscheinlichkeit einer Demenz ebenfalls erhöht.

Zu Aussage 3

Ein Hämangiom (Blutschwämmchen) ist ein gutartiger Tumor der Blutgefäße. Er kann zur Makroglossie führen.

Zu Aussage 4

Im Zuge der Akromegalie tritt eine Makroglossie auf.

Zu Aussage 5

Das Angioödem (Quincke-Ödem) entsteht durch eine allergische Reaktion (Typ-I-Reaktion) in der Subkutis. Charakteristisch sind sehr starke Schwellungen im Gesicht, v. a. Lippen, Augenlidern, Zunge. Ferner an Handflächen und Fußsohlen.

---

LÖSUNG 38

Antwort A ist richtig.

Zu Antwort A

Im Lendenwirbelbereich ist die Krümmung nach ventral physiologisch. Diese Krümmung wird auch als Lordose bezeichnet.

Zu Antwort B

Als Lordose bezeichnet man die ventrale Krümmung der Wirbelsäule. Die dorsale Krümmung wird als Kyphose bezeichnet.

Zu Antwort C

Ein linksseitiger Rippenbuckel ist ein klinisches Zeichen für eine Skoliose.

Zu Antwort D

Eine Kyphose im BWS-Bereich ist physiologisch.

Zu Antwort E

Eine Korsettversorgung kann bei einer Skoliose indiziert sein. Sie ist allerdings kein fester Bestandteil der Therapie.

---

LÖSUNG 39

Antwort D ist richtig.

Zu Antwort A

Das Bronchialkarzinom geht mit Symptomen einher wie z. B. Husten und Sputum (auch blutiges Sputum), Dyspnoe, Zyanose, Symptome der Pneumonie, B-Symptome. Andere Symptome sind einseitige obere Einflussstauung, Horner-Syndrom oder Phrenikuslähmung.

Zu Antwort B

Die isolierte Rechtsherzinsuffizienz führt zur Stauungssymptomen im Körperkreislauf, u. a. zu symmetrischen Ödemen, Leberstauung und Jugularvenenstauung.

Zu Antwort C

Im Zuge des Untergewichts entsteht kein Fassthorax.

Zu Antwort D

Der Fassthorax ist ein typischer Befund beim Lungenemphysem und ist Ausdruck der Überblähung und thorakalen Volumenzunahme.

Zu Antwort E

Die Symptome der Tuberkulose sind unterschiedlich: von asymptomatisch über uncharakteristische Symptome bis hin zu starken pulmonalen Symptomen mit v. a. Symptomen von Pneumonie, Pleuraerguss und B-Symptomen. Typisch (jedoch eher selten) ist die Ausbildung einer Kaverne (mit amphorischem Atmen). Ein Fassthorax bildet sich nicht aus.

**AUFGABE 40**
**M**

Soziale Phobie

Welche der folgenden Aussagen treffen zu?
Wählen Sie **zwei** Antworten!

Kennzeichen einer sozialen Phobie sind am ehesten:

**Antwort A** Angst in Menschenmengen

**Antwort B** Suggestibilität

**Antwort C** Direkter Augenkontakt wird als belastend empfunden

**Antwort D** Antriebsstörungen

**Antwort E** Furcht vor Kritik

---

**AUFGABE 41**
**E**

Schmerzloser Ikterus

Welche Aussage trifft zu?
Ein plötzlich auftretender, schmerzloser Ikterus ist ein Warnhinweis für:

**Antwort A** eine Gallenkolik

**Antwort B** eine Appendizitis

**Antwort C** ein Karzinom des Pankreas

**Antwort D** ein akutes Nierenversagen

**Antwort E** ein Arzneimittelexanthem

---

**AUFGABE 42**
**E**

Effloreszenzen

Welcher Begriff bezeichnet einen mit seröser Flüssigkeit gefüllten Hohlraum in oder unter der Oberhaut?

**Antwort A** Blase

**Antwort B** Pustel

**Antwort C** Kruste

**Antwort D** Quaddel

**Antwort E** Abszess

LÖSUNG 43

Antwort E ist richtig.

Zu Aussage 1

Der Verbandswechsel kann nach folgenden Punkten durchgeführt werden:
Desinfektion der Hände – Einmalschürze und unsterile Handschuhe anlegen – Inspektion des alten Verbandes von außen – Entfernung des alten Verbandes und Inspektion der Wundverhältnisse – Material mit den Handschuhen entsorgen – erneute Handdesinfektion – sterile Handschuhe – Wundbehandlung (Wundreinigung, Wunddesinfektion) – frische unsterile Handschuhe überziehen (wenn die neue Wundauflage mit Non-Touch-Technik mit sterilen Instrumenten durchgeführt wird), sonst sterile Handschuhe überziehen – Anlage eines neuen Verbandes – Handschuhe entsorgen und anschließend Händedesinfektion

Zu Aussage 2

Beim Verband infizierter Wunden sollte ein Schutzkittel angelegt werden.

Zu Aussage 3

Die Wundbehandlung muss mit sterilen Instrumenten erfolgen, will man eine Infektion vermeiden.

Zu Aussage 4

Vor Anlegen des neuen Verbandes müssen die Handschuhe gewechselt werden.

Zu Aussage 5

Vor und nach dem Verbandswechsel muss eine hygienische Händedesinfektion erfolgen.

---

LÖSUNG 44

Antwort D ist richtig.

Zu Aussage 1

Die paranoide Persönlichkeitsstörung ist durch folgende Symptome/Kriterien gekennzeichnet:

- Übertriebene Empfindlichkeit auf Zurückweisung und Verletzung
- Nachtragend und Neigung zum Groll
- Starkes Misstrauen und Neigung, freundliche Handlungen als feindlich zu beurteilen
- Streitsüchtiges Verhalten, Bestehen auf eigenen Rechten
- Neigung zu pathologischer Eifersucht
- Glaube an Verschwörungstheorien
- Tendenz zum überhöhten Selbstwertgefühl

Zu Aussage 2

Selbstbezogenheit ist ein Symptom der paranoiden Persönlichkeitsstörung.

Zu Aussage 3

Misstrauen ist ein Symptom der paranoiden Persönlichkeitsstörung.

Zu Aussage 4

Streitsüchtiges Verhalten ist ein Symptom der paranoiden Persönlichkeitsstörung.

Zu Aussage 5

Stetiger Drang zum Perfektionismus ist ein Symptom der zwanghaften Persönlichkeitsstörung.

---

LÖSUNG 45

Antwort D ist richtig.

Zu Aussage 1

Der § 8 IfSG regelt die Meldepflichten bei Infektionskrankheiten. Der feststellende Arzt ist nach § 8 Abs. 1 Satz 1 zur Meldung an das zuständige Gesundheitsamt verpflichtet, wenn es sich um Erkrankungen handelt, die im § 6 IfSG genannt sind. In den letzten Monaten sind mehrere Änderungen des IfSG erfolgt (Stand Mai 2022). Es ist ratsam vor der Prüfung den aktuellen Stand der Gesetzeslage einzuholen.

Zu Aussage 2

Eine Meldepflicht für Eltern erkrankter Kinder besteht nicht.

Zu Aussage 3

Der Heilpraktiker ist nach § 8 Abs. 1 Satz 8 zur Meldung verpflichtet im Falle des § 6 Abs. 1 Satz 1.

Zu Aussage 4

Leiter von Gemeinschaftseinrichtungen (nach § 36 Abs. 1 Nr. 1–7) sind nach § 8 Abs. 1 Satz 7 zur Meldung verpflichtet im Falle des § 6 Abs. 1 Satz 1 Nr. 1, 2 und 5.

Zu Aussage 5

Eine Meldepflicht für den Patienten selbst besteht nicht.

Welche Aussage trifft zu?

Bei einem Patienten mit wiederholt erhöhter BSG (Blutsenkungsgeschwindigkeit) bestimmen Sie die Eiweiß-Elektrophorese. Es fällt eine spitze hohe Zacke des Gammaglobulins auf.
Dies spricht am ehesten für:

**Antwort A** einen Befund ohne pathologische Bedeutung

**Antwort B** ein multiples Myelom (Plasmozytom)

**Antwort C** eine Osteoporose

**Antwort D** ein Antikörpermangel-Syndrom

**Antwort E** ein nephrotisches Syndrom

**AUFGABE 46**
**E**

Fallbeispiel
Laborergebnisse

---

Welche der folgenden Aussagen treffen zu?

Für Heilpraktiker mit allgemeiner Erlaubnis besteht Behandlungsverbot für:

1. Multiple Sklerose
2. Angststörung
3. Mumps
4. Keuchhusten
5. Colitis ulcerosa

**Antwort A** Nur die Aussagen 2 und 3 sind richtig.

**Antwort B** Nur die Aussagen 3 und 4 sind richtig.

**Antwort C** Nur die Aussagen 2, 4 und 5 sind richtig.

**Antwort D** Nur die Aussagen 3, 4 und 5 sind richtig.

**Antwort E** Alle Aussagen sind richtig.

**AUFGABE 47**
**A**

Behandlungsverbote

---

Welche der folgenden Erkrankungen wird typischerweise durch Zecken übertragen und kann durch eine Schutzimpfung vermieden werden?

**Antwort A** Tuberkulose

**Antwort B** Borreliose

**Antwort C** Infektiöse Mononukleose

**Antwort D** Meningokokken-Meningitis

**Antwort E** Frühsommer-Meningoenzephalitis

**AUFGABE 48**
**E**

Impfprophylaxe
Zecken-assoziierte Erkrankungen

LÖSUNG 46

Antwort B ist richtig.

Zu Antwort A

Bei diesem Befund muss von einem pathologischen Geschehen ausgegangen werden.

Zu Antwort B

Dieser Befund spricht für ein multiples Myelom (Plasmozytom). Das Plasmozytom stellt eine maligne Veränderung der Plasmazelle dar, das mit einer Überproduktion von funktionslosen Antikörperfragmenten einhergeht. Eines der Symptome ist eine stark beschleunigte Blutsenkungsgeschwindigkeit oder sogar eine Sturzsenkung. In der Elektrophorese zeigt sich eine hohe Zacke in der Gamma-Fraktion. Sie ist zurückzuführen auf die Antikörperframente (Paraproteine), die ähnliche Ladung und Dichte haben. Andere Symptome des Plasmozytoms sind Knochenschmerzen, Spontanfrakturen, Anämie, Infektanfälligkeit und Blutungsneigung (durch Verdrängung von Blutzellen im Knochenmark).

Zu Antwort C

Bei der Osteoporose sind Veränderungen in der Eiweißelektrophorese nicht zu verzeichnen.

Zu Antwort D

Beim Antikörpermangel-Syndrom ist die Gamma-Fraktion vermindert.

Zu Antwort E

Beim nephrotischen Syndrom ist die Gamma-Fraktion vermindert.

---

LÖSUNG 47

Antwort B ist richtig.

Zu Aussage 1

Die Behandlung der Multiplen Sklerose ist dem Heilpraktiker gestattet.

Zu Aussage 2

Die Behandlung der Angststörung ist dem Heilpraktiker gestattet.

Zu Aussage 3

Die Behandlung von Mumps ist dem Heilpraktiker nach § 24, § 6, § 7, § 34 IfSG nicht gestattet.

Zu Aussage 4

Die Behandlung von Keuchhusten ist dem Heilpraktiker nach § 24, § 6, § 7, § 34 IfSG nicht gestattet.

Zu Aussage 5

Die Behandlung der Colitis ulcerosa ist dem Heilpraktiker gestattet.

---

LÖSUNG 48

Antwort E ist richtig.

Zu Antwort A

Tuberkulose wird über Tröpfchen (selten alimentär über kontaminierte Milch) übertragen. Eine Impfung steht zur Verfügung (BCG-Impfung), wird jedoch von der STIKO (im Rahmen der generellen Empfehlung) nicht empfohlen.

Zu Antwort B

Die Borreliose wird über Zecken übertragen. Ein Impfstoff steht allerdings nicht zur Verfügung.

Zu Antwort C

Die infektiöse Mononukleose wird über Speichel („kissing disease") übertragen. Ein Impfstoff steht nicht zur Verfügung.

Zu Antwort D

Die Meningokokken-Meningitis wird über Tröpfchen übertragen. Es stehen Impfungen (Totimpfung) gegen die Meningokokken Typen A, B, C, W und Y zur Verfügung. Nach STIKO wird z. B. die Impfung gegen Meningokokken C als Standardimpfung für alle Kinder nach dem vollendeten 12. Lebensmonat empfohlen.

Zu Antwort E

Die Frühsommer-Meningoenzephalitis wird durch Zecken übertragen. Es steht eine Impfung zur Verfügung.

Welche der folgenden Aussagen zur rechtlichen Betreuung treffen zu?
Wählen Sie **zwei** Antworten!

**Antwort A** Bei behandlungsuneinsichtigen psychisch Kranken kann das Gesundheitsamt eine Betreuung anordnen.

**Antwort B** Die Behandlung von Menschen mit Betreuung ist Heilpraktikern grundsätzlich nicht gestattet.

**Antwort C** Die Entscheidung über die Bestellung eines Betreuers trifft das Gericht.

**Antwort D** Die Einrichtung einer Betreuung gegen den Willen eines Betroffenen kann auch durch nahe Angehörige angeregt werden.

**Antwort E** Eine Betreuung bleibt lebenslang bestehen.

**AUFGABE 49**
**M**

Betreuungsrecht

---

Welche Aussage trifft zu?
Das Mammakarzinom der Frau kommt am häufigsten an folgender Lokalisation vor:

**Antwort A** Brustwarze

**Antwort B** Oberer äußerer Quadrant der Brust

**Antwort C** Oberer innerer Quadrant der Brust

**Antwort D** Unterer äußerer Quadrant der Brust

**Antwort E** Unterer innerer Quadrant der Brust

**AUFGABE 50**
**E**

Mammakarzinom

---

Welche der folgenden Aussagen treffen zu?
Wählen Sie **zwei** Antworten!

Zu den wichtigsten kardiovaskulären Risikofaktoren gehören:

**Antwort A** Diabetes mellitus

**Antwort B** Hyperurikämie

**Antwort C** Schilddrüsenfunktionsstörung

**Antwort D** Somatoforme autonome Funktionsstörung (Herzneurose)

**Antwort E** Arterielle Hypertonie

**AUFGABE 51**
**M**

Kardiovaskuläre Risikofaktoren

LÖSUNG 49

Antworten C und D sind richtig.

Zu Antwort A

Bei behandlungsuneinsichtigen psychisch Kranken kann nur das Vormundschaftsgericht die Notwendigkeit einer Betreuung prüfen und sie ggf. festsetzen.

Zu Antwort B

Die Behandlung von Menschen mit Betreuung ist Heilpraktikern grundsätzlich gestattet.

Zu Antwort C

Die Entscheidung über die Bestellung eines Betreuers trifft das Gericht.

Zu Antwort D

Die Betreuung wird vom Vormundschaftsgericht eingerichtet und kann vom Betroffenen selbst angeregt werden oder – auch ohne Zustimmung des Betroffenen – durch Dritte (also auch vom Heilpraktiker oder von Verwandten).

Zu Antwort E

Eine Betreuung darf nur so lange bestehen, wie es notwendig ist. Eine Prüfung erfolgt nach spätestens 7 Jahren.

---

LÖSUNG 50

Antwort B ist richtig.

Zu Antwort A

Die Mamille ist in etwa 15 % aller Mammakarzinome betroffen.

Zu Antwort B

Der obere äußere Quadrant ist (mit 55 %) am häufigsten betroffen.

Zu Antwort C

Der obere innere Quadrant ist mit 15 % betroffen.

Zu Antwort D

Der untere äußere Quadrant ist mit 10 % betroffen.

Zu Antwort E

Der untere innere Quadrant ist mit 5 % eher selten betroffen.

---

LÖSUNG 51

Antworten A und E sind richtig.

Zu Antwort A

Der Diabetes mellitus zählt zu den wichtigsten kardiovaskulären Risikofaktoren. Zu den anderen Hauptrisikofaktoren zählen: niedriger HDL-Spiegel, hoher LDL-Spiegel, hoher Gesamtcholesterinspiegel; arterielle Hypertonie; Nikotinabusus; Alter; familiäre Häufung (genetische Prädisposition).

Andere Risikofaktoren sind u. a. Adipositas vom Apfel-Typ, Bewegungsmangel, artherogene Diät (fettreich, fleischreich, gemüsearm und vitaminarm), obstruktives Schlafapnoesyndrom.

Zu Antwort B

Die Hyperurikämie ist zwar mit dem metabolischen Syndrom vergesellschaftet, zählt allerdings nicht zu den wichtigsten kardiovaskulären Risikofaktoren.

Zu Antwort C

Schilddrüsenfunktionsstörungen (Hypo- und Hyperthyreose) begünstigen zwar die Entstehung der Arteriosklerose (Hypothyreose über Erhöhung des Cholesterins, die Hyperthyreose über u. a. die arterielle Hypertonie), zählen allerdings nicht zu den wichtigsten kardiovaskulären Risikofaktoren.

Zu Antwort D

Die somatoforme autonome Funktionsstörung zählt nicht zu den kardiovaskulären Risikofaktoren.

Zu Antwort E

Die arterielle Hypertonie ist einer der kardiovaskulären Hauptrisikofaktoren.

## Welche der folgenden Aussagen zur Leber und zu den Gallenwegen treffen zu?

1. Konjugiertes (direktes) Bilirubin, ein Abbauprodukt des Hämoglobins, wird in den Leberzellen gespeichert.
2. Über die Galle werden auch Zwischen- und Endprodukte des Stoffwechsels sowie metabolisierte Hormone ausgeschieden.
3. In der Leber werden Gerinnungsfaktoren und Albumin produziert.
4. Die Leber nimmt nicht am Zuckerstoffwechsel teil.
5. Aus Stickstoff bildet die Leber Harnstoff.

**Antwort A** Nur die Aussagen 1, 2 und 3 sind richtig.

**Antwort B** Nur die Aussagen 1, 4 und 5 sind richtig.

**Antwort C** Nur die Aussagen 2, 3 und 4 sind richtig.

**Antwort D** Nur die Aussagen 2, 3 und 5 sind richtig.

**Antwort E** Nur die Aussagen 3, 4 und 5 sind richtig.

**AUFGABE 52**
**A**

Physiologie
Leber

---

## Welche der genannten Symptome passen zu einer diabetischen Neuropathie?

1. Achillessehnenreflex (ASR) beidseitig nicht auslösbar
2. Sogenannte Reithosenanästhesie
3. Verminderte Herzfrequenzvariabilität
4. Erektile Dysfunktion
5. Hemiparese rechts

**Antwort A** Nur die Aussagen 1 und 4 sind richtig.

**Antwort B** Nur die Aussagen 2 und 5 sind richtig.

**Antwort C** Nur die Aussagen 3 und 4 sind richtig.

**Antwort D** Nur die Aussagen 1, 3 und 4 sind richtig.

**Antwort E** Nur die Aussagen 1, 2, 3 und 4 sind richtig.

**AUFGABE 53**
**A**

Diabetische Neuropathie

---

## Welche Aussage zum Guillain-Barré-Syndrom (GBS) trifft zu?

**Antwort A** Die Prognose ist bei einer Letalität von etwa 90 % sehr schlecht.

**Antwort B** Im Krankheitsverlauf kommt es regelhaft zu einer qualitativen und quantitativen Bewusstseinsreduktion.

**Antwort C** Eine sich von zentral nach peripher ausbreitende Lähmung (Paralyse) ist charakteristisch für das GBS.

**Antwort D** Der Erkrankung geht nicht selten eine Infektion der Atemwege oder des Magendarmtraktes voraus.

**Antwort E** Das GBS bezeichnet das Endstadium des Morbus Parkinson.

**AUFGABE 54**
**E**

Guillain-Barré-Syndrom

LÖSUNG 52

Antwort D ist richtig.

Zu Aussage 1

Direktes Bilirubin entsteht in den Hepatozyten durch Koppelung von unkonjugiertem (indirektem) Bilirubin an Glukuronsäure. Es wird mit dem Gallensaft in den Darm entlassen. Eine Speicherung in der Leber findet nicht statt.

Zu Aussage 2

Über den Gallensaft werden Zwischen- und Endprodukte des Stoffwechsels sowie metabolisierte Hormone ausgeschieden.

Zu Aussage 3

Die Leber bildet u. a. Gerinnungsfaktoren und Albumin. Andere Funktionen sind: Stoffwechsel (Aufbau und Abbau von Proteinen, Glukose und Fettsäuren, Cholesterinsynthese), Synthese (Akute-Phase-Proteine, Harnstoff, Harnsäure, Gallensaft), Entgiftung (Ammoniak, Alkohol, Medikamente), Speicherung (Vitamin $B_{12}$, K, A und D, Spurenelemente [Eisen und Kupfer], Blut).

Zu Aussage 4

Die Leber ist am Zuckerstoffwechsel über die Glykogensynthese, Glykogenolyse und Glukoneogenese beteiligt.

Zu Aussage 5

Harnstoff entsteht in der Leber aus Ammoniak (stickstoffhaltige Verbindung aus dem Aminosäure-Stoffwechsel) und Kohlendioxid.

LÖSUNG 53

Antwort D ist richtig.

Zu Aussage 1

Der Verlust/Abschwächung des Achillessehnenreflexes ist ein charakteristisches Symptom der Polyneuropathie. Andere Symptome sind u. a. symmetrische Sensibilitätsstörungen (von distal nach proximal), eingeschränktes Vibrationsempfinden, trophische Störung und motorische Schwäche.

Zu Aussage 2

Die Reithosenanästhesie ist ein typisches Symptom des Cauda-Syndroms. Es kommt durch Kompression der Cauda equina zustande.

Zu Aussage 3

Eine verminderte Herzfrequenzvariabilität (Herzfrequenzstarre) ist ein Symptom der autonomen Neuropathie. Während der körperlichen Belastung steigt die Herzfrequenz nicht adäquat an, und in Ruhe geht die Herzfrequenz nicht zurück.

Zu Aussage 4

Die erektile Dysfunktion ist ein Symptom der autonomen Neuropathie.

Zu Aussage 5

Eine Hemiparese ist auf Störungen des 1. Motoneurons, z. B. beim Apoplex, zurückzuführen. Bei der Polyneuropathie handelt es sich um eine stoffwechselbedingte Schädigung der peripheren Nerven.

LÖSUNG 54

Antwort D ist richtig.

Zu Antwort A

Bei ca. 70 % der Patienten sind Verlauf und Prognose günstig. Die Symptome gehen meist vollständig zurück (in umgekehrter Reihenfolge ihres Auftretens). Für einen kleinen Teil der Patienten (ca. 5 %) ist der Verlauf letal.

Zu Antwort B

Das Bewusstsein ist nicht gestört.

Zu Antwort C

Die motorischen Störungen beginnen meist in der Peripherie und breiten sich nach proximal aus.

Zu Antwort D

Bei der Mehrzahl der Patienten zeigen sich die Symptome der Demyelinisierung ca. 2 Wochen nach einer Infektion, bevorzugt mit Zytomegalie-Viren, Mykoplasmen oder Campylobacter jejuni. Eine Häufung findet sich bei Patienten mit HIV. Selten wird das Syndrom auch nach Impfungen beobachtet.

Zu Antwort E

Das Guillain-Barré-Syndrom ist eine immunologisch-entzündliche Erkrankung der peripheren Nerven und Nervenwurzeln, die durch Demyelinisierung gekennzeichnet ist. Es kann in jedem Alter auftreten, eine Häufung findet sich im frühen Erwachsenenalter und v. a. bei älteren Menschen zwischen dem 50. und 70. Lj.

### Welche der folgenden Aussagen zu Gedächtnisstörungen trifft (treffen) zu?

1. Störungen des Kurzzeitgedächtnisses sprechen gegen eine alkoholbedingte Korsakow-Psychose.
2. Störungen der Merkfähigkeit treten bei affektiven Störungen nicht auf.
3. Eine retrograde Amnesie ist der Verlust der Erinnerung an den Zeitraum, der nach einem Ereignis (z. B. Unfall) lag.
4. Bei Konfabulationen füllt ein Patient Erinnerungslücken mit Einfällen, die er selber für Erinnerung hält.
5. Paramnesien (Wahn- oder Trugerinnerungen) beinhalten das falsche Wiedererkennen von Situationen.

**Antwort A** Nur die Aussage 4 ist richtig.

**Antwort B** Nur die Aussagen 1 und 2 sind richtig.

**Antwort C** Nur die Aussagen 4 und 5 sind richtig.

**Antwort D** Nur die Aussagen 1, 4 und 5 sind richtig.

**Antwort E** Nur die Aussagen 2, 3 und 5 sind richtig.

**AUFGABE 55**
**A**

Gedächtnisstörungen

---

### Welche Aussagen zu MRSA (Methicillin-resistenter Staphylococcus aureus) treffen zu?

Wählen Sie **zwei** Antworten!

**Antwort A** Die meisten MRSA sind resistent gegen alle Antibiotika.

**Antwort B** MRSA treten ausschließlich in Krankenhäusern auf.

**Antwort C** Eine Übertragung vom Tier auf den Menschen ist möglich.

**Antwort D** Jeder Mensch hat einige MRSA im Nasenraum.

**Antwort E** Desinfektionsmittel, die gegen Staphylokokken wirksam sind, töten normalerweise auch MRSA ab.

**AUFGABE 56**
**M**

MRSA

---

### Welche der folgenden Aussagen treffen zu?

Die Entstehung von Nierensteinen wird gefördert durch:

1. Oxalsäurereiche Kost
2. Hyperparathyreoidismus
3. Proteinreiche Ernährung
4. Hyperurikämie
5. Harnwegsinfektionen

**Antwort A** Nur die Aussagen 3 und 4 sind richtig.

**Antwort B** Nur die Aussagen 1, 2 und 5 sind richtig.

**Antwort C** Nur die Aussagen 1, 4 und 5 sind richtig.

**Antwort D** Nur die Aussagen 1, 3, 4 und 5 sind richtig.

**Antwort E** Alle Aussagen sind richtig.

**AUFGABE 57**
**A**

Nierensteine

LÖSUNG 55

Antwort C ist richtig.

Zu Aussage 1

Störungen des Kurzzeitgedächtnisses sprechen für ein Korsakow-Syndrom. Das Altgedächtnis bleibt relativ lange unangetastet. Andere Symptome sind Konfabulationen und Orientierungsstörungen.

Zu Aussage 2

Störungen der Merkfähigkeit können durchaus bei affektiven Störungen auftreten.

Zu Aussage 3

Bei einer retrograden Amnesie kann sich der Patient an die Zeit vor dem Unfallhergang nicht erinnern. Eine Erinnerungslücke, die nach einem Trauma auftritt, wird als anterograde Amnesie bezeichnet.

Zu Aussage 4

Typisch für Konfabulationen ist das Füllen von Erinnerungslücken mit spontanen Einfällen. Der Patient ist dabei von der Richtigkeit der Angaben überzeugt.

Zu Aussage 5

Paramnesien sind Gedächtnisstörungen mit falscher Erinnerung. Dazu zählen Déjà-vu-Erlebnisse oder Jamais-vu-Erlebnisse. Beim Déjà-vu-Erlebnis hat der Patient den Eindruck, bestimmte Sachen oder Prozesse schon einmal gesehen oder erlebt zu haben. Beim Jamais-vu-Erlebnis erscheinen z. B. bekannte Orte fremd.

---

LÖSUNG 56

Antworten C und E sind richtig.

Zu Antwort A

MRSA ist v. a. gegenüber Methicillin resistent. Inzwischen gibt es zusätzliche Resistenzen gegenüber anderen Antibiotikagruppen, aber keine Resistenz gegenüber allen Antibiotika.

Zu Antwort B

MRSA ist ein wichtiger Keim bei nosokomialen Infektionen. Die Übertragung erfolgt v. a. über Hände des Pflege- und ärztlichen Personals. Die Aufnahme der Keime kann aber überall erfolgen. Typische Besiedlungen finden sich in Nasenvorhof, Rachen und chronischen Wunden. Gesunde Personen sind asymptomatisch, immunsupprimierte Patienten zeigen z. T. septische Verläufe.

Zu Antwort C

MRSA wird v. a. über Hautkontakt übertragen. Andere Infektionsquellen sind Stoffe, Gegenstände (z. B. Nachttische) oder auch Tiere wie Hunde, Katzen und Schweine.

Zu Antwort D

Nicht jeder Mensch ist MRSA-Träger. Schätzungen zufolge sind ca. 30 % der Bevölkerung MRSA-Träger, wobei die Keime vor allem in der Nase, an der Haut und im Rachenraum vorkommen.

Zu Antwort E

MRSA können durch Desinfektionsmittel normalerweise ebenso abgetötet werden wie andere Staphylokokken. Die konsequente Durchführung der hygienischen Händedesinfektion ist daher elementar.

---

LÖSUNG 57

Antwort E ist richtig.

Zu Aussage 1

Oxalsäurereiche Kost kann die Entstehung der Kalziumoxalatsteine begünstigen.

Zu Aussage 2

Hyperparathyreoidismus ist ein Risikofaktor für Kalziumphosphatsteine.

Zu Aussage 3

Proteinreiche Ernährung ist ein Risikofaktor für die Steinentstehung an der Niere.

Zu Aussage 4

Hyperurikämie ist ein Risikofaktor für die Entstehung der Uratsteine.

Zu Aussage 5

Harnwegsinfektionen begünstigen die Entstehung der Struvitsteine. Andere Risikofaktoren für die Entstehung von Nierensteinen sind mangelnde Flüssigkeitszufuhr, Abflussbehinderungen, u. a. durch Steine, Narbenbildung, angeborene Fehlbildungen, Erkrankungen der Prostata und familiäre Disposition.

### Welche der folgenden Aussagen treffen zu?

Wählen Sie **zwei** Antworten!

Ein Patient mit bekannter Abhängigkeitserkrankung befindet sich in Ihrer regelmäßigen Behandlung. Beim aktuellen Termin zeigt er ein verändertes Verhalten. Zusätzlich fallen Ihnen sehr weite Pupillen (Mydriasis) auf.
Im Rahmen der Differenzialdiagnose spricht dies am ehesten für die Einnahme von

**Antwort A** Methamphetamin

**Antwort B** Buprenorphin (z. B. Subutex®)

**Antwort C** Heroin

**Antwort D** Kokain

**Antwort E** Morphin

**AUFGABE 58**
**M**

Fallbeispiel
Abhängigkeitserkrankung

---

### Welche Aussage zum Phäochromozytom trifft zu?

**Antwort A** Das Phäochromozytom ist ein Tumor des Knochenmarks.

**Antwort B** Die Katecholamine sind vermindert.

**Antwort C** Leitsymptom ist eine bräunliche Verfärbung der Haut.

**Antwort D** Typische Symptome sind Hypertonie und Herzklopfen.

**Antwort E** Typisch ist eine erhebliche Gewichtszunahme.

**AUFGABE 59**
**E**

Phäochromozytom

---

### Welche der folgenden Aussagen zu Meningitis treffen zu?

1. Eine Meningitis kann durch Viren und Bakterien verursacht werden.
2. Gegen bestimmte Erreger der bakteriellen Meningitis stehen Impfungen zur Verfügung.
3. Besteht der Verdacht auf eine Meningitis, sollte eine Lumbalpunktion mit Liquorentnahme durchgeführt werden.
4. Trinkschwäche und Schlaffheit können bei Säuglingen erste Symptome sein.
5. Nackensteifigkeit ist ein typisches Krankheitszeichen.

**Antwort A** Nur die Aussagen 2 und 3 sind richtig.

**Antwort B** Nur die Aussagen 2 und 5 sind richtig.

**Antwort C** Nur die Aussagen 1, 3 und 4 sind richtig.

**Antwort D** Nur die Aussagen 2, 4 und 5 sind richtig.

**Antwort E** Alle Aussagen sind richtig.

**AUFGABE 60**
**A**

Meningitis

**LÖSUNG 58**

Antworten A und D sind richtig.

Zu Antwort A

Methamphetamin-Konsum kann folgende Symptome hervorrufen: v.a. Steigerung der Leistungsfähigkeit, Drosselung von Hunger, Durst und Schlafbedürfnis, Unruhe, Enthemmung, euphorische Zustände, Kritiklosigkeit, paranoid-halluzinatorische Symptome. Die körperlichen Symptome sind HF ↑, RR ↑, Fieber, Mydriasis.

Zu Antwort B

Beim Buprenorphin-Konsum (Opiat) finden sich ähnliche Wirkungen wie beim Heroinkonsum.

Zu Antwort C

Folgende Symptome weisen auf ein Heroinkonsum (Opiat) hin: Euphorie, Flush, Affektlabilität und Wesensänderung. Bei den körperlichen Symptomen finden sich HF ↓, RR ↓, Miosis, Inappetenz mit Gewichtsverlust, Tremor und blass-fahle Haut.

Zu Antwort D

Der Kokainkonsum kann folgende Symptome bieten: Euphorie, subjektive Leistungssteigerung, Rededrang, Libidosteigerung, Reduktion von Hunger, Durst und Schlafbedürfnis, Halluzinationen und paranoide Symptome. Bei den körperlichen Symptomen finden sich u. a. HF ↑, RR ↑, Mydriasis, pektanginöse Beschwerden.

Zu Antwort E

Beim Morphin-Konsum (Opiat) finden sich ähnliche Wirkungen wie beim Heroinkonsum.

---

**LÖSUNG 59**

Antwort D ist richtig.

Zu Antwort A

Das Phäochromozytom ist ein katecholaminproduzierender Tumor des Nebennierenmarks oder seltener der sympathischen Ganglien (extraadrenales Phäochromozytom).

Zu Antwort B

Tumoren des NNM produzieren vorwiegend Adrenalin, die extraadrenalen meist Noradrenalin. Die Symptome ergeben sich aus der übermäßigen Katecholaminwirkung.

Zu Antwort C

Eine bräunliche Verfärbung ist typisch für den Morbus Addison (Nebennierenrindeninsuffizienz) oder die Hämochromatose.

Zu Antwort D

Typische Symptome des Phäochromozytoms sind Hypertonie entweder als intermittierende oder Dauerhypertonie mit Kopfschmerzen, Tachykardie, Tachyarrhythmie und andere Herzrhythmusstörungen. Ferner ist ein blasses Gesicht durch Vasokonstriktion (weiße Hypertonie), Schwitzen, Tremor und Unruhe typisch. In aller Regel nehmen die Patienten an Gewicht (katabole Wirkung) ab.

Zu Antwort E

Im Zuge des Phäochromozytoms kommt es zu einem Gewichtsverlust.

---

**LÖSUNG 60**

Antwort E ist richtig.

Zu Aussage 1

Die Erreger der Meningitis können Bakterien, Viren und Pilze (selten) sein. Die häufigsten Erreger der Meningitis sind Meningokokken, Pneumokokken und HiB. Virale Meningitiden werden u. a. durch FSME verursacht.

Zu Aussage 2

Die problematischsten Keime stellen Meningokokken dar. Es stehen Impfungen (Totimpfung) gegen die Meningokokken-Typen A, B, C, W und Y zur Verfügung. Gegen Pneumokokken und HiB stehen ebenfalls Impfungen zur Verfügung.

Zu Aussage 3

Bei V. a. auf Meningitis wird neben der klinischen Untersuchung eine Blutuntersuchung (Entzündungszeichen) und Untersuchung des Liquors (Zellzahl, Zelldifferenzierung, Eiweiß, Glukose, Erregerbestimmung) durchgeführt.

Zu Aussage 4

Bei Säuglingen können u. a. Trinkschwäche, Unruhe, Atemstörungen, Licht- und Berührungsempfindlichkeit, Apathie und vorgewölbte Fontanellen auftreten.

Zu Aussage 5

Neben Nackensteifigkeit treten Kopfschmerzen, Fieber, schweres Krankheitsgefühl, Lichtscheu, Bewusstseinstrübung, Desorientierung, Halluzinationen, Übelkeit und Erbrechen auf.

# 6 Prüfungsfragen Oktober 2019

Welche der folgenden Aussagen treffen zu?
Zu den Ursachen einer Herzinsuffizienz zählen:

1. Herzinfarkt
2. Herzklappenfehler
3. Herzrhythmusstörung
4. Pericarditis calcarea („Panzerherz“)
5. Myokarditis

**Antwort A** Nur die Aussagen 1, 2 und 3 sind richtig.

**Antwort B** Nur die Aussagen 1, 2 und 5 sind richtig.

**Antwort C** Nur die Aussagen 3, 4 und 5 sind richtig.

**Antwort D** Nur die Aussagen 1, 2, 3 und 5 sind richtig.

**Antwort E** Alle Aussagen sind richtig.

**AUFGABE 1**
**A**

Herzinsuffizienz

---

Sie vermuten bei einem Ihrer Patienten eine euthyreote Struma.

Welche der folgenden Untersuchungen sind als Basisdiagnostik geeignet?
Wählen Sie **zwei** Antworten!

**Antwort A** Bestimmung des TSH-Basalwertes im Serum

**Antwort B** Bestimmung des Jodidspiegels im Serum

**Antwort C** Sonografie der Schilddrüse

**Antwort D** Röntgenaufnahme des Thorax

**Antwort E** Feinnadelpunktion der Schilddrüse

**AUFGABE 2**
**M**

Basisdiagnostik Schilddrüse

---

Welche der folgenden Aussagen zur Schizophrenie treffen zu?
Wählen Sie **zwei** Antworten!

**Antwort A** Die Suizidrate ist hoch (ca. 5–15 %).

**Antwort B** Durch eine mehrmonatige neuroleptische Therapie lassen sich Rezidive dauerhaft verhindern.

**Antwort C** Bei Patienten mit schizophrenem Residuum besteht für Heilpraktiker Behandlungsverbot.

**Antwort D** Bei chronischem Verlauf stehen häufig kognitive Störungen und sozialer Rückzug im Vordergrund der Symptomatik.

**Antwort E** Bei einer Erstmanifestation einer akuten Schizophrenie besteht für Heilpraktiker Meldepflicht.

**AUFGABE 3**
**M**

Schizophrenie

Für Notizen

**LÖSUNG 1**

## Antwort E ist richtig.

### Zu Aussage 1

Die Herzinsuffizienz ist die Unfähigkeit des Herzens, den Körper adäquat mit Blut und $O_2$ zu versorgen, weil es kein ausreichendes Blutvolumen aufnehmen und/oder weiterbefördern kann.
Der Herzinfarkt ist eine Ursache der Herzinsuffizienz. Durch die Gewebeinfarzierung geht Funktionsgewebe verloren, die Folge ist eine Kontraktionsschwäche des Myokards.

### Zu Aussage 2

Herzklappenfehler sind Ursache der Herzinsuffizienz. Sie können systolische Ventrikelfunktionsstörungen (Volumenbelastung, Druckbelastung) oder diastolische Ventrikelfunktionsstörungen (mangelnde Ventrikelfüllung) nach sich ziehen.

### Zu Aussage 3

Herzrhythmusstörungen sind Ursache (und Komplikation) der Herzinsuffizienz.

### Zu Aussage 4

Die Pericarditis calcarea ist Ursache der Herzinsuffizienz. Sie ist Folge einer akuten Perikarditis mit Narbenbildung, die zu einer Einengung des Herzens und somit zu einer behinderten Ventrikelfüllung führt. Eine geringe Ventrikelfüllung geht mit einem verminderten Auswurf einher, was eine systolische Funktionsstörung nach sich zieht.

### Zu Aussage 5

Die Myokarditis ist Ursache der Herzinsuffizienz. Sie führt zur Kontraktionsschwäche und damit zur systolischen Ventrikelfunktionsstörung.

---

**LÖSUNG 2**

## Antworten A und C sind richtig.

### Zu Antwort A

Die Diagnostik der euthyreoten Struma kann in Basisdiagnostik und ergänzende Diagnostik eingeteilt werden. Zur Basisdiagnostik zählt die Bestimmung des TSH im Serum und die Sonografie. Das TSH gibt Auskunft über den Hormonstatus, durch die Sonografie kann die Lage, Form, Größe und Echostruktur erfasst werden.
Zur ergänzenden Diagnostik zählt u. a. die Bestimmung von $T_3$ und $T_4$, Szintigrafie, Röntgen-Thorax (Suche nach retrosternaler Struma) oder Feinnadelpunktion des Organs.

### Zu Antwort B

Die Bestimmung des Jodidspiegels im Serum zählt weder zur Basis- noch zu ergänzenden Diagnostik bei der euthyreoten Struma.

### Zu Antwort C

Die Sonografie der Schilddrüse zählt zur Basisdiagnostik bei einer euthyreoten Struma.

### Zu Antwort D

Eine Röntgenaufnahme des Thorax zählt zur ergänzenden Diagnostik, insbesondere bei Verdacht auf eine retrosternale Struma.

### Zu Antwort E

Die Feinnadelpunktion der Schilddrüse zählt zur ergänzenden Diagnostik und wird bei kalten Knoten (präoperativ) angewendet und zytologisch beurteilt, wobei bei knapp einem Drittel der Patienten keine suffiziente Beurteilung vorgenommen werden kann.

---

**LÖSUNG 3**

## Antworten A und D sind richtig.

### Zu Antwort A

Bei der Schizophrenie besteht ein erhöhtes Suizidrisiko. Studien zufolge unternehmen 20–50 % der Patienten einen Suizidversuch, 5(10)–15 % versterben dabei.

### Zu Antwort B

Auch durch eine mehrmonatige neuroleptische Therapie lassen sich Rezidive nicht dauerhaft verhindern.

### Zu Antwort C

Die Behandlung von Patienten mit einem schizophrenen Residuum ist dem Heilpraktiker gestattet.

### Zu Antwort D

Bei chronischem Verlauf dominieren Negativsymptome, u. a. sozialer Rückzug, Kontaktstörungen, eingeschränkte kognitive Fähigkeiten, verminderter Antrieb, Konzentrationsstörungen, gedrückte Stimmung und Affektarmut.

### Zu Antwort E

Eine Meldepflicht für Heilpraktiker besteht bei der Schizophrenie nicht, weder bei der Erstmanifestation der akuten Form noch im schizophrenen Residuum. Die Behandlung ist dem Heilpraktiker gestattet.

Bei einem Schlaganfall können Paresen der Extremitäten die Folge sein.

In welchem Bereich sind die Paresen in der Regel zu erwarten, wenn im Großhirn die Schädigung auf der rechten Seite zu finden ist?

**Antwort A** Im Bereich der unteren Extremitäten rechts und im Bereich der oberen Extremitäten auf der linken Seite

**Antwort B** Im Bereich der unteren Extremitäten links und im Bereich der oberen Extremitäten auf der rechten Seite

**Antwort C** Im Bereich der oberen und unteren Extremitäten auf der rechten Seite

**Antwort D** Im Bereich der oberen und unteren Extremitäten auf der linken Seite

**Antwort E** Im Bereich der unteren Extremitäten auf beiden Seiten, nicht jedoch im Bereich der oberen Extremitäten

**AUFGABE 4**
**E**

Apoplex

---

Welche Aussage trifft zu?
Eine arterielle Hypertonie:

**Antwort A** ist bei Patienten über 60 Jahren erst ab systolischen Werten über 160 mmHg behandlungsbedürftig.

**Antwort B** kann zu einer Nierenschädigung mit Proteinurie führen.

**Antwort C** tritt bei Jugendlichen nicht auf.

**Antwort D** kann aufgrund des harten Pulses bereits palpatorisch diagnostiziert werden.

**Antwort E** darf in der Schwangerschaft wegen des hohen Risikos einer fetalen Schädigung nicht medikamentös behandelt werden.

**AUFGABE 5**
**E**

Arterielle Hypertonie

---

Welche der folgenden Aussagen treffen zu?
Wählen Sie **zwei** Antworten!

Bei einer akuten Mastoiditis:

**Antwort A** handelt es sich um eine Entzündung der Brustdrüse.

**Antwort B** besteht Druckschmerz über dem Warzenfortsatz sowie Schwellung hinter dem Ohr mit abstehendem Ohr.

**Antwort C** ist es empfehlenswert, therapeutisch Zwiebelsäckchen aufzulegen.

**Antwort D** kann es zu einer eitrigen Sekretion aus der Brustdrüse kommen.

**Antwort E** besteht die Gefahr eines Hirnabszesses.

**AUFGABE 6**
**M**

Akute Mastoiditis

**LÖSUNG 4**

Antwort D ist richtig.

Zu Antwort A

Schlaganfälle betreffen sehr häufig die A. cerebri media. Die wichtigsten Symptome sind plötzliche schlaffe Hemiparese (Hemiplegie), die durch Kreuzung der Pyramidenbahnen kontralateral auftritt. Andere Symptome sind v. a. kontralaterale Hemianästhesie (Empfindungslosigkeit einer Körperhälfte), zentrale Fazialisparese (kontralateral), Sprech- und Sprachstörungen, Schluckschwierigkeiten, Gangunsicherheit, Gleichgewichtsstörungen, Kreislaufinstabilität und Atemstörungen. Ein Schlaganfall auf der rechten Gehirnseite verursacht also Lähmungen auf der linken Seite der oberen und unteren Extremität.

Zu Antwort B

Ein Schlaganfall auf der rechten Gehirnseite verursacht durch die Kreuzung der Pyramidenbahn Lähmungen auf der linken Seite der oberen und unteren Extremität (Hemiparese links).

Zu Antwort C

Ein Schlaganfall auf der rechten Gehirnseite verursacht durch die Kreuzung der Pyramidenbahn Lähmungen auf der linken Seite der oberen und unteren Extremität (Hemiparese links).

Zu Antwort D

Ein Schlaganfall auf der rechten Gehirnseite verursacht durch die Kreuzung der Pyramidenbahn Lähmungen auf der linken Seite der oberen und unteren Extremität (Hemiparese links).

Zu Antwort E

Eine Lähmung der unteren Extremitäten auf beiden Seiten wird als Paraparese oder Querschnittslähmung beschrieben. Sie entwickelt sich nach Erkrankungen des Rückenmarks.

---

**LÖSUNG 5**

Antwort B ist richtig.

Zu Antwort A

Die Hypertonie ist definiert als ein Blutdruckanstieg systolisch > 140 mmHg und diastolisch > 90 mmHg. Für alle Patienten gilt ein Zielblutdruck < 140 mmHg (systolisch) und < 90 mmHg (diastolisch).
Bei allen Patienten ist der erhöhte Blutdruck also behandlungsbedürftig. Bei Patienten über 65 Jahre wird ein Blutdruck < 130/< 80 angestrebt, aber nicht geringer als < 120/< 70 mmHg. Bei Patienten nach dem 80 Lj. wird der Blutdruck vorsichtig gesenkt, der Zielblutdruck liegt bei 140/90 mmHg.

Zu Antwort B

Eine Nierenschädigung mit Proteinurie ist eine Komplikation der arteriellen Hypertonie. Andere Komplikationen sind u. a. KHK, Apoplex, hypertensive Retinopathie, Bauchaortenaneurysma und Aortendissektion.

Zu Antwort C

Die arterielle Hypertonie ist meist eine Erkrankung des älteren/reifen Menschen. Jugendliche können allerdings auch erkranken, v. a. mit begleitender Adipositas, Diabetes mellitus Typ 2 und Bewegungsmangel.

Zu Antwort D

Ein Pulsus durus kann bei der arteriellen Hypertonie auftreten, muss aber nicht. Die arterielle Hypertonie wird durch wiederholte Blutdruckmessungen diagnostiziert.

Zu Antwort E

Die Hypertonie in der Schwangerschaft sollte medikamentös behandelt werden, um mütterliche zerebro- und kardiovaskuläre Komplikationen zu verhindern. Der Zielblutdruck liegt bei < 140/< 90 mmHg.

---

**LÖSUNG 6**

Antworten B und E sind richtig.

Zu Antwort A

Die Mastoiditis ist eine Entzündung des Mastoids, meist als Komplikation der Otitis media. Die Entzündung der Brustdrüse wird Mastitis genannt.

Zu Antwort B

Typische Symptome der Mastoiditis sind hohes Fieber mit Schüttelfrost, Druckschmerzen über dem Warzenfortsatz sowie Schwellung hinter dem Ohr mit abstehendem Ohr. Die Mastoiditis ist eine Komplikation der Otitis media.

Zu Antwort C

Eine Mastoiditis stellt einen Notfall dar. Die Eitermasse wird meist unter begleitender therapeutischer Gabe von Antibiotika chirurgisch entfernt. Zwiebelsäckchen eignen sich zur Therapie der akuten Otitis media oder der Mittelohrreizung. Sie haben einen schmerzstillenden sowie einen antientzündlichen und antibiotischen Effekt.

Zu Antwort D

Im Zuge der Mastitis (Brustentzündung) kann es zu einer eitrigen Sekretion aus der Brustwarze kommen.

Zu Antwort E

Die Mastoiditis kann als Komplikationen einen Hirnabszess, Meningitis oder Enzephalitis hervorrufen.

## Welche der folgenden Aussagen zur Ausübung der Heilkunde treffen zu?

1. Der Heilpraktiker ist grundsätzlich befugt, Herz- und Kreislauferkrankungen zu behandeln.
2. Um die Erlaubnis zur Ausübung der Heilkunde (allgemeine Heilpraktikererlaubnis) zu erlangen, sind Kenntnisse zu Infektionskrankheiten relevant.
3. Ophthalmologische Erkrankungen sind dem Arztvorbehalt unterstellt.
4. Für Heilpraktiker besteht für bestimmte Erkrankungen Behandlungsverbot nach dem Infektionsschutzgesetz (IfSG).
5. Psychiatrische Erkrankungen sind nur von einem Facharzt oder Psychologischen Psychotherapeuten zu behandeln.

**Antwort A** Nur die Aussagen 1 und 3 sind richtig.

**Antwort B** Nur die Aussagen 1, 2 und 4 sind richtig.

**Antwort C** Nur die Aussagen 1, 2 und 5 sind richtig.

**Antwort D** Nur die Aussagen 2, 4 und 5 sind richtig.

**Antwort E** Nur die Aussagen 1, 2, 4 und 5 sind richtig.

**AUFGABE 7**
**A**

Berufskunde

---

## Welche der folgenden Aussagen trifft (treffen) zu?

Im Erwachsenenalter sollte(n) bei einem länger bestehenden Diabetes mellitus folgende Untersuchung(en) zur Frühdiagnose von Folgeschäden etwa einmal jährlich durchgeführt werden:

1. Computertomografie des Abdomens
2. Augenärztliche Untersuchung
3. Insulinbestimmung im Serum
4. Lungenfunktionstest
5. Hörprüfung

**Antwort A** Nur die Aussage 2 ist richtig.

**Antwort B** Nur die Aussagen 1 und 2 sind richtig.

**Antwort C** Nur die Aussagen 2 und 3 sind richtig.

**Antwort D** Nur die Aussagen 3 und 5 sind richtig.

**Antwort E** Nur die Aussagen 1, 2, 3 und 4 sind richtig.

**AUFGABE 8**
**A**

Diabetes mellitus

---

## Welche der folgenden Aussagen zur Leberzirrhose treffen zu?

Wählen Sie **zwei** Antworten!

**Antwort A** Bei der Leberzirrhose ist auf eine streng eiweißfreie und kalorienarme Diät zu achten.

**Antwort B** Varizenblutungen in der Speiseröhre sind eine Komplikation der Leberzirrhose.

**Antwort C** Eine gefürchtete Folge der Leberzirrhose ist die hepatische Enzephalopathie.

**Antwort D** Die Leberzirrhose ist die typische Folge einer Hepatitis A.

**Antwort E** In der Regel ist die Leberzirrhose reversibel.

**AUFGABE 9**
**M**

Leberzirrhose

LÖSUNG 7

Antwort B ist richtig.

Zu Aussage 1
Der Heilpraktiker ist grundsätzlich befugt, Herz- und Kreislauferkrankungen zu behandeln.

Zu Aussage 2
Um die Erlaubnis zur Ausübung der Heilkunde (allgemeine Heilpraktikererlaubnis) zu erlangen, sind u. a. Kenntnisse zu Infektionskrankheiten, aber auch anderen Themen relevant, u. a. Hygiene, körperliche Untersuchung, Laborparameter und deren Deutung, Differenzialdiagnostik sowie rechtliche Fragestellungen.

Zu Aussage 3
Der Heilpraktiker ist grundsätzlich befugt, ophthalmologische Erkrankungen zu behandeln.

Zu Aussage 4
Für Heilpraktiker besteht für bestimmte Erkrankungen Behandlungsverbot nach dem Infektionsschutzgesetz (IfSG), nach den §§ 24, 6, 7, 34.

Zu Aussage 5
Der Heilpraktiker ist grundsätzlich befugt, psychiatrische Erkrankungen zu behandeln.

---

LÖSUNG 8

Antwort A ist richtig.

Zu Aussage 1
Eine Computertomografie (CT) des Abdomens wird bei diabetischen Patienten nicht zur Detektion von Folgeschäden durchgeführt. Ein CT des Abdomens kann u. a. durchgeführt werden bei der Tumorsuche/Tumorausdehnung, Metastasensuche, entzündlichen Veränderungen im Bauchraum, z. B. im Zuge einer Divertikulitis.

Zu Aussage 2
Die augenärztliche Untersuchung mit Beurteilung des Augenhintergrundes ist eine sehr wichtige Untersuchung bei diabetischen Patienten. Sie dient der Früherkennung u. a. von Retinopathie (proliferativ und nicht-proliferativ) und des Makulaödems. Beide Erkrankungen sind Folge der Mikroangiopathie und können zur Erblindung führen.

Zu Aussage 3
Eine Insulinbestimmung im Serum ist nicht üblich. Eine C-Peptid Bestimmung kann sinnvoll sein, wenn es sich um die Fragestellung handelt, wie viel Eigenproduktion von Insulin noch stattfindet.

Zu Aussage 4
Ein Lungenfunktionstest wird bei V. a. auf Lungenerkrankungen durchgeführt, z. B. bei COPD, Asthma bronchiale, Lungenfibrose oder Emphysem.

Zu Aussage 5
Eine Hörprüfung wird bei V. a. Schwerhörigkeit durchgeführt. Sie zählt nicht zu den Folgeschäden bei Diabetes.

---

LÖSUNG 9

Antworten B und C sind richtig.

Zu Antwort A
Bei der Leberzirrhose wird eine normokalorische Ernährung mit ausreichend Eiweiß (1,2–1,5 g/kgKG/Tag) angestrebt.

Zu Antwort B
Die Ausbildung von Ösophagusvarizen und Varizenblutungen sind Komplikationen der Leberzirrhose. Die Ösophagusvarizen entwickeln sich als Folge der portalen Hypertonie und der Ausbildung von Umgehungskreisläufen und können durch mechanische Traumen oder spontan reißen. Die Letalität ist hoch.

Zu Antwort C
Eine der Komplikationen der Leberzirrhose ist die Entwicklung der hepatischen Enzephalopathie. Sie ist Folge einer mangelnden Entgiftungsfunktion der Leber und Akkumulation von toxischen Stoffen (Ammoniak, Mercaptane, Phenole). Andere Komplikationen der Leberzirrhose sind u. a. Blutungsneigung durch reduzierte Bildung von Gerinnungsfaktoren, das Leberzellkarzinom, Entwicklung einer portalen Hypertonie mit Folgeerkrankungen.

Zu Antwort D
Die Leberzirrhose kann Folge einer viralen Hepatitis B, C und D sein, sehr selten Hepatitis E. Voraussetzung für die Entstehung der Leberzirrhose ist ein chronischer Verlauf der Infektion.

Zu Antwort E
Bei der Leberzirrhose handelt es sich um einen irreversiblen Vernarbungsprozess, der zum einen zur Organschrumpfung führt (damit verbunden ist der verminderte Blutdurchfluss) und zur Organinsuffizienz.

## Welche Aussage trifft zu?

Während einer Behandlung mit Cumarinen (z. B. Marcumar®) besteht grundsätzlich eine Kontraindikation gegen:

**Antwort A** s. c.-Injektion

**Antwort B** i. v.-Injektion

**Antwort C** i. m.-Injektion

**Antwort D** Betablocker

**Antwort E** eine Kompressionstherapie

**AUFGABE 10**
**E**

Cumarin-Therapie

---

## Welche der folgenden Aussagen zur Anämie treffen zu?

1. Eisenmangel ist die häufigste Ursache einer Anämie.
2. Unter einer renalen Anämie versteht man einen chronischen Blutverlust über die Niere.
3. Aderlass ist aufgrund der Stimulation der Blutbildung eine mögliche Behandlungsmethode bei leichtgradiger Anämie.
4. Eine Anämie ist häufig das Symptom einer Grunderkrankung, z. B. einer Infektion.
5. Eine Eisenmangelanämie geht mit einer Verminderung des mittleren korpuskulären Volumens (MCV) der Erythrozyten einher.

**Antwort A** Nur die Aussagen 1, 2 und 4 sind richtig.

**Antwort B** Nur die Aussagen 1, 3 und 5 sind richtig.

**Antwort C** Nur die Aussagen 1, 4 und 5 sind richtig.

**Antwort D** Nur die Aussagen 2, 3 und 4 sind richtig.

**Antwort E** Nur die Aussagen 3, 4 und 5 sind richtig.

**AUFGABE 11**
**A**

Anämie

---

## Welche der folgenden Aussagen trifft (treffen) zu?

Wer beschließt nach dem Unterbringungsgesetz (z. B. Psychisch-Kranken-Gesetz) die Unterbringung eines psychisch Kranken?

1. Der Hausarzt
2. Der Betriebsarzt
3. Ein Facharzt für Psychiatrie und Psychotherapie
4. Das Gericht
5. Das Gesundheitsamt

**Antwort A** Nur die Aussage 4 ist richtig.

**Antwort B** Nur die Aussagen 1 und 3 sind richtig.

**Antwort C** Nur die Aussagen 3 und 4 sind richtig.

**Antwort D** Nur die Aussagen 3, 4 und 5 sind richtig.

**Antwort E** Alle Aussagen sind richtig.

**AUFGABE 12**
**A**

Unterbringungsgesetz

**LÖSUNG 10**

Antwort C ist richtig.

Zu Antwort A

Subkutane Injektionen können unter Marcumar-Einnahme verabreicht werden.

Zu Antwort B

Intravenöse Injektionen und Blutentnahmen (z. B. zur Bestimmung des Quick-Wertes/INR) können (und müssen) unter Marcumar-Einnahme durchgeführt werden. Die Kompressionszeit an der Punktionsstelle darf etwas länger ausfallen.

Zu Antwort C

Intramuskuläre Injektionen sind unter Marcumar-Einnahme kontraindiziert. Die Wahrscheinlichkeit einer intramuskulären Blutung mit konsekutiver Muskelnekrose ist sehr hoch.

Zu Antwort D

Eine Therapie mit Cumarinen stellt keine Kontraindikation zur gleichzeitigen Therapie mit Betablockern dar.

Zu Antwort E

Eine Therapie mit Cumarinen stellt keine Kontraindikation zur Kompressionstherapie z. B. bei Varizen dar.

---

**LÖSUNG 11**

Antwort C ist richtig.

Zu Aussage 1

Die Eisenmangelanämie ist weltweit gesehen die häufigste Anämieform. Im Laborbefund sind Hämatokrit, Hämoglobin, Erythrozyten, MCV, MCH, Ferritin und Eisen im Serum erniedrigt und das Transferrin erhöht. Die Ursache ist v. a. mangelnde Zufuhr und Resorption, erhöhter Bedarf und Verlust (über Blutverluste).

Zu Aussage 2

Die renale Anämie ist auf eine mangelnde EPO-Bildung, das für die Bildung der Erythrozyten zuständig ist, im Zuge einer Niereninsuffizienz zurückzuführen.

Zu Aussage 3

Aderlass ist bei keiner Anämie als therapeutische Maßnahmen indiziert. Ein Aderlass kann bei der Erythrozytose (Polyglobulie) oder der Polycythaemia vera durchgeführt werden. Die Anämie wird nach Möglichkeit kausal behandelt, z. B. durch Eisengaben bei Eisenmangel.

Zu Aussage 4

Im Zuge von Infektionen, Autoimmunerkrankungen, Diabetes mellitus oder malignen Erkrankungen kann sich eine Anämie entwickeln. Sie wird als Anämie bei chronischen Erkrankungen (früher Entzündungs- oder Tumoranämie) bezeichnet und stellt die zweithäufiste Ursache dar. Es handelt sich um eine normochrome, normozytäre oder hypochrome, mikrozytäre Anämie mit Anisozytose, Poikilozytose. Das Ferritin ist erhöht, das Transferrin erniedrigt, die Transferrinsättigung ebenfalls.

Zu Aussage 5

Die Eisenmangelanämie ist eine mikrozytäre (vermindertes MCV) und hypochrome (vermindertes MCH) Anämie.

---

**LÖSUNG 12**

Antwort A ist richtig.

Zu Aussage 1

Nach dem Unterbringungsgesetz bzw. dem Psychisch-Kranken-Gesetz wird die Unterbringung eines psychisch kranken Menschen durch ein Gericht beschlossen.

Zu Aussage 2

Nach dem Unterbringungsgesetz bzw. dem Psychisch-Kranken-Gesetz wird die Unterbringung eines psychisch kranken Menschen durch ein Gericht beschlossen.

Zu Aussage 3

Nach dem Unterbringungsgesetz bzw. dem Psychisch-Kranken-Gesetz wird die Unterbringung eines psychisch kranken Menschen durch ein Gericht beschlossen.

Zu Aussage 4

Nach dem Unterbringungsgesetz bzw. dem Psychisch-Kranken-Gesetz wird die Unterbringung eines psychisch kranken Menschen durch ein Gericht beschlossen.

Zu Aussage 5

Nach dem Unterbringungsgesetz bzw. dem Psychisch-Kranken-Gesetz wird die Unterbringung eines psychisch kranken Menschen durch ein Gericht beschlossen.

## Welche Aussage trifft zu?

Risikofaktor für eine Harnwegsinfektion ist:

**Antwort A** Hypertonie

**Antwort B** Übermäßiger Fleischgenuss

**Antwort C** Übermüdung

**Antwort D** Gravidität

**Antwort E** Hohe Trinkmenge

**AUFGABE 13**
**E**

Harnwegsinfekte

---

## Welche der folgenden Aussagen zur chronischen obstruktiven Lungenkrankheit (COPD) treffen zu?

1. Zur Diagnose einer COPD reicht eine Anamnese mit entsprechender Klinik aus.
2. COPD ist heilbar.
3. Zu den wichtigsten Therapiemaßnahmen gehört der Verzicht auf das Rauchen.
4. Bei COPD-Patienten wird von der Ständigen Impfkommission (STIKO) am Robert Koch-Institut eine aktive Immunisierung gegen Pneumokokken und Influenza empfohlen.
5. Körperliches Training ist als Therapiemaßnahme kontraindiziert.

**Antwort A** Nur die Aussagen 1 und 3 sind richtig.

**Antwort B** Nur die Aussagen 3 und 4 sind richtig.

**Antwort C** Nur die Aussagen 3 und 5 sind richtig.

**Antwort D** Nur die Aussagen 1, 2 und 4 sind richtig.

**Antwort E** Nur die Aussagen 2, 3 und 4 sind richtig.

**AUFGABE 14**
**A**

COPD

---

## Welche der folgenden Aussagen zu alkoholbedingten Störungen treffen zu?

Wählen Sie **zwei** Antworten!

**Antwort A** Ein Delirium tremens bessert sich in der Regel rasch durch hochdosierte Vitamin C-(Ascorbinsäure-)Gabe.

**Antwort B** Die Wernicke-Enzephalopathie beruht auf einem Vitamin $B_1$ (Thiamin)-Mangel.

**Antwort C** Spider naevi (Spinnennävi, Gefäßsternchen) auf der Haut sind ein möglicher Hinweis auf eine Leberzirrhose.

**Antwort D** Die Alkoholhalluzinose ist gekennzeichnet durch ausgeprägte vegetative Symptome und Orientierungsstörungen.

**Antwort E** Die Suizidrate ist bei Alkoholkranken eher geringer als bei der Normalbevölkerung.

**AUFGABE 15**
**M**

Alkohol-assoziierte Erkrankungen

LÖSUNG 13

## Antwort D ist richtig.

Zu Antwort A

Die Hypertonie ist ein Risikofaktor u. a. für Apoplex oder die KHK. Sie stellt keinen Risikofaktor für Harnwegsinfektionen.

Zu Antwort B

Übermäßiger Fleischgenuss kann Erkrankungen wie Darmkrebs, KHK, chronische Entzündungen und Diabetes fördern, gilt aber nicht als Risikofaktor für Harnwegsinfektionen.

Zu Antwort C

Übermüdung ist kein Risikofaktor für Harnwegsinfektionen. Es kann z. B. ein Risikofaktor für Unfälle sein.

Zu Antwort D

Die Schwangerschaft (und die Stillzeit) ist ein Risikofaktor für einen Harnwegsinfekt. Andere Risikofaktoren sind Abflusshindernisse, Steinleiden, geringe Trinkmenge, falsche Wischrichtung (bei Frauen), sexuelle Aktivität, Immunsuppression, Analgetikaabusus, Unterkühlung.

Zu Antwort E

Geringe Trinkmenge ist ein Risikofaktor für Harnwegsinfektionen.

---

LÖSUNG 14

## Antwort B ist richtig.

Zu Aussage 1

Die Diagnose der COPD stützt sich auf die Anamnese, die klinischen Symptome und die Funktionsdiagnostik. In der Anamnese ist sehr häufig ein Nikotinkonsum eruierbar. Die typischen klinischen Symptome sind Husten und Auswurf, gekoppelt mit Belastungsdyspnoe. In der Funktionsdiagnostik zeigt sich u. a. eine nicht vollständige oder gar keine Reversibilität im Bronchospasmolysetest, Diffusionsstörung und ein auffälliger Befund in der Blutgasanalyse.

Zu Aussage 2

Bei der COPD handelt es sich um eine irreversible Erkrankung, deren Progredienz verzögert, aber nicht geheilt werden kann.

Zu Aussage 3

Wichtigste Maßnahmen sind v. a. Nikotinabstinenz, Atemgymnastik, regelmäßiges körperliches Training, Osteoporoseprophylaxe, Sanierung potentieller Infektquellen, Impfung gegen Pneumokokken und Influenza.

Zu Aussage 4

Eine aktive Immunisierung gegen Pneumokokken und Influenza wird bei COPD-Patienten von der Ständigen Impfkommission (STIKO) am Robert Koch-Institut empfohlen.

Zu Aussage 5

Regelmäßiges körperliches Training ist eine wichtige Therapiemaßnahme bei der COPD.

---

LÖSUNG 15

## Antworten B und C sind richtig.

Zu Antwort A

Das Delirium tremens ist eine Komplikation des Alkoholentzugssyndroms. Die Symptome dauern bis zu einer Woche an und gehen mit Desorientierung, optischen Halluzinationen, psychomotorischer Unruhe, epileptischen Anfällen und Symptomen des Alkoholentzugssyndroms einher. Die Therapie erfolgt auf der Intensivstation, medikamentös kommen u. a. Clonidin, Benzodiazepine, Neuroleptika oder Distraneurin in Frage. Die Patienten erhalten in der Regel Vitamin $B_1$-(Thiamin-)Infusionen, von einer raschen Besserung kann jedoch nicht ausgegangen werden.
Vitamin C wird in der Behandlung des Delirium tremens nicht angewendet.

Zu Antwort B

Die Wernicke-Enzephalopathie (und auch das Korsakow-Syndrom) beruht auf einem Vitamin $B_1$-(Thiamin-)Mangel. Die Symptome sind Störungen der Okulomotorik, Ataxie, Bewusstseinsveränderungen, Lähmungen, Areflexie, Hyperthermie.

Zu Antwort C

Spider naevi (Spinnennävi, Gefäßsternchen) auf der Haut sind ein möglicher Hinweis auf eine Leberzirrhose.

Zu Antwort D

Die Alkoholhalluzinose ist ein eher seltenes Krankheitsbild, das nach jahrelangem Alkoholabusus auftreten kann. Typische Symptome sind akustische Halluzinationen und ängstliche Grundstimmung. Orientierungsstörungen treten nicht auf, vegetative Symptome stehen nicht im Vordergrund.

Zu Antwort E

Die Suizidrate ist bei Alkoholkranken gegenüber der Normalbevölkerung erhöht.

Bei einem 4-jährigen Jungen besteht seit einigen Wochen eine Gangstörung mit Hinken und gleichzeitigen Knieschmerzen sowie eine Bewegungseinschränkung der Innenrotation und Abduktion der Hüfte.

Welche Erkrankung liegt am ehesten vor?

**Antwort A** Ruptur des vorderen Kreuzbands

**Antwort B** Morbus Perthes

**Antwort C** Myelomeningozele

**Antwort D** Hodentorsion

**Antwort E** Apophysitis calcanei (Reizzustand des Fersenbeines am Sehnenansatz)

**AUFGABE 16**
**E**

Morbus Perthes

---

Für welche der folgenden Erreger ist die Inhalation von erregerhaltigem Staub ein typischer Übertragungsweg?
Wählen Sie **zwei** Antworten!

**Antwort A** Haemophilus influenzae

**Antwort B** Coxiella burnetii (Erreger des Q-Fiebers)

**Antwort C** Meningokokken

**Antwort D** Hantaviren

**Antwort E** Pneumokokken

**AUFGABE 17**
**M**

Mikrobiologie

---

Welche der folgenden Symptome stützen den Verdacht auf eine Netzhautablösung?

1. Wahrnehmung von „Lichtblitzen"
2. Wahrnehmung von „Schatten"
3. Wahrnehmung von „Schleier"
4. Einseitige heftige Augenrötung
5. Starke Schmerzen des betroffenen Auges

**Antwort A** Nur die Aussagen 3 und 5 sind richtig.

**Antwort B** Nur die Aussagen 4 und 5 sind richtig.

**Antwort C** Nur die Aussagen 1, 2 und 3 sind richtig.

**Antwort D** Nur die Aussagen 1, 2, 3 und 4 sind richtig.

**Antwort E** Nur die Aussagen 1, 2, 3 und 5 sind richtig.

**AUFGABE 18**
**A**

Netzhautablösung

**LÖSUNG 16**

Antwort B ist richtig.

Zu Antwort A

Die Ruptur des vorderen Kreuzbands ist in der Regel Folge eines Traumas, das im vorliegenden Beispiel nicht beschrieben ist. Typische Symptome sind ein knallendes Geräusch beim Reißen des Kreuzbandes, starke Knieschmerzen, Gelenkerguss, Instabilitätsgefühl. In der Untersuchung des Knies ist das vordere Schubladenphänomen positiv. Die Hüftuntersuchung ist ohne pathologischen Befund.

Zu Antwort B

Die o. g. Angaben sprechen am ehesten für einen Morbus Perthes. Es handelt sich um eine aseptische Osteochondrose der Femurkopfepiphyse, die v. a. Jungen zwischen dem 5. und 7. Lj. betrifft. Bei geringer Nekroseausprägung bestehen wenig bis gar keine Symptome, die Diagnose ist dann eine Zufallsdiagnose. Bei stärkerer Ausprägung stehen Hinken und Knieschmerzen (Projektionsschmerzen) im Vordergrund. Hüftschmerzen sind selten.Bei der Untersuchung zeigt sich eine eingeschränkte Beweglichkeit im Hüftgelenk, v. a. bei Abduktion und Innenrotation. Das Viererzeichen ist pathologisch.

Zu Antwort C

Die Myelomeningozele ist eine Form des offenen Rückens (Spina bifida). Die Symptome sind Lähmungen der Füße, Beine, des Darmes/Blase, sowie Fehlstellungen der unteren Extremitäten und eine Skoliose.

Zu Antwort D

Bei der Hodentorsion kommt es zur Drehung des Hodens um seine Längsachse mit einer Drosselung der Durchblutung. Die Leitsymptome sind ein akuter skrotaler Schmerz, der in Leiste und Unterbauch zieht. Begleitend treten Schwellung, Rötung, Hodenhochstand auf. Das Prehn-Zeichen ist negativ.

Zu Antwort E

Die Apophysitis calcanei ist durch eine Erweichung der Apophyse des Fersenbeins bedingt und kommt am häufigsten bei Kindern und Jugendlichen vor. Typische Symptome sind Fersenschmerzen und Hinken, besonders bei Belastung, Rötung, Schwellung der Fersenregion.

---

**LÖSUNG 17**

Antworten B und D sind richtig.

Zu Antwort A

Haemophilus influenzae wird über Tröpfchen übertragen und verursacht u. a. eine Pneumonie, Epiglottitis oder Otitis media.

Zu Antwort B

Coxiella burnetii wird durch Inhalation infektiösen Staubes oder durch direkten Kontakt zu infizierten Tieren übertragen. Das Bakterium ist der Erreger des Q-Fiebers.

Zu Antwort C

Meningokokken (Neisseria meningitidis) werden über Tröpfchen übertragen und verursachen die Meningokokken-Meningitis.

Zu Antwort D

Hantaviren werden v. a. durch Inhalation kontaminierter Aerolsole oder direkten Kontakt oder durch Tierbisse übertragen. Selten erfolgt die Übertragung über kontaminierte Lebensmittel. Das Virus wird von Nagetieren über Körpersekrete ausgeschieden (Speichel, Kot, Urin).

Zu Antwort E

Pneumokokken (Streptococcus pneumoniae) werden über Tröpfchen übertragen und verursachen u. a. eine Pneumonie, Meningitis, Otitis media oder Sinusitis.

---

**LÖSUNG 18**

Antwort C ist richtig.

Zu Aussage 1

Die Wahrnehmung von Lichtblitzen ist für die Netzhautablösung typisch.

Zu Aussage 2

Die Wahrnehmung von Schatten ist für die Netzhautablösung typisch.

Zu Aussage 3

Die Wahrnehmung von einem Schleier im Blickfeld ist für die Netzhautablösung typisch.

Zu Aussage 4

Eine einseitige Augenrötung findet sich bei der Netzhautablösung nicht. Eine Rötung tritt typischerweise begleitend bei entzündlichen Geschehen am Auge oder im Zuge des akuten Winkelblockglaukoms.

Zu Aussage 5

Die Netzhautablösung ist ein schmerzloser Prozess.

## Welche der folgenden Aussagen zur Psoriasis trifft (treffen) zu?

1. Das Vorhandensein von Juckreiz schließt die Diagnose Psoriasis weitgehend aus.
2. Die Psoriasis ist eine Erkrankung des frühen Kindealters.
3. Bei der Psoriasis treten für die Erkrankung typische Nagelveränderungen auf.
4. Eine therapeutische Maßnahme zur Entfernung der Schuppenauflagerungen sind mechanische Abbürstungen.
5. Durch mechanische Reizung der Haut, z. B. Kratzen, ist die Bildung neuer Psoriasis-Herde provozierbar.

**Antwort A** Nur die Aussage 3 ist richtig.

**Antwort B** Nur die Aussagen 1 und 4 sind richtig.

**Antwort C** Nur die Aussagen 3 und 5 sind richtig.

**Antwort D** Nur die Aussagen 1, 2 und 5 sind richtig.

**Antwort E** Nur die Aussagen 2, 3 und 4 sind richtig.

**AUFGABE 19**
**A**

Psoriasis

---

## Welche der folgenden Aussagen zu Erkrankung der Herzklappen treffen zu?

1. Eine Fortleitung des Geräusches in die Karotiden kann bei der Aortenstenose auftreten.
2. Typisch für eine Aortenstenose ist eine große Blutdruckamplitude.
3. Bei einer höhergradigen Aortenstenose besteht die Gefahr des plötzlichen Herztodes.
4. Bei einer höhergradigen Aortenklappeninsuffizienz ist ein systolisches und diastolisches Geräusch zu hören.
5. Bei der Aortenklappeninsuffizienz sind schon im Frühstadium periphere Ödeme erkennbar.

**Antwort A** Nur die Aussagen 1 und 2 sind richtig.

**Antwort B** Nur die Aussagen 4 und 5 sind richtig.

**Antwort C** Nur die Aussagen 1, 3 und 4 sind richtig.

**Antwort D** Nur die Aussagen 1, 2, 3 und 4 sind richtig.

**Antwort E** Alle Aussagen sind richtig.

**AUFGABE 20**
**A**

Herzklappenerkrankungen

---

## Welche der folgenden Aussagen treffen zu?

Ab einem Alter von 60 Jahren sollte entsprechend den Empfehlungen der Ständigen Impfkommission (STIKO) am Robert Koch-Institut jährlich gegen folgende Erkrankung(en) geimpft werden:

1. Tetanus
2. Poliomyelitis
3. Influenza
4. Masern
5. Pertussis

**Antwort A** Nur die Aussage 1 ist richtig.

**Antwort B** Nur die Aussage 3 ist richtig.

**Antwort C** Nur die Aussagen 2 und 3 sind richtig.

**Antwort D** Nur die Aussagen 3 und 5 sind richtig.

**Antwort E** Nur die Aussagen 1, 3, 4 und 5 sind richtig.

**AUFGABE 21**
**A**

Impfempfehlungen

**LÖSUNG 19**

Antwort C ist richtig.

Zu Aussage 1

Juckreiz tritt, statistisch gesehen, bei etwa 50–60 % der Patienten auf; das Auftreten von Juckreiz schließt die Erkrankung also nicht aus.

Zu Aussage 2

Die Psoriasis ist eine entzündliche Erkrankung der Haut, die in jedem Alter auftreten kann. Sie wird in Typ I (Häufigkeitsgipfel zwischen dem 15. und 25. Lj.) und Typ II (Häufigkeitsgipfel zwischen dem 50. und 60. Lj) eingeteilt.

Zu Aussage 3

Die Nagelbeteiligung bei der Psoriasis kann sich als Tüpfelnägel (punktuelle Einsenkungen in der Nagelplatte), Ölflecke (gelbliche Verfärbung der Nagelplatte) oder Krümelnägel (Anhäufung einer parakeratotischen Masse) manifestieren.

Zu Aussage 4

Die Schuppenauflagerungen werden mit salizylhaltigen und harnstoffhaltigen Externa behandelt. Eine mechanische Abbürstung wird nicht empfohlen, weil sie über den isomorphen Reizeffekt das Auftreten neuer Herde provoziert.

Zu Aussage 5

Durch mechanische Reizung der Haut, z. B. Kratzen, aber auch Bestrahlung, Druck oder Kälte ist die Bildung neuer Psoriasis-Herde provozierbar. Dieser Umstand wird auch als Köbner-Phänomen oder als isomorpher Reizeffekt bezeichnet.

---

**LÖSUNG 20**

Antwort C ist richtig.

Zu Aussage 1

Die Aortenklappenstenose ist am lautesten über dem 2. ICR rechts parasternal zu hören, das Strömungsgeräusch wird in die Karotiden fortgeleitet.

Zu Aussage 2

Typisch für eine Aortenstenose ist eine kleine Blutdruckamplitude.

Zu Aussage 3

Als Komplikationen können Rhythmusstörungen, Pumpversagen und plötzlicher Herztod auftreten.

Zu Aussage 4

Bei einer höhergradigen Aortenklappeninsuffizienz ist ein systolisches und ein diastolisches Geräusch zu hören. Das diastolische Geräusch ist durch die Aortenklappeninsuffizienz verursacht. Bei höhergradigen Insuffizienzen tritt ein Stenosegeräusch dazu. Es entsteht durch eine relative Aortenstenose; die Aortenklappenöffnung ist zu eng gemessen am Volumen, das ausgeworfen werden muss.

Zu Aussage 5

Die Symptome der Aortenklappeninsuffizienz sind vom Schweregrad der Insuffizienz abhängig. Typisch sind sichtbare Pulsationen an den Karotiden, pulssynchrones Kopfnicken (Musset-Zeichen), sichtbarer Kapillarpuls und Symptome der Linksherzinsuffizienz.

---

**LÖSUNG 21**

Antwort B ist richtig.

Zu Aussage 1

Die Impfung gegen Tetanus ist ab dem 60. Lebensjahr als Auffrischimpfung alle 10 Jahre (zusammen mit Impfung gegen Diphtherie) vorgesehen. Bei der nächsten fälligen Td-Impfung wird sie einmalig als Tdap (Impfung gegen Tetanus, Diphtherie und Pertussis) bzw. bei entsprechender Indikation mit der Impfung gegen Polio kombiniert.

Zu Aussage 2

Die Impfung gegen Poliomyelitis kann ab dem 60. Lebensjahr als Nachholimpfung appliziert werden. Bei entsprechender Indikation kann die Impfung in Kombination mit der Impfung gegen Tetanus, Diphtherie bzw. Tetanus, Diphtherie, Pertussis erfolgen.

Zu Aussage 3

Ab einem Alter von 60 Jahren sollte gemäß den Empfehlungen der Ständigen Impfkommission (STIKO) am Robert Koch-Institut jährlich gegen Influenza geimpft werden.

Zu Aussage 4

Eine Masernimpfung ist nach den Empfehlungen der Ständigen Impfkommission (STIKO) nach dem 60. Lebensjahr nicht empfohlen.

Zu Aussage 5

Eine Impfung gegen Pertussis ist bei der nächsten fälligen Td-(Tetanus, Diphtherie-)Impfung einmalig als Impfung gegen Tetanus, Diphtherie und Pertussis bzw. bei entsprechender Indikation mit der Impfung gegen Polio kombiniert empfohlen.

Ein 54-jähriger Mann kommt in reduziertem Allgemeinzustand in Ihre Praxis. Er sei bis vor etwa einer Woche über 3 Monate wegen eines schmerzhaften Bandscheibenvorfalls vom Hausarzt mit „starken Schmerzpflastern" behandelt worden. Der Mann beklagt, dass er seit etwa einer Woche an Schlaflosigkeit, starker motorischen Unruhe und einer ängstlich-depressiven Grundstimmung leide.

**Welche körperlichen Symptome bzw. Befunde stützen Ihren Verdacht eines bestehenden Opioid-Entzugssyndroms?**

1. Tachykardie
2. Mydriasis
3. Diarrhö
4. Trockene Nasenschleimhäute
5. Muskelschmerzen- oder -krämpfe

**Antwort A** Nur die Aussagen 1, 2 und 4 sind richtig.

**Antwort B** Nur die Aussagen 1, 2 und 5 sind richtig.

**Antwort C** Nur die Aussagen 2, 3 und 4 sind richtig.

**Antwort D** Nur die Aussagen 3, 4 und 5 sind richtig.

**Antwort E** Nur die Aussagen 1, 2, 3 und 5 sind richtig.

**AUFGABE 22**
**A**

Fallbeispiel
Opioid-Entzungssyndrom

---

**Welche der folgenden Erkrankungen sind für den Heilpraktiker nach dem Infektionsschutzgesetz (IfSG) meldepflichtig?**

1. Keuchhusten
2. Masern
3. Infektiöse Mononukleose
4. Tuberkulose
5. Mumps

**Antwort A** Nur die Aussagen 2 und 4 sind richtig.

**Antwort B** Nur die Aussagen 2 und 5 sind richtig.

**Antwort C** Nur die Aussagen 1, 3 und 4 sind richtig.

**Antwort D** Nur die Aussagen 1, 2, 4 und 5 sind richtig.

**Antwort E** Alle Aussagen sind richtig.

**AUFGABE 23**
**A**

IfSG

---

**Welche der folgenden Aussagen zum Pankreas und zu Erkrankungen des Pankreas treffen zu?**

Wählen Sie **zwei** Antworten!

**Antwort A** Bei einer akuten Pankreatitis ist mit erhöhten Werten der Enzyme der α-Amylase und Lipase im Serum zu rechnen.

**Antwort B** Die häufigste Ursache für die chronische Pankreatitis sind Gallengangsteine.

**Antwort C** Leitsymptom für die chronische Pankreatitis sind kolikartige Schmerzen im linken Oberbauch.

**Antwort D** Im Pankreas werden sowohl Hormone mit blutzuckersenkender als auch mit blutzuckersteigernder Wirkung produziert.

**Antwort E** Im weiteren Verlauf einer chronischen Pankreatitis kommt es häufig zu ausgeprägten Hypoglykämien.

**AUFGABE 24**
**M**

Physiologie, Pathologie
Pankreas

Für Notizen

LÖSUNG 25

Antworten B und C sind richtig.

Zu Antwort A

Das Würfelbein (Os cuboideum) zählt zu den Fußwurzelknochen. Andere Fußwurzelknochen sind: Sprungbein (Talus), Fersenbein (Calcaneus), Kahnbein (Os naviculare) und die 3 Keilbeine (Ossa cuneiformia).

Zu Antwort B

Das Dreiecksbein ist ein Bestandteil der Handwurzelknochen.
Die Handwurzelknochen sind in 2 Reihen angeordnet:

- Proximale Reihe: Kahnbein (Os scaphoideum), Mondbein (Os lunatum), Dreiecksbein (Os triquetrum), Erbsenbein (Os pisiforme)
- Distale Reihe: großes Vieleckbein (Os trapezium), kleines Vieleckbein (Os trapezoideum), Kopfbein (Os capitatum), Hakenbein (Os hamatum)

Zu Antwort C

Das Mondbein (Os lunatum) ist ein Bestandteil der Handwurzelknochen.

Zu Antwort D

Das Keilbein (Os sphenoidale) ist ein zentraler Knochen der Schädelbasis, der u. a. den Türkensattel bildet.

Zu Antwort E

Das Sprungbein (Talus) ist ein Bestandteil der Fußwurzelknochen.

---

LÖSUNG 26

Antwort E ist richtig.

Zu Aussage 1

Der primäre Hyperparathyreoidismus kann Ursache der Hyperkalziämie sein. Parathormon erhöht unter physiologischen Umständen den Kalziumspiegel und senkt den Phosphatspiegel. Eine Erhöhung des Parathormons führt auch zur Erhöhung des Kalziumspiegels.

Zu Aussage 2

Im Zuge des Bronchialkarzinoms können parathormonähnliche Substanzen im Rahmen eines paraneoplastischen Syndroms gebildet werden. Die Wirkung gleicht der Parathormonwirkung; es kommt zur Kalziumerhöhung und Phosphatsenkung.

Zu Aussage 3

Immobilisation kann Ursache der Hyperkalziämie sein.

Zu Aussage 4

Medikamente, u. a. Thiaziddiuretika, Lithium, Tamoxifen, kalziumhaltige Phosphatbinder, Intoxikationen mit Vitamin A und D, können eine Hyperkalziämie hervorrufen.

Zu Aussage 5

Knochenmetastasen (besonders bei osteolytischen Metastasen bei Mammakarzinom, Plasmozytom) können eine Hyperkalziämie hervorrufen. Über eine Stimulierung der Osteoklasten findet ein Knochenabbau statt, Kalzium wird freigesetzt und erhöht im Blut gemessen.

---

LÖSUNG 27

Antwort D ist richtig.

Zu Aussage 1

Die Leberzirrhose geht mit einer Fibrose und Insuffizienz des Organs einher. Die Folge ist ein intrahepatischer Ikterus.

Zu Aussage 2

Gallensteine können die Gallenwege verlegen und eine Cholestase hervorrufen. Die Folge ist ein posthepatischer Ikterus.

Zu Aussage 3

Die Stauungsleber bei Rechtsherzinsuffizienz verursacht einen intrahepatischen Ikterus.

Zu Aussage 4

Die Sichelzellkrankheit führt zur hämolytischen Anämie. Die Folge ist ein prähepatischer Ikterus.

Zu Aussage 5

Die Hepatitis A geht mit einer Leberbeteiligung einher. Ein intrahepatischer Ikterus kann in ca. 30–40 % der Fälle auftreten.

## Bei welchen der folgenden Symptome denken Sie nach einer intraglutäalen i. m.-Injektion an eine systemische allergische Reaktion?

1. Urtikaria
2. Übelkeit, Erbrechen
3. Juckreiz
4. Schmerzen am Injektionsort
5. Parästhesien im gleichseitigen Bein

**Antwort A** Nur die Aussagen 1 und 3 sind richtig.

**Antwort B** Nur die Aussagen 2 und 4 sind richtig.

**Antwort C** Nur die Aussagen 1, 2 und 3 richtig.

**Antwort D** Nur die Aussagen 1, 2, 3 und 4 sind richtig.

**Antwort E** Alle Aussagen sind richtig.

**AUFGABE 28**
**A**

Allergische Reaktion

---

## Welche der folgenden Aussagen trifft (treffen) zu?

Für Heilpraktiker mit allgemeiner Erlaubnis besteht Behandlungsverbot für:

1. Paratyphus
2. Scharlach
3. Botulismus
4. Milzbrand
5. Herpes labialis (Herpes simplex-Virus Typ 1)

**Antwort A** Nur die Aussage 2 ist richtig.

**Antwort B** Nur die Aussagen 2 und 4 sind richtig.

**Antwort C** Nur die Aussagen 1, 3 und 5 sind richtig.

**Antwort D** Nur die Aussagen 1, 2, 3 und 4 sind richtig.

**Antwort E** Alle Aussagen sind richtig.

**AUFGABE 29**
**A**

Behandlungsverbote

---

## Welche Aussage trifft zu?

„Steppergang“ und Spitzfußstellung spricht für eine Schädigung des:

**Antwort A** Nervus medianus

**Antwort B** Nervus peroneus

**Antwort C** Nervus trigeminus

**Antwort D** Nervus trochlearis

**Antwort E** Kleinhirns

**AUFGABE 30**
**E**

Steppergang

**LÖSUNG 28**

Antwort C ist richtig.

Zu Aussage 1

Das Auftreten der Urtikaria ist auf eine Mastzelldegranulation zurückzuführen und allergischer Natur.

Zu Aussage 2

Übelkeit und Erbrechen können als Symptome einer systemischen allergischen Reaktion gewertet werden.

Zu Aussage 3

Juckreiz ist ein Symptom einer systemischen allergischen Reaktion.

Zu Aussage 4

Schmerzen am Injektionsort sind eher auf eine Nervenirritation oder Nervenverletzung zurückzuführen.

Zu Aussage 5

Parästhesien im gleichseitigen Bein sind eher auf eine Nervenirritation oder Nervenverletzung zurückzuführen.

---

**LÖSUNG 29**

Antwort D ist richtig.

Zu Aussage 1

Die Behandlung des Paratyphus (Salmonella paratyphi) ist dem Heilpraktiker nach den §§ 24, 6, 7 nicht gestattet.

Zu Aussage 2

Die Behandlung des Scharlachs (Streptokokkus pyogenes) ist dem Heilpraktiker nach den §§ 24, 34 nicht gestattet.

Zu Aussage 3

Die Behandlung des Botulismus (Clostridium botulinum) ist dem Heilpraktiker nach den §§ 24, 6, 7 nicht gestattet.

Zu Aussage 4

Die Behandlung des Milzbrandes (Bazillus anthracis) ist dem Heilpraktiker nach den §§ 24, 6, 7 nicht gestattet.

Zu Aussage 5

Die Behandlung des Herpes labialis (Herpes simplex-Virus Typ 1) ist dem Heilpraktiker gestattet.

---

**LÖSUNG 30**

Antwort B ist richtig.

Zu Antwort A

Bei Schädigung des N. medianus im Karpaltunnel entwickeln sich Symptome des Karpaltunnelsyndroms, u. a. Parästhesien und Schmerzen im Daumen, Zeige-, Mittel- und Teilen des Ringfingers der Volarfläche, v.a. in der Nacht, mit Ausstrahlung in den Unter- und Oberarm, Atrophie der Daumenballenmuskulatur und positivem Flaschenzeichen. Bei proximalen Läsionen entwickelt sich eine Schwurhand.

Zu Antwort B

Bei Läsionen des N. peroneus kommt es zur Lähmung der Fuß- und Zehenextensoren. Das Leitsymptom ist der Steppergang. Die Lähmung entsteht meist durch eine Druckschädigung oder Verletzung im Bereich des Fibulaköpfchens, z. B. durch eine Gipsanlage oder Fraktur.

Zu Antwort C

Die Läsionen des N. trigeminus können in zentrale und periphere Läsionen unterteilt werden. Häufig sind nur einzelne Äste betroffen. Wichtige Läsionsarten sind die Trigeminusneuralgie, gefolgt von Herpes Zoster und Borreliose. Die Symptome sind abhängig von der Beteiligung der Nervqualität, z. B. Schmerzen im Nervenverlauf, Parästhesien, Anästhesie, Ausfall des Kornealreflexes, Ausfall der Kaumuskulatur.

Zu Antwort D

Bei Läsion des N. trochlearis (innerviert motorisch den M. obliquus superior) zeigt das Auge nach oben innen, der Kopf ist zur gesunden Seite geneigt.

Zu Antwort E

Bei Läsion des Kleinhirns entwickeln sich u. a. Gleichgewichtsstörungen, Nystagmus, Intentionstremor, Koordinationsstörungen.

**AUFGABE 31**
**A**

Hyperthyreose

Welche der folgenden Aussagen treffen zu?
Typische Symptome einer Hyperthyreose sind:
1. Obstipation
2. Feinschlägiger Tremor
3. Gewichtszunahme
4. Tachykardie
5. Kälteintoleranz

**Antwort A** Nur die Aussagen 1 und 3 sind richtig.

**Antwort B** Nur die Aussagen 2 und 4 sind richtig.

**Antwort C** Nur die Aussagen 4 und 5 sind richtig.

**Antwort D** Nur die Aussagen 1, 2 und 3 sind richtig.

**Antwort E** Nur die Aussagen 2, 4 und 5 sind richtig.

---

**AUFGABE 32**
**M**

Fallbeispiel
Hautrötung

Eine 34-jährige Patientin kommt mit einer vor 4 Tagen aufgetretenen Rötung oberhalb des rechten Sprunggelenkes in die Praxis. Die ringförmige Hautrötung habe sich in den letzten Tagen ausgedehnt; die Patientin gibt keine weiteren Beschwerden an. Sie sei vor 3 Wochen aus einem Wanderurlaub in Österreich zurückgekehrt.
Bei der körperlichen Untersuchung finden Sie ein kreisrundes Erythem von ca. 6 cm Durchmesser mit einer zentralen Aufhellung.

Welche der folgenden Aussagen treffen zu?
Wählen Sie **zwei** Antworten!

**Antwort A** Es handelt sich mit großer Wahrscheinlichkeit um eine allergische Hautreaktion.

**Antwort B** Die Reiseanamnese gibt in diesem Fall einen wichtigen Hinweis auf die vorliegende Erkrankung.

**Antwort C** Zur Prävention gegen die vorliegende Erkrankung gibt es eine Schutzimpfung.

**Antwort D** Die Gabe eines Glukokortikoid-Präparates ist sinnvoll zur Behandlung der vermuteten Erkrankung.

**Antwort E** Die Verdachtsdiagnose ist eine Erkrankung durch eine bakterielle Infektion.

---

**AUFGABE 33**
**A**

Infektiöse Duchfallerkrankungen

Welche der folgenden Aussagen zur akuten infektiösen Enteritis treffen zu?
1. Eine akute infektiöse Enteritis ist besonders im Säuglings- und Kleinkindesalter häufig.
2. Je jünger ein Kind mit akuter infektiöser Enteritis ist, desto größer ist das Risiko, eine Dehydratation zu entwickeln.
3. Gegen Rotaviren, einen häufigen Erreger der akuten infektiösen Enteritis, ist eine Impfung bislang noch nicht möglich.
4. Eine diagnostische Erregersuche ist im Allgemeinen bei erwachsenen Patienten in gutem Allgemeinzustand nicht notwendig.
5. Die Therapie beruht auf einer mehrtägigen Nahrungskarenz.

**Antwort A** Nur die Aussagen 1 und 2 sind richtig.

**Antwort B** Nur die Aussagen 1, 2 und 4 sind richtig.

**Antwort C** Nur die Aussagen 1, 3 und 5 sind richtig.

**Antwort D** Nur die Aussagen 2, 3 und 4 sind richtig.

**Antwort E** Alle Aussagen sind richtig.

LÖSUNG 31

## Antwort B ist richtig.

Zu Aussage 1

Obstipation ist ein typisches Symptom der Hypothyreose. Kennzeichen der Hyperthyreose ist die Diarrhö. Andere Symptome sind Gewichtsabnahme bei gutem Appetit, Schweißneigung, Wärmeintoleranz, Tachykardie, Hypertonie mit großer Blutdruckamplitude.

Zu Aussage 2

Feinschlägiger Tremor ist ein typisches Symptom der Hyperthyreose.

Zu Aussage 3

Die Gewichtszunahme ist für die Hypothyreose typisch. Kennzeichen der Hyperthyreose ist die Gewichtsabnahme (bei gutem Appetit).

Zu Aussage 4

Tachykardie ist ein typisches Symptom der Hyperthyreose.

Zu Aussage 5

Kälteintoleranz tritt bei der Hypothyreose auf. Typisch für die Hyperthyreose ist die Wärmeunverträglichkeit.

LÖSUNG 32

## Antworten B und E sind richtig.

Zu Antwort A

Die o. g. Angaben sprechen für die Borreliose im Stadium I (Erythema chronicum migrans). Eine allergische Reaktion kann zwar nicht ausgeschlossen werden, es fehlen typische Symptome wie z. B. urtikarielle Erscheinungen oder Juckreiz.

Zu Antwort B

Die Reiseanamnese (Wanderurlaub in Österreich/Endemiegebiet) liefert einen wichtigen Hinweis auf das Vorliegen einer zeckenassoziierten Erkrankung, in dem Fall der Borreliose.

Zu Antwort C

Eine Schutzimpfung steht gegen Borreliose nicht zur Verfügung. Wichtige präventive Maßnahmen sind v. a. Schutz vor Zeckenbissen z. B. mit angemessener Kleidung, die den Körper gut bedecken. Nach Wanderungen sollte die Haut genau inspiziert werden. Bei Zeckenbissen sollte die Zecke sofort entfernt werden und die betroffene Stelle desinfiziert werden.

Zu Antwort D

Die Erkrankung der Borreliose wird durch Bakterien (Borrelia burgdorferi) hervorgerufen. Die Therapie erfolgt primär mit Antibiotika.

Zu Antwort E

Die o. g. Angaben sprechen für ein Erythema chronicum migrans. Es handelt sich um eine Rötung, die zunächst als Papel in Erscheinung tritt, dann als zentrifugal wachsendes Erythem, das in der Mitte wieder blasser wird. Es entwickelt sich in der Hälfte der Infektionsfälle. Die Bissstelle kann schmerzhaft oder überempfindlich sein. Das Erythem kann spontan heilen oder über Wochen persistieren.

LÖSUNG 33

## Antwort B ist richtig.

Zu Aussage 1

Eine akute infektiöse Enteritis ist besonders im Säuglings- und Kleinkindesalter häufig (am häufigsten bis zum 3. Lebensjahr). Wichtiger Erreger ist das Rotavirus, gefolgt vom Noro- und Adenovirus. Bei einem kleineren Teil der Patienten sind Bakterien nachweisbar, u. a. Campylobacter jejuni, Salmonellen, pathogene E. coli.

Zu Aussage 2

Je länger ein Kind unter akuter infektiöser Enteritis leidet und je jünger das Kind, desto größer ist das Risiko der Dehydratation.

Zu Aussage 3

Gegen Rotaviren steht eine Impfung zur Verfügung und wird auch von der STIKO empfohlen. Sie wird ab dem Alter von 6 Wochen als Schluckimpfung verabreicht. Es handelt sich um eine Lebendimpfung mit einem attenuierten Impfstoff.

Zu Aussage 4

Eine diagnostische Erregersuche ist im Allgemeinen bei erwachsenen, immunkompetenten Patienten in gutem Allgemeinzustand ohne Fieber nicht notwendig. Indikationen für eine Erregerdiagnostik ist u. a. Immunsuppression, Fieber, blutiger Durchfall, Hospitalisierung.

Zu Aussage 5

Die wichtigste Therapie ist die Zufuhr von Flüssigkeit und Elektrolyten.

**AUFGABE 34**
**A**

**Bulimia nervosa**

Welche der folgenden Aussagen zur Bulimia nervosa treffen zu?

1. In der Vorgeschichte lässt sich häufig eine Episode einer Anorexia nervosa nachgewiesen.
2. Die Betroffenen betreiben teilweise einen Missbrauch von Abführmitteln, Schilddrüsenpräparaten oder Diuretika.
3. Frauen und Männer sind etwa gleich häufig betroffen.
4. Der Body-Mass-Index liegt typischerweise unter 17,5 kg/m$^2$.
5. Die Betroffenen zeigen häufig depressive Symptome.

**Antwort A** Nur die Aussagen 2 und 5 sind richtig.

**Antwort B** Nur die Aussagen 1, 2 und 5 sind richtig.

**Antwort C** Nur die Aussagen 1, 4 und 5 sind richtig.

**Antwort D** Nur die Aussagen 1, 2, 3 und 4 sind richtig.

**Antwort E** Alle Aussagen sind richtig.

---

**AUFGABE 35**
**M**

**Fallbeispiel**
**Akutes Skrotum**

Aufgeregt bittet eine Mutter um einen dringenden Hausbesuch bei ihrem 16-jährigen Sohn. Er habe plötzlich heftigste Schmerzen in einem Hoden bekommen und sei beinahe ohnmächtig geworden. Er liege nun schweißgebadet im Bett, der Hoden sei geschwollen.

Welche der folgenden Diagnosen sind am wahrscheinlichsten?
Wählen Sie **zwei** Antworten!

**Antwort A** Varikozele des Hodens

**Antwort B** Hodentorsion

**Antwort C** Urethritis

**Antwort D** Eingeklemmte Inguinalhernie

**Antwort E** Begleitorchitis bei Mumps

---

**AUFGABE 36**
**E**

**Hypotonie**

Welche Aussage zur Hypotonie trifft zu?

**Antwort A** Für die Diagnose der orthostatischen Hypotonie ist der Ruheblutdruck entscheidend.

**Antwort B** Eine arterielle Hypotonie muss in der Regel medikamentös behandelt werden.

**Antwort C** Die orthostatische Hypotonie tritt bevorzugt bei Sportlern auf.

**Antwort D** Niedriger Blutdruck tritt meist als primäre Hypotonie auf.

**Antwort E** Bei der orthostatischen Hypotonie kommt es bei intaktem Nervensystem reaktiv zu einer Parasympathikus-Aktivierung mit Bradykardie.

**LÖSUNG 34**

Antwort B ist richtig.

Zu Aussage 1

Überzufällig häufig finden sich bei der Bulimia nervosa in der Vorgeschichte Symptome der Anorexia nervosa.

Zu Aussage 2

Die Symptome der Bulimie sind:

- Aufnahme von großen Nahrungsmengen in kürzester Zeit mit anschließendem Erbrechen
- Unwiderstehliche Gier nach Nahrungsmitteln mit Kontrollverlust
- Krankhafte Furcht, dick zu werden, und Körperschemastörung
- Missbrauch von Laxanzien, Diuretika, Schilddrüsenmedikamenten
- Häufiges Durchführen von Diäten und Fastenkuren sowie körperliche Hyperaktivität
- Mindestens 2 Fressperioden/Woche über mindestens 3 Monate

Zu Aussage 3

Frauen sind deutlich häufiger betroffen als Männer.

Zu Aussage 4

Das Gewicht ist normal, selten ist es über oder unter der Norm.

Zu Aussage 5

Depressive Symptome sind bei der Bulimia nervosa häufig.

---

**LÖSUNG 35**

Antworten B und D sind richtig.

Zu Antwort A

Die Varikozele ist durch Erweiterung und Schlängelung der venösen Gefäße des Hodens/Skrotums gekennzeichnet. Die Varikozele entwickelt sich meist langsam, akute Schmerzen treten nicht auf.

Zu Antwort B

Im o. g. Beispiel kann es sich um eine Hodentorsion handeln. Typisch ist der akute Beginn, der starke Schmerz und die vegetative Symptomatik. Begleitend treten Schwellung, Rötung, Hodenhochstand auf. Das Prehn-Zeichen ist negativ.

Zu Antwort C

Bei der Urethritis handelt es sich um eine Entzündung der Harnröhre. Typische Symptome sind Schmerzen und Jucken in der Harnröhre, Dysurie, Pollakisurie, schleimiger Ausfluss.

Zu Antwort D

Eine inkarzerierte Hernie kommt ebenfalls in Betracht. Typisch sind eine Schwellung, Schmerzen und Rötung. Die Symptome finden sich im Unterbauch, bzw. im Skrotum. Es entwickelt sich eine Ileussymptomatik bis hin zur Peritonitis und Schock. In der Untersuchung ist die Schwellung nicht reponibel, in der Auskultation sind hochfrequente, metallische, spritzende Geräusche hörbar.

Zu Antwort E

Die Symptome der Orchitis sind akute, heftige skrotale Schmerzen mit Ausstrahlung in Leiste und/oder Rücken. Ferner Schwellung, Rötung, Überwärmung und Fieber. Das Prehn-Zeichen ist positiv. Die Symptome entwickeln sich zwar akut, jedoch nicht von einem Moment zum nächsten.

---

**LÖSUNG 36**

Antwort D ist richtig.

Zu Antwort A

Die orthostatische Hypotonie ist die Folge einer gestörten Blutdruckregulation, die mit einem Blutdruckabfall beim Lagewechsel vom Liegen zum Stehen einhergeht. Ursache ist ein Versacken des venösen Blutes in den Beinen und den Bauchgefäßen, u. a. durch chronisch-venöse Insuffizienz oder Polyneuropathie. Die Hypotonieform manifestiert sich als Blutdruckabfall systolisch von > 20 mmHg und diastolisch > 10 mmHg. Die Ruheblutdruckwerte können unterschiedlich sein, hypo-, normo- oder hyperton, sodass sie für die Diagnose nicht ins Gewicht fallen.

Zu Antwort B

Die arterielle Hypotonie muss in der Regel nicht medikamentös behandelt werden. Meist reichen konservative Maßnahmen wie z. B. erhöhte Kochsalz- und Flüssigkeitszufuhr, Kreislauftraining, langsames Aufstehen nach dem Liegen, Bücken oder Knien und Tragen von Kompressionsstrümpfen.

Zu Antwort C

Die orthostatische Hypotonie tritt bei u. a. Varikosis oder postthrombotischem Syndrom, Polyneuropathie, Morbus Parkinson auf. Bei Sportlern tritt eine regulative Hypotonie auf.

Zu Antwort D

Niedriger Blutdruck tritt meist als primäre Hypotonie auf. Sie betrifft meist Frauen. Eine familiäre Häufung ist vorhanden.

Zu Antwort E

Bei der orthostatischen Hypotonie fehlt eine intakte Reaktion des Nervensystems beim Lagewechsel (vom Liegen zum Stehen) mit Aktivierung des Sympathikus mit Tachykardie, Zunahme des diastolischen Blutdrucks, evtl. Blässe, Schweißausbruch und kalten Extremitäten.

Für Notizen

Welche Aussage trifft zu?
Der Zustand eines Patienten, der schläfrig, schwer ansprechbar, aber weckbar ist, wird bezeichnet als:

**Antwort A** Benommenheit

**Antwort B** Delir

**Antwort C** Koma

**Antwort D** Somnolenz

**Antwort E** Stupor

**AUFGABE 37**
**E**

Bewusstseinsstörungen

---

In allgemeinen Heilpraktiker-Praxen werden auch invasive Tätigkeiten durchgeführt.

Welche der folgenden Aussagen zur Hygiene treffen zu?

1. Eine sachgerechte Händehygiene wird durch das Tragen von Schmuck an den Händen oder Unterarmen beeinträchtigt.
2. Bei der Sterilisation handelt es sich um ein Verfahren, durch das ein Objekt von möglichst allen lebenden Mikroorganismen einschließlich ihrer Ruhestadien (z. B. Sporen) befreit wird.
3. Nach einer invasiven Tätigkeit ist nach dem Ausziehen der Handschuhe eine hygienische Händedesinfektion vorzunehmen.
4. Das Anbruch- oder das Ablaufdatum eines Händedesinfektionsmittels ist auf dem Behältnis oder separat zu dokumentieren.
5. Laut KRINKO-Empfehlung (Empfehlung der Kommission für Krankenhaushygiene und Infektionsprävention am Robert Koch-Institut) sind nach jedem Patientenkontakt die Hände zu waschen.

**Antwort A** Nur die Aussagen 2 und 4 sind richtig.

**Antwort B** Nur die Aussagen 1, 3 und 5 sind richtig.

**Antwort C** Nur die Aussagen 1, 2, 3 und 4 sind richtig.

**Antwort D** Nur die Aussagen 1, 3, 4 und 5 sind richtig.

**Antwort E** Alle Aussagen sind richtig.

**AUFGABE 38**
**A**

Hygiene

---

Welche der folgenden Aussagen zum Basalzellkarzinom treffen zu?
Wählen Sie **zwei** Antworten!

**Antwort A** Das Basalzellkarzinom ist ein sehr häufiger nicht gutartiger Hauttumor des Menschen.

**Antwort B** Das Basalzellkarzinom metastasiert in über 90 % der Fälle sehr früh.

**Antwort C** Es tritt vor allem an lichtexponierten Stellen, wie Gesicht, Kopf, Hals und Dekolleté, auf.

**Antwort D** Beim Basalzellkarzinom besteht eine hohe spontane Selbstheilungstendenz.

**Antwort E** Das Basalzellkarzinom tritt in der Altersgruppe der 30- bis 40-Jährigen am häufigsten auf.

**AUFGABE 39**
**M**

Basalzellkarzinom

**LÖSUNG 37**

Antwort D ist richtig.

Zu Antwort A

Bei der Benommenheit findet sich verlangsamtes Denken und eingeschränkte Informationsverarbeitung, wobei die Reaktionen verlangsamt, aber adäquat sind.

Zu Antwort B

Das Delir ist ein organisches Psychosyndrom, das akut auftritt und mit Bewusstseinstrübung einhergeht. Die Symptome sind Desorientierung, optische Halluzinationen, psychomotorische Unruhe, starke vegetative Symptome und epileptische Anfälle.

Zu Antwort C

Das Koma ist eine tiefe Bewusstlosigkeit, der Patient ist nicht erweckbar, die Reflexe sind erloschen.

Zu Antwort D

Bei der Somnolenz handelt es sich um einen schläfrig-benommenen Zustand, die Patienten sind leicht erweckbar und orientiert.

Zu Antwort E

Beim Stupor (Erstarrung) ist der Patient bewegungslos bei völlig erhaltenem Bewusstsein. Er ist nicht oder nur minimal in der Lage, mit der Umwelt (über körperliche oder psychische Aktivität) zu kommunizieren. Gleichzeitig kann ein Mutismus beobachtet werden. Stupor kann bei katatoner Schizophrenie oder schweren Verläufen einer Depression vorkommen. Gelegentlich tritt er als Nebenwirkung von Pharmaka auf.

**LÖSUNG 38**

Antwort C ist richtig.

Zu Aussage 1

Eine sachgerechte Händehygiene wird durch das Tragen von Schmuck an den Händen oder Unterarmen beeinträchtigt. Sie stellen ein Erregerreservoir und Verletzungsrisiko dar.

Zu Aussage 2

Die Sterilisation ist ein Verfahren zur Abtötung bzw. irreversiblen Schädigung sämtlicher an und in einem Objekt vorhandenen Mikroorganismen einschließlich ihrer Dauerformen (Sporen) und Viren.

Zu Aussage 3

Nach einer invasiven Tätigkeit ist nach dem Ausziehen der Handschuhe eine hygienische Händedesinfektion vorzunehmen. Andere Indikationen zur Händedesinfektion sind:

- Vor und nach jedem direkten Patientenkontakt, z. B. körperlicher Untersuchung
- Vor und nach jeder aseptischen Tätigkeit, z. B. Wundversorgung, Injektionen
- Nach Kontakt mit potentiell infektiösem Material oder Gegenständen
- Nach Toilettenbenutzung und sonstiger Kontamination der Hände

Zu Aussage 4

Das Anbruch- oder das Ablaufdatum eines Händedesinfektionsmittels ist auf dem Behältnis oder separat zu dokumentieren.

Zu Aussage 5

Laut KRINKO-Empfehlung (Empfehlung der Kommission für Krankenhaushygiene und Infektionsprävention am Robert Koch-Institut) sind nach jedem Patientenkontakt die Hände zu desinfizieren.

**LÖSUNG 39**

Antworten A und C sind richtig.

Zu Antwort A

Das Basalzellkarzinom (Basaliom) ist ein semimaligner, epithelialer Tumor, der auf sonnenexponierter Haut infiltrativ wächst, aber nur selten metastasiert.

Zu Antwort B

Das Basalzellkarzinom metastasiert selten, die Prognose ist günstig (nach Exzision im Gesunden).

Zu Antwort C

80 % der Basaliome treten im Gesicht und auf klinisch gesunder Haut auf. Sie finden sich in der Regel nur auf behaarter Haut. Sie betreffen v. a. Menschen mit heller Hautfarbe. Er ist der häufigste maligne Hauttumor, der durch chronische Lichtexposition, Röntgenbestrahlung, Arsenexposition oder chronische Entzündungen der Haut in der Entstehung begünstigt wird.

Zu Antwort D

Beim Basalzellkarzinom besteht keine hohe spontane Selbstheilungstendenz. In der Regel wächst er infiltrativ in das benachbarte Gewebe. Der Tumor muss so früh wie möglich im Gesunden exzidiert werden.

Zu Antwort E

Das Basalzellkarzinom tritt im hohen Alter am häufigsten auf.

Welche der folgenden Aussagen trifft (treffen) zu?
Zu den typischen Symptomen der Tuberkulose gehören:
1. Nachtschweiß
2. Juckreiz
3. Gewichtsverlust
4. Einblutungen in Gelenke
5. Subfebrile Temperaturen

**Antwort A** Nur die Aussage 5 ist richtig.

**Antwort B** Nur die Aussagen 1 und 4 sind richtig.

**Antwort C** Nur die Aussagen 2 und 3 sind richtig.

**Antwort D** Nur die Aussagen 1, 3 und 5 sind richtig.

**Antwort E** Nur die Aussagen 2, 3 und 5 sind richtig.

**AUFGABE 40**
**A**

Tuberkulose

---

Welche der folgenden Aussagen zur Labordiagnostik des Kohlenhydratstoffwechsels treffen zu?
Wählen Sie **zwei** Antworten!

**Antwort A** Im oralen Glukosetoleranztest (oGTT) spricht man von einer normalen Glukosetoleranz, wenn der Zweistundenwert 200 mg/dl (11,1 mmol/l) nicht übersteigt.

**Antwort B** Wird im Urinstreifentest (z. B. Combur 9 Test®) auf Glukose negativ getestet, ist ein Diabetes mellitus ausgeschlossen.

**Antwort C** Glukosewerte sollen zur Diagnostik von Diabetes mellitus in der Regel im venösen Plasma gemessen werden.

**Antwort D** Bei einem Nüchternzucker von 140 mg/dl (7,8 mmol/l) spricht man von einer „abnormen Nüchtern-Glukose".

**Antwort E** HbA1c markiert als „Blutzuckergedächtnis" die Blutzuckerstoffwechsellage des Patienten in den letzten 6 bis 8 Wochen.

**AUFGABE 41**
**M**

Labor
Kohlenhydratstoffwechsel

---

Welche der folgenden Aussagen treffen zu?
Als Erreger der Urethritis (Harnröhrenentzündung) kommen in Betracht:
1. Chlamydien
2. Mykoplasmen
3. Herpesviren
4. Neisserien
5. Kolibakterien

**Antwort A** Nur die Aussagen 1 und 3 sind richtig.

**Antwort B** Nur die Aussagen 2 und 5 sind richtig.

**Antwort C** Nur die Aussagen 1, 4 und 5 sind richtig.

**Antwort D** Nur die Aussagen 1, 2, 4 und 5 sind richtig.

**Antwort E** Alle Aussagen sind richtig.

**AUFGABE 42**
**A**

Urethritis

LÖSUNG 43

Antworten A und D sind richtig.

Zu Antwort A

Die Lungenvenen führen sauerstoffreiches Blut zum linken Herzen.

Zu Antwort B

Die obere Hohlvene drainiert die oberen Extremitäten und den Kopf, mündet im rechten Herzen und führt sauerstoffarmes Blut.

Zu Antwort C

Die Pfortader führt sauerstoffarmes und nährstoffreiches Blut aus dem Darm (unpaaren Bauchorganen) zur Leber.

Zu Antwort D

Der Truncus coeliacus ist ein Abgang der Aorta abdominalis und führt sauerstoffreiches Blut zu den Oberbauchorganen.

Zu Antwort E

Der Truncus pulmonalis geht von der rechten Kammer ab und zieht zur Lunge. Er führt sauerstoffarmes Blut.

LÖSUNG 44

Antworten B und C sind richtig.

Zu Antwort A

Bei einem laborchemisch gesicherten Nachweis eines Primäraffektes der Syphilis ist eine antibiotische Therapie indiziert.

Zu Antwort B

Dem Heilpraktiker ist die Behandlung der Lues nach § 24 IfSG nicht gestattet.

Zu Antwort C

Der Primäraffekt erscheint im Stadium I der Lues. Es handelt sich um ein hochinfektiöses Stadium.

Zu Antwort D

Der Heilpraktiker hat keine Pflicht, den Sexualpartner des Patienten über diese Diagnose zu informieren.

Zu Antwort E

Die Lues verläuft in Stadien. Im Stadium der Neurolues können durchaus neurologische Symptome auftreten. Mögliche Symptome sind u. a. Kopfschmerzen, Nackensteifigkeit, Hirnnervenausfälle, Lähmungserscheinungen, epileptische Anfälle und Veränderungen der Persönlichkeit, Demenzsymptome, Verlust des Vibrations- und Temperaturempfindens, Gangstörungen, lanzierende Schmerzen.

LÖSUNG 45

Antwort D ist richtig.

Zu Antwort A

Typische Symptome einer (Lobär-)Pneumonie sind Fieber, Schüttelfrost, Husten und Auswurf, ggf. Zyanose und atemabhängige Schmerzen. Bei einer atypischen Pneumonie fehlen die Symptome weitgehend. Die Symptome sind subfebrile Temperaturen, trockener Husten und wenig zähes Sputum.

Zu Antwort B

Typische Symptome der Influenza sind plötzliches hohes Fieber mit Schüttelfrost, Kopf-, Muskel-, Gelenkschmerzen, Reizhusten, Dyspnoe, Schwäche und Neigung zum Kollaps. Begleitend treten Störungen des Geruch- und Geschmacksempfindens, Nasenbluten und Konjunktivitis auf.

Zu Antwort C

Leitsymptome einer Harnwegsinfektion sind Miktionsprobleme, v. a. Dysurie, Pollakisurie, Strangurie, ggf. Hämaturie, Unterbauchschmerzen (Zystitis), Fieber (Pyelonephritis).

Zu Antwort D

Die o. g. Angaben sprechen für eine Meningitis. Typisch sind Kopfschmerzen, Nackensteifigkeit, Opisthotonus, positive Meningendehnungszeichen, Fieber mit Schüttelfrost. Ferner treten Lichtscheu, Bewusstseinsstörungen, Übelkeit und Erbrechen auf. Häufig tritt eine Meningitis nach/oder begleitend zum akuten Infekt der oberen Atemwege auf. Es handelt sich um einen Notfall, eine zügige Vorstellung beim Arzt ist unabdingbar.

Zu Antwort E

Typisch für Masern sind Husten, Hals- und Kopfschmerzen, Konjunktivitis und Koplik-Flecken sowie ein makulopapulöses, konfluierendes Exanthem.

**AUFGABE 46**
**M**

Nebenwirkungen Parasympatholytika

Welche der folgenden Nebenwirkungen treffen typischerweise für Parasympatholytika (z. B. Atropin) zu?
Wählen Sie **zwei** Antworten!

**Antwort A** Mundtrockenheit

**Antwort B** Senkung des intraokulären Drucks

**Antwort C** Akkomodationsstörung

**Antwort D** Vermehrter Stuhldrang

**Antwort E** Bradykardie

---

**AUFGABE 47**
**A**

Mikrobiologie

Welche der folgenden Aussagen treffen zu?
Eine sachgerecht durchgeführte Händedesinfektion mit einem Präparat auf Alkoholbasis ist zur Abtötung folgender Erreger geeignet:

1. Clostridium perfringens-Sporen (Erreger von Gasbrand)
2. Mycobacterium tuberculosis
3. Staphylokokkus aureus
4. EHEC (enterohämorrhagische Escherichia coli)
5. Dermatophyten-Sporen

**Antwort A** Nur die Aussagen 1, 2, 3 und 4 sind richtig.

**Antwort B** Nur die Aussagen 1, 2, 3 und 5 sind richtig.

**Antwort C** Nur die Aussagen 1, 2, 4 und 5 sind richtig.

**Antwort D** Nur die Aussagen 1, 3, 4 und 5 sind richtig.

**Antwort E** Nur die Aussagen 2, 3, 4 und 5 sind richtig.

---

**AUFGABE 48**
**M**

Diabetes mellitus I

Welche der folgenden Aussagen treffen zu?
Wählen Sie **zwei** Antworten!

Zum Krankheitsbild eines unbehandelten Diabetes mellitus Typ 1 im Kindesalter gehören:

**Antwort A** Polyurie

**Antwort B** Gewichtszunahme

**Antwort C** Vermindertes Durstgefühl

**Antwort D** Sekundäre Enuresis

**Antwort E** Lippenzyanose

LÖSUNG 46

Antworten A und C sind richtig.

Zu Antwort A

Parasympatholytika (Anticholinergika) sind Substanzen, die die Wirkung des Parasympathikus herabsetzen. Zeitgleich erhöht sich die Wirkung des Sympathikus. Die Anwendungsgebiete sind u. a. bradykarde Herzrhythmusstörungen, therapeutische oder diagnostische Mydriasis, Darmkoliken, COPD. Mundtrockenheit ist eine typische Nebenwirkung bei Einnahme von Parasympatholytika. Andere Nebenwirkungen sind u. a. Hypertonie, Tachykardie, Mydriasis, Photophobie, Akkomodationsstörung und Darmatonie.

Zu Antwort B

Der intraokuläre Druck ist unter der Wirkung von Parasympatholytika erhöht.

Zu Antwort C

Akkomodationsstörungen sind typische Nebenwirkungen bei Anwendung von Parasympatholytika.

Zu Antwort D

Eine Obstipation durch Darmatonie ist eine typische Wirkung bei Anwendung parasympatholytischer Substanzen.

Zu Antwort E

Tachykardie ist eine typische Wirkung bei Anwendung parasympatholytischer Substanzen.

---

LÖSUNG 47

Antwort E ist richtig.

Zu Aussage 1

Bei Clostridien wird aufgrund von Resistenzen bzw. Toleranz der Sporen gegenüber alkoholischen Händedesinfektionsmitteln eine zusätzliche gründliche Händewaschung mit Seife empfohlen, die nach der Händedesinfektion erfolgen sollte.

Zu Aussage 2

Mycobacterium tuberculosis wird gut mit alkoholischen Händedesinfektionsmitteln erfasst.

Zu Aussage 3

Staphylokokkus aureus ist empfindlich gegenüber alkoholischen Händedesinfektionsmitteln.

Zu Aussage 4

EHEC (enterohämorrhagische Escherichia coli) ist empfindlich gegenüber alkoholischen Händedesinfektionsmitteln.

Zu Aussage 5

Dermatophyten-Sporen werden mit alkoholischen Händedesinfektionsmitteln gut erfasst.

---

LÖSUNG 48

Antworten A und D sind richtig.

Zu Antwort A

Die Polyurie (und Polydipsie) sind die Folge der Hyperglykämie und Hyperosmolarität und typische Symptome bei Typ 1-Diabetes.

Zu Antwort B

Eine Gewichtsabnahme ist für den Diabetes mellitus Typ 1 typisch. Sie ist durch den Wasserverlust und die katabole Stoffwechsellage bedingt.

Zu Antwort C

Das Durstgefühl ist sehr stark ausgeprägt und durch die Hyperosmolarität bedingt.

Zu Antwort D

Die sekundäre Enuresis (nächtliches Einnässen) ist bei Kindern mit Typ 1-Diabetes typisch, besonders im Kleinkindesalter. Dabei waren die Kinder bereits über 6 Monate trocken und mit dem Auftreten des Diabetes mellitus ist es zum neuerlichen Einnässen gekommen.

Zu Antwort E

Eine Lippenzyanose kann u. a. bei Lungen- oder Herzerkrankungen auftreten. Sie ist bei Typ 1-Diabetes nicht typisch.

Während der therapeutischen Sitzung sagt der 60-jährige, verwitwete, depressive Patient nebenbei im Gespräch über seinen Stress am Arbeitsplatz: „Am liebsten wäre es mir, es gäbe einen Knall und ich wäre tot!"

## Welche Aussage zum therapeutischen Vorgehen trifft am ehesten zu?

**Antwort A** Der Therapeut sollte erst darauf eingehen, wenn der Patient noch einmal darauf zu sprechen kommt.

**Antwort B** Der Therapeut sollte nicht darauf eingehen, weil er sonst die Todeswünsche verstärken könnte.

**Antwort C** Der Therapeut sollte sogleich bei der Polizei anrufen und den Patienten wegen Selbstgefährdung einweisen lassen.

**Antwort D** Der Therapeut sollte abklären, wie konkret die Todeswünsche ausgeprägt sind.

**Antwort E** Der Therapeut sollte das eigentliche Gespräch über den Arbeitsstress fortsetzen, da der Patient vor 5 Sitzungen eine Non-Suizid-Vereinbarung abgeschlossen hat.

**AUFGABE 49**
**E**

Suizidalität

---

## Welche der folgenden Aussagen zu funktionellen Herzbeschwerden treffen zu?

Wählen Sie **zwei** Antworten!

**Antwort A** Typische Veränderungen im Elektrokardiogramm (EKG) können nachgewiesen werden.

**Antwort B** Bei gehäuften diagnostischen Abklärungen ergibt sich die Gefahr der Überbewertung der Symptome durch den Patienten.

**Antwort C** Die Beschwerden treten unter körperlicher Belastung auf.

**Antwort D** Die Gabe von Nitro-Spray (Glyceroltrinitrat, z. B. Nitrolingual®) hilft prompt.

**Antwort E** Körperliches Training und Entspannungstechniken können helfen, die Beschwerden zu lindern.

**AUFGABE 50**
**M**

Funktionelle Herzbeschwerden

---

## Welche der folgenden Aussagen treffen zu?

Charakteristisch für den Morbus Parkinson sind:

1. Ruhetremor
2. Demenz als Frühsymptom
3. Rigor
4. Hypokinese
5. Lebhaftes Mitschwingen der Arme beim Gehen

**Antwort A** Nur die Aussagen 1 und 4 sind richtig.

**Antwort B** Nur die Aussagen 1, 2 und 3 sind richtig.

**Antwort C** Nur die Aussagen 1, 3 und 4 sind richtig.

**Antwort D** Nur die Aussagen 1, 3 und 5 sind richtig.

**Antwort E** Nur die Aussagen 2, 3 und 4 sind richtig.

**AUFGABE 51**
**A**

Morbus Parkinson

LÖSUNG 49

Antwort D ist richtig.

Zu Antwort A

Der Therapeut muss auf die Aussage des Patienten eingehen und prüfen, wie konkret der Todeswunsch ist und wie konkret mögliche Suizidplanungen sind.

Zu Antwort B

Der Therapeut sollte auf diese Aussage eingehen. Die meisten Patienten reagieren erleichtert und teilen sich mit, Todeswünsche werden nicht verstärkt.

Zu Antwort C

Eine Benachrichtigung der Polizei ist zunächst nicht nötig. Zunächst muss geklärt werden, wie stark der Todeswunsch ausgeprägt ist und ob der Patient grundsätzlich bereit ist, behandelt zu werden.

Zu Antwort D

Der Therapeut sollte im Gespräch abklären, wie konkret die Todeswünsche ausgeprägt sind.

Zu Antwort E

Suizidale Äußerungen haben grundsätzlich Priorität in der Therapie, unabhängig davon, was vereinbart worden ist oder auch nicht.

---

LÖSUNG 50

Antworten B und E sind richtig.

Zu Antwort A

Das EKG ergibt in der Regel keine Auffälligkeiten.

Zu Antwort B

Grundsätzlich muss allerdings eine organische Ursache der Beschwerden abgeklärt werden, u. a. mittels EKG, Belastungs-EKG, Echokardiografie, RR-Messung und Blutuntersuchung. Bei gehäuften diagnostischen Abklärungen ergibt sich die Gefahr der Überbewertung der Symptome, die zu einer verstärkten Einengung des Gedankenganges auf eine mögliche Herzerkrankung führen kann.

Zu Antwort C

Die Beschwerden treten typischerweise in Ruhe auf und bessern sich unter körperlicher Belastung oder treten belastungsunabhängig auf.

Zu Antwort D

Nitro-Spray kann beim Angina pectoris-Anfall verabreicht werden, wobei eine Besserung schnell eintritt. Die Therapie der funktionellen Herzbeschwerden besteht in der Aufklärung über Gutartigkeit der Erkrankung, psychotherapeutischer Begleitung, ggf. medikamentöser Therapie mit Beta-Blockern, pflanzlichen Sedativa oder kurzzeitig Tranquilizern.

Zu Antwort E

Körperliches Training und Entspannungstechniken können helfen, die Beschwerden zu lindern.

---

LÖSUNG 51

Antwort C ist richtig.

Zu Aussage 1

Der Morbus Parkinson ist eine Erkrankung des extrapyramidalen Systems, die durch den Untergang der dopaminergen Neurone im Mittelhirn (Substantia nigra) entsteht. Ruhetremor ist ein typisches Symptom des Morbus Parkinson.

Zu Aussage 2

Symptome wie Stimmungsschwankungen, psychotisches Erleben, aggressive Tendenzen, Schwitzen können beim Parkinson-Syndrom auftreten. Demenzielle Symptome können durchaus auftreten, sind aber für die fortgeschrittene Erkrankung typisch.

Zu Aussage 3

Rigor ist ein charakteristisches Symptom des Morbus Parkinson. Der Rigor ist durch ausgeprägte Steifigkeit und Schmerzen der Muskulatur gekennzeichnet. Die Steifigkeit hat zur Folge, dass Bewegungen nicht mehr glatt und geschmeidig ausgeführt werden können.

Zu Aussage 4

Die Hypokinese oder Akinese sind charakteristische Symptome des Morbus Parkinson.

Zu Aussage 5

Ein kleinschrittiger Gang ohne Mitschwingen der Arme und Zittern der Hände ist für den Morbus Parkinson typisch.

**AUFGABE 52**
**A**

Opioidabhängigkeit

### Welche der folgenden Aussagen treffen zu?

Therapieziele der substitutionsgestützten Behandlung Opioidabhängiger sind:

1. Sicherstellung des Überlebens
2. Abstinenz von unerlaubt erworbenen oder erlangten Opioiden
3. Reduktion der psychotherapeutischen Behandlungen
4. Reduktion der Straffälligkeit
5. Teilhabe am Leben in der Gesellschaft und am Arbeitsleben

**Antwort A** Nur die Aussagen 2 und 4 sind richtig.

**Antwort B** Nur die Aussagen 1, 2 und 3 sind richtig.

**Antwort C** Nur die Aussagen 1, 3 und 5 sind richtig.

**Antwort D** Nur die Aussagen 1, 2, 4 und 5 sind richtig.

**Antwort E** Alle Aussagen sind richtig.

---

**AUFGABE 53**
**M**

Fallbeispiel
Virushepatitis

In Ihrer Praxis wird Ihnen ein 7-jähriges Kind vorgestellt. Die Mutter berichtet von folgenden Auffälligkeiten:

Seit etwa 4 Tagen: Durchfall, Erbrechen, Bauchschmerzen, Appetitlosigkeit. Seit gestern: Fieber, dunkler Urin, heller Stuhl, gelbliche Skleren. Außerdem erfahren Sie, dass die Familie vor ca. 4 Wochen zum Badeurlaub in Ägypten war. Dort sein das Kind nicht krank gewesen.

### Welche der folgenden Aussagen treffen zu?

Wählen Sie **zwei** Antworten!

**Antwort A** Sie empfehlen fiebersenkende Medikamente, körperliche Schonung und Wiedervorstellung nach 3 Tagen.

**Antwort B** Es besteht dringender Verdacht auf Hepatitis A.

**Antwort C** Es besteht dringender Verdacht auf Hepatitis B.

**Antwort D** Es besteht dringender Verdacht auf Hepatitis C.

**Antwort E** Ein Zusammenhang zwischen der Erkrankung und der Urlaubsreise ist wahrscheinlich.

---

**AUFGABE 54**
**A**

Tiefe Beinvenenthrombose

### Welche der folgenden Aussagen treffen zu?

Zu den typischen Symptomen und Zeichen einer tiefen Beinvenenthrombose gehören:

1. Beinumfangsdifferenz
2. Schwere- und Spannungsgefühl
3. Schmerzen in der Wade bei Dorsalflexion des Fußes bei gestrecktem Bein (Homans-Zeichen)
4. Blasse, kühle Haut
5. Druckschmerzhafte Fußsohle des betroffenen Beines (Payr-Zeichen)

**Antwort A** Nur die Aussagen 1 und 4 sind richtig.

**Antwort B** Nur die Aussagen 2 und 5 sind richtig.

**Antwort C** Nur die Aussagen 2, 3 und 4 sind richtig.

**Antwort D** Nur die Aussagen 1, 2, 3 und 5 sind richtig.

**Antwort E** Alle Aussagen sind richtig.

**LÖSUNG 52**

## Antwort D ist richtig.

Zu Aussage 1

Sicherstellung des Überlebens ist eines der Ziele in der Therapie der substitutionsgestützten Behandlung Opioidabhängiger.

Zu Aussage 2

Suchtmittelfreiheit ist das oberste Ziel in der substitutionsgestützten Therapie Opioidabhängiger. Andere Ziele sind die Behandlungsmöglichkeit bei sonst nicht zu erreichenden Patienten, Teilentzug von anderen Suchtmitteln als den Opioiden (Beikonsumfreiheit), Verminderung des Risikos chronischer Infektionen (z. B. mit HIV, Hepatitis-Viren), Überbrückungsbehandlung bis zum Entzug, gesundheitliche und psychosoziale Stabilisierung, berufliche Rehabilitation und soziale Reintegration.

Zu Aussage 3

Eine Reduktion von psychotherapeutischen Behandlungen gehört nicht zu den Therapiezielen.

Zu Aussage 4

Reduktion der Straffälligkeit ist eines der Therapieziele in der substitutionsgestützten Therapie Opioidabhängiger.

Zu Aussage 5

Teilhabe am Leben in der Gesellschaft und am Arbeitsleben ist eines der Therapieziele in der substitutionsgestützten Behandlung Opioidabhängiger.

**LÖSUNG 53**

## Antworten B und E sind richtig.

Zu Antwort A

Die o. g. Angaben sprechen für eine akute Hepatitis A. Die Erkrankung ist nach § 6 IfSG bei Verdacht, Erkrankung und Tod meldepflichtig. Angebracht ist in dieser Situation die zügige Verweisung zum Kinderarzt und eine Meldung beim Gesundheitsamt.

Zu Antwort B

Die o. g. Angaben sprechen für eine akute Hepatitis A. Kennzeichnend ist die kurze Inkubationszeit (etwa 4 Wochen), das Urlaubsland (Endemiegebiet) und typische Symptome. Die Übertragung erfolgt meist über kontaminierte Lebensmittel (häufig Meeresfrüchte).

Zu Antwort C

Eine Hepatitis B kann nicht ausgeschlossen werden, erscheint jedoch unwahrscheinlich. Der Übertragungsmodus ist sexueller Natur. Eine Angabe dieser Art erscheint im o. g. Text nicht. Die Inkubationszeit liegt zwischen (1)2–6 Monaten. Wesentlich wahrscheinlicher ist die Hepatitis A.

Zu Antwort D

Eine Hepatitis C kann nicht ausgeschlossen werden, erscheint allerdings unwahrscheinlich. Die Übertragung erfolgt über Blutprodukte, die Inkubationszeit liegt bei 2-6 Monaten.

Zu Antwort E

Vermutet werden kann eine Hepatitis A, die während der Urlaubsreise übertragen worden ist (Endemiegebiet, Wärme, anderer hygienischer Standard).

**LÖSUNG 54**

## Antwort D ist richtig.

Zu Aussage 1

Die Beinumfangsdifferenz gehört zu den typischen Symptomen der tiefen Beinvenenthrombose. Es ergibt sich aus der Blutstauung und Schwellung des betroffenen Beines.

Zu Aussage 2

Schwere- und Spannungsgefühl zählen zu den typischen Symptomen der tiefen Beinvenenthrombose (Phlebothrombose). Andere Symptome sind ziehende Schmerzen (besonders beim Gehen und Stehen) je nach Lokalisation des Verschlusses in Wade, Oberschenkel oder Leiste, Überwärmung und rötlich-livide Verfärbung im betroffenen Bein, Fieber oder subfebrile Temperaturen. Typisch sind prominente oberflächliche Venen (Pratt-Warnvenen); sie sind an der Schienbeinvorderkante gut sichtbar und entstehen durch Dilatation der Venen, die aufgrund der Verlegung der tiefen Beinvenen mehr Volumen fördern müssen.

Zu Aussage 3

Schmerzen in der Wade bei Dorsalflexion des Fußes bei gestrecktem Bein (Homans-Zeichen) sind für die tiefe Beinvenenthrombose typisch.

Zu Aussage 4

Bei der tiefen Beinvenenthrombose ist die Haut typischerweise gerötet und überwärmt. Bei der pAVK oder beim akuten Extremitätenverschluss ist eine blasse und kühle Haut typisch.

Zu Aussage 5

Eine druckschmerzhafte Fußsohle (medial) des betroffenen Beines (Payr-Zeichen) ist ein typisches Zeichen bei der tiefen Beinvenenthrombose.

## Welche der folgenden Aussagen zur Leberfunktion treffen zu?

1. Die Leber ist beim gesunden Erwachsenen blutbildendes Organ.
2. Die Leber speichert Glykogen.
3. Die Leber entgiftet den ZNS-toxischen Stoff Ammoniak.
4. Die Leber bildet Faktoren des Gerinnungssystems.
5. Die Leber spielt bei der Regulation des Blutdruckes eine entscheidende Rolle.

**Antwort A** Nur die Aussagen 2 und 4 sind richtig.

**Antwort B** Nur die Aussagen 1, 3 und 4 sind richtig.

**Antwort C** Nur die Aussagen 2, 3 und 4 sind richtig.

**Antwort D** Nur die Aussagen 1, 2, 3 und 5 sind richtig.

**Antwort E** Nur die Aussagen 2, 3, 4 und 5 sind richtig.

**AUFGABE 55**
**A**

Physiologie
Leber

---

## Welche der folgenden Aussagen zur posttraumatischen Belastungsstörung (PTBS) treffen nach ICD-10 zu?

1. Symptome klingen innerhalb von 3 Tagen nach belastendem Ereignis ab.
2. Häufig bestehen komorbide psychische Störungen.
3. Traumafokussierte Psychotherapieverfahren sind grundsätzlich kontraindiziert.
4. Nach Traumata entwickeln die meisten der Betroffenen eine PTBS.
5. Typisch ist das wiederholte Erleben des Traumas in sich aufdrängenden Erinnerungen oder Träumen.

**Antwort A** Nur die Aussagen 1 und 3 sind richtig.

**Antwort B** Nur die Aussagen 2 und 5 sich richtig.

**Antwort C** Nur die Aussagen 4 und 5 sind richtig.

**Antwort D** Nur die Aussagen 2, 4 und 5 sind richtig.

**Antwort E** Nur die Aussagen 2, 3, 4 und 5 sind richtig.

**AUFGABE 56**
**A**

Posttraumatische Belastungsstörung

---

## Welche Zuordnung von Erkrankung und Erreger trifft zu?

**Antwort A** Keuchhusten – Chlamydien

**Antwort B** Trichinellose – Neisserien

**Antwort C** Krätze – Amöben

**Antwort D** Tetanus – Clostridien

**Antwort E** Diphtherie – Herpes Viren

**AUFGABE 57**
**E**

Infektionskrankheiten

LÖSUNG 55

Antwort C ist richtig.

Zu Aussage 1

Im Zuge der vorgeburtlichen Blutbildung ist die Leber ein blutbildendes Organ. Bei gesunden Erwachsenen ist das Knochenmark die Blutbildungsstätte.

Zu Aussage 2

Glykogen kann in der Leber und in der Muskulatur gespeichert werden. Das Leberdepot dient v.a. der Regulation des Glukosespiegels. Das Muskelglykogen dient der ATP-Gewinnung in der Muskelzelle während einer Muskelkontraktion.

Zu Aussage 3

Die Leber entgiftet den ZNS-toxischen Stoff Ammoniak (Abbauprodukt aus dem Aminosäurestoffwechsel) in Harnstoff, der dann über die Nieren ausgeschieden wird.

Zu Aussage 4

Die Leber bildet die Gerinnungsfaktoren (Faktoren I–XIII) und antikoagulatorische Substanzen (Antithrombin III, Protein C und Protein S); werden alle bis auf den Faktor IV (Kalzium) in der Leber hergestellt.

Zu Aussage 5

Die Niere spielt bei der Blutdruckregulation über das Renin-Angiotensin-Aldosteron-System eine entscheidende Rolle. Die Leber synthetisiert zwar das Angiotensinogen, die Regulation der Angiotensinogen-Ausschüttung, der Angiotensin-Bildung und Aldosteron-Wirkung wird aber über die Niere reguliert.

LÖSUNG 56

Antwort B ist richtig.

Zu Aussage 1

Symptome, die kurz nach dem belastenden Ereignis auftreten und innerhalb von 3 Tagen zurückgehen, sprechen für eine akute Belastungsstörung. Die Symptome der posttraumatischen Belastungsstörung treten nach Wochen und Monaten auf.

Zu Aussage 2

Bei Patienten mit PTBS finden sich häufig psychische Erkrankungen oder Traumata in der Vorgeschichte. Andere Risikofaktoren, eine PTBS zu entwickeln, sind u.a. mangelnde Unterstützung durch das soziale Umfeld nach einem traumatischen Erlebnis, jugendliches oder hohes Lebensalter, weibliches Geschlecht.

Zu Aussage 3

Traumafokussierte Psychotherapieverfahren stehen im Vordergrund der Behandlung einer PTBS.

Zu Aussage 4

Nach Traumata entwickeln etwa 10 % der Betroffenen eine PTBS. Die Auslöser haben eine lebensbedrohende Qualität. Dazu zählen u.a. schwere Unfälle, körperliche und/oder sexuelle Gewalt, Kriegsereignisse oder Naturkatastrophen.

Zu Aussage 5

Gleichgültigkeit gegenüber anderen Menschen und Teilnahmslosigkeit der Umgebung gegenüber sind typische Symptome der PTBS. Ferner treten allgemeine Stress-Symptome wie Ängstlichkeit, Schwitzen oder Nervosität auf. Flashbacks sind ebenfalls typisch.

LÖSUNG 57

Antwort D ist richtig.

Zu Antwort A

Keuchhusten wird durch das Bakterium Bordetella pertussis hervorgerufen. Chlamydien sind gram-negative Bakterien, die unterschiedliche Erkrankungen hervorrufen können, u.a. Pneumonien, Ornithose, Trachom oder sexuell übertragbare Formen.

Zu Antwort B

Die Trichinellose ist eine Wurmerkrankung und wird durch den Wurm Trichinella spiralis hervorgerufen. Neisserien sind gramnegative Bakterien, die zum einen die Gonorrhö (Neisseria gonorrhoeae) oder Meningitis (Neisseria meningitidis) hervorrufen können.

Zu Antwort C

Die Krätze wird durch einen Ektoparasiten, Sarcoptes scabiei, hervorgerufen. Amöben sind Einzeller (Protozoen), wichtiger Vertreter Entamoeba histolytica ruft die Amöbenruhr hervor.

Zu Antwort D

Tetanus wird durch das Bakterium Clostridium tetani hervorgerufen. Es handelt sich um ein anaerobes, grampositives Bakterium, das Toxine bildet (Tetanospasmin und Tetanolysin).

Zu Antwort E

Die Diphtherie wird durch das grampositive Bakterium Corynebacterium diphtheriae (Toxinproduzent) hervorgerufen. Bei Herpes-Viren handelt es sich um unterschiedliche Viren, die unterschiedliche Erkrankung hervorrufen können, u.a. Humanes Herpes-Virus (HHV) Typ I die Gingivostomatitis herpetica und Herpes labialis, HHV Typ II den Herpes genitalis, HHV Typ III (Varizella Zoster-Virus) Windpocken und die Gürtelrose, HHV Typ IV die infektiöse Mononukleose.

**AUFGABE 58**
**M**

Schwangerschaft

## Welche der folgenden Aussagen zur Schwangerschaft treffen am ehesten zu?

Wählen Sie **zwei** Antworten!

**Antwort A** In der Schwangerschaft ist eine Gewichtszunahme von etwa 10–12 kg normal.

**Antwort B** Tägliches Erbrechen in der 16.–22. Schwangerschaftswoche tritt häufig auf und ist in der Regel harmlos.

**Antwort C** Die durchschnittliche Dauer einer normalen Schwangerschaft beträgt 30 Wochen ab dem ersten Tag der letzten Menstruation.

**Antwort D** Der Folsäurebedarf ist in der Schwangerschaft vermindert.

**Antwort E** Bei einem vorzeitigen Blasensprung sollte die Schwangere sofort liegend in die Klinik gebracht werden.

---

**AUFGABE 59**
**A**

Formale Denkstörungen

## Welche der folgenden Aussagen treffen zu?

Als formale Denkstörungen gelten:

1. Gedankenausbreitung
2. Gedankenabreißen
3. Neologismen
4. Gedankenentzug
5. Ideenflucht

**Antwort A** Nur die Aussagen 1 und 2 sind richtig.

**Antwort B** Nur die Aussagen 1, 3 und 4 sind richtig.

**Antwort C** Nur die Aussagen 2, 3 und 4 sind richtig.

**Antwort D** Nur die Aussagen 2, 3 und 5 sind richtig.

**Antwort E** Alle Aussagen sind richtig.

---

**AUFGABE 60**
**A**

Reanimation

Als Sie spätabends einen U-Bahnsteig betreten, finden Sie dort eine bewusstlose Person vor. Puls und Atmung sind nicht feststellbar.

## Welche der folgenden Aussagen zur Herz-Lungen-Wiederbelebung (Reanimation) treffen zu?

1. Die Herzdruckmassage sollte mit einer Frequenz von 60/min durchgeführt werden.
2. Vor der Druckmassage sollte in jedem Fall zunächst zweimal beatmet werden.
3. Wenn ein Helfer sich eine Beatmung nicht zutraut, ist eine ununterbrochene Herzdruckmassage eine akzeptable Alternative.
4. Die Nutzung eines automatisierten externen Defibrillators (AED) ist dem geschulten Personal, z. B. dem Rettungsdienst, vorbehalten.
5. Vor Beginn der Reanimationsmaßnahmen ist zunächst ein Hilferuf abzugeben.

**Antwort A** Nur die Aussagen 3 und 5 sind richtig.

**Antwort B** Nur die Aussagen 1, 2 und 4 sind richtig.

**Antwort C** Nur die Aussagen 1, 2 und 5 sind richtig.

**Antwort D** Nur die Aussagen 3, 4 und 5 sind richtig.

**Antwort E** Alle Aussagen sind richtig.

**LÖSUNG 58**

## Antworten A und E sind richtig.

Zu Antwort A

Eine Gewichtszunahme von ca. 10–12 kg in der Schwangerschaft kann als normal angesehen werden, wobei die Hälfte des Gewichts auf die Vermehrung des Blutvolumens, der extravasalen Flüssigkeit und des Fruchtwassers entfällt.

Zu Antwort B

Tägliches Erbrechen in der 16.–22. Schwangerschaftswoche kann auf eine Gestose hinweisen. Es handelt sich um einen Notfallzustand, die Patientin sollte zeitnah von einem Arzt gesehen werden.

Zu Antwort C

Die durchschnittliche Dauer der Schwangerschaft beträgt etwa 280 Tage (40 Wochen) oder 10 Mondmonate ab dem letzten Tag der Menstruation.

Zu Antwort D

Der Folsäurebedarf ist in der Schwangerschaft erhöht. Eine Substitution sollte vor der geplanten Schwangerschaft erfolgen. Folsäuremangel kann bei Ungeborenen zur Spina bifida führen.

Zu Antwort E

Bei einem vorzeitigen Blasensprung handelt es sich um einen Notfall. Die Schwangere sollte sofort liegend in die Klinik gebracht werden. Die Komplikationen sind u. a. Frühgeburtlichkeit, Infektion bei der Mutter und beim Neugeborenen. Das Risiko einer intraventrikulären Blutung beim Neugeborenen ist erhöht.

---

**LÖSUNG 59**

## Antwort D ist richtig.

Zu Aussage 1

Bei Gedankenausbreitung geht der Patient davon aus, dass die Gedanken dem Patienten nicht mehr alleine gehören und andere Menschen wissen, was er denkt. Gedankenausbreitung zählt zu den Ich-Störungen.

Zu Aussage 2

Beim Gedankenabreißen reißt der bis dahin flüssige Gedankengang ohne erkennbaren Grund ab. Gedankenabreißen ist ein häufiges Symptom der Schizophrenie und zählt zu den formalen Denkstörungen.

Zu Aussage 3

Bei Neologismen handelt es sich um Wortneubildungen. Sie zählen zu den formalen Denkstörungen und kommen häufig bei der Schizophrenie vor.

Zu Aussage 4

Der Gedankenentzug zählt zu den Ich-Störungen. Dabei geht der Patient davon aus, dass ihm die eigenen Gedanken weggenommen oder „abgezogen“ werden.

Zu Aussage 5

Die Ideenflucht zählt zu den formalen Denkstörungen. Der Gedankengang ist einfallsreich, die Patienten kommen vom Hundertsten ins Tausendste, springen von Thema zu Thema ohne einen erkennbaren Zusammenhang.

---

**LÖSUNG 60**

## Antwort A ist richtig.

Zu Aussage 1

Die Herzdruckmassage sollte mit einer Frequenz von mindestens 100/Min aber nicht mehr als 120/Min. erfolgen. Das Verhältnis von Herzdruckmassage zu Beatmung bei Erwachsenen beträgt 30:2. Der Druckpunkt liegt in der Mitte der Brust, die Kompressionstiefe beträgt 5–6 cm.

Zu Aussage 2

Bei der Wiederbelebung wird zunächst der Thorax komprimiert, danach 2 × beatmet.

Zu Aussage 3

Wenn ein Helfer sich eine Beatmung nicht zutraut oder darin nicht geschult ist, ist eine ununterbrochene Herzdruckmassage eine akzeptable Alternative.

Zu Aussage 4

Der AED ist speziell ein für die Laienreanimation vorgesehenes Gerät. Dieses Gerät analysiert selbstständig den Herzrhythmus und kann bei Bedarf einen Stromimpuls abgeben.

Zu Aussage 5

Vor Beginn der Reanimationsmaßnahmen ist zunächst ein Notruf abzugeben.

# 7 Prüfungsfragen Oktober 2020

AUFGABE 1
M

Fallbeispiel
Folgeerkrankung nach Virusinfekt

Ein 9-jähriges Kind fällt nach einem Virusinfekt durch Abgeschlagenheit, Müdigkeit, vermehrtes Trinken und häufiges Wasserlassen auf.

Welche der folgenden Aussagen treffen zu?
Wählen Sie **zwei** Antworten!

Dies spricht im Rahmen der Differenzialdiagnose am ehesten für eine/einen:

**Antwort A** Virusgrippe

**Antwort B** Appendizitis

**Antwort C** Diabetes mellitus

**Antwort D** Scharlach

**Antwort E** Nierenerkrankung

---

AUFGABE 2
M

Herzinfarkt

Welche der folgenden Aussagen zum Herzinfarkt treffen zu?
Wählen Sie **zwei** Antworten!

**Antwort A** Ein Herzinfarkt tritt meist infolge einer koronaren Herzkrankheit (KHK) mit hochgradiger Stenose oder Verschluss einer Koronararterie auf.

**Antwort B** Eine atypische oder fehlende Schmerzsymptomatik tritt beim Herzinfarkt sehr selten auf.

**Antwort C** Bei einem Herzinfarkt sind die Schmerzen durch Ruhe oder Nitroglycerin gut zu beeinflussen.

**Antwort D** Hinweis auf einen Herzinfarkt ist eine erhöhte Troponinkonzentration im Serum.

**Antwort E** Im Frühstadium sind Herzrhythmusstörungen selten.

---

AUFGABE 3
M

Blut im Stuhl

Welche der folgenden Aussagen zu Blut im Stuhl treffen zu?
Wählen Sie **zwei** Antworten!

**Antwort A** Hellrotes, frisches Blut spricht am ehesten für eine Blutungsquelle im distalen Kolon, Rektum oder Analkanal.

**Antwort B** Dunkles, geronnenes Blut ist charakteristisch für das Reizdarmsyndrom.

**Antwort C** Bei pechschwarzem, glänzendem, klebrigen Stuhl (Teerstuhl) liegt die Blutungsquelle meist im oberen Gastrointestinaltrakt.

**Antwort D** Hellrotes Blut schließt eine Blutungsquelle im Ösophagus, Magen oder Duodenum aus.

**Antwort E** Blutig-schleimige Durchfälle sprechen gegen eine Colitis ulcerosa.

LÖSUNG 1

## Antworten C und E sind richtig.

Zu Antwort A

Für eine Virusgrippe sprechen die Symptome wie Müdigkeit und Abgeschlagenheit. Polyurie und Polydipsie und sind jedoch untypisch.

Zu Antwort B

Die Symptome der Appendizitis sind abdominelle Schmerzen, die typischerweise im Epigastrium beginnen, nach periumbilikal ziehen und in den rechten Unterbauch wandern. Ferner Übelkeit, Erbrechen, rektal-axilläre Temperaturdifferenz von ca. 1 °C.

Zu Antwort C

Ein juveniler Diabetes mellitus kann im Anschluss an eine grippale Erkrankung auftreten. Häufige Symptome sind Polyurie, Polydipsie und Abgeschlagenheit. Andere Symptome sind Gewichtsabnahme, Neigung zur Ketoazidose, Erbrechen, Wadenkrämpfe, Sehstörungen, Hautinfekte. Der Blutzucker ist erhöht.

Zu Antwort D

Typische Scharlach- Symptome sind u.a. plötzliches Fieber, Halsschmerzen, Angina tonsillaris mit eitrigen, abwischbaren Eiterstippchen, Erdbeer-, dann Himbeerzunge, stecknadelkopfgroßes stammbetontes Exanthem und periorale Blässe.

Zu Antwort E

Eine Nierenerkrankung kommt differenzialdiagnostisch in Betracht. Die Symptome der Müdigkeit und Abgeschlagenheit sowie der Polyurie und Polydipsie sind mit einer Nierenerkrankung vereinbar. Ein zuvor aufgetretener Virusinfekt kann Nierenerkrankungen, v. a. Tubulopathien, in der Entstehung fördern.

---

LÖSUNG 2

## Antworten A und D sind richtig.

Zu Antwort A

Der Herzinfarkt entsteht durch einen Verschluss einer Koronararterie (meist durch eine Plaquefissur oder Plaqueruptur). An der Rupturstelle aggregieren Thrombozyten und verursachen eine lokale Thrombose. Das zu versorgende Myokard geht unter und damit dessen Pumpfunktion.

Zu Antwort B

15–20 % der Infarkte gehen ohne Schmerzen einher (stumme Infarkte), besonders bei Patienten mit Diabetes mellitus (und Neuropathie), älteren Menschen und Frauen. Bei diesen kann sich ein Herzinfarkt auch nur mit Oberbauchschmerzen, Übelkeit, Erbrechen oder Schwächegefühl manifestieren.

Zu Antwort C

Bei einem Herzinfarkt werden die Schmerzen durch Ruhe/Gabe von Nitroglycerin kaum/gar nicht gebessert. Im Zuge der Angina pectoris tritt eine Besserung bei Ruhe, bzw. nach Nitrospray auf.

Zu Antwort D

Hinweise auf einen Herzinfarkt ergeben sich aus der klinischen Symptomatik (retrosternale Schmerzen, Schwäche, Blässe, Angst, Übelkeit, RR ↓, Herzrhythmusstörungen). Der Nachweis des Herzinfarktes erfolgt durch das EKG (häufig ST-Strecken-Hebung) und den Nachweis von Troponin T/I.

Zu Antwort E

Häufigste Komplikationen im Frühstadium (innerhalb der ersten 48 Stunden) des Herzinfarktes sind Herzrhythmusstörungen, v. a. ventrikuläre Extrasystolen, Vorhofflimmern und Kammerflimmern.

---

LÖSUNG 3

## Antworten A und C sind richtig.

Zu Antwort A

Hellrotes, frisches Blut spricht am ehesten für eine Blutungsquelle im distalen Kolon, Rektum oder Analkanal. Ursachen können z. B. eine Hämorrhoidalblutung oder Blutungen im Zuge der Divertikulose/Divertikulitis sein.

Zu Antwort B

Typische Symptome beim Reizdarmsyndrom sind Bauchschmerzen, Blähungen, Obstipation und/oder Diarrhö sowie hörbare Darmgeräusche. Häufig werden die Beschwerden von einer psychischen Verstimmung begleitet. Die Diarrhöen treten nicht in der Nacht auf und sind nicht blutig. Blutige Durchfälle sprechen für eine organische Ursache.

Zu Antwort C

Teerstühle sind meist auf Blutungen im oberen Gastrointestinaltrakt zurückzuführen. Das Blut wird nach Kontakt mit Magensäure dunkel bis schwarz. Ursachen können u. a. eine Gastritis, Magenkarzinome oder eine Varizenblutung sein.

Zu Antwort D

Hellrotes Blut im Stuhl schließt eine Blutungsquelle im Ösophagus, Magen oder Duodenum nicht aus. Bei starken Blutungen im oberen Gastrointestinaltrakt, z. B. im Zuge einer Ösophagusvarizenblutung oder Ulkusblutung, schneller Darmpassage oder Mangel an Salzsäure, erscheint das Blut hellrot im Stuhl.

Zu Antwort E

Blutig-schleimige Durchfälle sind für die Colitis ulcerosa charakteristisch.

## Welche der folgenden Aussagen zum Delirium tremens treffen zu?

Ein Delirium tremens:

1. ist ein lebensbedrohliches Krankheitsbild.
2. tritt als Komplikation einer langjährigen Alkoholabhängigkeit auf.
3. stellt eine Spezialform der Schizophrenie dar.
4. kann mit generalisierten Krampfanfällen einhergehen.
5. ist durch die drei Kardinalsymptome Tremor, Rigor und Akinese gekennzeichnet.

**Antwort A** Nur die Aussagen 1 und 2 sind richtig.

**Antwort B** Nur die Aussagen 2 und 4 sind richtig.

**Antwort C** Nur die Aussagen 1, 2 und 4 sind richtig.

**Antwort D** Nur die Aussagen 1, 3 und 4 sind richtig.

**Antwort E** Nur die Aussagen 1, 2, 4 und 5 sind richtig.

**AUFGABE 4**
**A**

Delirium tremens

---

## Welche der folgenden Aussagen zum Diabetes mellitus trifft (treffen) zu?

1. Patienten mit einem Typ 1-Diabetes benötigen Insulin.
2. Ein Typ 1-Diabetes tritt bei Säuglingen und Kleinkindern nicht auf.
3. Ein Nüchtern-Plasma-Glukose-Wert von 130 mg/dl (7,2 mmol/l) kann noch normwertig sein.
4. Der HbA1c-Wert gibt Auskunft über die Blutzuckerstoffwechsellage der letzten 4–6 Monate.
5. Im Langzeitverlauf können Patienten mit Typ 1-Diabetes erblinden.

**Antwort A** Nur die Aussage 5 ist richtig.

**Antwort B** Nur die Aussagen 1 und 5 sind richtig.

**Antwort C** Nur die Aussagen 1, 2 und 4 sind richtig.

**Antwort D** Nur die Aussagen 1, 3 und 5 sind richtig.

**Antwort E** Nur die Aussagen 1, 4 und 5 sind richtig.

**AUFGABE 5**
**A**

Diabetes mellitus

---

## Welche der folgenden Aussagen zur Zystitis treffen zu?

Die Zystitis:

1. betrifft häufiger Frauen als Männer.
2. wird durch Geschlechtsverkehr begünstigt.
3. wird vor allem durch Staphylococcus aureus ausgelöst.
4. weist häufig die Symptome Pollakisurie und Dysurie auf.
5. ist im Urin-Streifen-Schnelltest gekennzeichnet durch einen sauren pH-Wert.

**Antwort A** Nur die Aussagen 1, 2 und 4 sind richtig.

**Antwort B** Nur die Aussagen 1, 4 und 5 sind richtig.

**Antwort C** Nur die Aussagen 2, 3 und 4 sind richtig.

**Antwort D** Nur die Aussagen 1, 2, 3 und 5 sind richtig.

**Antwort E** Alle Aussagen sind richtig.

**AUFGABE 6**
**A**

Zystitis

LÖSUNG 4

Antwort C ist richtig.

Zu Aussage 1

Das Delirium tremens (Alkoholentzugsdelir) ist ein lebensbedrohliches Krankheitsbild, das unbehandelt in etwa 20 % der Fälle tödlich ist.

Zu Aussage 2

Das Delirium tremens tritt als Komplikation einer langjährigen Alkoholabhängigkeit auf. Die Symptome entwickeln sich meist 2–3 Tage nach dem letzten Alkoholkonsum und dauern bis zu 2 Wochen an. Die Symptome sind vielseitig, u. a. treten Erbrechen, Diarrhö, Hypertonie, Tachykardie, Schlafstörungen, Fieber, Tremor, epileptische Anfälle, Unruhe, Desorientierung oder optische Halluzinationen auf.

Zu Aussage 3

Die Schizophrenie ist eine schwere psychiatrische Erkrankung, die je nach Symptomausprägung im Wesentlichen in drei Formen eingeteilt werden kann: die paranoid-halluzinatorische, hebephrene und katatone Schizophrenie. Die paranoid-halluzinatorische Form kann im Symptomenbild dem Delirium tremens ähneln und umgekehrt, die beiden Erkrankungen stehen jedoch nicht im kausalen Zusammenhang.

Zu Aussage 4

Generalisierte Krampfanfälle können das Delirium tremens begleiten.

Zu Aussage 5

Die Symptome Rigor, Tremor und Akinese sind der Parkinson-Erkrankung zuzuordnen.

---

LÖSUNG 5

Antwort B ist richtig.

Zu Aussage 1

Ursache des Typ 1-Diabetes ist eine autoimmune Zerstörung der Langerhans-Zellen des Pankreas. Dadurch entwickelt sich ein absoluter Insulinmangel, der eine Insulinsubstitution notwendig macht.

Zu Aussage 2

Der Typ 1-Diabetes manifestiert sich v. a. zwischen dem 12. und 24. Lebensjahr. Ein Erkrankungsbeginn im Säuglings- und Kindesalter kommt allerdings auch vor.

Zu Aussage 3

Nüchternblutzuckerwerte > 126 mg/dl sprechen für eine diabetische Stoffwechsellage. Nüchternwerte < 100 mg/dl sind physiologisch, Werte zwischen 101–126 mg/dl werden der gestörten Glukosetoleranz zugeordnet. Unabhängig von den Mahlzeiten ist jeder Wert > 200 mg/dl als diabetisch zu werten.

Zu Aussage 4

Das HbA1c ist ein glykiertes Hämoglobin, das bei jedem Menschen im Blut vorzufinden ist. Mit Glykierung bezeichnet man die Glukosebeladung in Prozent, die sich am Hämoglobin irreversibel festheftet. Der Anteil der Glykierung korreliert mit der Höhe und Dauer der hyperglykämischen Zustände. Es fungiert als ein „Blutzuckergedächtnis" und erlaubt die Beurteilung der Stoffwechsellage der letzten 8–9 Wochen.

Zu Aussage 5

Die Komplikationen des Diabetes mellitus (Typ 1 und 2) sind u. a. durch makro- und mikroangiopathische Schäden hervorgerufen. Die Mikroangiopathie führt zur Ausbildung der Nephropathie, Neuropathie und Retinopathie, die mit Visuseinbußen bis hin zur Erblindung einhergehen kann.

---

LÖSUNG 6

Antwort A ist richtig.

Zu Aussage 1

Die Zystitis ist eine Harnblasenentzündung, die zu 80 % durch Escherichia coli hervorgerufen wird. Frauen, besonders in der Schwangerschaft, im Wochenbett und im Alter sind aufgrund der anatomischen Gegebenheiten deutlich häufiger betroffen als Männer.

Zu Aussage 2

Risikofaktoren für die Zystitis sind bei Frauen sexuelle Aktivität („Honeymoon Zystitis"), falsche Wischrichtung nach dem Stuhlgang, Schwangerschaft, Stillzeit und das Alter. Andere Risikofaktoren für beide Geschlechter sind u. a. Diabetes mellitus, Immunsuppression, Analgetikamissbrauch, Obstruktionen in den ableitenden Harnwegen und bei Kindern der vesiko-uretero-renale Reflux.

Zu Aussage 3

In den meisten Fällen wird eine Zystitis von E. coli hervorgerufen. Seltener durch Enterokokken, Staphylokokken (Staphylococcus saprophyticus) und sog. „Nasskeime" wie Pseudomonas aeruginosa, Klebsiellen oder Proteus mirabilis.

Zu Aussage 4

Typisch für die Zystitis sind ziehende, mitunter krampfartige Unterbauchschmerzen und Miktionsprobleme als Dysurie (erschwertes Wasserlassen), Algurie (schmerzhaftes Wasserlassen), Pollakisurie (häufiges Wasserlassen), Nykturie (nächtliches Wasserlassen).

Zu Aussage 5

Typisch für die Zystitis ist ein pH-Alkalisierung.

## Welche der folgenden Aussagen zu Nervenläsionen treffen zu?

Wählen Sie **zwei** Antworten!

**Antwort A** Bei einer Radialisläsion können Handgelenk und Finger nicht gestreckt werden.

**Antwort B** Bei einer distalen Medianusläsion kommt es zur sogenannten Fallhand.

**Antwort C** Bei einer proximalen Medianusläsion ist der Faustschluss nicht mehr möglich.

**Antwort D** Die Schädigung des Nervus ulnaris führt zur sogenannten Schwurhand.

**Antwort E** Im Rahmen des Karpaltunnelsyndroms kommt es häufig zu einer Lähmung des Nervus ulnaris.

**AUFGABE 7**
**M**

Nervenläsionen

---

## Welche der folgenden Aussagen zur akuten Mittelohrentzündung trifft zu?

Die häufigste Komplikation einer akuten Mittelohrentzündung ist:

**Antwort A** ein Tubenkatarrh

**Antwort B** eine Pneumonie

**Antwort C** eine Schallempfindungsschwerhörigkeit

**Antwort D** eine Mastoiditis

**Antwort E** eine Parotitis

**AUFGABE 8**
**E**

Akute Otitis media

---

## Welche Aussage zum Kornealreflex trifft zu?

Die Untersuchung des Kornealreflexes dient der Prüfung des Hirnnerven:

**Antwort A** Nervus oculomotorius (III)

**Antwort B** Nervus trochlearis (IV)

**Antwort C** Nervus trigeminus (V)

**Antwort D** Nervus abducens (VI)

**Antwort E** Nervus accessorius (XI)

**AUFGABE 9**
**E**

Kornealreflex

LÖSUNG 7

## Antworten A und C sind richtig.

Zu Antwort A

Bei einer Radialislähmung ist eine Streckung im Handgelenk/Fingergrundgelenken nicht möglich. Es entsteht eine sog. Fallhand. Die Supination ist auch nur eingeschränkt möglich. Parästhesien am Handrücken an der Dorsalseite der ersten 3 Finger sind ebenfalls vorhanden.

Zu Antwort B

Die Fallhand entsteht bei der Radialisläsion. Distale Medianusläsionen entstehen am häufigsten durch eine Kompression im Karpaltunnel. Die Symptome sind Atrophie der Daumenballenmuskulatur, positives Flaschenzeichen. Daneben entwickeln sich sensible Störungen, v.a. nächtliche Parästhesien und Schmerzen im Daumen, Zeigefinger und Mittelfinger.

Zu Antwort C

Proximale Läsionen des N. medianus, etwa nach Ellenbogenfrakturen, führen zur Ausbildung der Schwurhand. Dabei können die Patienten beim Versuch, die Hand zur Faust zu ballen, nur den Ringfinger und den kleinen Finger beugen.

Zu Antwort D

Eine Schädigung des N. ulnaris führt zur sog. Krallenhand. Die Fingergrundgelenke sind überstreckt, die Fingermittel- und Endgelenke in einer leichten Beugestellung. Zusätzlich findet sich eine Atrophie der Mm. interossei und des Kleinfingerballens. Die Fingerspreizung ist eingeschränkt. Sensible Störungen betreffen v.a. den kleinen Finger und ulnare Anteile der Hand.

Zu Antwort E

Im Rahmen des Karpaltunnelsyndroms kommt es häufig zu einer Lähmung des N. medianus.

LÖSUNG 8

## Antwort D ist richtig.

Zu Antwort A

Ein Tubenkatarrh entwickelt sich durch eine behinderte Belüftung des Mittelohrs, durch z.B. zu große Rachenmandel oder Schleimhautschwellung der Eustachischen Röhre und ist ein Risikofaktor für die Entstehung einer Otitis media oder eines Paukenergusses.

Zu Antwort B

Bei der Pneumonie handelt es sich um eine Entzündung der Lunge, die sich entweder in den Alveolen und/oder im Interstitium abspielt. Ein Auftreten nach einer Otitis media ist prinzipiell möglich, es handelt sich allerdings nicht um eine häufige Komplikation. Die häufigste Komplikation ist die Mastoiditis.

Zu Antwort C

Die Otitis media führt zur Ausbildung einer Schallleitungsschwerhörigkeit.

Zu Antwort D

Die Mastoiditis ist eine wichtige Komplikation der Otitis media. Sie geht nach einem symptomfreien Intervall mit erneuten Ohren- und Kopfschmerzen, hohem Fieber, klopf- und druckdolentem, gerötetem und geschwollenem Mastoid einher. Die systemischen Entzündungszeichen sind erhöht.

Zu Antwort E

Die Parotitis kann durch bakterielle und virale Infektionen (Mumps), autoimmune Erkrankungen, z.B. das Sjögren-Syndrom, oder Speichelsteine bedingt sein.

LÖSUNG 9

## Antwort C ist richtig.

Zu Antwort A

Der N. oculomotorius (III) versorgt motorisch die Mm. recti medialis, superior und inferior und M. obliquus inferior sowie parasympathisch den M. sphincter pupillae und den M. ciliaris. Die Prüfung des N. oculomotorius erfolgt zum einen im Zuge der Prüfung der Augenbeweglichkeit (motorischer Anteil) und im Rahmen der Prüfung des Pupillenreflexes (efferenter Schenkel) und der Akkomodation.

Zu Antwort B

Der N. trochlearis (IV) versorgt motorisch den M. obliquus superior, er wird im Zuge der Prüfung der Okulomotorik des Augenbulbus geprüft.

Zu Antwort C

Mit dem Kornealreflex wird der N. trigeminus geprüft. Der V. Hirnnerv teilt sich in den N. ophthalmicus, N. maxillaris und N. mandibularis. Der N. ophthalmicus innerviert sensibel die Hornhaut (Cornea) und bildet den afferenten Schenkel des Kornealreflexes. Die Reaktion ist der Lidschluss, der vom N. facialis (über die Innervation der mimischen Muskulatur) erfolgt.

Zu Antwort D

Der N. abducens innerviert den M. rectus lateralis und wird im Zuge der Okulomotorik des Augenbulbus geprüft.

Zu Antwort E

Der N. accessorius innerviert motorisch den M. sternocleidomastoideus und den M. trapezius. Die Überprüfung kann über einen Schulterhochzug gegen Widerstand und durch Drehen des Kopfes erfolgen.

### Welche der folgenden Aussagen treffen zu?

Aussagekräftige Kriterien für die Diagnosestellung der rheumatoiden Arthritis (RA) sind:

1. Anzahl und Lokalisation befallener Gelenke
2. Arterieller Blutdruck
3. Labordiagnostik: z. B. Blutkörperchensenkungsgeschwindigkeit (BSG), C-reaktives Protein (CRP), Rheumafaktor
4. Reflexstatus
5. Symptomdauer

**Antwort A** Nur die Aussagen 1 und 3 sind richtig.

**Antwort B** Nur die Aussagen 1, 2 und 5 sind richtig.

**Antwort C** Nur die Aussagen 1, 3 und 5 sind richtig.

**Antwort D** Nur die Aussagen 3, 4 und 5 sind richtig.

**Antwort E** Alle Aussagen sind richtig.

**AUFGABE 10**
**A**

Rheumatoide Arthritis

---

### Welche der folgenden Aussagen trifft (treffen) zu?

Zu den malignen Tumoren im Kindes- und Jugendalter zählt/zählen:

1. Ewing-Sarkom
2. Neuroblastom
3. Osteosarkom
4. Morbus Hodgkin (Lymphogranulomatose)
5. Nephroblastom (Wilms-Tumor)

**Antwort A** Nur die Aussage 5 ist richtig.

**Antwort B** Nur die Aussagen 3 und 4 sind richtig.

**Antwort C** Nur die Aussagen 1, 3 und 5 sind richtig.

**Antwort D** Nur die Aussagen 1, 2, 3 und 5 sind richtig.

**Antwort E** Alle Aussagen sind richtig.

**AUFGABE 11**
**A**

Maligne Tumoren im Kindes- und Jugendalter

---

### Welche der folgenden Aussagen zur FSME treffen zu?

Ein 60-jähriger Patient erkrankt zwei Wochen nach einem Zeckenstich. Für eine Frühsommer-Meningoenzephalitis (FSME) sprechen:

1. Endemisches Vorkommen in bestimmten Landesteilen bzw. Landschaftsgebieten
2. Erythema migrans
3. Nackensteifigkeit
4. Zweiphasiger Krankheitsverlauf
5. Lange andauernde Kopfschmerzen

**Antwort A** Nur die Aussagen 1 und 5 sind richtig.

**Antwort B** Nur die Aussagen 2, 3 und 4 sind richtig.

**Antwort C** Nur die Aussagen 2, 4 und 5 sind richtig.

**Antwort D** Nur die Aussagen 1, 3, 4 und 5 sind richtig.

**Antwort E** Alle Aussagen sind richtig.

**AUFGABE 12**
**A**

FSME

LÖSUNG 10

Antwort C ist richtig.

Zu Aussage 1

Die rheumatoide Arthritis wird nach Klassifikationskriterien diagnostiziert, die nach der ACR (American College of Rheumatology) und der EULAR (European League Against Rheumatism) von 2010 verabschiedet worden sind. In die Klassifikation fließen die Anzahl und Lokalisation der betroffenen Gelenke ein, die Serologiemarker (Rheumafaktor und Anti CCP-Ak), Entzündungsparameter (CRP und BSG) und die Symptomdauer. Diese Klassifikation soll eine frühzeitige Diagnose und Therapie ermöglichen.

Zu Aussage 2

Der arterielle Blutdruck wird in die Klassifikationskriterien der ACR/EULAR nicht miteinbezogen.

Zu Aussage 3

Serologiemarker (RF und Anti-CCP-Ak) und Entzündungsparameter fließen in die Klassifikationskriterien der ACR/EULAR ein.

Zu Aussage 4

Der Reflexstatus wird in die Klassifikationskriterien der ACR/EULAR nicht miteinbezogen.

Zu Aussage 5

Die Symptomdauer wird in die Klassifikationskriterien miteinbezogen. Jeder Verlauf, der länger als 6 Wochen dauert, wird stärker gewichtet.

---

LÖSUNG 11

Antwort E ist richtig.

Zu Aussage 1

Das Ewing-Sarkom ist ein maligner Tumor, der vorzugsweise im Kindes- und Jugendalter auftritt. Es handelt sich um einen soliden Tumor, der meist Knochen (Becken und lange Röhrenknochen) aber auch Weichteile (Binde- und Muskelgewebe) betreffen kann. Ewing-Sarkome sind schnell wachsende Tumoren und neigen zu Metastasierung.

Zu Aussage 2

Neuroblastome sind maligne solide Tumoren, die meist Kleinkinder betreffen. Die Tumorzellen leiten sich von unreifen Zellen des sympathischen Systems ab. Die Lokalisation ist unterschiedlich und erstreckt sich auf das Abdomen, das Nebennierenmark und den Grenzstrang.

Zu Aussage 3

Osteosarkome sind die häufigsten malignen Knochentumoren im Kindes- und Jugendalter. Sie treten meist an langen Röhrenknochen auf, bevorzugt im Bereich der Metaphyse.

Zu Aussage 4

Das Hodgkin-Lymphom zählt zu den malignen Tumoren, die im Kindes- und Jugendalter auftreten. Es handelt sich um eine maligne Erkrankung des lymphatischen Systems, die meist aus einem Lymphknoten hervorgeht und im Verlauf der Zeit disseminiert.

Zu Aussage 5

Das Nephroblastom (Wilms-Tumor) ist ein hochmaligner solider Tumor der Niere, der bei Kindern und Jugendlichen auftritt. Er zeigt ein schnelles Wachstum und eine hohe Metastasierungstendenz.

---

LÖSUNG 12

Antwort D ist richtig.

Zu Aussage 1

Die FSME zeigt in Deutschland ein endemisches Vorkommen. Zu den Endemiegebieten zählen Teile von Baden-Württemberg, Bayern, Südhessen, Sachsen und Thüringen.

Zu Aussage 2

Ein Erythema migrans spricht für die Borreliose, die ebenfalls durch Zecken übertragen wird. Es handelt sich um eine meist schmerzlose, zentrifugal ausbreitende Rötung am Ort des Zeckenstichs.

Zu Aussage 3

Nackensteifigkeit ist ein Symptom der FSME. Bevorzugt tritt das Symptom im Rahmen der Meningitis/Enzephalitis auf. Andere Symptome sind starke Kopfschmerzen, Lichtscheu und Fieber. Im Falle einer Enzephalitis treten zusätzlich neurologische Symptome auf.

Zu Aussage 4

Typisch für die FSME ist ein biphasischer Krankheitsverlauf. In der ersten Krankheitsphase treten grippale Symptome auf, die etwa 1 Woche andauern. Danach bilden sich die Symptome zurück. Im Falle einer Organmanifestation entwickeln sich Symptome der Meningitis und Enzephalitis.

Zu Aussage 5

Lang andauernde Kopfschmerzen können bei schweren Verläufen über Wochen und Monate persistieren und sind der FSME zuzuordnen.

## Welche der folgenden Aussagen zur Depression treffen zu?

1. Zu den typischen Symptomen einer depressiven Episode (nach ICD-10) gehören gedrückte Stimmung, Interessenverlust und Verminderung des Antriebs.
2. Frauen erkranken häufiger an einer Depression als Männer.
3. Depressionen sind häufige komorbide Störungen bei Alkoholabhängigkeit.
4. Psychotische Symptome können im Rahmen einer Depression auftreten.
5. Die Elektrokonvulsionstherapie (EKT) spielt bei der Behandlung von schweren Depressionen keine Rolle.

**Antwort A** Nur die Aussagen 1, 2 und 5 sind richtig.

**Antwort B** Nur die Aussagen 1, 3 und 4 sind richtig.

**Antwort C** Nur die Aussagen 2, 3 und 4 sind richtig.

**Antwort D** Nur die Aussagen 1, 2, 3 und 4 sind richtig.

**Antwort E** Alle Aussagen sind richtig.

**AUFGABE 13**
**A**

Depression

---

## Welche der folgenden Aussagen zum malignen Melanom treffen zu?

Das maligne Melanom:

1. tritt bevorzugt bei hellhäutigen Menschen auf.
2. grenzt sich farblich immer gut von der Umgebung ab.
3. tritt nicht an den Schleimhäuten auf.
4. sollte frühzeitig operativ entfernt werden.
5. neigt zu lymphogener und hämatogener Metastasierung.

**Antwort A** Nur die Aussagen 1 und 4 sind richtig.

**Antwort B** Nur die Aussagen 4 und 5 sind richtig.

**Antwort C** Nur die Aussagen 1, 3 und 5 sind richtig.

**Antwort D** Nur die Aussagen 1, 4 und 5 sind richtig.

**Antwort E** Alle Aussagen sind richtig.

**AUFGABE 14**
**A**

Malignes Melanom

---

## Welche der folgenden Aussagen zur Klavikulafraktur (Schlüsselbeinfraktur) treffen zu?

1. Bei der Geburt kann es zu einer Klavikulafraktur kommen.
2. Häufige Ursache ist ein Sturz auf den ausgestreckten Arm.
3. Die Behandlung der Klavikulafraktur ist in der Regel konservativ.
4. Die Diagnosestellung einer Klavikulafraktur erfolgt heutzutage in der Regel mit einem Computertomogramm.
5. Bei der offenen Klavikulafraktur ist eine operative Behandlung indiziert.

**Antwort A** Nur die Aussagen 1 und 5 sind richtig.

**Antwort B** Nur die Aussagen 1, 2 und 4 sind richtig.

**Antwort C** Nur die Aussagen 1, 2, 3 und 5 sind richtig.

**Antwort D** Nur die Aussagen 2, 3, 4 und 5 sind richtig.

**Antwort E** Alle Aussagen sind richtig.

**AUFGABE 15**
**A**

Klavikulafraktur

LÖSUNG 13

Antwort D ist richtig.

Zu Aussage 1

Zu den typischen Symptomen einer depressiven Episode gehören gedrückte Stimmung, Interessenverlust und Verminderung des Antriebs. Daneben treten innere Unruhe, Verlust von Initiative und Entscheidungsfähigkeit, Angst, Hoffnungslosigkeit und das somatische Syndrom auf. Suizidgedanken können ebenfalls auftreten. Selten stellen sich psychotische Symptome mit Wahnerleben ein.

Zu Aussage 2

Die Depression zählt zu den häufigsten psychiatrischen Erkrankungen, Frauen sind häufiger betroffen als Männer. Höchste Manifestationsrate findet sich im 3. und 6. Jahrzehnt.

Zu Aussage 3

Depressionen sind häufige komorbide Störungen bei Alkoholabhängigkeit, Persönlichkeits-, Angst- und Zwangsstörungen sowie internistischen Erkrankungen, wie z. B. beim Diabetes mellitus, Herz- und Tumorerkrankungen.

Zu Aussage 4

Psychotische Symptome können eine Depression begleiten. Häufigste Wahnarten sind Versündigungs-, Verarmungs- und nihilistischer Wahn. Selten treten auch Halluzinationen auf.

Zu Aussage 5

Die Elektrokonvulsionstherapie (EKT) spielt bei der Behandlung von schweren und therapieresistenten Formen eine Rolle. Etwa 70 % der Patienten profitieren von der Therapie im Sinne einer Minderung der depressiven Symptome bzw. erhöhten Ansprechbarkeit auf Antidepressiva.

---

LÖSUNG 14

Antwort D ist richtig.

Zu Aussage 1

Hellhäutige Menschen haben ein höheres Risiko, ein malignes Melanom zu entwickeln. Andere Risikofaktoren sind chronische UV-Belastung, Sonnenbrände im Kindes- und Jugendalter und genetische Disposition.

Zu Aussage 2

Ein malignes Melanom kann ein unterschiedliches Aussehen haben und grenzt sich farblich nicht immer gut von der Umgebung ab. Amelanotische Melanome zeigen kaum Farbveränderungen und können sehr schwer diagnostiziert werden, sie werden meist erst sehr spät erkannt.

Zu Aussage 3

Maligne Melanome können auch an den Schleimhäuten und Bindehäuten auftreten. Sie haben eine schlechtere Prognose als Hautmelanome, weil sie zum Zeitpunkt der Diagnosestellung meist multipel metastasiert haben.

Zu Aussage 4

Das maligne Melanom neigt zur frühen Metastasierung und sollte frühzeitig operativ entfernt werden.

Zu Aussage 5

Das maligne Melanom neigt zu lymphogener und hämatogener Metastasierung.

---

LÖSUNG 15

Antwort C ist richtig.

Zu Aussage 1

Bei der Geburt kann es zu einer Klavikulafraktur kommen. Es handelt sich um das häufigste Geburtstrauma.

Zu Aussage 2

Klavikulafrakturen sind relativ häufig, besonders bei Kindern und Jugendlichen. Sie entstehen beim Sturz auf den ausgestreckten Arm oder beim Sturz auf die Schulter. Bei Kindern handelt es sich häufig um Grünholzfrakturen.

Zu Aussage 3

In etwa 90 % der Fälle kann eine Therapie konservativ, mit einem Rucksack- oder Gilchrist-Verband erfolgen.

Zu Aussage 4

Die Diagnosestellung einer Klavikulafraktur erfolgt durch Anamnese (Unfallhergang), körperliche Untersuchung und Röntgenaufnahme in mehreren Ebenen. Sind die Untersuchungen nicht aufschlussreich, wird ein Computertomogramm (CT) angefertigt.

Zu Aussage 5

Bei offenen Frakturen, Mehrfachverletzungen, Mitbeteiligung von Gefäßen und Nerven, verschobenen Brüchen oder instabilen Brüchen ist eine operative Therapie indiziert.

## Welche der folgenden Aussagen zur infektiösen Mononukleose treffen zu?

1. Das Epstein-Barr-Virus ist der Erreger der infektiösen Mononukleose.
2. Typische Symptome sind hohes Fieber, Tonsillitis und Lymphknotenschwellungen.
3. Die Erkrankung wird in der Regel mit Virostatika (z. B. Aciclovir) behandelt.
4. Die Erkrankung wird in der Regel symptomatisch behandelt.
5. Im Falle einer bakteriellen Begleitinfektion ist eine antibiotische Behandlung indiziert.

**Antwort A** Nur die Aussagen 1 und 5 sind richtig.

**Antwort B** Nur die Aussagen 2 und 3 sind richtig.

**Antwort C** Nur die Aussagen 1, 2 und 4 sind richtig.

**Antwort D** Nur die Aussagen 1, 2, 3 und 5 sind richtig.

**Antwort E** Nur die Aussagen 1, 2, 4 und 5 sind richtig.

**AUFGABE 16**
**A**

Infektiöse Mononukleose

---

## Welche der folgenden Aussagen zu endokrinen Drüsen treffen zu?

Wählen Sie **zwei** Antworten!

**Antwort A** Die Hypophyse beeinflusst die Ausschüttung von Schilddrüsenhormonen.

**Antwort B** In der Schilddrüse wird Glukagon gebildet.

**Antwort C** In der Schilddrüse wird Aldosteron gebildet.

**Antwort D** In den Nebenschilddrüsen werden Katecholamine gebildet.

**Antwort E** In den Nebenschilddrüsen wird das Parathormon gebildet.

**AUFGABE 17**
**M**

Physiologie
Endokrine Drüsen

---

## Welche Aussage zum Folsäuremangel trifft zu?

Folsäuremangel führt bei Erwachsenen zu:

**Antwort A** Osteomalazie

**Antwort B** Osteoporose

**Antwort C** Rachitis

**Antwort D** Mikrozytärer hypochromer Anämie

**Antwort E** Makrozytärer hyperchromer Anämie

**AUFGABE 18**
**E**

Folsäuremangel

**LÖSUNG 19**

Antwort A ist richtig.

Zu Aussage 1

Im Falle einer großflächigen Verbrennung ist eine Vitalzeichenkontrolle unabdingbar. Sie sollte auch engmaschig bis zum Eintreffen in einem Verbrennungszentrum erfolgen.

Zu Aussage 2

Die Oberflächenausdehnung wird nach der Neuner-Regel nach Wallace klassifiziert. Dabei werden je nach Körperareal Prozentzahlen zugeordnet. Für Erwachsene gilt: Kopf 9 %, Rumpf vorne und hinten je 18 %, Arme je 9 %, Beine je 18 %, Handfläche des Patienten 1 %.

Ab einer Verbrennungsfläche von > 15 % kann eine Verbrennungskrankheit auftreten, die ein Schockgeschehen und überschießende Entzündungsreaktion nach sich ziehen kann.

Zu Aussage 3

Bei Verbrennungen ist eine Kühlung mit reichlich fließendem kühlem Wasser (ca. 20°) bis zu max. 20 Minuten indiziert. Eine Kühlung mit Eiswasser ist wegen der Gefahr der Unterkühlung nicht angebracht.

Zu Aussage 4

Das Abtragen der Nekrosen fällt nicht unter die Erstmaßnahmen. Nekrosen können unter stationären Bedingungen abgetragen werden.

Zu Aussage 5

Eine Versorgung von Brandwunden mit einem Salbenverband ist kontraindiziert. Als Erstmaßnahme werden Brandwunden steril abgedeckt. Mit Wunden verklebte Kleidung wird am Patienten belassen.

---

**LÖSUNG 20**

Antwort E ist richtig.

Zu Aussage 1

Infektionen der Magenschleimhaut mit Helicobacter pylori sind Ursache der Gastritis Typ B. Sie ist die häufigste Gastritisform.

Zu Aussage 2

Die Einnahme von nichtsteroidalen Antiphlogistika kann Ursache der Typ C-Gastritis sein, besonders bei chronischem Gebrauch oder in Kombination mit Glukokortikoiden.

Zu Aussage 3

Die Einnahme von Kortikosteroiden kann Ursache der Typ C-Gastritis sein.

Zu Aussage 4

Alkoholkonsum kann eine Typ C-Gastritis zur Folge haben.

Zu Aussage 5

Ein Gallereflux kann eine chemisch-toxische Gastritis (Typ C-Gastritis) verursachen.

---

**LÖSUNG 21**

Antwort C ist richtig.

Zu Aussage 1

Die oben genannten Angaben sprechen für das Vorliegen von Masern. Typisch sind grippale Symptome, die wenige Tage andauern und vom freien Intervall abgelöst werden. An diese Phase schließt sich die exanthematische Phase an. Das Exanthem ist großfleckig-konfluierend mit kranio-kaudaler Ausbreitung. Begleitet wird die Phase von starkem Krankheitsgefühl und Konjunktivitis. Nach § 6 IfSG ist der Heilpraktiker bei Verdacht zur namentlichen Meldung beim zuständigen Gesundheitsamt verpflichtet.

Zu Aussage 2

Die Anwendung von Acetylsalicylsäure (ASS) ist bei Kindern nicht geeignet. Bei fiebrigen Infektionen und der Gabe von ASS kann sich das seltene aber lebensgefährliche Reye-Syndrom entwickeln.

Zu Aussage 3

Antibiotika sind bei bakteriellen Infektionen wirksam. Die Masernerkrankung ist auf eine virale Ursache zurückzuführen. Eine Antibiotikagabe ist nicht indiziert. Im Falle einer sekundären bakteriellen Infektion kann ein Antibiotikum indiziert sein, dieser Zustand ist aber nicht beschrieben.

Zu Aussage 4

Bei Verdacht auf Masern sollte das Kind vom Hausarzt oder Kinderarzt gesehen werden.

Zu Aussage 5

Dem Heilpraktiker ist die Behandlung einer Masernerkrankung nach § 24 in Verbindung mit § 6 IfSG nicht gestattet.

## Welche der folgenden Aussagen zum akuten Leberversagen (ALV) treffen zu?

1. Ikterus und Gerinnungsstörung sind typische Symptome.
2. Bewusstseinsstörungen sprechen gegen ein akutes Leberversagen.
3. Ein akutes Leberversagen kann durch die Einnahme von Paracetamol ausgelöst werden.
4. Zu den Ursachen des akuten Leberversagens zählt die Hepatitis B.
5. Typisch ist ein spezifischer Geruch der Ausatemluft des Patienten.

**Antwort A** Nur die Aussagen 3 und 4 sind richtig.

**Antwort B** Nur die Aussagen 1, 2 und 5 sind richtig.

**Antwort C** Nur die Aussagen 2, 3 und 5 sind richtig.

**Antwort D** Nur die Aussagen 1, 3, 4 und 5 sind richtig.

**Antwort E** Alle Aussagen sind richtig.

**AUFGABE 22**
**A**

Akutes Leberversagen

---

## Welche Aussagen zur Diagnostik innerer Erkrankungen treffen zu?

1. Bei einem Pleuraerguss findet sich ein hypersonorer Klopfschall.
2. Bei einem nach kaudal ausstrahlenden heftigen Schmerz zwischen den Schulterblättern ist eine Aortendissektion ursächlich in Betracht zu ziehen.
3. Heftige Bauchschmerzen mit Meteorismus, Übelkeit, Erbrechen und Stuhlverhalt lassen einen Ileus vermuten.
4. Kolikartige Schmerzen im rechten Oberbauch sind typisch für eine Steineinklemmung bei Cholelithiasis.
5. Bei plötzlich einsetzenden Thoraxschmerzen mit Dyspnoe und Husten besteht der Verdacht auf einen Pneumothorax.

**Antwort A** Nur die Aussagen 2 und 4 sind richtig.

**Antwort B** Nur die Aussagen 1, 3 und 5 sind richtig.

**Antwort C** Nur die Aussagen 1, 2, 3 und 4 sind richtig.

**Antwort D** Nur die Aussagen 2, 3, 4 und 5 sind richtig.

**Antwort E** Alle Aussagen sind richtig.

**AUFGABE 23**
**A**

Untersuchung
Innere Erkrankungen

---

## Welche der folgenden Aussagen zur Broca Aphasie (motorische Aphasie) trifft (treffen) zu?

1. Es kommt typischerweise zu Wortneuschöpfungen.
2. Es treten schwere Wortfindungsstörungen auf.
3. Typisch ist eine stockende, angestrengte Sprache.
4. Das Sprachverständnis ist weitgehend erhalten.
5. Eine Broca-Aphasie tritt bei einer Schädigung im Bereich des Kleinhirns auf.

**Antwort A** Nur die Aussage 4 ist richtig.

**Antwort B** Nur die Aussagen 1 und 5 sind richtig.

**Antwort C** Nur die Aussagen 3 und 4 sind richtig.

**Antwort D** Nur die Aussagen 2, 3 und 4 sind richtig.

**Antwort E** Nur die Aussagen 2, 4 und 5 sind richtig.

**AUFGABE 24**
**A**

Broca-Aphasie

**LÖSUNG 22**

Antwort D ist richtig.

Zu Aussage 1

Leitsymptome des akuten Leberversagens sind Ikterus, Blutungsneigung durch Gerinnungsstörung und Bewusstseinsstörungen.

Zu Aussage 2

Bewusstseinsstörungen sind eines der Leitsymptome des akuten Leberversagens.

Zu Aussage 3

Ursachen des akuten Leberversagens sind v. a. akute Virushepatitis, insbesondere bei akuter Hepatitis B und Intoxikationen, v. a. mit Paracetamol und anderen Pharmaka, Knollenblätterpilzen oder Drogenkonsum. Seltenere Ursachen sind z. B. das Reye-Syndrom (Leberversagen bei Kindern mit akuter Enzephalopathie, das häufig bei grippalen Infekten und Einnahme von ASS auftritt) oder der akute Morbus Wilson.

Zu Aussage 4

Die Hepatitis B, v. a. als akute Form, kann zur Ausbildung eines akuten Leberversagens führen.

Zu Aussage 5

Typisch für das akute Leberversagen ist ein spezifischer Geruch der Ausatemluft des Patienten, der durch Abatmung von u. a. Ammoniak, Mercaptanen und Ketonen entsteht, also Stoffen, die eigentlich in der Leber abgebaut werden sollten. Dieser Geruch wird auch als Foetor hepaticus bezeichnet und erinnert an den Geruch roher Leber.

---

**LÖSUNG 23**

Antwort D ist richtig.

Zu Aussage 1

Beim Pleuraerguss findet sich ein gedämpfter (hyposonorer) Klopfschall.

Zu Aussage 2

Bei einer Aortendissektion findet eine Aufspaltung der Gefäßwand statt, die zur Ausbildung von 2 Gefäßlumina führt. Risikofaktoren sind v. a. die arterielle Hypertonie und arteriosklerotische Gefäßveränderungen. Die typischen Symptome sind plötzliche, extrem starke wandernde Schmerzen, die häufig als thorakale Schmerzen beginnen, zwischen den Schulterblättern vorzufinden sind und dann im Abdomen. Es handelt sich um eine lebensgefährliche Erkrankung, die einer sofortigen Intervention bedarf.

Zu Aussage 3

Heftige Bauchschmerzen mit Meteorismus, Übelkeit, Erbrechen, Stuhlverhalt und veränderten Darmgeräuschen sind ein Hinweis auf einen (mechanischen) Ileus.

Zu Aussage 4

Typische Symptome des Gallensteinabgangs sind kolikartige Schmerzen im rechten Oberbauch, die in die rechte Schulter, zum Schulterblatt oder Rücken ausstrahlen. Daneben treten Übelkeit, Erbrechen, Aufstoßen und ein posthepatischer Ikterus auf.

Zu Aussage 5

Typische Symptome des Pneumothorax sind plötzliche thorakale Schmerzen, Husten, Dyspnoe und Tachypnoe. Im Falle eines Spannungspneumothorax (Ventilpneumothorax) tritt zusätzliche eine zunehmende Dyspnoe, Zyanose, Hypotonie, Tachykardie und Bewusstseinsstörung auf.

---

**LÖSUNG 24**

Antwort D ist richtig.

Zu Aussage 1

Wortneuschöpfungen sind der Wernicke-Aphasie zuzuordnen. Im Wernicke-Zentrum (Temporallappen) werden einmal gehörte Worte gespeichert und mit erneut gehörten Worten verglichen. Ein Ausfall führt dazu, dass man sprechen kann, das Gesprochene aber keinen Sinn ergibt und vom Zuhörer und Sprecher gleichermaßen nicht verstanden wird.

Zu Aussage 2

Wortfindungsstörungen sind ein typisches Symptom der Broca-Aphasie.

Zu Aussage 3

Bei leichter Ausprägung der Broca-Aphasie können einzelne Wörter nicht ausgesprochen werden, eine Wortfindungsstörung tritt auf oder der Patient entwickelt einen „Telegrammstil". Die Sprache ist insgesamt stockend. Bei schweren Ausprägungen ist der Patient unfähig zu sprechen.

Zu Aussage 4

Das Sprachverständnis (gesprochen oder geschrieben) ist in der Regel bei der Broca-Aphasie erhalten.

Zu Aussage 5

Das motorische Sprachzentrum (Broca-Zentrum) liegt im Frontallappen, zumeist auf der linken Seite. Ein Ausfall des Sprachzentrums kann meist nicht kompensiert werden.

Das Kleinhirn ist ein Zentrum der Koordination, Feinmotorik, Orientierung, Tiefensensibilität und des Tastsinns. Leitsymptome der Kleinhirnstörungen sind v. a. Ataxie, Muskelhypotonie, Dysdiadochokinese und die Charcot-Trias (Augensymptome als Nystagmus und Doppelbilder, Intentionstremor und eine Sprechstörung).

## Welche der folgenden Aussagen zur Psoriasis trifft (treffen) zu?

Die Psoriasis:

1. betrifft ca. ein Fünftel der Bevölkerung.
2. tritt erstmals in einem höheren Lebensalter (über 60 Jahre) auf.
3. ist charakteristischerweise an den Beugeseiten der Extremitäten lokalisiert.
4. geht meist mit Uhrglasnägeln einher.
5. wird bei Erwachsenen auch mit Phototherapie (UV-Bestrahlungen) behandelt.

**Antwort A** Nur die Aussage 5 ist richtig.

**Antwort B** Nur die Aussagen 1 und 5 sind richtig.

**Antwort C** Nur die Aussagen 3 und 4 sind richtig.

**Antwort D** Nur die Aussagen 1, 4 und 5 sind richtig.

**Antwort E** Alle Aussagen sind richtig.

**AUFGABE 25**
**A**

Psoriasis

---

## Welche Aussage zu inhaltlichen Denkstörungen trifft zu?

Zu den inhaltlichen Denkstörungen gehört:

**Antwort A** Zönästhesie

**Antwort B** Denkhemmung

**Antwort C** Amnesie

**Antwort D** Ideenflucht

**Antwort E** Wahn

**AUFGABE 26**
**E**

Inhaltliche Denkstörungen

---

## Welche der folgenden Aussagen zum Schwindel treffen zu?

Schwindel ist ein möglicher Hinweis auf eine Störung der/des:

1. Vestibulären Systems
2. Zentralnervensystems
3. Sehvermögens
4. Psyche
5. Herz-Kreislauf-Systems

**Antwort A** Nur die Aussagen 1 und 5 sind richtig.

**Antwort B** Nur die Aussagen 2 und 3 sind richtig.

**Antwort C** Nur die Aussagen 2, 4 und 5 sind richtig.

**Antwort D** Nur die Aussagen 1, 2, 3 und 5 sind richtig.

**Antwort E** Alle Aussagen sind richtig.

**AUFGABE 27**
**A**

Schwindel

LÖSUNG 25

Antwort A ist richtig.

Zu Aussage 1

Die Psoriasis ist eine häufige Hautkrankheit (1–2 % der Bevölkerung), die mit Entzündung, Schuppung und Hyperproliferation der Epidermis einhergeht und beide Geschlechter gleichermaßen betrifft.

Zu Aussage 2

Die Psoriasis kann, je nach Manifestationsalter in zwei Formen eingeteilt werden: Typ I (häufiger, Auftreten vor dem 40. Lj) und Typ II (seltener, Auftreten nach dem 40. Lj).

Zu Aussage 3

Leitsymptome der Psoriasis sind scharf begrenzte, entzündliche Rötungen mit silbrig glänzender Schuppung (erythemato-squamöse Herde) unterschiedlicher Größe. Betroffen sind die Streckseiten der Gelenke, der okzipitale Haaransatz, Sakrum und Gesäßfalte.

Zu Aussage 4

Nagelveränderungen treten im Zuge der Psoriasis vulgaris in etwa der Hälfte der Fälle auf. Typisch sind Ölflecke, Tüpfelnägel und Krümelnägel. Uhrglasnägel treten v. a. bei kardiopulmonalen Erkrankungen oder chronisch-entzündlichen Darmerkrankungen auf.

Zu Aussage 5

Eine Therapieoption ist die Anwendung der Phototherapie (UV-Bestrahlungen). Andere Möglichkeiten sind sorgfältige Hautpflege, Allgemeinmaßnahmen (z. B. Einschränkung von Nikotin und Alkohol, Stressreduktion), Klimatherapie und Pharmakotherapie (mit z. B. Glukokortikoiden, Teerpräparaten, Vitamin D3-Derivaten, Dithranol; bei schweren Verläufen Anwendung von Immunsuppressiva.

---

LÖSUNG 26

Antwort E ist richtig.

Zu Antwort A

Zönästhesien zählen zu den Halluzinationen. Es sind abstruse Leibeserlebnisse, die als nicht von „außen gemacht" erlebt werden. Organteile können als verzogen, beweglich, besonders schwer oder starr empfunden werden. Sie können u. a. bei der Schizophrenie oder der hypochondrischen Störung auftreten.

Zu Antwort B

Die Denkhemmung wird den formalen Denkstörungen zugeordnet. Der Gedankengang ist schleppend und mühsam. Der Patient erlebt den Denkvorgang als gebremst oder stockend und ist nicht in der Lage, diesen zu beheben. Häufiges Symptom bei der Depression.

Zu Antwort C

Die Amnesie zählt zu den Gedächtnisstörungen. Es handelt sich um eine zeitlich begrenzte oder inhaltliche Erinnerungslücke. Ursachen sind ein Schädel-Hirn-Trauma, Wernicke-Korsakow-Syndrom, Demenz, Intoxikationen oder auch im Zuge von starken psychischen Traumata.

Zu Antwort D

Die Ideenflucht ist durch einfallsreiche Gedankengänge gekennzeichnet, wobei das Denken ablenkbar und oberflächlich ist. Die Ideenflucht zählt zu den formalen Denkstörungen und ist typisch für die Manie.

Zu Antwort E

Inhaltliche Denkstörungen betreffen den Inhalt des Gedachten („Was denkt der Patient"). Der Wahn stellt die wichtigste inhaltliche Denkstörung dar. Andere inhaltliche Denkstörungen sind Angst, Phobien, Zwänge, hypochondrische Befürchtungen, und überwertige Ideen.

---

LÖSUNG 27

Antwort E ist richtig.

Zu Aussage 1

Schwindel kann als Folge vestibulärer Erkrankungen auftreten, u. a. bei M. Menière oder beim benignen paroxysmalen Lagerungsschwindel. Kennzeichnend für vestibuläre Ursachen ist ein Drehschwindel.

Zu Aussage 2

Störungen im Zentralnervensystem können Schwindel verursachen, u. a. Hirntumore, Enzephalitis oder Multiple Sklerose. Es kann ein Schwankschwindel oder Drehschwindel auftreten.

Zu Aussage 3

Störungen im Sehvermögen können einen Dreh- oder Schwankschwindel hervorrufen, z. B. bei einer Kinetose. Begleitend treten Doppelbilder, Übelkeit und Erbrechen auf.

Zu Aussage 4

Psychische Dysbalancen können ebenfalls mit Schwindel einhergehen.

Zu Aussage 5

Herz-Kreislauf-Erkrankungen, z. B. Blutdruckschwankungen, Aortenklappenstenose oder Herzinsuffizienz, können mit einem Schwindel einhergehen.

Welche der folgenden Aussagen zum Mammakarzinom treffen zu?

Zu den Risikofaktoren des Mammakarzinoms gehören:

1. Mammakarzinom-Erkrankung der Mutter
2. Kinderlosigkeit
3. Einsetzen der Menarche vor dem 12. Lebensjahr
4. Krebserkrankung der Eierstöcke
5. Mammakarzinom der anderen Brust

**Antwort A** Nur die Aussagen 1, 4 und 5 sind richtig.

**Antwort B** Nur die Aussagen 2, 3 und 5 sind richtig.

**Antwort C** Nur die Aussagen 1, 2, 3 und 4 sind richtig.

**Antwort D** Nur die Aussagen 1, 3, 4 und 5 sind richtig.

**Antwort E** Alle Aussagen sind richtig.

**AUFGABE 28**
**A**

Mammakarzinom

---

Welche der folgenden Aussagen zu MRSA (Methicillin-resistenter Staphylococcus aureus) treffen zu?

Wählen Sie **zwei** Antworten!

**Antwort A** MRSA wird durch Kontakt mit Urin nicht übertragen.

**Antwort B** Ein klinisch gesundes Kind mit nachgewiesener MRSA-Besiedlung darf die Schule nicht besuchen.

**Antwort C** Eine wichtige Maßnahme zur Vermeidung einer Übertragung ist die sachgerechte Händedesinfektion.

**Antwort D** Bei Verlegung eines Patienten mit MRSA ist eine weiterbehandelnde medizinische oder pflegerische Einrichtung vorab zu informieren.

**Antwort E** Wundinfektionen sind untypisch für eine Infektion mit MRSA.

**AUFGABE 29**
**M**

MRSA

---

Welche der folgenden Aussagen zum Patientenrechtegesetz (Gesetz zur Verbesserung der Rechte von Patientinnen und Patienten) treffen zu?

Wählen Sie **zwei** Antworten!

**Antwort A** Nach dem Gesetz ist dem Patienten grundsätzlich Einsicht in die ihn betreffende Patientenakte zu gewähren.

**Antwort B** Das Gesetz beinhaltet nicht die Aufklärungspflicht des Heilpraktikers gegenüber dem Patienten.

**Antwort C** Das Gesetz besagt unter anderem, dass die Einwilligung in eine medizinische Maßnahme vom Patienten jederzeit widerrufen werden kann.

**Antwort D** Gültige Rechtsgrundlage für Behandlungsverbote für Heilpraktiker ist das Patientenrechtegesetz.

**Antwort E** Das Patientenrechtegesetz verpflichtet die gesetzlichen Krankenkassen zur Übernahme der Kosten für die Behandlungen durch den Heilpraktiker.

**AUFGABE 30**
**M**

Patientenrechtegesetz

**LÖSUNG 28**

## Antwort E ist richtig.

Zu Aussage 1

Eine Vorerkrankung der Mutter weist auf eine genetische Disposition hin und zählt zu den Risikofaktoren des Mammakarzinoms. Assoziiert mit der genetischen Disposition sind die BRCA1, BRCA2 (Breast Cancer Genes 1 und 2). Der Nachweis dieser Gene geht allerdings nicht zwangsläufig mit dem Auftreten der Erkrankung einher. Andere Risikofaktoren sind u. a. Alter, frühe Menarche, späte Menopause, Kinderlosigkeit, späte Erstschwangerschaft (nach dem 35. Lebensjahr). Auch Frauen, die nicht gestillt haben, weisen ein erhöhtes Risiko auf. Daneben gelten Nikotin- und Alkoholabusus, große Brust, Übergewicht, Diabetes mellitus, Hormonzufuhr als Risikofaktoren.

Zu Aussage 2

Kinderlosigkeit zählt zu den Risikofaktoren für eine Mammakarzinom-Erkrankung.

Zu Aussage 3

Frühe Menarche (vor dem 12. Lebensjahr) und späte Menopause gelten als Risikofaktoren.

Zu Aussage 4

Ovarialkarzinome kann eine Assoziation mit positiven Genmarkern (BRCA1, BRCA2) haben. In dem Fall ist auch das Risiko eines Mammakarzinoms erhöht.

Zu Aussage 5

Ein Mammakarzinom der anderen Brust ist ein Risikofaktor für die Entstehung eines weiteren Karzinoms auf der kontralateralen Seite.

---

**LÖSUNG 29**

## Antworten C und D sind richtig.

Zu Antwort A

MRSA wird v. a. über Hautkontakt übertragen. Andere Infektionsquellen sind Stoffe, Gegenstände (z. B. Nachttische) oder auch Tiere wie Hunde, Katzen und Schweine. Urin und andere Körperausscheidungen können ebenfalls als Infektionsquelle fungieren.

Zu Antwort B

Ein klinisch gesundes Kind mit nachgewiesener MRSA-Besiedlung darf die Schule besuchen.

Zu Antwort C

MRSA ist empfindlich gegenüber alkoholischen Desinfektionsmitteln. Die hygienische Händedesinfektion ist die wichtigste und schonendste Maßnahme in der Bekämpfung der Keime.

Zu Antwort D

Bei Verlegung eines Patienten mit MRSA ist eine weiterbehandelnde medizinische oder pflegerische Einrichtung vorab zu informieren, weil bei diesen Patienten strikte Hygienevorkehrungen getroffen werden müssen, u. a. Unterbringung im Einzelzimmer, Tragen von Schutzkleidung bei Betreten des Zimmers, und diese von der aufnehmenden Einrichtung auch erbracht werden müssen.

Zu Antwort E

MRSA-Infektionen finden sich sehr häufig als Wundinfektionen, v. a. bei chronischen Wunden oder nach operativen Eingriffen. Die Behandlung der Wunden ist schwierig und langwierig.

---

**LÖSUNG 30**

## Antworten A und C sind richtig.

Zu Antwort A

Das Patientenrechte-Gesetz regelt u. a. die Informations- und Aufklärungspflicht, Einwilligung seitens des Patienten, Dokumentationspflicht, das Recht zur Einsicht in die Patientenakte und die Beweislast bei Haftung für Behandlungs- und Aufklärungsfehler.

Zu Antwort B

Der Heilpraktiker unterliegt einer Informations- und Aufklärungspflicht. Im Speziellen sind Patienten über die Diagnose, Prognose und die konkrete Therapie mit Risiken, Wirkungen und Nebenwirkungen (§ 630c BGB, § 630e BGB) zu informieren.

Zu Antwort C

Eine Einwilligung seitens des Patienten in eine medizinische Maßnahme kann vom Patienten widerrufen werden.

Zu Antwort D

Behandlungsverbote für Heilpraktiker ergeben sich aus zahlreichen anderen Gesetzen u. a. dem Infektionsschutzgesetz (IfSG), dem Zahnheilkundegesetz, dem Arzneimittelgesetz und der Strahlenschutzverordnung.

Zu Antwort E

Gesetzliche Krankenkassen sind zur Übernahme der Kosten für die Behandlungen durch den Heilpraktiker nicht verpflichtet.

Für Notizen

## Welche der folgenden Aussagen zur Neurodermitis treffen zu?

1. Neurodermitis wird auch als atopisches Ekzem bezeichnet.
2. Im akuten Stadium äußert sich die Neurodermitis mit entzündlichen Hautveränderungen (wie z. B. Rötung, Krustenbildung).
3. Juckreiz ist ein typisches Symptom der Neurodermitis.
4. Neurodermitis tritt am häufigsten bei Säuglingen und Kleinkindern auf.
5. Weißer Dermographismus tritt bei Neurodermitis gehäuft auf.

**Antwort A** Nur die Aussagen 4 und 5 sind richtig.

**Antwort B** Nur die Aussagen 2, 3 und 5 sind richtig.

**Antwort C** Nur die Aussagen 1, 2, 3 und 4 sind richtig.

**Antwort D** Nur die Aussagen 1, 3, 4 und 5 sind richtig.

**Antwort E** Alle Aussagen sind richtig.

**AUFGABE 31**
**A**

Neurodermitis

---

## Welche der folgenden Aussagen zu Impfungen treffen zu?

Wählen Sie **zwei** Antworten!

**Antwort A** Bei einer aktiven Impfung wird das Immunsystem mit Antigenen konfrontiert und muss selbst eine Immunität ausbilden.

**Antwort B** Kurzzeitige Allgemeinreaktionen wie z. B. Kopf- und Gliederschmerzen gelten als meldepflichtige Impfkomplikationen.

**Antwort C** Die passive Immunisierung hat gegenüber der aktiven Impfung den Vorteil, dass sie einen dauerhaften Schutz gegen den Krankheitserreger hervorruft.

**Antwort D** Um einen ausreichenden Impfschutz aufzubauen, werden bei den meisten Impfstoffen mehrere Teilimpfungen benötigt.

**Antwort E** Lebendimpfstoffe werden heutzutage nicht mehr verwendet.

**AUFGABE 32**
**M**

Impfungen

---

## Welche der folgenden Aussagen zur Bartholinitis treffen zu?

Die Bartholinitis (Entzündung der Bartholindrüsen und ihrer Ausführungsgänge)

1. ist meist einseitig.
2. sollte immer antibiotisch behandelt werden.
3. zeichnet sich durch Schmerzhaftigkeit aus.
4. wird meist durch Treponema pallidum ausgelöst.
5. wird bei akutem Befund inzidiert.

**Antwort A** Nur die Aussagen 1 und 5 sind richtig.

**Antwort B** Nur die Aussagen 2 und 4 sind richtig.

**Antwort C** Nur die Aussagen 1, 3 und 5 sind richtig.

**Antwort D** Nur die Aussagen 1, 3, 4 und 5 sind richtig.

**Antwort E** Alle Aussagen sind richtig.

**AUFGABE 33**
**A**

Bartholinitis

**LÖSUNG 31**

Antwort E ist richtig.

Zu Aussage 1

Neurodermitis wird auch als atopisches Ekzem, endogenes Ekzem oder atopische Dermatitis bezeichnet. Es handelt sich um eine chronisch-entzündliche, rezidivierende Hauterkrankung, die im Rahmen einer Atopie vorkommt.

Zu Aussage 2

Im akuten Stadium finden sich stark juckende Rötungen, Schwellungen, Nässen, Kratzexkoriationen, Erosionen, Bläschenbildung und Krustenbildung. Sehr häufig sind die Beugeseiten der Extremitäten betroffen.

Zu Aussage 3

Juckreiz ist bei der Neurodermitis in den meisten Fällen sehr stark ausgeprägt.

Zu Aussage 4

Am häufigsten sind Säuglinge und Kleinkinder von der Neurodermitis betroffen.

Zu Aussage 5

Weißer Dermografismus tritt im Rahmen der Neurodermitis gehäuft auf. Nach Kratzen von Hautbezirken reagieren die Gefäße mit einer Vasokonstriktion, was als weiße Streifen in Erscheinung tritt; physiologischerweise kommt es zur Vasodilatation und einer Rötung betroffener Bezirke.

---

**LÖSUNG 32**

Antworten A und D sind richtig.

Zu Antwort A

Bei einer aktiven Immunisierung wird das Immunsystem mit Antigenen konfrontiert. Daraufhin werden Antikörper gebildet, die einen effektiven Schutz bieten. Die Wirkung beginnt nach ca. 3 Wochen und hält prinzipiell lebenslang an. Manchmal sind für eine vollständige Sicherheit mehrere Impfungen erforderlich bzw. Auffrischimpfungen bei Totimpfstoffen.

Zu Antwort B

Kurzzeitige Allgemeinreaktionen wie z. B. Kopf- und Gliederschmerzen, subfebrile Temperaturen gelten als Impfreaktionen. Meldepflichtige Impfkomplikationen beinhalten Symptome, die über das übliche Ausmaß hinausgehen, z. B. neu aufgetretene Autoimmunerkrankungen oder Lähmungen. Dabei muss ein zeitlicher Zusammenhang zwischen Impfung und einer Komplikation bestehen.

Zu Antwort C

Die passive Immunisierung hat gegenüber der aktiven Impfung den Vorteil, dass sie einen sofortigen Schutz bietet, der etwa 4 Wochen anhält. Ein dauerhafter Schutz ist nicht gegeben.

Zu Antwort D

Um einen ausreichenden Impfschutz aufzubauen, werden bei den meisten Impfstoffen mehrere Teilimpfungen benötigt, v. a. bei Totimpfstoffen.

Zu Antwort E

Lebendimpfstoffe kommen zum Einsatz, u. a. bei der Mumps-Masern-Röteln-Impfung.

---

**LÖSUNG 33**

Antwort C ist richtig.

Zu Aussage 1

Die Bartholinitis kann einseitig oder beidseitig auftreten, meist jedoch treten die Symptome einseitig auf.

Zu Aussage 2

Die Therapie richtet sich nach der Schwere der Ausprägung. Mögliche Optionen sind Sitzbäder mit desinfizierenden Stoffen, z. B. Kamilleextrakt, und analgetische Therapie, besonders im Frühstadium der Erkrankung und bei milden Symptomen. Bei ausgeprägten Symptomen kann eine antibiotische und auch eine chirurgische Therapie notwendig sein.

Zu Aussage 3

Typische Symptome der Bartholinitis sind eine schnelle Entwicklung der Symptome mit Rötung, Überwärmung, zum Teil starker Schwellung und Schmerzen beim Gehen und Sitzen.

Zu Aussage 4

Die Bartholinitis ist auf eine bakterielle Entzündung der Bartholindrüsen, die sich im hinteren Drittel der großen Schamlippen befinden und den Scheideneingang befeuchten, zurückzuführen. Typische Erreger sind Darmkeime, E. coli, Anaerobier, aber auch Hautkeime wie Streptokokken, Staphylokokken und sexuell übertragbare Bakterien wie Gonokokken und Chlamydien. Treponema pallidum ist der Erreger der Lues.

Zu Aussage 5

Bei einer Empyembildung oder Abszessbildung erfolgt eine Inzision, sodass die Eitermassen abfließen können.

**AUFGABE 34**
**E**

Fallbeispiel Kinderkrankheiten

Eine Mutter stellt ihr 2-jähriges Kind vor. Seit 3 Tagen hätte sich im Gesichtsbereich, ausgehend von einer wunden Stelle an der Nase, kleine gelbliche Krusten gebildet. Nun seien auch am Unterarm eine solche Kruste aufgefallen.

Welche Verdachtsdiagnose ist am wahrscheinlichsten?

**Antwort A** Rosazea

**Antwort B** Windpocken

**Antwort C** Impetigo contagiosa

**Antwort D** Beginnende Neurodermitis

**Antwort E** Nummuläres (münzförmiges) Ekzem

---

**AUFGABE 35**
**M**

Alkoholkonsum

Welche Aussagen zum Alkoholkonsum treffen zu?
Wählen Sie **zwei** Antworten!

**Antwort A** Bei einem täglichen Alkoholkonsum von 10 g besteht gemäß ICD-10 eine Alkoholabhängigkeit.

**Antwort B** Das fetale Alkoholsyndrom (FAS) zählt zu den häufigsten Ursachen einer geistigen Behinderung.

**Antwort C** Kinder alkoholkranker Mütter fallen häufig durch prä- und postnatale Wachstumsretardierung auf.

**Antwort D** Ein typischer Alkoholfolgeschaden ist die einseitige Abschwächung des Achillessehnenreflexes mit rechtsbetonter Sensibilitätsstörung.

**Antwort E** Das Alkoholentzungssyndrom beginnt ca. 1 Woche nach Entzug von Alkohol.

---

**AUFGABE 36**
**M**

Nierenerkrankungen

Welche der folgenden Aussagen zu Erkrankungen der Niere treffen zu?
Wählen Sie **zwei** Antworten!

**Antwort A** Ein Nierenzellkarzinom äußert sich frühzeitig durch ein akutes Nierenversagen.

**Antwort B** Eine Glomerulonephritis ist eine Erkrankung der Nebennierenrinde.

**Antwort C** Zur Erfassung einer Nierenerkrankung sollte der Patient u. a. auf das Vorliegen von Wassereinlagerungen untersucht werden.

**Antwort D** Eine Ausscheidung von Eiweiß im Urin lässt das Vorliegen einer Nierenerkrankung vermuten.

**Antwort E** Bei Vorliegen eines Nierensteinleidens sollte zur Rezidivprophylaxe auf eine verminderte Flüssigkeitszufuhr geachtet werden.

**LÖSUNG 34**

Antwort C ist richtig.

Zu Antwort A

Die Rosazea ist eine häufige, chronisch-entzündliche Hauterkrankung die meist zwischen dem 40.-50. Lj auftritt. Typisch ist eine schmetterlingsförmige Rötung im Gesicht und der Stirn, die durch Genuss scharfer Speisen, Alkohol etc. verstärkt wird. Entzündliche Papeln und Pusteln können ebenfalls auftreten.

Zu Antwort B

Windpocken sind durch ein stark juckendes Exanthem mit Roseolen, Papeln, Bläschen, Krusten in unterschiedlichen Stadien (Sternenhimmel, Heubner-Sternenkarte) gekennzeichnet. Betroffen sind die gesamte behaarte Haut und Schleimhäute mit Ausnahme der Handflächen und Fußsohlen.

Zu Antwort C

Die oben genannten Angaben sprechen für eine Impetigo contagiosa (Borkenflechte). Typisch sind entzündliche Erytheme, die zur Bildung von Bläschen und honiggelben Krusten führen. Leichtes Fieber und ein eingeschränktes Allgemeinbefinden können vorhanden sein.

Zu Antwort D

Eine beginnende Neurodermitis geht i.d.R. mit entzündlichen Herden, v.a. in den Beugeseiten der Gelenke einher. Es treten Rötungen, Schwellungen, Nässen, Bläschenbildung und Krusten sowie Juckreiz auf.

Zu Antwort E

Das nummuläre Ekzem ist durch entzündliche, münzförmige, juckende Herde an Extremitäten oder Stamm gekennzeichnet. Die Ursache ist unklar. Vermutet wird eine allergische Disposition.

---

**LÖSUNG 35**

Antworten B und C sind richtig.

Zu Antwort A

Die Kriterien der Abhängigkeit nach ICD-10 sind: starker Konsumwunsch, Kontrollverlust, anhaltender Substanzgebrauch, Toleranzentwicklung, Vernachlässigung anderer Aktivitäten und Entzugssymptome bei Karenz.

Zu Antwort B

Die Alkoholembryopathie (fetales Alkoholsyndrom) ist die häufigste Embryopathie durch teratogene Noxen mit einer Inzidenz von 1:500/Jahr. Erste Entwicklungsstörungen finden sich bereits ab Einnahme von 15 g Alkohol/Tag; das Gleiche gilt für die Stillperiode.

Zu Antwort C

Kinder alkoholkranker Mütter fallen häufig durch prä- und postnatale körperliche wie geistige Wachstumsretardierung auf. Nach der Geburt können Kinder durch eine Entzugssymptomatik auffallen. Das Geburtsgewicht ist vermindert. Daneben sind in Abhängigkeit von der konsumierten Menge unterschiedliche Kopf- und Gesichtssymptome erkennbar, u. a Mikrozephalie, Hydrozephalus, niedrige Stirn, verengte Lidspalten, Ptosis, Epikanthus, verkürzter Nasenrücken, flaches Philtrum (Rinne über der Oberlippe), Maxillahypoplasie, verstärkte Nasolabialfalte, schmale Oberlippe, kleiner Mund, tief sitzende Ohren. Das Risiko für das Auftreten von ADHS ist erhöht.

Zu Antwort D

Ein typischer Alkoholfolgeschaden ist u. a. die Polyneuropathie.

Zu Antwort E

Das Alkoholentzungssyndrom beginnt ca. 2–3 Tage nach Absetzen von Alkohol.

---

**LÖSUNG 36**

Antworten C und D sind richtig.

Zu Antwort A

Ein Nierenzellkarzinom macht sich meist erst spät bemerkbar, wenn der Tumor eine gewisse Größe erreicht hat, durch infiltratives Wachstum Gefäße arrodiert oder Metastasen gebildet hat. Mögliche Symptome sind schmerzlose Hämaturie, Flanken-, Rückenschmerzen und B-Symptome ggf. eine Varikozele links.

Zu Antwort B

Eine Glomerulonephritis ist eine auf Autoimmunprozesse in den Glomeruli zurückzuführende entzündliche Nierenschädigung, die beide Nieren betrifft. Es handelt sich um eine Erkrankung der Nierenrinde.

Zu Antwort C

Zur Erfassung einer Nierenerkrankung sollte der Patient u. a. auf das Vorliegen von Wassereinlagerungen untersucht werden. Sie können als symmetrischen periphere, eindrückbare Ödeme auftreten und auch als Lidödeme (besonders am Morgen) auftreten.

Zu Antwort D

Eine Ausscheidung von Eiweiß im Urin tritt u. a. im Rahmen der Glomerulonephritis (weniger als 3,5 g/Tag) oder des nephrotischen Syndroms auf (mehr als 3,5 g/Tag).

Zu Antwort E

Zur Rezidivprophylaxe (Metaphylaxe) eines Nierensteinleidens sind folgende Maßnahmen empfohlen: Hohe Trinkmenge (mind. 2l/Tag), körperliche Aktivität, ggf. Gewichtsabnahme, eiweißbilanzierte, salzarme und kaliumreiche Kost, Obst und Gemüse bevorzugen, ggf. purin- oder oxalatarme Kost und Allopurinol.

## Welche der folgenden Aussagen trifft zu?

Eine im 8. Monat schwangere Frau hat sich am Knie verletzt und kommt zu Ihnen in die Praxis. Sie bitten sie, sich in Rückenlage auf die Untersuchungsliege zu legen. Während der Untersuchung klagt die Frau plötzlich darüber, dass ihr schwindlig sei. Daraufhin wird sie ohnmächtig. Als erste Maßnahme ist indiziert:

**Antwort A** Feststellung von Blutdruck und Puls

**Antwort B** Schocklagerung

**Antwort C** Überprüfung der kindlichen Herztöne

**Antwort D** Umlagerung der Patientin auf die linke Seite

**Antwort E** Infusion mit isotoner Kochsalzlösung

**AUFGABE 37**
**E**

Fallbeispiel
Notfall

---

## Welche der folgenden Aussagen zur Stadieneinteilung maligner Tumoren (TNM-Klassifikation) treffen zu?

1. Bei einem Tumor N1 besteht eine Lymphknoten-Metastasierung
2. „T" steht für Fernmetastasen
3. Ein Tumor T4 ist lokal weiter fortgeschritten als ein Tumor T1
4. Die Klassifikation gibt die Ausbreitung eines malignen Tumors an
5. Die Klassifikation findet international Anwendung

**Antwort A** Nur die Aussagen 1 und 3 sind richtig.

**Antwort B** Nur die Aussagen 1, 2 und 4 sind richtig.

**Antwort C** Nur die Aussagen 3, 4 und 5 sind richtig.

**Antwort D** Nur die Aussagen 1, 3, 4 und 5 sind richtig.

**Antwort E** Alle Aussagen sind richtig.

**AUFGABE 38**
**A**

TNM-Klassifikation

---

## Welche Aussage trifft zu?

Die Symptomkonstellation hohes Fieber, Tachykardie, Systolikum, Hämaturie sowie schmerzhafte kleine rote Knötchen an Fingerkuppen und Zehen (sog. Osler-Knötchen) spricht am ehesten für eine:

**Antwort A** Urosepsis

**Antwort B** Endokarditis

**Antwort C** Lungenembolie

**Antwort D** Aortenklappeninsuffizienz

**Antwort E** Akute kardiale Dekompensation

**AUFGABE 39**
**E**

Leitsymptome
Herzerkrankung

LÖSUNG 37

Antwort D ist richtig.

Zu Antwort A

Die erste und wichtigste Maßnahme ist eine Lagerung der Schwangeren auf die linke Seite, damit eine Entlastung der großen Venen (V. cava superior und Beckenvenen) erfolgen kann. Danach kann eine Vitalzeichenkontrolle erfolgen.

Zu Antwort B

Eine Schocklagerung ist insofern nicht indiziert, als die Patientin in Rückenlage verbleibt. Indiziert ist eine Linksseitenlagerung. Eine erhöhte Lagerung der Beine kann in Linksseitenlage vorteilhaft sein.

Zu Antwort C

Eine Überprüfung der Herztöne erfolgt mit einem CTG (Kardiotokogramm) und kann zum späteren Zeitpunkt erfolgen.

Zu Antwort D

Die o. g. Symptome sind charakteristisch für ein V. cava-Kompressionssyndrom, das gehäuft im letzten Trimenon der Schwangerschaft auftritt. Der Rückfluss des Blutes zum Herzen ist in Rückenlage durch Kompression der Beckenvenen und der unteren Hohlvene behindert. Die Folge ist eine Abnahme des Herzminutenvolumens und eine Synkope. Die Versorgung des Kindes ist in dieser Zeit auch insuffizient. Die adäquate Maßnahme ist eine Lagerung der Schwangeren in Linksseitenlage.

Zu Antwort E

Eine Infusion mit isotoner Kochsalzlösung kann indiziert sein. Die erste und wichtigste Maßnahme ist jedoch die Linksseitenlagerung.

LÖSUNG 38

Antwort D ist richtig.

Zu Aussage 1

Die Abkürzung „N“ steht für Nodus. Die Ziffer 1 gibt an, dass regionale Lymphknoten betroffen sind.

Zu Aussage 2

Der Buchstabe „T“ steht für Tumor, Fernmetastasen werden mit dem Buchstaben „M“ abgekürzt.

Zu Aussage 3

Ein Tumor T4 ist lokal weiter fortgeschritten (meist durchbricht er die Organkapsel) als ein Tumor T1.

Zu Aussage 4

Die TNM-Klassifikation gibt die Ausbreitung eines malignen Tumors an.

Zu Aussage 5

Solide Tumoren werden nach der Übereinkunft mit der Union International Contre le Cancer (UICC) in Stadien (Staging) eingeteilt, wobei folgende Kriterien beurteilt werden: Größe und Ausdehnung des Primärtumors, Tumorbefall der regionalen Lymphknoten, Nachweis von Tumormetastasen. Die 3 Kriterien werden abgekürzt als:

T = Primärtumor

N = Lymphknoten (Noduli)

M = Metastasen

Darüber hinaus wird durch Zusatz von arabischen Ziffern 0–4 die Ausdehnung dokumentiert. Je höher die Ziffer, desto größer der Tumor, mehr Lymphknoten betroffen und mehr Fernmetastasen vorhanden.

LÖSUNG 39

Antwort B ist richtig.

Zu Antwort A

Symptome der Urosepsis sind hohes Fieber, HF ↑, RR ↓, Vigilanzstörungen, Zeichen eines Infektes der ableitenden Harnwege, Urinveränderungen und Anstieg der Retentionsparameter.

Zu Antwort B

Die o. g. Symptomkonstellation spricht für eine akute Endokarditis. Hohes Fieber spricht für einen septischen Prozess, das Systolikum für eine Klappenbeteiligung. Osler-Knötchen sind typische Erscheinungen und entstehen durch eine Vaskulitis.

Zu Antwort C

Symptome der Lungenembolie sind u. a. plötzliche thorakale Schmerzen, subfebrile Temperaturen, Dyspnoe, Zyanose. Symptome einer tiefen Beinvenenthrombose können vorhanden sein.

Zu Antwort D

Für die Aortenklappeninsuffizienz ist ein Diastolikum im 2. ICR rechts parasternal typisch. Ferner große Blutdruckamplitude, Wasserhammerpuls, das Musset-Zeichen sowie Symptome der Herzinsuffizienz.

Zu Antwort E

Für die Aortenklappeninsuffizienz ist ein Diastolikum im 2. ICR rechts parasternal typisch. Ferner große Blutdruckamplitude, Wasserhammerpuls sowie das Musset-Zeichen.

Eine Patientin lehnt eine medikamentöse Behandlung ihrer psychischen Erkrankung ab, weil sie fürchtet, von den Medikamenten abhängig zu werden.

### Bei welchen der folgenden Arzneimittel muss am ehesten mit einer Abhängigkeitsentwicklung gerechnet werden?

Wählen Sie **zwei** Antworten!

**Antwort A** Citalopram (Antidepressivum)

**Antwort B** Lorazepam (Benzodiazepin)

**Antwort C** Methadon (Opioid)

**Antwort D** Haloperidol (Antipsychotikum)

**Antwort E** Promethazin (Antihistaminikum)

**AUFGABE 40**
**M**

Abhängigkeit

---

### Welche der folgenden Aussagen zu Leberschädigungen treffen zu?

Typisch für eine Leberschädigung ist eine Erhöhung der Serumwerte von:

1. Alanin-Aminotransferase (ALT, früher GPT)
2. Bilirubin
3. Gamma-Glutamyl-Transferase (γ-GT)
4. Alpha-Amylase
5. Creatinkinase-Dimere M und B (CK-MB)

**Antwort A** Nur die Aussagen 2 und 3 sind richtig.

**Antwort B** Nur die Aussagen 1, 2 und 3 sind richtig.

**Antwort C** Nur die Aussagen 1, 2 und 5 sind richtig.

**Antwort D** Nur die Aussagen 1, 3 und 4 sind richtig.

**Antwort E** Nur die Aussagen 2, 3 und 4 sind richtig.

**AUFGABE 41**
**A**

Labor
Leberschädigung

---

### Welche der folgenden Aussagen zu Händedesinfektionsmittel (HDM) treffen zu?

Wählen Sie **zwei** Antworten!

**Antwort A** HDM sind zum Teil frei käuflich in Drogeriemärkten.

**Antwort B** HDM haben ein Wirkspektrum, das alle Krankheitserreger umfasst.

**Antwort C** In der Praxis kann der Behälter im Handspender (500 ml) bedenkenlos aus einem 5 L-Behälter nachgefüllt werden.

**Antwort D** HDM müssen von der Weltgesundheitsorganisation (WHO) freigegeben sein.

**Antwort E** HDM werden in der Regel auf Alkoholbasis hergestellt.

**AUFGABE 42**
**M**

Hygiene

LÖSUNG 43

## Antworten A und D sind richtig.

Zu Antwort A

Das Gallensteinleiden ist durch das Auftreten von Konkrementen entweder in der Gallenblase oder in den Gallengängen gekennzeichnet. Es handelt sich um eine häufige Erkrankung, die mehr Frauen als Männer betrifft.

Zu Antwort B

Bei den meisten Gallensteinträgern machen sich keine Symptome bemerkbar. Dabei sind die Steine in der Gallenblase lokalisiert. Solange sie sich nicht bewegen, bleiben sie stumm.

Zu Antwort C

Das Gallenblasenkarzinom bietet keine Frühsymptome, häufig handelt es sich um Zufallsbefunde. Spätsymptome entstehen, wenn der Tumor eine gewisse Größe erreicht hat. Dazu zählen u. a. tastbarer Tumor im Gallenblasenlager, Verschlussikterus, Schmerzen im rechten Oberbauch, B-Symptome.

Zu Antwort D

Gallensteine können als Cholesterinsteine, Pigment- und Mischsteine auftreten. In den meisten Fällen handelt es sich um Chlolesterin- und Mischsteine.

Zu Antwort E

Typisch für eine Gallenblasenentzündung (Cholezystitis) sind Druckschmerzen im rechten Oberbauch, Blähungen, Unverträglichkeit von fetten Lebensmitteln, Kaffee, ggf. Fieber. Begleitend können Übelkeit, Erbrechen und Aufstoßen auftreten.

---

LÖSUNG 44

## Antworten B und D sind richtig.

Zu Antwort A

Das sichtbare Auftreten von Kollateralvenen in der Haut um den Bauchnabel wird auch als Caput medusae (Medusenhaupt) bezeichnet. Es handelt sich um Umgehungskreisläufe (portokavale Anastomosen), die sich im Zuge der Leberzirrhose ausbilden.
Unter Zyanose versteht man die Blaufärbung der Haut. Sie kann an Akren (Lippen, Nase, Ohrläppchen und Fingern) auftreten und ist auf einen Sauerstoffmangel zurückzuführen.

Zu Antwort B

Die Zyanose kann in eine zentrale und periphere Zyanose eingeteilt werden. Die zentrale Zyanose entsteht durch verminderte Sättigung der Erythrozyten mit O2, z. B. bei kardiopulmonalen Erkrankungen; Akren und Zungengrundvenen bläulich. Die periphere Zyanose entsteht durch vermehrte O2-Ausschöpfung des Blutes in den Kapillaren, z. B. bei Schock (HZV ↓), Herzinsuffizienz (HZV ↓), Kälteexposition, Vasokonstriktion, Erythrozytose, Phlebothrombose; Zungengrundvenen rosig, Akren livide.

Zu Antwort C

Eine Zyanose ist auf einen Sauerstoffmangel zurückzuführen.

Zu Antwort D

Kälteexposition kann zur Ausbildung einer peripheren Zyanose führen.

Zu Antwort E

Eine Hypotonie kann zur Ausbildung einer Zyanose führen.

---

LÖSUNG 45

## Antwort B ist richtig.

Zu Antwort A

Eine Exostose (Überbein) ist eine knöcherne Neubildung, die meist am Knochenvorsprung aus einer bestehenden Knochenfläche ausgeht.

Zu Antwort B

Eine Baker-Zyste ist eine Ausstülpung der Gelenkkapsel am Knie und entsteht dann, wenn zu viel Gelenkflüssigkeit gebildet wird. Ursächlich kommen v. a. rheumatische oder degenerative Gelenkerkrankungen in Betracht, z. B. Meniskusschäden, Arthrose, freie Gelenkkörper, Morbus Reiter.

Zu Antwort C

Eine Aussackung der Sehnenscheide wird auch als Ganglion bezeichnet.

Zu Antwort D

Eine Fehlbildung der Kniescheibe (Patelladysplasie) ist entweder eine angeborene oder traumatische Formveränderung der Kniescheibe. Die Folge ist, dass die Patella nicht mehr optimal in die Gleitrinne passt. Das kann eine Arthrose zur Folge haben oder auch eine Patellaluxation.

Zu Antwort E

Eine Fehlstellung, die einen Knochenhöcker vortäuscht, wird auch als Exostose bezeichnet und kann durch eine Gelenkfehlstellung und eine Weichteilschwellung entstehen oder aus Kombination von beiden.

**AUFGABE 46**
**M**

Behandlungsverbote

## Welche der folgenden Aussagen treffen zu?

Wählen Sie **zwei** Antworten!

Für Heilpraktiker mit allgemeiner Erlaubnis besteht ein Behandlungsverbot für:

**Antwort A** Bulimie

**Antwort B** Diphtherie

**Antwort C** Grippale Infekte

**Antwort D** Windpocken

**Antwort E** Schizophrenie

---

**AUFGABE 47**
**M**

Nystagmus

## Welche der folgenden Aussagen zum Thema Nystagmus („Augenzittern“) treffen zu?

Wählen Sie **zwei** Antworten!

**Antwort A** Nystagmus ist ein Leitsymptom bei der Fazialisparese.

**Antwort B** Der Spontannystagmus ist i. d. R. physiologisch.

**Antwort C** Unter Nystagmus versteht man willkürliche rasche rhythmische Augenbewegungen.

**Antwort D** Ein Nystagmus lässt sich durch Drehbeschleunigung hervorrufen.

**Antwort E** Durch Spülen des Gehörgangs (z. B. zur Entfernung von Zerumen) kann es zu Nystagmus kommen.

---

**AUFGABE 48**
**A**

Impfempfehlungen

## Welche der folgenden Aussagen treffen zu?

Es wird Ihnen ein gesundes 6-jähriges Mädchen vorgestellt. Das Kind sollte nach den Empfehlungen der Ständigen Impfkommission (STIKO) beim Robert Koch-Institut bereits folgende Impfungen erhalten haben:

1. Meningokokken C
2. Hämophilus influenzae Typ b (Hib)
3. Humane Papillomaviren (HPV)
4. Hepatitis B
5. Röteln

**Antwort A** Nur die Aussagen 1 und 5 sind richtig.

**Antwort B** Nur die Aussagen 3 und 4 sind richtig.

**Antwort C** Nur die Aussagen 2, 4 und 5 sind richtig.

**Antwort D** Nur die Aussagen 1, 2, 4 und 5 sind richtig.

**Antwort E** Alle Aussagen sind richtig.

LÖSUNG 46

Antworten B und D sind richtig.

Zu Antwort A

Die Behandlung der Bulimie ist dem Heilpraktiker gestattet. Allerdings sollte das Erkrankungsbild von Fachleuten (mit-)behandelt werden.

Zu Antwort B

Die Behandlung der Diphtherie ist dem Heilpraktiker nach § 24 in Verbindung mit §§ 6, 7, 34 IfSG nicht gestattet.

Zu Antwort C

Die Behandlung eines grippalen Infektes ist dem Heilpraktiker gestattet.

Zu Antwort D

Windpocken dürfen vom Heilpraktiker nach § 24 in Verbindung mit §§ 6, 7, 34 IfSG nicht behandelt werden.

Zu Antwort E

Die Schizophrenie darf prinzipiell vom Heilpraktiker behandelt werden, sollte jedoch vom Psychiater (mit-)therapiert werden.

LÖSUNG 47

Antworten D und E sind richtig.

Zu Antwort A

Ein Nystagmus kann im Zuge von neurologischen, ophthalmologischen und otogenen Erkrankungen auftreten, u. a. bei M. Menière, benignem paroxysmalen Lagerungsschwindel, Multipler Sklerose. Die Fazialisparese geht mit einer Lähmung der Gesichtsmuskulatur einher. Meist tritt sie einseitig auf und je nach Läsionsort betrifft sie die gesamte Gesichtshälfte (periphere Fazialisparese) oder eine Gesichtshälfte unter Aussparung der Stirnmuskulatur (zentrale Fazialisparese).

Zu Antwort B

Der Spontannystagmus ist pathologisch und meist auf Erkrankungen des Vestibularorgans oder der zentralen Verschaltung zurückzuführen.

Zu Antwort C

Unter Nystagmus werden unwillkürliche, rhythmische und rasche Augenbewegungen verstanden.

Zu Antwort D

Ein Nystagmus lässt sich durch Drehbeschleunigung hervorrufen und wird auch als vestibulärer Nystagmus bezeichnet.

Zu Antwort E

Durch Spülen des Gehörgangs (z. B. zur Entfernung von Zerumen) kann es zu Nystagmus kommen. Diese Nystagmusform wird auch als kalorischer Nystagmus bezeichnet. Die Auslöser sind Kälte oder Wärme, die in den äußeren Gehörgang eingebracht werden.

LÖSUNG 48

Antwort D ist richtig.

Zu Aussage 1

Nach den Empfehlungen der STIKO wird die Impfung (Totimpfung) gegen Meningokokken C als Standardimpfung für alle Kinder nach dem vollendeten 12. Lebensmonat empfohlen.

Zu Aussage 2

Nach den Empfehlungen der STIKO sollte das Mädchen eine Impfung gegen HiB erhalten haben. Die Impfung wird ab dem vollendeten 2. und 4. Lebensmonat und nach dem vollendeten 1. Lj. im Rahmen der Sechsfachimpfung (Tetanus, Diphtherie, Pertussis, Polio, Hepatitis B, HiB) neben der Pneumokokkenimpfung empfohlen. Auffrischimpfungen sind zwischen dem 5.–6. Lj. und 9.–16. Lj. vorgesehen (Stand Mai 2022).

Zu Aussage 3

Die Impfung gegen HPV-Viren ist erst ab dem 9. Lebensjahr empfohlen.

Zu Aussage 4

Nach den Empfehlungen der STIKO sollte das Mädchen eine Impfung gegen Hepatitis B erhalten haben. Die Impfung wird ab dem vollendeten 2. und 4. Lebensmonat und nach dem vollendeten 1. Lj. im Rahmen der Sechsfachimpfung (Tetanus, Diphtherie, Pertussis, Polio, Hepatitis B, HiB) neben der Pneumokokkenimpfung empfohlen. (Stand Mai 2022).

Zu Aussage 5

Nach den Empfehlungen der STIKO sollte das Mädchen Impfung gegen Röteln erhalten haben. Sie wird zusammen mit der Impfung gegen Mumps und Masern nach dem vollendeten 1. Lj. empfohlen.

Für Notizen

Welche der folgenden Aussagen zu Adipositas treffen zu?

1. Das Risiko kardiovaskulärer Erkrankungen ist bei einer androiden („bauchbetonten“) Fettverteilung höher als bei einer gynoiden („hüft- und oberschenkelbetonten“) Fettverteilung.
2. Bei Adipositas besteht ein erhöhtes Risiko für bestimmte Krebserkrankungen.
3. Der Body-Mass-Index (BMI) wird mit der Formel Körpergewicht (in Kilogramm) geteilt durch Körpergröße in (Metern) berechnet.
4. Bei der Mehrheit der betroffenen Patienten liegt eine organische Ursache der Adipositas vor, z. B. eine Hypothyreose.
5. Bei hochgradiger Adipositas kommt auch eine chirurgische Verkleinerung des Magens in Betracht.

**Antwort A** Nur die Aussagen 1 und 5 sind richtig.

**Antwort B** Nur die Aussagen 2 und 4 sind richtig.

**Antwort C** Nur die Aussagen 1, 2 und 5 sind richtig.

**Antwort D** Nur die Aussagen 1, 2, 3 und 5 sind richtig.

**Antwort E** Nur die Aussagen 2, 3, 4 und 5 sind richtig.

**AUFGABE 49**
**A**

Adipositas

---

Welche der folgenden Aussagen treffen zu?

Wählen Sie **zwei** Antworten!

Bei einem Patienten mit terminaler Niereninsuffizienz:

**Antwort A** muss der Serumkaliumspiegel kontrolliert werden.

**Antwort B** sollte bei Vorliegen von Ödemen die Kost salzreich sein.

**Antwort C** sollte eine Impfung gegen Influenza durchgeführt werden.

**Antwort D** kann Blutspenden (500 ml vierteljährlich) bei renaler Anämie zur Stimulierung der Erythrozytenneubildung sinnvoll sein.

**Antwort E** muss der Blutdruck zur Nierenperfusion mäßig erhöht sein (z. B. systolisch 160 mmHg bei älteren Patienten).

**AUFGABE 50**
**M**

Niereninsuffizienz

---

Welche Aussage trifft zum Symptome Tremor zu?

**Antwort A** Flapping tremor (Flattertremor) tritt zum Beispiel bei hepatischer Enzephalopathie auf.

**Antwort B** Der physiologische Tremor verschwindet typischerweise bei emotionaler Anspannung.

**Antwort C** Der Intentionstremor ist typisch für den Morbus Parkinson.

**Antwort D** Der Ruhetremor ist typisch für Kleinhirnerkrankungen.

**Antwort E** Unter Haltetremor versteht man das Zittern in Ruhe.

**AUFGABE 51**
**E**

Tremor

**LÖSUNG 49**

Antwort C ist richtig.

Zu Aussage 1

Die stammbetonte Adipositas (viszerale, zentrale Adipositas, Apfeltyp) geht mit deutlich mehr Folgeerkrankungen einher als die gluteofemorale Adipositas (periphere, gynoide Adipositas, Birnentyp). Die Folgeerkrankungen sind u. a. vorzeitige Entwicklung der Arteriosklerose, Fettleber und Diabetes mellitus Typ 2.

Zu Aussage 2

Das Karzinomrisiko ist bei Adipositas für Mamma-, Endometrium-, Zervix-, Ovarial-, Kolon-, Prostata-, Pankreas-, Leber-, Osophaguskarzinome erhöht.

Zu Aussage 3

Der BMI wird durch das Verhältnis von Körpergewicht in kg zu Körpergröße in Meter zum Quadrat berechnet: BMI = Körpergewicht [kg] ÷ (Körpergröße [m])$^2$.

Zu Aussage 4

Die Adipositas kann in eine primäre und sekundäre Form eingeteilt werden. Die primäre Adipositas ist sehr häufig und v. a. auf Überernährung und mangelnde körperliche Aktivität zurückzuführen. Bei der sekundären Form liegen organische Ursachen vor, u. a. Hypothyreose oder ein Hyperkortisolismus.

Zu Aussage 5

Bei hochgradiger Adipositas können operative Verfahren zum Einsatz kommen, u. a. Schlauchmagen, Magenballon, Magenband (Gastric Banding) oder ein Magenbypass.

---

**LÖSUNG 50**

Antworten A und C sind richtig.

Zu Antwort A

Kalium ist eine harnpflichtige Substanz und kann bei terminaler Niereninsuffizienz nicht ausgeschieden werden. Um symptomatische Hyperkaliämien zu vermeiden, sollten Patienten auf kaliumreiche Lebensmittel verzichten oder diese stark einschränken. Zusätzlich muss der Kaliumspiegel regelmäßig kontrolliert werden.

Zu Antwort B

Salzreiche Kost fördert die Entstehung von Ödemen. Bei terminaler Niereninsuffizienz und Ödembildung soll die Kost salzarm sein.

Zu Antwort C

Bei terminaler Niereninsuffizienz sollte eine Impfung gegen Influenza durchgeführt werden.

Zu Antwort D

Blutspenden bei renaler Anämie sind nicht indiziert. Die renale Anämie ist auf eine mangelnde EPO-Bildung, das für die Bildung der Erythrozyten zuständig ist, im Zuge einer Niereninsuffizienz zurückzuführen. Die adäquate Therapie ist eine EPO-Substitution.

Zu Antwort E

Bei der terminalen Niereninsuffizienz wird eine Blutdrucknormalisierung angestrebt.

---

**LÖSUNG 51**

Antwort A ist richtig.

Zu Antwort A

Der Flapping tremor ist ein grobschlägiger Tremor und kann im Zuge der hepatischen Enzephalopathie auftreten.

Zu Antwort B

Der physiologische Tremor verstärkt sich üblicherweise unter emotionaler Anspannung.

Zu Antwort C

Der Ruhetremor ist typisch für den Morbus Parkinson. Für Kleinhirnerkrankungen ist der Intentionstremor typisch.

Zu Antwort D

Der Intentionstremor ist typisch für Kleinhirnerkrankungen, z. B. im Rahmen der Multiplen Sklerose. Beim Morbus Parkinson ist der Ruhetremor typisch.

Zu Antwort E

Der Haltetremor ist ein feinschlägiger Tremor, der typischerweise dann auftritt, wenn die Patienten schwerere Gegenstände gegen die Schwerkraft in der Hand halten. Er tritt vorwiegend an der oberen Extremität auf.

**AUFGABE 52**
**M**

Anatomie, Physiologie
Untersuchung
Bewegungsapparat

Welche der folgenden Aussagen zum Bewegungsapparat treffen zu?
Wählen Sie **zwei** Antworten!

**Antwort A** Der Musculus biceps brachii bildet einen Teil der sogenannten Rotatorenmanschette.

**Antwort B** Bei gesunden Erwachsenen beträgt das physiologische Bewegungsausmaß im Hüftgelenk für Flexion etwa 50° und für Extension 90°.

**Antwort C** Die physiologische Krümmung der Halswirbelsäule entspricht einer Kyphose.

**Antwort D** Das sogenannte Schober-Maß ist im Rahmen der klinischen Untersuchung ein Maß für die Beweglichkeit der Lendenwirbelsäule.

**Antwort E** Im gesunden Kniegelenk des Erwachsenen sind Bewegungen um zwei Achsen möglich.

---

**AUFGABE 53**
**E**

Fallbeispiel
Neuropsychiatrische Erkrankungen

Sie werden zu einem 80-jährigen Patienten gerufen. Die Angehörigen klagen, dass er nachts öfter anrufe, das Datum nicht mehr wisse und nicht mehr alleine zurechtkomme. Im Gespräch mit Ihnen wirkt er bewusstseinsklar.

Welche Diagnose trifft am ehesten zu?

**Antwort A** Hebephrenie

**Antwort B** Demenzielle Entwicklung

**Antwort C** Hyperkinetische Störung des Sozialverhaltens

**Antwort D** Chorea Huntington

**Antwort E** Akuter Schlaganfall

---

**AUFGABE 54**
**M**

Seborrhoisches Ekzem

Welche der folgenden Aussagen zum seborrhoischen Ekzem des Erwachsenen treffen zu?
Wählen Sie **zwei** Antworten!

**Antwort A** Der behaarte Kopf und das Gesicht sind charakteristische Prädilektionsstellen (bevorzugt befallene Stellen).

**Antwort B** Zur Lokaltherapie sind stark rückfettende Haar- und Hautpflegeprodukte zu empfehlen.

**Antwort C** Das seborrhoische Ekzem weist häufig eine Besserung in den Sommermonaten auf.

**Antwort D** Es handelt sich um eine allergische Reaktion auf Kosmetika.

**Antwort E** Es besteht ein Behandlungsverbot für Heilpraktiker.

LÖSUNG 52

## Antworten D und E sind richtig.

Zu Antwort A

Die Rotatorenmanschette (Muskel-Sehnen-Kappe) setzt sich aus 4 Muskeln zusammen, die das Schultergelenk umfassen: M. supraspinatus, M. infraspinatus, M. teres minor und M. subscapularis. Der M. biceps brachii zählt nicht dazu.

Zu Antwort B

Bei gesunden Erwachsenen beträgt das physiologische Bewegungsausmaß im Hüftgelenk für Flexion etwa 140° und für Extension 15°.

Zu Antwort C

Die physiologische Krümmung der Halswirbelsäule entspricht einer Lordose.

Zu Antwort D

Der Schober-Test ist ein Test zur Beurteilung der Dehnungsfähigkeit der LWS. Beim aufrechtstehenden Patienten wird zunächst der Dornfortsatz von S1 markiert, 10 cm nach kranial gemessen und dieser Punkt ebenfalls markiert. Im Anschluss beugt sich der Patient maximal nach vorne. Die zuvor markierte Strecke sollte sich um ca. 5 cm vergrößert haben.

Zu Antwort E

Im gesunden Kniegelenk des Erwachsenen sind Bewegungen um zwei Achsen möglich, Flexion/Extension (Flexion 130–140°, Extension 5–10°) und eine geringe Rotation (Innenrotation 10°, Außenrotation 30°).

---

LÖSUNG 53

## Antwort B ist richtig.

Zu Antwort A

Die Hebephrenie ist eine Form der Schizophrenie und betrifft Jugendliche und junge Erwachsene. Typisch sind läppisch-heitere, flache Stimmung, Denkstörungen, bizarre Sprache sowie Antriebsstörungen.

Zu Antwort B

Die oben genannten Angaben sprechen für eine demenzielle Entwicklung. Typisch ist v. a. die Vergesslichkeit und Orientierungsstörung, Einschränkung der Urteilsfähigkeit und der Lebensführung.

Zu Antwort C

Die hyperkinetische Störung des Sozialverhaltens betrifft Kinder/Jugendliche. Die Symptome entwickeln sich i.d.R. in den ersten fünf Jahren. Typisch sind Mangel an Ausdauer, Desorganisiertheit, Impulsivität. Das Sozialverhalten ist gestört, Regeln werden nicht befolgt, meist aus Unachtsamkeit als aus Vorsatz.

Zu Antwort D

Die Chorea Huntington ist eine autosomal dominant vererbte Erkrankung der Basalganglien, die meist um das 40 Lj. auftritt. Typisch sind unwillkürliche Hyperkinesen mit gestörter Feinmotorik sowie Schluckschwierigkeiten. Später entwickeln sich Dystonien, affektive Störungen und demenzielle Symptome.

Zu Antwort E

Leitsymptome des akuten Schlaganfalls sind v. a. plötzliche schlaffe, kontralaterale Hemiparese (Hemiplegie) durch Kreuzung der Pyramidenbahn in der Medulla oblongata, Fazialisparese, Sprachstörung, Gleichgewichtsstörungen, Schluckschwierigkeiten, Kreislauf- und Atemstörungen.

---

LÖSUNG 54

## Antworten A und C sind richtig.

Zu Antwort A

Das seborrhoische Ekzem ist durch ekzemartige Veränderungen in talgdrüsenreichen Arealen, v. a. Kopf (häufig mit Juckreiz verbunden), Wangen, retroaurikulärem Bereich, vorderen und hinteren Schweißrinne gekennzeichnet. Die Haut ist umschrieben gerötet und mit gelblich-fettigen Schuppen bedeckt. Eine Besserung der Symptomatik ist unter Sonnenexposition zu beobachten, Verschlechterung in den Wintermonaten und unter Stress. Betroffen sind mehr Männer als Frauen, eine Häufung findet sich bei HIV- und Parkinson-Patienten.

Zu Antwort B

Zur Lokaltherapie sind Ketoconazol-haltige Externa empfohlen. Bei schwerem Verlauf können auch Glukokortikoide indiziert sein.

Zu Antwort C

Eine Besserung des Hautbildes ist in den Sommermonaten unter Sonnenexposition zu verzeichnen.

Zu Antwort D

Die Ursachen des seborrhoischen Ekzems sind nicht vollständig geklärt. Typisch ist jedoch eine starke Überaktivität der Talgdrüsen und gleichzeitig eine gestörte Zusammensetzung der Hautflora mit verstärkter Besiedlung der Talgdrüsen mit dem Hefepilz Malassezia furfur.

Zu Antwort E

Die Behandlung des seborrhoischen Ekzems ist dem Heilpraktiker gestattet.

## Welche der folgenden Aussagen zur Herzinsuffizienz treffen zu?

1. Die sogenannte Globalinsuffizienz ist definiert als unzureichende Blutversorgung aller inneren Organe.
2. Bei der Linksherzinsuffizienz steht die periphere Ödembildung im Vordergrund.
3. Eine Stauungsleber wird häufig bei einer Rechtsherzinsuffizienz beobachtet.
4. Ursache für eine akute Rechtsherzinsuffizienz kann eine Lungenembolie sein.
5. Eine Herzinsuffizienz unterteilt man u. a. in eine kompensierte und dekompensierte Form.

**Antwort A** Nur die Aussagen 1 und 3 sind richtig.

**Antwort B** Nur die Aussagen 3, 4 und 5 sind richtig.

**Antwort C** Nur die Aussagen 1, 2, 4 und 5 sind richtig.

**Antwort D** Nur die Aussagen 2, 3, 4 und 5 sind richtig.

**Antwort E** Alle Aussagen sind richtig.

**AUFGABE 55**
**A**

Herzinsuffizienz

---

## Welche Aussage zur Anatomie des Schultergürtels trifft zu?

**Antwort A** Das Schultergelenk ist ein Scharniergelenk.

**Antwort B** Das Schlüsselbein bildet ein Gelenk mit dem Schulterblatt.

**Antwort C** Das Akromion (Schulterhöhe) ist ein Teil des Humeruskopfes.

**Antwort D** Der Musculus supraspinatus (Obergrätenmuskel) rotiert den Arm nach innen.

**Antwort E** Der Musculus latissimus dorsi (breitester Rückenmuskel) hebt den Arm über die Horizontale.

**AUFGABE 56**
**E**

Anatomie Schultergürtel

---

## Welche der folgenden Aussagen zur zwangsweisen Unterbringung trifft (treffen) zu?

Die zwangsweise Unterbringung selbstgefährdeter psychisch kranker Personen nach dem Unterbringungsrecht (z. B. Psychisch-Kranken-Gesetz) erfolgt in der Regel:

1. In einer Einrichtung zur Sicherungsverwahrung
2. Im psychiatrischen Maßregelvollzug (forensische Klinik)
3. Auf einer neurologischen Intensivstation
4. In einem psychiatrischen Krankenhaus
5. In einer psychosomatischen Klinik

**Antwort A** Nur die Aussage 1 ist richtig.

**Antwort B** Nur die Aussage 4 ist richtig.

**Antwort C** Nur die Aussagen 1 und 2 sind richtig.

**Antwort D** Nur die Aussagen 1, 2 und 4 sind richtig.

**Antwort E** Nur die Aussagen 3, 4 und 5 sind richtig.

**AUFGABE 57**
**A**

Unterbringungsrecht

Für Notizen

LÖSUNG 55

Antwort B ist richtig.

Zu Aussage 1

Die Globalinsuffizienz betrifft beide Kammern und entwickelt sich meist aus einer Linksherzinsuffizienz. Über den Rückstau des Bluts über den Pulmonalkreislauf bis zum rechten Herzen und damit verbundener Volumenbelastung wird auch das rechte Herz insuffizient.

Zu Aussage 2

Periphere Ödeme sind ein Symptom der Rechtsherzinsuffizienz. Kennzeichen der Linksherzinsuffizienz sind u.a. Dyspnoe, Orthopnoe, Zyanose, Asthma cardiale und Lungenödem.

Zu Aussage 3

Die Stauungsleber (Hepatomegalie) mit positivem hepatojugulären Reflux, im fortgeschrittenen Stadium mit Aszites ist ein Symptom der Rechtsherzinsuffizienz.

Zu Aussage 4

Die Ursache der akuten Rechtsherzinsuffizienz kann eine Lungenembolie sein.

Zu Aussage 5

Die Herzinsuffizienz kann in eine kompensierte und dekompensierte Form unterteilt werden. Bei der kompensierten Form sind die Symptome mild ausgeprägt oder gar nicht vorhanden. Bei der dekompensierten Form treten typische Symptome der Herzinsuffizienz auf. Ursachen können u. a. fehlende Medikamenteneinnahme oder Verschiebungen im Wasserhaushalt (v. a. Flüssigkeitsretention) sein.

---

LÖSUNG 56

Antwort B ist richtig.

Zu Antwort A

Das Schultergelenk ist ein Kugelgelenk und das beweglichste Gelenk im menschlichen Körper.

Zu Antwort B

Die Klavikula ist als schwach S-förmiger Knochen gelenkig mit dem Sternum über das Sternoklavikulargelenk und mit der Schulterhöhe (Acromion) über das Akromioklavikulargelenk verbunden.

Zu Antwort C

Das Akromion (Schulterhöhe) ist ein Teil des Schulterblatts. Das Schulterblatt ist ein dreieckiger platter Knochen, der muskulär fixiert ist. Unterteilt wird das Schulterblatt im oberen Drittel durch die Schultergräte (Spina scapulae), die am lateralen Ende das Akromion bildet. Es liegt oberhalb des Schultergelenks. Ober- und unterhalb der Spina scapulae finden sich die Fossa supraspinata und Fossa infraspinata, die mit Muskulatur gefüllt sind. Ventral des Akromions liegt der Rabenschnabelfortsatz (Proc. coracoideus).

Zu Antwort D

Der M. supraspinatus (Obergrätenmuskel) setzt am Tuberculum majus des Humerus an, der Ursprung liegt in der Fossa supraspinata. Er abduziert den Arm und ist ein schwacher Außenrotator.

Zu Antwort E

Der M. latissimus dorsi (großer Rückenmuskel) besteht aus 4 Anteilen und zieht vom Arm bzw. Rücken bis zum Becken. Er ermöglicht eine Adduktion, Innenrotation und Retroversion des Arms.

---

LÖSUNG 57

Antwort B ist richtig.

Zu Aussage 1

Die Sicherungsverwahrung ist eine sogenannte freiheitsentziehende Maßregel nach § 66 Strafgesetzbuch (StGB). Sie wird bei Straftätern angewendet, die vom Gericht als besonders gefährlich eingestuft worden sind.

Zu Aussage 2

Eine Unterbringung oder Einweisung in die forensische Psychiatrie erfolgt nur durch einen richterlichen Beschluss. Es handelt sich dabei um Patienten, die eine Straftat begangen haben und bei denen eine psychische Erkrankung vorliegt.

Zu Aussage 3

Auf neurologischen Intensivstationen werden Patienten mit neurologischen Erkrankungen behandelt, etwa nach einem Apoplex, subarachnoidalen Blutungen, infektiösen Hirnerkrankungen oder Tumorerkrankungen.

Zu Aussage 4

Die zwangsweise Unterbringung selbstgefährdeter psychisch kranker Personen nach dem Unterbringungsrecht (z. B. Psychisch-Kranken-Gesetz) erfolgt in der Regel in einer psychiatrischen Klinik.

Zu Aussage 5

In einer psychosomatischen Klinik werden Patienten behandelt, die an einer psychosomatischen Erkrankung leiden. Dazu zählen u. a. chronische Schmerzen, Tinnitus, Reizdarmsyndrom, Schwindel.

Welche der folgenden Aussagen zum Morbus Basedow treffen zu?
Wählen Sie **zwei** Antworten!

Typische Symptome eines Morbus Basedow sind:

**Antwort A** Gewichtsverlust

**Antwort B** Bradykardie

**Antwort C** Exophthalmus

**Antwort D** Trockene Haut

**Antwort E** Hypotonie

**AUFGABE 58**
**M**

Morbus Basedow

---

Welche der folgenden Störungsbilder sind nach ICD-10 den affektiven Störungen zugeordnet?

1. Hypomanie
2. Manie mit psychotischen Symptomen
3. Dysthymia
4. Zwangsstörung
5. Zyklothymia

**Antwort A** Nur die Aussagen 3 und 5 sind richtig.

**Antwort B** Nur die Aussagen 1, 2 und 3 sind richtig.

**Antwort C** Nur die Aussagen 2, 4 und 5 sind richtig.

**Antwort D** Nur die Aussagen 1, 2, 3 und 5 sind richtig.

**Antwort E** Alle Aussagen sind richtig.

**AUFGABE 59**
**A**

Affektive Störungen

---

Welche Aussage zum polyzystischen Ovarialsyndrom (PCOS) trifft zu?

**Antwort A** Patientinnen mit PCOS sind meist sehr schlank.

**Antwort B** Typische Symptome sind Zyklusstörungen und männlicher Behaarungstyp.

**Antwort C** Bei einem PCOS sind die Ovarien makroskopisch in der Regel extrem klein.

**Antwort D** Das PCOS ist eine sehr seltene Erkrankung und betrifft nur etwa eine von 10.000 Frauen im gebärfähigen Alter.

**Antwort E** Die schulmedizinische Standardtherapie besteht aus einer Operation mit anschließender Chemotherapie und Bestrahlung.

**AUFGABE 60**
**E**

Polyzystisches Ovarialsyndrom

**LÖSUNG 58**

Antworten A und C sind richtig.

Zu Antwort A

Beim Morbus Basedow handelt es sich um eine Autoimmunerkrankung, die mit Bildung von Autoantikörpern gegen die TSH-Rezeptoren (TSH-Rezeptor-Antikörper oder TRAK) einhergehen. Diese Autoantikörper haben eine stimulierende Wirkung auf die Schilddrüse. Es finden sich typische Symptome der Hyperthyreose, wie z. B. Tremor, Unruhe, Nervosität, Schlaflosigkeit, Hypertonie mit großer Blutdruckamplitude, Herzrhythmusstörungen, Gewichtsverlust, Diarrhö, Wärmeintoleranz mit warmer und feuchter Haut und Haarausfall. Zusätzlich ist ein Exophthalmus und das prätibiale Myxödem typisch.

Zu Antwort B

Eine Bradykardie ist typisch für die Hypothyreose, für den Morbus Basedow ist eine Tachykardie kennzeichnend.

Zu Antwort C

Der Exophthalmus (Hervortreten der Augenbulbi) ist kennzeichnend für den Morbus Basedow.

Zu Antwort D

Trockene Haut ist der Hypothyreose zuzuordnen. Beim Morbus Basedow findet sich eine schwitzige Haut.

Zu Antwort E

Die Hypotonie ist ein Symptom der Hypothyreose. Im Zuge des Morbus Basedow tritt eine Hypertonie mit großer Amplitude auf.

**LÖSUNG 59**

Antwort D ist richtig.

Zu Aussage 1

Die Hypomanie wird nach ICD-10 zu den affektiven Psychosen gezählt. Die Symptome der Hypomanie entsprechen der Manie, sind aber deutlich milder ausgeprägt. Psychotische Symptome treten nicht auf.

Zu Aussage 2

Die Manie mit psychotischen Symptomen wird nach ICD-10 zu den affektiven Störungen gezählt. Zu den üblichen Symptomen der Manie treten Wahn, häufig als Größenwahn, und Halluzinationen auf.

Zu Aussage 3

Die Dysthymie zählt zu den anhaltenden affektiven Störungen und ist gekennzeichnet durch einen Verlauf über mind. 2 Jahre mit leichten depressiven Symptomen, bei der Unzufriedenheit und Müdigkeit bestehen und der Alltag bewältigt werden kann. Typisch ist ein Abendtief und eine starke Neigung zur Fremdanklage.

Zu Aussage 4

Zwangsstörungen werden im ICD-10 den neurotischen-, Belastungs- und somatoformen Störungen zugeordnet.

Zu Aussage 5

Die Zyklothymie zählt zu den anhaltenden affektiven Störungen und ist durch eine anhaltende Stimmungsinstabilität gekennzeichnet. Sie dauert länger als 2 Jahre. Episoden mit leicht gehobener Stimmung wechseln sich mit Phasen leicht gedrückter Stimmung ab.

**LÖSUNG 60**

Antwort B ist richtig.

Zu Antwort A

Patientinnen mit polyzystischen Ovarialsyndrom (PCOS) sind häufig adipös, bzw. zeigen Symptome des metabolischen Syndroms, das auf eine gestörte Insulinsekretion zurückzuführen ist.

Zu Antwort B

Typische Symptome des PCOS sind männlicher Habitus mit verstärkter Körperbehaarung, männlichen Körperproportionen, tiefe Stimme und Klitorishypertrophie, Akne und Adipositas. Ferner treten Zyklusstörungen als seltene Monatsblutung (Oligmenorrhö) oder ausbleibende Monatsblutung (Amenorrhö) mit ausbleibendem Eisprung (Anovulation) und Sterilität. Typisch sind vergrößerte Ovarien mit multiplen Zysten (nicht obligat).

Zu Antwort C

Bei einem PCOS sind die Ovarien makroskopisch in der Regel vergrößert.

Zu Antwort D

Das PCOS ist eine Stoffwechselstörung, die mit Erhöhung der Androgene und damit verbundener Virilisierung, Zyklusstörungen und multiplen Eierstockzysten einhergeht. Betroffen sind etwa 5–10 % der Frauen. Das Manifestationsalter liegt üblicherweise zwischen dem 20.–30. Lebensjahr.

Zu Antwort E

Die Therapie erfolgt medikamentös mit u. a. oralen Kontrazeptiva oder Antiandrogenen, Glukokortikoide, Metformin und Lipidsenkern.

# 8 Prüfungsfragen März 2021

Welche der folgenden Aussagen zur Lyme-Borreliose treffen zu?

1. Die Lyme-Borreliose geht charakteristischerweise mit einem Erythema nodosum einher.
2. Eine Übertragung von Mensch zu Mensch erfolgt nicht.
3. Die Lyme-Borreliose wird durch Zecken übertragen.
4. Die Lyme-Borreliose wird mit Antibiotika behandelt.
5. Nach einer früher durchgemachten Infektion ist eine erneute Infektion nicht möglich.

**Antwort A** Nur die Aussagen 1 und 3 sind richtig.

**Antwort B** Nur die Aussagen 3 und 4 sind richtig.

**Antwort C** Nur die Aussagen 2, 3 und 4 sind richtig.

**Antwort D** Nur die Aussagen 2, 4 und 5 sind richtig.

**Antwort E** Alle Aussagen sind richtig.

AUFGABE 1
A

Lyme-Borreliose

---

Welche der folgenden Aussagen zum Nervus ischiadicus (Ischiasnerv) treffen zu?
Wählen Sie **zwei** Antworten!

**Antwort A** Der Nervus ischiadicus entspringt aus dem Plexus lumbalis.

**Antwort B** Der Nervus ischiadicus ist der dickste Nerv des Körpers.

**Antwort C** Der Nervus ischiadicus versorgt sensibel die Haut der Rückseite des Oberschenkels.

**Antwort D** Der Nervus ischiadicus verläuft im Gesäßbereich schräg abwärts zur Vorderseite des Oberschenkels und versorgt dort die Streckmuskeln.

**Antwort E** Der Nervus ischiadicus teilt sich oberhalb der Kniekehle in den Schienbeinnerv (Nervus tibialis) und in den seitlich abzweigenden Wadenbeinnerv (Nervus peroneus).

AUFGABE 2
M

Anatomie
Nervus ischiadicus

---

Welche der folgenden Maßnahmen sollten unter anderem im Rahmen der Behandlung einer Somatisierungsstörung erfolgen?

1. Regelmäßige Vorstellung in der Sprechstunde mit Festlegen eines gemeinsamen Therapieplanes
2. Wiederholte somatische Diagnostik
3. Ausschluss der Familienangehörigen
4. Ausführliche Erklärung des Therapeuten über die psychosomatischen Zusammenhänge
5. Ausführliche Sozialanamnese

**Antwort A** Nur die Aussagen 1 und 2 sind richtig.

**Antwort B** Nur die Aussagen 1 und 4 sind richtig.

**Antwort C** Nur die Aussagen 1, 4 und 5 sind richtig.

**Antwort D** Nur die Aussagen 2, 3 und 5 sind richtig.

**Antwort E** Nur die Aussagen 1, 2, 4 und 5 sind richtig.

AUFGABE 3
A

Somatisierungsstörungen

Für Notizen

**LÖSUNG 1**

## Antwort C ist richtig.

Zu Aussage 1

Das Erythema nodosum ist durch entzündliche, schmerzhafte Knoten, vor allem an den Schienbeinvorderseiten, charakterisiert. Es kann bei chronisch entzündlichen Darmerkrankungen (Morbus Crohn, Colitis ulcerosa) begleitend auftreten, sowie eine Yersinien oder Streptokokkeninfektion begleiten. Im Zuge der Borreliose tritt im Stadium I das Erythema migrans (Wanderröte) auf. Das Erythem bildet sich an der Einstichstelle aus und ist durch eine meist nicht schmerzhafte Rötung, die sich zentrifugal ausbreitet, gekennzeichnet.

Zu Aussage 2

Eine Übertragung von Mensch zu Mensch findet nicht statt.

Zu Aussage 3

Überträger der Borreliose sind hauptsächlich Zecken, die Wahrscheinlichkeit der Übertragung steigt mit der Dauer des Saugakts. Stechmücken und Stechfliegen, aber auch Flöhe und Bremsen tragen nach neueren Untersuchungen Borrelien in sich. Das Transmissions- und Infektionsrisiko wird allerdings als gering eingestuft.

Zu Aussage 4

Die Borreliose wird antibiotisch behandelt. Am wirksamsten ist die antibiotische Therapie in der Frühphase der Erkrankung.

Zu Aussage 5

Die Borreliose wird durch verschiedene Spezies hervorgerufen, sodass nach früheren Infektionen eine erneute Erkrankung möglich ist.

---

**LÖSUNG 2**

## Antworten B und E sind richtig.

Zu Antwort A

Der N. ischiadicus entspringt aus dem Plexus sacralis, der aus den Segmenten L5–S3 gebildet wird. Neben dem N. ischiadicus gehen der N. gluteus superior und inferior, N. pudendus und der N. cutaneus femoris posterior hervor. Aus dem Plexus lumbalis entspringt u. a. der N. femoralis.

Zu Antwort B

Der N. ischiadicus ist der längste und mit etwa 1,5 cm Durchmesser der dickste Nerv des Körpers.

Zu Antwort C

Die sensible Innervation auf der Rückseite des Oberschenkels erfolgt vor allem durch den N. femoralis.

Zu Antwort D

Die Vorderseite des Oberschenkels und die Streckmuskulatur werden vom N. femoralis versorgt. Er entspringt aus dem Plexus lumbalis.

Zu Antwort E

Der N. ischiadicus teilt sich in variabler Höhe oberhalb der Kniekehle in den Schienbeinnerv (N. tibialis) und in den seitlich abzweigenden Wadenbeinnerv (N. peroneus).

---

**LÖSUNG 3**

## Antwort C ist richtig.

Zu Aussage 1

Somatisierungsstörungen sind durch multiple und unterschiedliche körperliche Beschwerden gekennzeichnet ohne organisches Korrelat. Sie können als Schmerzsyndrome sowie als gastrointestinale, neurologische oder sexuelle Störungen auftreten. Die Therapie gilt als schwierig. Regelmäßige Vorstellung in der Sprechstunde unabhängig von den Symptomen des Patienten mit Festlegen eines gemeinsamen Therapieplanes zählt zu den Therapieoptionen.

Zu Aussage 2

Eine Diagnostik zum Ausschluss organischer Ursachen sollte erbracht werden, aber sie sollte nicht permanent wiederholt werden, weil die Fixierung auf eine mögliche somatische Ursache verstärkt wird.

Zu Aussage 3

Familienangehörige sollten nach Möglichkeit über die Art der Erkrankung informiert und in der Umsetzung der Therapieziele miteinbezogen werden.

Zu Aussage 4

Eine ausführliche Erklärung des Therapeuten über die psychosomatischen Zusammenhänge ist sehr wichtig, damit der Patient versteht, dass die Symptome nicht von einer Organanomalie oder gestörten Funktion herrühren, sondern psychische Komponenten haben.

Zu Aussage 5

Die Erhebung einer Sozialanamnese ist sehr wichtig, weil zwischenmenschliche Konflikte oder Konflikte am Arbeitsplatz die Erkrankung mitbedingen können, und die Symptome des Patienten und auch die Sicht der Umgebung negative Auswirkungen auf das soziale Umfeld des Patienten haben.

## Welche der folgenden Aussagen zum obstruktiven Schlafapnoesyndrom treffen zu?

Typische Symptome beim obstruktiven Schlafapnoesyndrom sind:

1. Lautes und unregelmäßiges Schnarchen mit Atemstillständen
2. Schlafwandeln (Somnambulismus)
3. Pavor nocturnus (sog. Nachtangst)
4. Einschlafneigung (Sekundenschlaf) bei monotonen Tätigkeiten
5. Grobblasige Rasselgeräusche bei der Auskultation der Lunge

**Antwort A** Nur die Aussagen 1 und 4 sind richtig.

**Antwort B** Nur die Aussagen 2 und 4 sind richtig.

**Antwort C** Nur die Aussagen 1, 3 und 4 sind richtig.

**Antwort D** Nur die Aussagen 1, 4 und 5 sind richtig.

**Antwort E** Nur die Aussagen 1, 2, 3 und 5 sind richtig.

**AUFGABE 4**
**A**

Obstruktives Schlafapnoesyndrom

---

## Welche Aussage zum Patellarsehnenreflex trifft zu?

Der Patellarsehnenreflex (Quadriceps-femoris-Reflex) prüft die Segmente:

**Antwort A** Th8–Th10

**Antwort B** L3–L4

**Antwort C** L5–S2

**Antwort D** S1–S3

**Antwort E** S2–S4

**AUFGABE 5**
**E**

Patellarsehnenreflex

---

## Welche Aussage zur Spondyloarthritis trifft zu?

Die seronegative Spondyloarthritis:

**Antwort A** gehört zu den sogenannten seltenen Erkrankungen (nicht mehr als 3 von 10000 Menschen betroffen).

**Antwort B** ist in der Regel ansteckend.

**Antwort C** ist eine typische Zivilisationskrankheit.

**Antwort D** befällt fast nur Frauen.

**Antwort E** befällt auch Sehnenansätze.

**AUFGABE 6**
**E**

Seronegative Spondyloarthritis

LÖSUNG 4

Antwort A ist richtig.

Zu Aussage 1

Die Leitsymptome des obstruktiven Schlafapnoesyndroms sind lautes und unregelmäßiges Schnarchen, nächtliche Apnoen mit starker Tagesmüdigkeit und Einschlafneigung. Begleitsymptome sind Durchschlafstörung, Herzrasen und Schwitzen, Kopfschmerzen, depressive Verstimmung, kognitive Defizite.

Zu Aussage 2

Somnambulismus (Schlafwandeln) geht mit einer veränderten Bewusstseinslage einher, in der die Patienten weder wach noch schlafend sind. Während des Schlafwandelns verlassen die Menschen häufig ihr Bett, laufen umher und nehmen auch Nahrung zu sich. Eine Erinnerung an diese Episode ist nach dem Aufwachen nicht gegeben.

Zu Aussage 3

Pavor nocturnus (sog. Nachtangst) betrifft meist Kinder und tritt häufig bei fiebrigen Infekten auf. Nach dem Einschlafen beginnen die Patienten im ersten Drittel der Nacht laut zu schreien, zeigen Anzeichen der Panik und starker Erregung. Am nächsten Morgen ist die Erinnerung an diese Episode nicht gegeben oder nur bruchstückhaft.

Zu Aussage 4

Typisch für das obstruktive Schlafapnoesyndrom ist eine starke Müdigkeit am Tag und Einschlafneigung.

Zu Aussage 5

Grobblasige Rasselgeräusche sind eher für das Lungenödem oder Bronchiektasen typisch.

LÖSUNG 5

Antwort B ist richtig.

Zu Antwort A

Der Patellarsehnenreflex (Quadriceps-femoris-Reflex) prüft die Segmente L3–L4.

Zu Antwort B

Der Patellarsehnenreflex (Quadriceps-femoris-Reflex) prüft die Segmente L3–L4.

Zu Antwort C

Der Patellarsehnenreflex (Quadriceps-femoris-Reflex) prüft die Segmente L3–L4, der Achillessehnenreflex die Segmente L5–S1.

Zu Antwort D

Der Patellarsehnenreflex (Quadriceps-femoris-Reflex) prüft die Segmente L3–L4.

Zu Antwort E

Der Patellarsehnenreflex (Quadriceps-femoris-Reflex) prüft die Segmente L3–L4.

LÖSUNG 6

Antwort E ist richtig.

Zu Antwort A

Die seronegative Spondylarthritis umfasst Erkrankungen, die gemeinsame Merkmale haben, v. a. Beginn vor dem 40. Lj., negative Rheumafaktoren, HLA-B27 positiv, chronisch-entzündliche Erkrankung mit Beteiligung des ISG und der Wirbelsäule. Dazu zählen: Morbus Bechterew, reaktive Arthritis und Morbus Reiter, enteropathische Arthritis und Psoriasis-Arthritis. Es handelt sich um relativ häufige Erkrankungen, die Prävalenz wird mit 1–3 % angegeben.

Zu Antwort B

Bei den seronegativen Spondylarthritiden handelt es sich um nicht-infektiöse, chronisch-entzündliche Erkrankungen, die eine HLA-B27-Assoziation haben.

Zu Antwort C

Zu den Zivilisationskrankheiten zählen Erkrankungen, die auf einen „modernen" Lebensstil zurückzuführen sind und sich meist aus Überernährung, Bewegungsmangel und Noxenkonsum ergeben. Dazu zählen u. a. Adipositas, Hypertonie, Diabetes mellitus Typ 2, Gicht, Allergien, Obstipation, Divertikulose und bestimmte Tumorerkrankungen. Die seronegativen Spondylarthritiden zählen nicht dazu.

Zu Antwort D

Seronegative Spondylarthritiden betreffen beide Geschlechter in etwa im gleichen Verhältnis.

Zu Antwort E

Im Zuge der Spondylarthritiden können auch Beschwerden an Sehnenansätzen oder Bändern auftreten, diese werden auch als entzündliche Enthesiopathien bezeichnet.

**AUFGABE 7**
**M**

Fallbeispiel
Schwangerschaft und Geburt

Eine 30-jährige Patientin in der 34. Schwangerschaftswoche ruft Sie zum Hausbesuch. Soeben sei eine größere Menge klarer Flüssigkeit abgegangen. Schmerzen habe sie keine, sie fühle sich wohl.

Welche der folgenden Aussagen zu dieser Situation treffen zu?
Wählen Sie **zwei** Antworten!

**Antwort A** Es handelt sich am ehesten um Scheidensekret.

**Antwort B** Die Patientin sollte mittels Rettungswagen in die Klinik gebracht werden.

**Antwort C** Die vordringlichste Maßnahme ist die Durchführung eines Harnstreifentests (z. B. Combur 9-Test®) zum Ausschluss einer Zystitis.

**Antwort D** Im Wiederholungsfall sollte die Patientin ihren Frauenarzt aufsuchen.

**Antwort E** Das Ungeborene ist durch einen möglichen Nabelschnurvorfall gefährdet.

---

**AUFGABE 8**
**E**

Fallbeispiel
Hormonelle Erkrankungen

Eine 33-jährige Frau klagt seit Monaten über zunehmende Müdigkeit und verminderten Antrieb. Das Treppensteigen falle ihr zunehmend schwer, sie bekomme des Öfteren Muskelkrämpfe. Auch sei ihre Haut dünn geworden, Wunden heilten schlecht. Sie neige wieder vermehrt zu Akne. Außerdem habe sie in den letzten sechs Monaten 10 kg zugenommen, was sie depressiv verstimme. Die Periode sei unregelmäßig. Bei der körperlichen Untersuchung können Sie folgende Auffälligkeiten feststellen: Body-Mass-Index (BMI) 32 kg/m$^2$, vermehrte Körperbehaarung vom männlichen Typ, Blutdruck 150/100 mmHg. Im Laborbefund fallen ein Nüchternblutzucker von 180 mg/dl (10,0 mmol/l) sowie eine leichte Hypokaliämie auf.

Welche der folgenden Diagnosen trifft am ehesten zu?

**Antwort A** Morbus Addison

**Antwort B** Morbus Basedow

**Antwort C** Cushing-Syndrom

**Antwort D** Diabetes mellitus Typ 1

**Antwort E** Mittelgradige Depression

---

**AUFGABE 9**
**A**

Fallbeispiel
Neurologischer Ausfall

Eine junge Frau, die wegen einer Migräne in Behandlung ist, berichtet, dass sie auf dem linken Auge für einige Tage eine Sehstörung hatte (wie durch Schleier gesehen, Farben nicht so kräftig wie auf anderem Auge). Zudem habe sie gelegentlich eine Sensibilitätsstörung im linken Fuß, die aber auch immer vergehe. In letzter Zeit habe sie vermehrt Stress.

Welche der folgenden Aussagen trifft (treffen) zu?

1. Bei bekannter Migräne sind die Beschwerden darauf zurückzuführen; man kann die Patientin beruhigen.
2. Die Rückbildung der Beschwerden lässt auf eine harmlose Ursache schließen.
3. Die geschilderten Beschwerden können zu einer Multiplen Sklerose passen.
4. Es sollte eine neurologische Abklärung erfolgen.
5. Die junge Frau hat wahrscheinlich psychische Probleme und sollte sich primär in einer psychiatrischen Fachklinik vorstellen.

**Antwort A** Nur die Aussage 5 ist richtig.

**Antwort B** Nur die Aussagen 1 und 2 sind richtig.

**Antwort C** Nur die Aussagen 3 und 4 sind richtig.

**Antwort D** Nur die Aussagen 3 und 5 sind richtig.

**Antwort E** Nur die Aussagen 2, 3 und 4 sind richtig.

LÖSUNG 7

Antworten B und E sind richtig.

Zu Antwort A

Es handelt sich am ehesten um einen vorzeitigen Blasensprung und einen Fruchtwasserabgang. Der vorzeitige Blasensprung ist als ein Fruchtwasserabgang vor der 37. SSW Woche definiert.

Zu Antwort B

Die Patientin sollte in die Klinik gebracht werden, weil sich an einen Blasensprung Wehen und der Geburtsvorgang anschließen. Dort erfolgen weitere Untersuchungen, u. a. Prüfung der Muttermundweite, Entnahme von Abstrichen zur bakteriologischen Diagnostik, sonografische Beurteilung des Fruchtwassermenge, Sonografie im Hinblick auf Lage des Kindes und der Nabelschnur und ein CTG (Kardiotokogramm).

Zu Antwort C

Die vordringlichste Maßnahme ist die Vorstellung der Schwangeren beim Gynäkologen. Die Durchführung eines Harnstreifentests zum Ausschluss einer Zystitis ist indiziert, erfolgt aber im Krankenhaus.

Zu Antwort D

Die Patientin sollte sofort vom Frauenarzt gesehen werden.

Zu Antwort E

Das Ungeborene ist durch einen möglichen Nabelschnurvorfall oder Nabelschnurkompression und die daraus resultierende Hypoxie gefährdet. Ferner steigt das Risiko einer kindlichen Sepsis.

---

LÖSUNG 8

Antwort C ist richtig.

Zu Antwort A

Die Symptome des Morbus Addison sind eine Hyperpigmentierung der Haut und Schleimhäute, Hypoglykämien, Schwäche, Müdigkeit, Gewichtsverlust, Übelkeit, Erbrechen sowie der Verlust der Sekundärbehaarung bei Frauen. Ferner findet sich eine Hyponatriämie und Hyperkaliämie.

Zu Antwort B

Typisch für den Morbus Basedow ist eine Gewichtsabnahme, Nervosität, Schlaflosigkeit, Hypertonie mit großer Blutdruckamplitude, Tachykardie, Herzrhythmusstörungen, Gewichtsverlust, Diarrhö, Wärmeintoleranz und Schweißneigung. Das Haar ist weich und dünn, vermehrt tritt Haarausfall auf.

Zu Antwort C

Alle Symptome sprechen für ein Cushing Syndrom (Hyperkortisolismus). Typisch sind u. a. Adipositas mit Stammfettsucht, Striae, Vollmondgesicht und dünne Haut sowie schlecht heilende Wunden, Neigung zu Akne und Virilisierung. Eine diabetische Stoffwechsellage, Hypertonie, depressive Verstimmung und Hypokaliämie sind ebenfalls typisch.

Zu Antwort D

Der Diabetes mellitus Typ 1 kann Anfang 30 auftreten. Die Symptome sprechen jedoch bei genauer Betrachtung nicht vollständig dafür. Gemeinsame Symptome sind die Hyperglykämie, schlecht heilende Wunden, Müdigkeit, Muskelkrämpfe und Zyklusstörungen. Typisch für den Diabetes mellitus Typ 1 ist aber eine Gewichtsabnahme, Polyurie, Hypotonie und eine Hyperkaliämie.

Zu Antwort E

Typische Symptome der Depression sind v. a. psychische Verstimmung, Denk- und Antriebshemmung, Schlafstörungen, Appetitlosigkeit, Gewichtsabnahme, innere Unruhe, Verlust von Initiative und Entscheidungsfähigkeit, Angst, Hoffnungslosigkeit und Suizidgedanken.

---

LÖSUNG 9

Antwort C ist richtig.

Zu Aussage 1

Sehstörungen, z. B. Skotome sind bei Migräne häufig. Allerdings sind Sensibilitätsstörungen und mangelnde Farberkennung für die Migräne untypisch.

Zu Aussage 2

Ein Verlauf in Schüben und die Rückbildung der Beschwerden ist typisch für die Multiple Sklerose.

Zu Aussage 3

Die o.g. Symptome sprechen für die Multiple Sklerose. Frühsymptome sind unterschiedliche Sehstörungen, Sensibilitätsstörungen, motorische Störung, Erschöpfung (Fatigue), Blasen-, Mastdarm-Dysregulation, Trigeminusneuralgie und Stimmungsschwankungen. Spätsymptome sind Spastik, Reflexanomalien, bei Kleinhirnbeteiligung Charcot-Trias.

Zu Aussage 4

Eine neurologische Abklärung ist dringend nötig und besteht u.a. aus Anamnese, körperlicher Untersuchung, Ausschluss anderer Erkrankungen (z.B. Borreliose), MRT und Liquordiagnostik.

Zu Aussage 5

Von psychischen Problemen kann nicht ausgegangen werden, außer dass die Patientin offenbar vermehrt Stress hat. Andere Probleme sind nicht beschrieben, sodass die Annahme den oben geschilderten Symptomen nicht gerecht wird.

Welche der folgenden Aussagen zum sozialen Rückzug treffen zu?

Sozialer Rückzug ist ein häufiges Symptom bei:

1. Depressionen
2. Angststörungen
3. Zwangsstörungen
4. Schizophrenien
5. Demenz

**Antwort A** Nur die Aussagen 1 und 2 sind richtig.

**Antwort B** Nur die Aussagen 1, 2 und 5 sind richtig.

**Antwort C** Nur die Aussagen 3, 4 und 5 sind richtig.

**Antwort D** Nur die Aussagen 1, 2, 4 und 5 sind richtig.

**Antwort E** Alle Aussagen sind richtig.

**AUFGABE 10**
**A**

Sozialer Rückzug

---

Bei einem Ihrer Patienten tritt plötzliche Nasenbluten auf.

Welche der folgenden Maßnahmen ergreifen Sie?

1. Sie fordern den Patienten auf, den Kopf nach vorne zu neigen, damit das Blut nicht verschluckt wird.
2. Sie setzen den Patienten möglichst aufrecht mit nach hinten geneigtem Kopf.
3. Sie fordern den Patienten auf, beide Nasenflügel fest zu komprimieren.
4. Sie beruhigen den Patienten und fordern ihn auf, sich flach hinzulegen.
5. Bei anhaltender Blutung rufen Sie den Rettungsdienst.

**Antwort A** Nur die Aussage 4 ist richtig.

**Antwort B** Nur die Aussagen 2 und 3 sind richtig.

**Antwort C** Nur die Aussagen 3 und 4 sind richtig.

**Antwort D** Nur die Aussagen 1, 3 und 5 sind richtig.

**Antwort E** Nur die Aussagen 2, 3 und 5 sind richtig.

**AUFGABE 11**
**A**

Nasenbluten

---

Welche der folgenden Aussagen zu den unspezifischen Abwehrmechanismen treffen zu?

Zu den unspezifischen Abwehrmechanismen (sogenanntes angeborenes Immunsystem) gehören:

1. Komplementsystem
2. T-Helferzellen
3. T-Gedächtniszellen
4. Antikörper
5. Natürliche Killerzellen (NK-Zellen)

**Antwort A** Nur die Aussagen 1 und 5 sind richtig.

**Antwort B** Nur die Aussagen 2 und 5 sind richtig.

**Antwort C** Nur die Aussagen 1, 3 und 4 sind richtig.

**Antwort D** Nur die Aussagen 1, 4 und 5 sind richtig.

**Antwort E** Alle Aussagen sind richtig.

**AUFGABE 12**
**A**

Immunität

**LÖSUNG 10**

Antwort E ist richtig.

Zu Aussage 1

Sozialer Rückzug kann bei nahezu alles psychiatrischen Erkrankungen auftreten. Bei Depressionen ist sozialer Rückzug ein häufiges und typisches Syndrom.

Zu Aussage 2

Angststörungen gehen häufig mit sozialem Rückzug einher.

Zu Aussage 3

Zwangsstörungen gehen ebenfalls häufig mit sozialem Rückzug einher.

Zu Aussage 4

Schizophrenien gehen ebenfalls mit sozialem Rückzug einher.

Zu Aussage 5

Demenzen gehen ebenfalls häufig mit sozialem Rückzug einher.

**LÖSUNG 11**

Antwort D ist richtig.

Zu Aussage 1

Als Sofortmaßnahme sollte der Patient in eine aufrechte, sitzende Position gebracht werden. Der Kopf sollte nach vorne geneigt und die Nasenflügel sollten komprimieren werden. Gleichzeitig kann der Nacken gekühlt werden, was zur reflektorischen Vasokonstriktion der Nasengefäße führt.

Zu Aussage 2

Der Kopf sollte nicht nach hinten geneigt werden, weil das Blut so leichter verschluckt werden kann. Im Magen angekommen kann es einen Brechreiz hervorrufen, was wiederum die Blutung in der Nase fördert.

Zu Aussage 3

Die Kompression der Nasenflügel ist indiziert. Damit werden die Gefäße komprimiert und die Blutung kann sistieren.

Zu Aussage 4

Eine flache Lage ist bei Nasenbluten nicht indiziert. Die adäquate Lage ist sitzend, mit einem etwas nach vorne geneigten Kopf.

Zu Aussage 5

Bei anhaltender Blutung sollte der Rettungsdienst hinzugezogen werden, damit die Blutung durch fachärztliche Maßnahmen gestoppt werden kann, z. B. durch eine Nasentamponade. Insbesondere ist diese Maßnahme bei antikoagulierten Patienten wichtig.

**LÖSUNG 12**

Antwort A ist richtig.

Zu Aussage 1

Das Komplementsystem zählt zu der humoralen angeborenen Immunität. Es besteht aus mehr als 20 verschiedenen Proteinen, die in der Leber gebildet werden. Es hat eine wichtige Funktion bei der Abwehr von bakteriellen Infektionen und ist an der Auflösung von Immunkomplexen beteiligt. Im aktiven Zustand sind sie für die Opsonierung von pathogenen Keimen, Chemotaxis und Zelllyse zuständig.

Zu Aussage 2

T-Helferzellen zählen zum erworbenen zellulären Immunsystem. Sie spielen eine zentrale Rolle im Entzündungsprozess und aktivieren B- und T-Lymphozyten.

Zu Aussage 3

T-Gedächtniszellen zählen zum erworbenen zellulären Immunsystem.

Zu Aussage 4

Antikörper (Immunglobuline) zählen zum erworbenen humoralen Immunsystem. Sie werden von Plasmazellen produziert und neutralisieren (fremde oder als fremd erkannte) Antigene.

Zu Aussage 5

Natürliche Killerzellen (NK-Zellen oder Null-Zellen) werden zum zellulären angeborenen Immunsystem gezählt. Sie sind etwas größer als B- und T-Lymphozyten, besitzen eine starke zytotoxische Aktivität in Bezug auf virusinfizierte Zellen und Tumorzellen und sind in der Lage, die Apoptose einzuleiten.

## Welche der folgenden Aussagen treffen zu?

Ein Hitzschlag (Hyperthermie-Syndrom):

1. wird durch kurze unmittelbare Sonneneinwirkung auf den ungeschützten Kopf und Nacken ausgelöst.
2. weist als wichtige Symptome Kopfschmerzen und heiße, gerötete trockene Haut auf.
3. erfordert Kühlung.
4. führt im Allgemeinen nicht zu einer wesentlichen Erhöhung der Körpertemperatur.
5. geht typischerweise mit einer Bradykardie einher.

**Antwort A** Nur die Aussagen 2 und 3 sind richtig.

**Antwort B** Nur die Aussagen 1, 2 und 3 sind richtig.

**Antwort C** Nur die Aussagen 2, 3 und 5 sind richtig.

**Antwort D** Nur die Aussagen 2, 4 und 5 sind richtig.

**Antwort E** Nur die Aussagen 1, 3, 4 und 5 sind richtig.

**AUFGABE 13**
**A**

Hyperthermie-Syndrom

---

## Welche der folgenden Aussagen zu Ekzemen treffen zu?

1. Ein Kontaktekzem kann allergisch bedingt sein.
2. Die atopischen Ekzeme betreffen nur Kleininder.
3. Im Gegensatz zum Ekzem bildet das Exanthem häufig ein typisches Verteilungsmuster und zeigt einen zeitlichen Ablauf.
4. Häufiges Duschen, Seife, Parfüm etc. führen zur Austrocknung und Zerstörung des natürlichen Hautschutzes.
5. Die Behandlung eines akuten nässenden Ekzems sollte grundsätzlich mit einer fettenden Salbengrundlage erfolgen.

**Antwort A** Nur die Aussagen 1 und 4 sind richtig.

**Antwort B** Nur die Aussagen 2 und 3 sind richtig.

**Antwort C** Nur die Aussagen 1, 3 und 4 sind richtig.

**Antwort D** Nur die Aussagen 1, 4 und 5 sind richtig.

**Antwort E** Alle Aussagen sind richtig.

**AUFGABE 14**
**A**

Ekzeme

---

Sie haben bei einer 20-jährigen Patientin den Verdacht auf eine Anorexia nervosa (nach ICD-10).

## Welche der folgenden Informationen stützen Ihren Verdacht?

1. Die Patientin meidet fett- und kohlenhydratreiche Lebensmittel.
2. Der BMI (Body-Mass-Index) der Patientin beträgt 19,5 kg/m$^2$.
3. Die Patientin berichtet von selbstinduziertem Erbrechen.
4. Die letzte Regelblutung der Patientin war vor 14 Tagen.
5. Die Patientin nimmt sich als zu dick wahr.

**Antwort A** Nur die Aussagen 1, 2 und 3 sind richtig.

**Antwort B** Nur die Aussagen 1, 3 und 4 sind richtig.

**Antwort C** Nur die Aussagen 1, 3 und 5 sind richtig.

**Antwort D** Nur die Aussagen 2, 4 und 5 sind richtig.

**Antwort E** Nur die Aussagen 1, 2, 3 und 5 sind richtig.

**AUFGABE 15**
**A**

Anorexia nervosa

LÖSUNG 13

Antwort A ist richtig.

Zu Aussage 1

Beim Hitzschlag (Hyperthermie-Syndrom) handelt es sich um eine Überhitzung des Körpers verbunden mit einem Anstieg der Körpertemperatur über 40 °C. Auslösemechanismen sind Wärmeeinwirkung, auch Sonneneinwirkung, besonders wenn die Luftfeuchtigkeit hoch ist und eine Schweißverdunstung behindert oder mangelhaft ist. Betroffen sind besonders ältere Menschen, kleine Kinder und Personen mit Herz-Kreislauferkrankungen, Niereninsuffizienz oder Diabetes mellitus.

Zu Aussage 2

Typische Symptome sind Kopfschmerzen, Bewusstseinsstörungen, Übelkeit, Erbrechen und Durst. Die Haut ist trocken, heiß und gerötet.

Zu Aussage 3

Wichtigste Maßnahmen bis zum Eintreffen des Notarztes sind, den Patienten in einen kühlen Raum zu bringen und für Kühlung zu sorgen, z. B. durch Auflage feuchter Tücher. Die Betroffenen sind mit erhöhtem Oberkörper zu lagern, bei Bewusstlosigkeit in der stabilen Seitenlage unter engmaschiger Prüfung der Vitalzeichen.

Zu Aussage 4

Beim Hyperthermie-Syndrom steigt die Körpertemperatur über 40 °C.

Zu Aussage 5

Das Hyperthermie-Syndrom geht typischerweise mit einer Tachykardie einher.

---

LÖSUNG 14

Antwort C ist richtig.

Zu Aussage 1

Kontaktekzeme können toxisch oder allergisch bedingt sein. Bei allergischen Kontaktekzemen handelt es sich oft um eine Typ IV-Reaktion (verzögerter Typ). Wichtige Allergene sind Nickelverbindungen, Cobalt- und Chromverbindungen.

Zu Aussage 2

Das atopische Ekzem kann in jedem Alter auftreten, betrifft jedoch überwiegend Kinder.

Zu Aussage 3

Ekzeme können lokal begrenzt oder generalisiert auftreten. Exantheme treten je nach Ursache nach einem bestimmten Muster und Verteilung auf, z. B. bei Varizellen generalisiert, in Schüben unter Aussparung von Handflächen und Fußsohlen und einem Auftreten von Maculae, Papeln, Bläschen und Krusten.

Zu Aussage 4

Häufiges Duschen, Seifen- und Parfümverwendung stört die natürliche Hautbarriere, führt zur Entfettung und Austrocknung der Haut. Durch die Störung des natürlichen Hautschutzes können Hauterkrankungen begünstigt werden, z. B. Allergien, Exsikkationsekzem und mikrobielle Infekte.

Zu Aussage 5

Die Behandlung eines akuten nässenden Ekzems sollte grundsätzlich mit wasserhaltigen Externa, feuchten Umschlägen aber nicht mit fettenden Salben behandelt werden.

---

LÖSUNG 15

Antwort C ist richtig.

Zu Aussage 1

Angst vor zu viel Gewicht und Nahrungsmittelselektion im Hinblick auf die Kalorienzahl sind typische Symptome der Anorexia nervosa. Charakteristischerweise meiden die Patientinnen fett- und kohlenhydratreiche Lebensmittel.

Zu Aussage 2

Der BMI (Body-Mass-Index) der Patientin liegt mit 19,5 kg/m² noch im Normbereich, der zwischen 18,5–24,9 beträgt. Bei der Anorexia nervosa liegt der BMI deutlich unter dem Referenzwert.

Zu Aussage 3

Selbstinduziertes Erbrechen ist ein Symptom der Anorexia nervosa.

Zu Aussage 4

Bei der Anorexia nervosa findet sich typischerweise eine sekundäre Amenorrhö, wobei die Regelblutung länger als 3 Monate ausbleibt. Eine letzte Periode vor 14 Tagen liegt im Bereich des physiologischen Zeitrahmens und stützt den Verdacht auf eine Anorexia nervosa nicht.

Zu Aussage 5

Patienten mit Anorexia zeigen eine Körperschema-Störung. Dabei empfinden die Betroffenen, trotz manchmal dramatisch ausgeprägtem Untergewicht, zu dick zu sein.

Für Notizen

Bei einem Patienten tritt nach einem Unfall mit Schädel-Hirn-Trauma eine zweistündige Erinnerungslücke für das Geschehen nach dem Unfall auf.

Welche Diagnose trifft am ehesten zu?

**Antwort A** Alkoholentzugsdelir

**Antwort B** Anterograde Amnesie

**Antwort C** Dissoziative Amnesie

**Antwort D** Retrograde Amnesie

**Antwort E** Organisches amnestisches Syndrom

AUFGABE 16
E

Amnesien

---

Welche der folgenden Aussagen bezüglich des Magens treffen zu?

1. Der Magen liegt intraperitoneal.
2. Feste Nahrung verbleibt in der Regel ca. 20–30 Minuten im Magen.
3. Fette haben eine kürzere Verweildauer im Magen als Kohlenhydrate.
4. Der Sympathikus fördert die Magensaftproduktion.
5. Täglich werden ca. 2–3 Liter Magensaft gebildet.

**Antwort A** Nur die Aussagen 1 und 3 sind richtig.

**Antwort B** Nur die Aussagen 1 und 5 sind richtig.

**Antwort C** Nur die Aussagen 4 und 5 sind richtig.

**Antwort D** Nur die Aussagen 2, 3 und 4 sind richtig.

**Antwort E** Alle Aussagen sind richtig.

AUFGABE 17
A

Anatomie, Physiologie
Magen

---

Ein Patient bittet Sie aufgrund einer geplanten Afrikareise um Informationen zu Malaria.

Welche der folgenden Aussagen treffen zu?

Wählen Sie **zwei** Antworten!

**Antwort A** Anophelesmücken stechen vor allem tagsüber.

**Antwort B** Hohes Fieber am Ankunftstag in einem Malariagebiet spricht für eine Malaria tropica.

**Antwort C** Die Diagnose der Malaria erfolgt u. a. durch mikroskopischen Parasitennachweis.

**Antwort D** Eine regelrecht durchgeführte Chemoprophylaxe, z. B. mit Atovaquon/Proguanil (Malarone®), schließt eine Malaria aus.

**Antwort E** Die Chemoprophylaxe gegen Malaria verhindert nicht die Infektion, sondern unterdrückt den klinischen Ausbruch der Erkrankung.

AUFGABE 18
M

Malaria

**LÖSUNG 16**

Antwort B ist richtig.

Zu Antwort A

Das Alkoholentzugsdelir ist eine Komplikation des Alkoholentzugssyndroms und zählt zu den akuten organischen psychischen Störungen. Charakteristisch sind Entzugssymptome. Zusätzlich treten örtliche und zeitliche Desorientierung, optische Halluzinationen, starke psychomotorische Unruhe und epileptische Anfälle auf.

Zu Antwort B

Eine Erinnerungslücke, die die Zeit nach dem Trauma betrifft, wird als anterograde Amnesie bezeichnet.

Zu Antwort C

Eine dissoziative Amnesie ist eine Amnesieform, die nach einem psychischen Trauma auftritt.

Zu Antwort D

Die retrograde Amnesie ist eine Gedächtnislücke, die meist für einen kurzen Zeitraum vor dem Eintreten des schädigenden Einflusses, z. B. Unfall, eintritt. Meist handelt es sich um Minuten oder Stunden, an die sich der Patient nicht erinnern kann, selten handelt es sich um Tage oder Wochen.

Zu Antwort E

Das organische amnestische Syndrom ist eine organische Psychose mit ausgeprägter Gedächtnisstörung und erhaltenem Bewusstsein. Es kann nach einem Schädel-Hirn-Trauma auftreten. Typisch ist eine Störung des Gedächtnisses mit retro- und anterograder Amnesie. Zusätzlich treten Konfabulationen und psychomotorische Störungen in Form von Antriebslosigkeit, Apathie auf.

---

**LÖSUNG 17**

Antwort B ist richtig.

Zu Aussage 1

Der Magen (Gaster, Venter) liegt in der Bauchhöhle im linken Oberbauch und hat eine intraperitoneale Lage.

Zu Aussage 2

Fest Nahrung bleibt, je nach Zusammensetzung der Nahrung, zwischen 1–3 Stunden im Magen.

Zu Aussage 3

Fetthaltige Nahrung verbleibt länger im Magen als kohlenhydratreiche Nahrung.

Zu Aussage 4

Der Sympathikus hemmt die Magensaftsekretion, der Parasympathikus fördert sie.

Zu Aussage 5

Die pro Tag gebildete Menge des Magensafts beträgt ca. 2–3 l.

---

**LÖSUNG 18**

Antworten C und E sind richtig.

Zu Antwort A

Anophelesmücken sind v. a. dämmerungsaktiv.

Zu Antwort B

Die Inkubationszeit der Malaria beträgt bis zu 40 Tage. Hohes Fieber am Ankunftstag spricht gegen eine Malaria.

Zu Antwort C

Die Malariaplasmodien werden im Blutausstrich und „dickem Tropfen“ mit mikroskopischer Beurteilung der Erythrozyten und ggf. Nachweis intraerythrozytärer Parasiten bestätigt. Diese Untersuchung ist dem Heilpraktiker nach § 24, § 7 IfSG nicht gestattet.

Zu Antwort D

Eine regelrecht durchgeführte Malariaprophylaxe schließt eine Erkrankung nicht aus, sie reduziert lediglich die Wahrscheinlichkeit der Erkrankung und unterdrückt den klinischen Ausbruch der Erkrankung.

Zu Antwort E

Die Chemoprophylaxe gegen Malaria kann mit unterschiedlichen Präparaten durchgeführt werden, u. a. Proguanil, Lumefantrin, Mefloquin, Doxycyclin oder Chloroquin. Sie werden je nach Reiseziel, Reiseverhalten, Resistenzen und individuellen Gegebenheiten unterschiedlich eingesetzt. All die genannten Präparate wirken hemmend auf den Stoffwechsel oder die Vermehrung der Plasmodien. Eine Infektion wird also nicht verhindert, sondern eben nur der klinische Ausbruch der Erkrankung.

Welche der folgenden Aussagen zum Kopflausbefall treffen zu?

1. Kopfläuse sind stationäre Parasiten, die in der Regel permanent auf ihrem Wirt, dem Menschen, im Kopfhaar leben.
2. Kopfläuse befallen gelegentlich auch andere behaarte Stellen des Oberkörpers (Bart, Augenbrauen, Achselhaare).
3. Die Übertragung erfolgt meist durch abgefallene Nissen.
4. Durch bakterielle Superinfektion kann das klinische Bild eines Ekzems (bevorzugt hinter den Ohren, am Hinterkopf und am Nacken) entstehen.
5. Es kann zu regionalen Lymphknotenschwellungen kommen.

**Antwort A** Nur die Aussagen 4 und 5 sind richtig.

**Antwort B** Nur die Aussagen 1, 2 und 5 sind richtig.

**Antwort C** Nur die Aussagen 1, 3 und 4 sind richtig.

**Antwort D** Nur die Aussagen 1, 2, 4 und 5 sind richtig.

**Antwort E** Alle Aussagen sind richtig.

**AUFGABE 19**
**A**

Kopflausbefall

---

Welche der folgenden Aussagen zum lymphatischen System treffen zu?

1. Lymphknoten sind Filterstationen im Blutkreislauf.
2. Die Milz ist eine Filterstation im Blutkreislauf.
3. Der Thymus spielt für die zellvermittelte Immunität eine entscheidende Rolle.
4. Die Lymphe wird dem Blutkreislauf hauptsächlich im Bereich der Vena cava inferior (untere Hohlvene) zugeführt.
5. In der Milz werden unter anderem geschädigte Erythrozyten abgebaut.

**Antwort A** Nur die Aussagen 3 und 5 sind richtig.

**Antwort B** Nur die Aussagen 1, 2 und 3 sind richtig.

**Antwort C** Nur die Aussagen 1, 4 und 5 sind richtig.

**Antwort D** Nur die Aussagen 2, 3 und 5 sind richtig.

**Antwort E** Alle Aussagen sind richtig.

**AUFGABE 20**
**A**

Anatomie, Physiologie
Lymphatisches System

---

Welche der folgenden Aussagen zum Asthma bronchiale treffen zu?

Wählen Sie **zwei** Antworten!

**Antwort A** Asthma bronchiale ist eine entzündliche Erkrankung der Atemwege.

**Antwort B** Asthma bronchiale zählt zu den restriktiven Ventilationsstörungen.

**Antwort C** Inhalierbares Kortison ist eine Grundlage der symptomatischen Asthma-Langzeittherapie.

**Antwort D** Beta-2-Sympathomimetika führen bei Überdosierung zur Bradykardie.

**Antwort E** Bei der Perkussion ist ein hyposonorer Klopfschall und ein Zwerchfellhochstand typisch.

**AUFGABE 21**
**M**

Asthma bronchiale

LÖSUNG 19

Antwort D ist richtig.

Zu Aussage 1

Kopfläuse sind stationäre Parasiten, die in der Regel permanent auf ihrem Wirt und regelmäßige „Blutmahlzeiten" angewiesen sind.

Zu Aussage 2

Bei Kopfläusen sind bevorzugt Nacken, Hinterkopf und der retroaurikuläre Bereich betroffen. Gelegentlich befallen Kopfläuse auch andere Stellen wie Barthaare, Augenbrauen oder Achselhaare. Die typischen Erscheinungen sind entzündliche Hautveränderungen („Läuseekzem") mit Nässen, bakterieller Sekundärinfektion, Verklebung und Verfilzung der Haare. Gelegentlich findet sich lokaler Haarausfall.

Zu Aussage 3

Kopfläuse werden v. a. von Mensch zu Mensch übertragen. Sie betreffen überwiegend Kinder; Ausbrüche sind v. a. in Gemeinschaftseinrichtungen wie z. B. in Kindergärten oder Schulen zu verzeichnen. Eine Übertragung über abgefallene Nissen ist unwahrscheinlich.

Zu Aussage 4

Bakterielle Sekundärinfektionen bei Läusen sind häufig und finden sich v. a. hinter den Ohren, am Hinterkopf und am Nacken und imitieren ein Ekzem.

Zu Aussage 5

Lokale Lymphknotenschwellung sind im Rahmen eines Lausbefalls und eines sekundären bakteriellen Infektes möglich.

---

LÖSUNG 20

Antwort D ist richtig.

Zu Aussage 1

Lymphknoten (Nodi lymphatici) sind biologische Filterstationen oder Klärsysteme, die in den Verlauf der lymphatischen Gefäße (nicht Blutgefäße) zwischengeschaltet sind.

Zu Aussage 2

Die Milz kann als Kontroll- und Filtrationsorgan angesehen werden. Die weiße Pulpa besteht aus lymphatischem Gewebe, das v.a. aus Lymphfollikeln besteht und der Abwehr dient.

Zu Aussage 3

Der Thymus hat die Hauptaufgabe der T-Lymphozytenprägung, zu denen T-Helferzellen, Suppressorzellen und zytotoxische Zellen gehören. Sie sind an der Ausbildung der zellvermittelten Immunität entscheidend beteiligt.

Zu Aussage 4

Lymphgefäße beginnen blind im Kapillargebiet, sammeln Lymphe aus dem interstitiellen Raum und befördern sie in das venöse System. Die Mündungsstellen liegen im rechten (Ductus lymphatic dexter) und linken (Ductus thoracicus) Venenwinkel.

Zu Aussage 5

Die rote Pulpa ist aus großem Sinus und retikulärem Bindegewebe aufgebaut. Sie dient der Blutmauserung, also dem Abbau der überalterten und defekten Erythrozyten.

---

LÖSUNG 21

Antworten A und C sind richtig.

Zu Antwort A

Das Asthma bronchiale ist eine rezidivierende, entzündliche Erkrankung der Atemwege, die mit bronchialer Hyperreaktivität, übermäßiger Produktion an zähem Schleim und Bronchokonstriktion einhergeht.

Zu Antwort B

Das Asthma bronchiale betrifft den luftleitenden Apparat und führt zu dessen Einengung. Die Erkrankung wird zu den obstruktiven Erkrankungen gezählt. Restriktive Erkrankungen führen zur Reduktion der Atemaustauschfläche, u. a. Pneumonien, Lungenfibrose und Pleuraerguss.

Zu Antwort C

Inhalative Glukokortikoide sind eine wichtige Basis der Langzeittherapie. Sie besitzen die beste antientzündliche, antiallergische und immunsuppressive Wirkung.

Zu Antwort D

Beta-2-Sympathomimetika imitieren die Wirkung von Katecholaminen am $\beta_2$-Rezeptor und führen bei Überdosierung zu einer Tachykardie. Andere Symptome bei Überdosierung bzw. als Nebenwirkung sind u. a. Hypertonie, andere Herzrhythmusstörungen, Angina pectoris-Anfälle, besonders bei gleichzeitig vorhandener KHK. Ferner Unruhe, Schlafstörungen, Tremor und Hyperglykämie.

Zu Antwort E

Im Asthmaanfall findet sich bei der Perkussion ein hypersonorer Klopfschall und ein Zwerchfelltiefstand.

## Welche der folgenden Aussagen zur Schultergelenkluxation treffen zu?

Wählen Sie **zwei** Antworten!

Die Schultergelenkluxation:

**Antwort A** geht mit einer schmerzhaften Bewegungseinschränkung einher.

**Antwort B** führt häufig zu einer Verletzung des Nervus femoralis.

**Antwort C** ist an einer veränderten Kontur der Schulter zu erkennen.

**Antwort D** hat meistens eine Sprengung des Akromioklavikulargelenkes als Begleitverletzung.

**Antwort E** wird in der Regel operativ behandelt.

**AUFGABE 22**
**M**

Schultergelenkluxation

---

## Welche der folgenden Aussagen zur Zöliakie (glutensensitive Enteropathie) treffen zu?

Wählen Sie **zwei** Antworten!

**Antwort A** Hirse ist ein glutenfreies Getreide.

**Antwort B** Erbrechen ist ein häufiges Symptom einer beginnenden Zöliakie.

**Antwort C** Die Therapie der Zöliakie besteht in lebenslanger glutenfreier Ernährung.

**Antwort D** Zöliakie ist eine vorübergehende Erkrankung und kann durch Ernährungsanpassung über 6–12 Monate geheilt werden.

**Antwort E** Die krankhaften Veränderungen betreffen hauptsächlich den Dickdarm.

**AUFGABE 23**
**M**

Zöliakie/Sprue

---

Ein 65-jähriger Landwirt zeigt Ihnen bei einem Besuch an der linken Schläfe eine seit Monaten an Größe zunehmende Hautveränderung. Sie finden ein glasiges, hautfarbenes Knötchen mit perlschnurartigem Randwall und Teleangiektasien.

## Welche Hautveränderung kommt hierfür am ehesten in Frage?

**Antwort A** Malignes Melanom

**Antwort B** Basalzellkarzinom

**Antwort C** Hämangiom

**Antwort D** Psoriasis vulgaris

**Antwort E** Erysipel

**AUFGABE 24**
**E**

Fallbeispiel
Hautveränderung

**LÖSUNG 22**

Antworten A und C sind richtig.

Zu Antwort A

Die Schultergelenkluxation ist die häufigste Luxation und kommt v. a. bei Sturz auf den gestreckten Arm vor.

Zu Antwort B

Die Schultergelenkluxation führt häufig zu einer Verletzung des N. axillaris. Der N. femoralis verläuft unter dem Leistenband und versorgt Teile des Oberschenkels.

Zu Antwort C

Charakteristische Symptome der Schultergelenkluxation sind Schmerzen und Bewegungseinschränkung. Palpatorisch findet sich im Bereich des Humeruskopfes eine Delle.

Zu Antwort D

Zu den Komplikationen und Begleitverletzungen der Schultergelenkluxation zählen Verletzungen des N. axillaris, des Plexus brachialis, Verletzungen der Rotatorenmanschette und Frakturen. Langfristig kann sich eine arthrotische Gelenkveränderung bilden, diese wird am Schultergelenk als Omarthrose bezeichnet. Eine Sprengung des Akromioklavikulargelenkes ist selten.

Zu Antwort E

Schultergelenkluxationen werden in der Regel manuell reponiert und mit einem Verband, v. a. Gilchrist- oder Desaultverband, fixiert. Bei Rezidiven kann eine operative Therapie notwendig sein.

---

**LÖSUNG 23**

Antworten A und C sind richtig.

Zu Antwort A

Hirse ist glutenfrei und darf verzehrt werden.

Zu Antwort B

Die Zöliakie kann sehr unterschiedliche Symptome bieten und auch völlig ohne Symptome verlaufen. Grundsätzlich kann zwischen intestinalen und extraintestinalen Symptomen unterschieden werden. Typische intestinale Symptome sind Diarrhö, Steatorrhö, Obstipation, Blähungen, Bauchschmerzen, Mangelerscheinungen durch Malabsorption und Gewichtsverlust. Übelkeit und Erbrechen können auftreten, sind jedoch nur seltene Symptome, besonders in der Frühphase der Erkrankung. Andere Symptome sind u. a. Infektanfälligkeit, Aphtenbildung, neuro-psychiatrische Symptome, Morbus Duhring.

Zu Antwort C

Die Therapie der Zöliakie besteht in lebenslanger glutenfreier Ernährung.

Zu Antwort D

Die Zöliakie ist eine immunvermittelte Erkrankung, die ein ganzes Leben bestehen bleibt und eine lebenslange Glutenkarenz notwendig macht.

Zu Antwort E

Die Zöliakie ist eine Erkrankung des oberen Dünndarms. Charakteristisch ist eine entzündliche Reaktion im Darm, die zur Zottenatrophie und Kryptenhyperplasie führt und damit zur Reduktion der Resorptionsfläche.

---

**LÖSUNG 24**

Antwort B ist richtig.

Zu Antwort A

Ein malignes Melanom kann ein unterschiedliches Aussehen haben und grenzt sich farblich nicht immer gut von der Umgebung ab. Amelanotische Melanome zeigen kaum Farbveränderungen und können sehr schwer und meist auch sehr spät diagnostiziert werden. Theoretisch muss auch an das Vorliegen eines malignen Melanoms gedacht werden, die Angaben sprechen aber für ein knotiges Basaliom.

Zu Antwort B

Die Angaben sprechen für das Vorliegen eines knotigen Basalioms (Basalzellkarzinoms). Typisch sind die Lokalisation und die äußere Erscheinung des Tumors. Knotige Basaliome sind hautfarben, zeigen einen perlschnurartigen Randwall und sind mit Gefäßen (Teleangiektasien) durchzogen.

Zu Antwort C

Ein Hämangiom ist ein gutartiger Tumor der Blutgefäße, der hell- bis dunkelrot imponieret.

Zu Antwort D

Die Hauterscheinungen der Psoriasis vulgaris sind erythemato-squamöse Herde, v. a. über den Streckseiten der Gelenke, am Okzipitum und in der Gesäßfalte. Eine Plaquebildung ist möglich, knotige Veränderungen sind eher untypisch, ebenso die Lokalisation an der Schläfe.

Zu Antwort E

Symptome des Erysipels sind akute, scharf begrenzte, flammende Rötung, starke Schmerzen und hohes Fieber. Typische Lokalisation ist das Gesicht und die Unterschenkel.

Welche der folgenden Aussagen zu Chlamydia trachomatis treffen zu?

1. Chlamydien gehören zu den Viren.
2. Chlamydien sind Ursache einer Augenerkrankung.
3. Eine Chlamydien-Infektion zählt zu den Ursachen einer Sterilität.
4. Chlamydien werden mit Antibiotika behandelt.
5. Um Reinfektionen zu vermeiden, sollte bei urogenitalen Infektionen der Sexualpartner mitbehandelt werden.

**Antwort A** Nur die Aussagen 3 und 4 sind richtig.

**Antwort B** Nur die Aussagen 2, 4 und 5 sind richtig.

**Antwort C** Nur die Aussagen 1, 2, 3 und 5 sind richtig.

**Antwort D** Nur die Aussagen 2, 3, 4 und 5 sind richtig.

**Antwort E** Alle Aussagen sind richtig.

**AUFGABE 25**
**A**

Chlamydia trachomatis

---

Welche Aussage trifft zu?

Die Epiphyse (Zirbeldrüse) bildet:

**Antwort A** ADH (antidiuretisches Hormon)

**Antwort B** Melatonin

**Antwort C** TSH

**Antwort D** Oxytocin

**Antwort E** Cortisol

**AUFGABE 26**
**E**

Physiologie
Epiphyse

---

Welche der folgenden Aussagen zum Herz treffen zu?

Wählen Sie **zwei** Antworten!

**Antwort A** Der erste Herzton entsteht durch den Schluss der Aorten- und Pulmonalklappe.

**Antwort B** Mit dem ersten Herzton beginnt die Systole.

**Antwort C** Die Dauer eines Herztons beträgt ca. 1 Sekunde.

**Antwort D** Ein Systolikum ist u. a. bei einer Mitralklappeninsuffizienz typisch.

**Antwort E** Mit dem zweiten Herzton endet die Diastole.

**AUFGABE 27**
**M**

Physiologie
Herz

**LÖSUNG 25**

Antwort D ist richtig.

Zu Aussage 1

Chlamydien (C.) sind gram-negative Bakterien, wobei 3 Spezies menschenpathogen sind: C. pneumoniae: verursacht Pneumonien, C. psittaci: verursacht die Ornithose, C. trachomatis: verursacht unterschiedliche Erkrankungen, je nach Serotyp.

Zu Aussage 2

C. trachomatis, Serotypen A–C verursachen die Trachomkrankheit, die v. a. in den Tropen/Subtropen auftritt und chronische Entzündungen der Konjunktiva und Hornhaut, mit der Komplikation der Erblindung produziert.

Zu Aussage 3

Eine Infektion mit C. trachomatis, Serotypen D–K verursachen sexuell übertragbare Infektionen des Urogenitaltraktes, ferner eine infektiöse Konjunktivitis (auch bei Neugeborenen). Die Erkrankungen durch diese Erregerspezies zählen zu den häufigsten sexuell übertragbaren Infektionen und können eine bleibende Sterilität hinterlassen. Betroffen sind v. a. junge Menschen. Serotypen L1, L2 und L3 verursachen die sexuell übertragbare Erkrankung, das Lymphogranuloma venereum (inguinale).

Zu Aussage 4

Die Therapie der Chlamydien erfolgt mit Antibiotika.

Zu Aussage 5

Bei urogenitalen Infektionen sollten die Sexualpartner mitbehandelt werden, um zum einen Reinfektionen und zum anderen Komplikationen wie Narbenbildung und Sterilität zu vermeiden.

---

**LÖSUNG 26**

Antwort B ist richtig.

Zu Antwort A

Das ADH wird im Hypothalamus gebildet und im Hypophysenhinterlappen gespeichert. ADH verursacht Durst und fördert die Rückresorption von Wasser im Tubulussystem.

Zu Antwort B

Die Epiphyse (Zirbeldrüse, Corpus pineale) liegt im Zwischenhirn und bildet Melatonin. Die Produktion ist nachts hoch und sie unterliegt der zirkadanen Rhythmik. Melatonin wirkt schlaffördernd und hat einen Einfluss auf die Entwicklung der Geschlechtsorgane.

Zu Antwort C

Das TSH (Thyreoidea-stimulierendes Hormon) wird im Hypophysenvorderlappen gebildet und stimuliert die Schilddrüse zur Bildung von $T_3$ (Trijodthyronin) und $T_4$ (Tetrajodthyronin).

Zu Antwort D

Oxytocin wird im Hypothalamus gebildet und im Hypophysenhinterlappen gespeichert. Es leitet den Geburtsvorgang ein und fördert die Milchabgabe.

Zu Antwort E

Cortisol zählt zu den Stresshormonen und wird in der Nebennierenrinde gebildet. Die Ausschüttung unterliegt der zirkadianen Rhythmik. Es besitzt eine starke katabole Wirkung und führt u. a. zum Proteinabbau, Fettabbau und Glukoseerhöhung im Blut. Darüber hinaus besitzt es eine immunsuppressive Wirkung.

---

**LÖSUNG 27**

Antworten B und D sind richtig.

Zu Antwort A

Der 1. Herzton markiert den Anfang der Systole. Er entsteht durch den Schluss der Segelklappen und durch die Anspannung der Ventrikelmuskulatur. Dieser Herzton ist dumpf und lang. Der 2. Herzton entsteht am Ende der Systole beim Schluss der Taschenklappen. Er ist kürzer als der 1. Herzton und hell.

Zu Antwort B

Der 1. Herzton markiert den Anfang der Systole. Er entsteht durch den Schluss der Segelklappen und durch die Anspannung der Ventrikelmuskulatur. Dieser Herzton ist dumpf und lang.

Zu Antwort C

Die Dauer des 1. Herztons liegt bei etwa 0,15 S., der zweite Herzton ist etwas kürzer und dauert 0,11 S.

Zu Antwort D

Ein Systolikum tritt bei Stenose der Taschenklappen (Aortenklappenstenose, Pulmonalklappenstenose) auf und ist ein Austreibungsgeräusch; sowie bei Insuffizienz der Segelklappen (Mitralklappeninsuffizienz, Trikuspidalinsuffizienz), die zu Regurgitationsgeräuschen führen, weil Blut aus den Ventrikeln in die Vorhöfe in der Systole zurückströmt).

Zu Antwort E

Der zweite Herzton entsteht am Ende der Systole beim Schluss der Taschenklappen. Er ist kürzer als der 1. Herzton und hell. Physiologischerweise schließt die Aortenklappe vor der Pulmonalklappe, besonders bei tiefer Inspiration; man spricht deshalb von der Spaltung des 2. Herztons.

## Welche Aussage zur Presbyopie (Alterssichtigkeit) trifft zu?

**Antwort A** Die Linse ist getrübt.

**Antwort B** Der Augapfel ist zu lang.

**Antwort C** Der Augeninnendruck ist erhöht.

**Antwort D** Die Hornhaut ist kegelförmig vorgewölbt.

**Antwort E** Die Akkommodationsfähigkeit der Linse nimmt ab.

**AUFGABE 28**
**E**

Presbyopie

---

## Welche der folgenden Aussagen zur Hämophilie A und B (Blutkrankheit) trifft (treffen) zu?

1. Petechien sind typische Symptome der Hämophilie.
2. Von Hämophilie sind überwiegend Frauen betroffen.
3. Ursache der Hämophilie ist eine fehlende Thrombozytenbildung.
4. Bei Hämophilie treten Einblutungen in große Gelenke auf (Hämarthrosen).
5. Zur Behandlung von Kopfschmerzen bei Patienten mit Hämophilie sind Thrombozytenaggregationshemmer (z. B. Acetylsalicylsäure) zu bevorzugen.

**Antwort A** Nur die Aussage 4 ist richtig.

**Antwort B** Nur die Aussagen 1 und 2 sind richtig.

**Antwort C** Nur die Aussagen 3 und 4 sind richtig.

**Antwort D** Nur die Aussagen 1, 4 und 5 sind richtig.

**Antwort E** Nur die Aussagen 2, 3 und 5 sind richtig.

**AUFGABE 29**

Hämophilie

---

## Welche Aussage trifft zu?

Die Masern-Mumps-Röteln-Impfung:

**Antwort A** ist eine Totimpfung.

**Antwort B** sollte bis zum 6. Lebensmonat erfolgen.

**Antwort C** ist auch bei Immunsupprimierten uneingeschränkt durchzuführen.

**Antwort D** sollte nach den Empfehlungen der Ständigen Impfkommission (STIKO) beim Robert Koch-Institut (RKI) zweimal im Kindesalter erfolgen.

**Antwort E** bedarf einer regelmäßigen Auffrischung.

**AUFGABE 30**
**E**

Impfungen

LÖSUNG 31

Antwort A ist richtig.

Zu Aussage 1

Das CRP (C-reaktives Protein) gehört zu den Akute-Phase-Proteinen (Plasmaproteine, deren Konzentration bei entzündlichen Reaktionen ansteigt). Benannt ist das CRP nach dem C-Polysaccharid der Pneumokokken, das durch das reaktive Protein gespalten werden kann. Der Anstieg des CRP erfolgt ca. 6–12 Stunden nach Infektionsbeginn, die Halbwertszeit liegt zwischen 8–12 Stunden; somit sinkt der Parameter schnell bei Genesung bzw. nach erfolgreicher antibiotischer Therapie.

Zu Aussage 2

Das CRP steigt nach Traumen mit einer kleinen Zeitverzögerung von etwa 6–12 Stunden an.

Zu Aussage 3

Bei akuten unkomplizierten viralen Infektionen ist das CRP kaum erhöht.

Zu Aussage 4

Hohe Anstiege des CRP finden sich v. a. bei bakteriellen Infektionen. Darüber hinaus steigt das CRP bei postoperativen Komplikationen, Nekrosen, akuter Pankreatitis, Tumorerkrankungen, rheumatischen und chronisch-entzündlichen Darmerkrankungen.

Zu Aussage 5

Der CRP-Wert ist der beste Marker für die Diagnostik und den Therapieverlauf bakterieller Erkrankungen und der BSG-Bestimmung deutlich überlegen.

LÖSUNG 32

Antwort C ist richtig.

Zu Aussage 1

Eine Fettleber entsteht durch Einlagerung von Triglyzeriden in die Hepatozyten und ist eine häufige Erkrankung; Schätzungen zufolge betrifft die nichtalkoholische Fettleber etwa 30 % der Bevölkerung, die alkoholische Fettleber etwa 10 %.

Zu Aussage 2

Ein plötzlich auftretender, schmerzloser Ikterus kann ein Hinweis auf ein Pankreaskopfkarzinom oder ein anderes malignes Geschehen im Bereich der Leber/Gallenwege sein und erfordert eine zeitnahe diagnostische Abklärung.

Zu Aussage 3

Nachtschweiß und Gewichtsverlust sind Symptome, die an ein konsumierendes Geschehen hinweisen. Differenzialdiagnostisch muss auch an ein malignes Geschehen gedacht werden.

Zu Aussage 4

Auslöser eines Delirs können u. a. Medikamente (Opioide, Benzodiazepine, Neuroleptika, Glukokortikoide), Operationen, Elektrolyt- und Stoffwechselentgleisungen, systemische Entzündungen und Drogenentzug sein.

Zu Aussage 5

Die Einnahme von Glukokortikoiden erhöht stark das Risiko, an einem Magenulkus zu erkranken, insbesondere wenn gleichzeitig nichtsteroidale Antirheumatika eingenommen werden.

LÖSUNG 33

Antwort D ist richtig.

Zu Aussage 1

Zwischen dem Heilpraktiker und dem Patienten besteht ein Behandlungsvertrag, der mündlich oder schriftlich geschlossen worden ist. Damit ist der Heilpraktiker zu einer gewissenhaften Behandlung verpflichtet und somit daran, einen Schaden vom Patienten abzuhalten. Das wird auch als sog. Garantenstellung bezeichnet.

Zu Aussage 2

Die Aufklärungspflicht ist im Patientenrechtegesetz verankert. Der Heilpraktiker unterliegt einer Informations- und Aufklärungspflicht. Im Speziellen ist der Patient über die Diagnose, Prognose und die konkrete Therapie mit Risiken, Wirkungen und Nebenwirkungen aufzuklären (§ 630c BGB, § 630e BGB).

Zu Aussage 3

Nach § 630f BGB müssen Patientenakten für die Dauer von zehn Jahren nach Abschluss der Behandlung aufbewahrt werden.

Zu Aussage 5

Nach dem Patientenrechte-Gesetz hat der Patient das Recht zur Einsicht in die Patientenakte.

Zu Aussage 5

Die Patientenakte ist zum Zweck der Dokumentation in unmittelbarem zeitlichem Zusammenhang mit der Behandlung in Papierform oder elektronisch zu führen, ohne dass Dritte Einsicht in diese Akten haben, auch nicht aus Versehen.

### Welche der folgenden Aussagen zu Sexualstörungen treffen nach ICD-10 zu?

1. Bei sexuellen Funktionsstörungen muss an eine mögliche organische Ursache gedacht werden.
2. Anhedonie bezeichnet psychogen bedingte Schmerzen während des Geschlechtsverkehrs.
3. Der dauerhafte Wunsch, dem anderen Geschlecht anzugehören, wird als Transsexualismus bezeichnet.
4. Exhibitionismus wird zu den sexuellen Funktionsstörungen gerechnet.
5. Homo- und Bisexualität werden zu den Störungen der Sexualpräferenz gerechnet.

**Antwort A** Nur die Aussagen 1 und 3 sind richtig.

**Antwort B** Nur die Aussagen 1, 2 und 4 sind richtig.

**Antwort C** Nur die Aussagen 1, 3 und 5 sind richtig.

**Antwort D** Nur die Aussagen 2, 3 und 5 sind richtig.

**Antwort E** Nur die Aussagen 1, 3, 4 und 5 sind richtig.

**AUFGABE 34**
**A**

Sexualstörungen

---

### Welche der folgenden Aussagen zu einer erworbenen Hypothyreose treffen zu?

1. Die klinische Symptomatik einer Hypothyreose ist besonders durch eine Antriebssteigerung gekennzeichnet.
2. Klinisch ist eine gesteigerte Kälteempfindlichkeit zu erwarten.
3. Bei Hypothyreose ist die Haut eher trocken, kühl, teigig, schuppend.
4. Typisch sind trockene, brüchige Haare.
5. Die Patienten mit einer manifesten Hypothyreose leiden meist unter einer Diarrhö.

**Antwort A** Nur die Aussagen 2 und 4 sind richtig.

**Antwort B** Nur die Aussagen 1, 3 und 5 sind richtig.

**Antwort C** Nur die Aussagen 2, 3 und 4 sind richtig.

**Antwort D** Nur die Aussagen 2, 3 und 5 sind richtig.

**Antwort E** Nur die Aussagen 1, 2, 3 und 4 sind richtig.

**AUFGABE 35**
**A**

Hypothyreose

---

### Welche der folgenden Aussagen zu Clostridien treffen zu?

1. Clostridien können Gasbrand verursachen.
2. Clostridien können Tetanus verursachen.
3. Clostridien können Diphtherie verursachen.
4. Clostridien können Toxine bilden.
5. Clostridien wachsen nur in Gegenwart von Sauerstoff.

**Antwort A** Nur die Aussagen 1 und 4 sind richtig.

**Antwort B** Nur die Aussagen 2 und 5 sind richtig.

**Antwort C** Nur die Aussagen 1, 2 und 4 sind richtig.

**Antwort D** Nur die Aussagen 1, 2, 3 und 4 sind richtig.

**Antwort E** Alle Aussagen sind richtig.

**AUFGABE 36**
**A**

Clostridien

LÖSUNG 34

Antwort A ist richtig.

Zu Aussage 1

Sexuelle Funktionsstörungen können psychogen oder organisch bedingt sein. Zu den organischen Ursachen zählen z. B. Diabetes mellitus, Hypertonie, Pharmaka-Nebenwirkung, Prolaktinom.

Zu Aussage 2

Anhedonie bedeutet, dass Menschen unfähig sind, sich zu freuen. Unter sexueller Anhedonie wird eine mangelnde Befriedigung verstanden, wobei der Orgasmus ohne ein Lustgefühl erlebt wird. Schmerzen während des Geschlechtsverkehrs werden unter dem Begriff der Dyspareunie geführt. Sie kann psychogene und nichtpsychogene Ursachen haben.

Zu Aussage 3

Die Transsexualität zählt zu den Störungen der Geschlechtszugehörigkeit. Kennzeichen ist der Wunsch, dem anderen Geschlecht anzugehören und so anerkannt zu werden.

Zu Aussage 4

Exhibitionismus wird zu den Störungen der sexuellen Präferenz gezählt. Dabei haben die Menschen die Neigung, die Genitalien vor fremden Menschen (meist gegengeschlechtlichen Personen) zu entblößen. Der Wunsch nach Kontakt besteht jedoch nicht.

Zu Aussage 5

Homo- und Bisexualität werden nicht zu den Störungen der Sexualpräferenz gerechnet. Zu Störung der sexuellen Präferenz zählen u. a. Fetischismus, Exhibitionismus, Voyeurismus, Pädophilie.

LÖSUNG 35

Antwort C ist richtig.

Zu Aussage 1

Im Zuge der Hypothyreose ist eine Verminderung des Antriebs typisch. Eine Antriebssteigerung, Unruhe, Nervosität sind typische Symptome der Hyperthyreose.

Zu Aussage 2

Kälteempfindlichkeit und eine reduzierte Körpertemperatur sind typisch für eine Hypothyreose.

Zu Aussage 3

Bei Hypothyreose ist die Haut eher trocken, kühl, teigig, schuppend.

Zu Aussage 4

Typisch für die Hypothyreose sind trockene, brüchige Haare.

Zu Aussage 5

Typisch für die Hypothyreose ist eine Obstipation. Eine Diarrhö ist für die Hyperthyreose typisch.

LÖSUNG 36

Antwort C ist richtig.

Zu Aussage 1

Erreger des Gasbrands werden von Clostridium perfringens verursacht.

Zu Aussage 2

Tetanus wird von Clostridium tetani verursacht.

Zu Aussage 3

Diphtherie wird vom Corynebacterium diphtheriae hervorgerufen.

Zu Aussage 4

Clostridien sind obligat anaerobe grampositive Stäbchen, die Endosporen bilden. Endosporen entstehen während des Bakterienwachstums und sind resistent gegen Umwelteinflüsse (Hitze, Austrocknung). Clostridien sind mit Ausnahme von Clostridium perfringens begeißelt und damit beweglich. Einige Stämme bilden Toxine aus und sind für das Krankheitsgeschehen verantwortlich. Sie sind ubiquitär vorhanden. Die wichtigsten Vertreter sind:

- C. perfringens: Erreger des Gasbrandes
- C. tetani: Erreger des Tetanus
- C. botulinum: Erreger des Botulismus
- C. difficile: Erreger der pseudomembranösen Kolitis

Zu Aussage 5

Clostridien wachsen nur in Abwesenheit von Sauerstoff (obligate Anaerobier).

## Welche der folgenden Befunde sind für ein nephrotisches Syndrom typisch?

1. Albumin im Serum vermindert
2. Hyperlipoproteinämie
3. Fieber über 39,5 °C
4. Ödeme
5. Starke Proteinurie

**Antwort A** Nur die Aussagen 1 und 3 sind richtig.

**Antwort B** Nur die Aussagen 2 und 4 sind richtig.

**Antwort C** Nur die Aussagen 4 und 5 sind richtig.

**Antwort D** Nur die Aussagen 2, 4 und 5 sind richtig.

**Antwort E** Nur die Aussagen 1, 2, 4 und 5 sind richtig.

**AUFGABE 37**
**A**

Nephrotisches Syndrom

---

## Welche der folgenden Aussagen zum Blutdruck treffen zu?

1. Bei Blutdruckwerten von 120 mmHg systolisch spricht man von einer Hypotonie.
2. Als Ursache einer Hypotonie kommt auch eine Aortenklappenstenose in Betracht.
3. Eine Hypertonie ist meist die Folge eines verminderten Herzzeitvolumens.
4. Ein erhöhter peripherer Widerstand ist als Ursache einer Hypertonie in Betracht zu ziehen.
5. Zu den begünstigenden Faktoren für das Auftreten einer arteriellen Hypertonie gehören Ernährungsfaktoren, Stressfaktoren und das Rauchen.

**Antwort A** Nur die Aussagen 2 und 4 sind richtig.

**Antwort B** Nur die Aussagen 4 und 5 sind richtig.

**Antwort C** Nur die Aussagen 1, 3 und 5 sind richtig.

**Antwort D** Nur die Aussagen 2, 4 und 5 sind richtig.

**Antwort E** Alle Aussagen sind richtig.

**AUFGABE 38**
**A**

Blutdruckveränderungen

---

## Welche der folgenden Aussagen treffen zu?

Typische Symptome der Lungentuberkulose sind neben anhaltendem Husten auch:

1. Abgeschlagenheit
2. Aushusten von blutigem Auswurf (Hämoptysen)
3. Nachtschweiß
4. Diabetes insipidus
5. Subfebrile Temperaturen

**Antwort A** Nur die Aussagen 2 und 4 sind richtig.

**Antwort B** Nur die Aussagen 3 und 5 sind richtig.

**Antwort C** Nur die Aussagen 1, 2 und 3 sind richtig.

**Antwort D** Nur die Aussagen 1, 2, 3 und 5 sind richtig.

**Antwort E** Alle Aussagen sind richtig.

**AUFGABE 39**
**A**

Tuberkulose

LÖSUNG 37

Antwort E ist richtig.

Zu Aussage 1
Albumin geht vermehrt über die Niere verloren, die Folge ist ein geringer Albuminspiegel im Serum.

Zu Aussage 2
Hyperlipoproteinämie ist eines der Leitsymptome des nephrotischen Syndroms.

Zu Aussage 3
Fiebrige Zustände bzw. subfebrile Temperaturen können beim nephrotischen Syndrom auftreten, sind aber nicht obligat und zählen nicht zu den typischen Symptomen.

Zu Aussage 4
Ödeme, insbesondere Lidödeme sind typisch für das nephrotische Syndrom. Körperödeme, vor allem symmetrische Beinödeme, bei starker Ausprägung Stammödeme (Anasarka), können ebenfalls auftreten. Sie ergeben sich aus dem Proteinverlust über die Niere und dem damit einhergehenden verminderten onkotischen Druck.

Zu Aussage 5
Eine starke Proteinurie > 3,5 ist eines der Leitsymptome des nephrotischen Syndroms. Andere Leitsymptome sind Hypoproteinämie und Hyperlipoproteinämie.

---

LÖSUNG 38

Antwort D ist richtig.

Zu Aussage 1
Die Hypotonie ist definiert als systolischer Blutdruck unter 100 mmHg.

Zu Aussage 2
Eine Aortenklappenstenose kann Ursache einer Hypotonie sein. Es handelt sich um eine sekundäre Hypotonie.

Zu Aussage 3
Die arterielle Hypertonie ist Folge eines erhöhten Herzzeitvolumens und/oder eines erhöhten peripheren Widerstands.

Zu Aussage 4
Ein erhöhter peripherer Widerstand führt zur Ausbildung einer Hypertonie.

Zu Aussage 5
Die Hypertonie kann in eine primäre und sekundäre Hypertonie eingeteilt werden. Die primäre Hypertonie ist sehr häufig und betrifft 90 % der Patienten. Die Ursachen sind unbekannt; angenommen wird eine multifaktorielle Genese, die u. a. durch Stress, Adipositas, Insulinresistenz, Rauchen, übermäßigen Alkohol-, Kaffeegenuss, atherogene, kaliumarme, kochsalzreiche Ernährung und genetische Einflüsse begünstigt wird. Ursachen der sekundären Hypertonie sind z. B. das Schlafapnoesyndrom, renale und endokrine Ursachen.

---

LÖSUNG 39

Antwort D ist richtig.

Zu Aussage 1
Die Symptomatik der Tuberkulose ist häufig uncharakteristisch. Die Symptome sind häufig subfebrile Temperaturen, persistierender Husten mit Auswurf, Dyspnoe, Nachtschweiß, Abgeschlagenheit, Appetitverlust und Gewichtsabnahme.

Zu Aussage 2
Hämoptysen können ein Symptom der Tuberkulose sein.

Zu Aussage 3
Nachtschweiß zählt zu den Symptomen der Tuberkulose.

Zu Aussage 4
Der Diabetes insipidus ist kein Symptom der Tuberkulose. Ursache eines Diabetes insipidus ist entweder eine verminderte Produktion von ADH im Hypothalamus oder ein ADH-Rezeptormangel an der Niere. Durch die fehlende Wasserrückresorption kann keine Harnkonzentrierung stattfinden. Es wird vermehrt hypoosmolarer Urin ausgeschieden. Kompensatorisch stellt sich ein vermehrtes Durstgefühl ein. Häufig tritt die Erkrankung nach Schädel-Hirn-Verletzungen, operativen Eingriffen am Gehirn, intrakranialen Infektionen oder bei Tumoren auf. Selten ist die Erkrankung genetisch bedingt.

Zu Aussage 5
Subfebrile Temperaturen zählen zu den Symptomen der Tuberkulose

Das Verhalten eines Patienten erscheint Ihnen sonderbar, bizarr, gekünstelt, unnatürlich.

Welcher psychopathologische Begriff trifft hierfür am ehesten zu?

**Antwort A** Parathymie

**Antwort B** Affektlabilität

**Antwort C** Logorrhö

**Antwort D** Manierismen

**Antwort E** Mutismus

**AUFGABE 40**
**E**

**Psychopathologischer Begriff**

---

Welche der folgenden Aussagen zu Rückenschmerzen treffen zu?
Wählen Sie **zwei** Antworten!

**Antwort A** Akute Rückenschmerzen sind meist unspezifisch, d. h., es gibt keinen Hinweis auf ein gesichertes pathologisch-anatomisches Korrelat.

**Antwort B** Bei unspezifischen Rückenschmerzen wird als Therapie vor allem das Einhalten von Bettruhe empfohlen.

**Antwort C** Gibt ein Patient plötzlich äußerst starke stechende Rückenschmerzen im Bereich der Schulterblätter an, sollte sofort ein Notarzt gerufen werden.

**Antwort D** Die ersten Symptome bei Morbus Bechterew sind morgendliche Schmerzen in der Brustwirbelsäule ausstrahlend in die Schultern.

**Antwort E** Bei einem chronischen Gichtleiden (Hyperurikämie) kommt es auf Dauer zum Rundrücken („Witwenbuckel").

**AUFGABE 41**
**M**

**Rückenschmerzen**

---

Welche der folgenden Aussagen zum Magen Darm Trakt treffen zu?
Wählen Sie **zwei** Antworten!

**Antwort A** Bei der Kolondivertikulose sollte eine ballaststoffreiche Kost vermieden werden.

**Antwort B** Die wichtigste Funktion der Gallenblase ist die Produktion von Galle.

**Antwort C** Bei Entzündung der Magenschleimhaut durch Helicobacter pylori besteht ein erhöhtes Risiko für die Entstehung eines Magenkarzinoms.

**Antwort D** Die Dickdarmschleimhaut hat mehr Zotten als die Schleimhaut des Dünndarms.

**Antwort E** Pankreasenzyme gelangen im Bereich des Duodenums in den Dünndarm.

**AUFGABE 42**
**M**

**Physiologie, Pathologie Magen-Darm-Trakt**

**LÖSUNG 40**

Antwort D ist richtig.

Zu Antwort A

Bei der Parathymie passt das Gesagte oder der Anlass nicht zum Verhalten. Es ist ein typisches Symptom der Schizophrenie und zählt zu den Störungen der Affektivität.

Zu Antwort B

Bei der Affektlabilität findet ein sehr schneller und intensiver Stimmungswechsel, z. B. vom Lachen zum Weinen. Es ist ein häufiges Symptom bei bipolaren Störungen oder Persönlichkeitsstörungen und zählt zu den Störungen der Affektivität.

Zu Antwort C

Bei der Logorrhö sprechen die Patienten ohne Punkt und Komma („Sprachdiarrhö"). Es ist ein Symptom der bipolaren Störung, Manie oder Zwangsstörung und zählt zu den Störungen des Antriebs und der Psychomotorik.

Zu Antwort D

Unter Manierismen versteht man ein Verhalten, das sonderbar, bizarr, gekünstelt und unnatürlich erscheint und u. a. bei schizophrenen Störungen vorkommt.

Zu Antwort E

Der Mutismus ist das Nichtsprechen bei gesundem Sprechapparat und Hörvermögen und zählt zu den Störungen des Antriebs und der Psychomotorik.

---

**LÖSUNG 41**

Antworten A und C sind richtig.

Zu Antwort A

Nicht spezifische Rückenschmerzen zählen zu den wirbelsäulenspezifischen Ursachen, machen etwa 80–90 % der Rückenschmerzen aus und sind den Funktionsstörungen zuzuordnen, u.a. durch Schonhaltung, Verhebetrauma.

Zu Antwort B

Bei unspezifischen Rückenschmerzen ist eine zügige Wiederherstellung der Alltagsaktivitäten anzustreben. Günstig wirken physiotherapeutische, chiropraktische und osteopathische Maßnahmen sowie Yoga. Analgetika sollten so wenig und so kurz wie möglich angewendet werden.

Zu Antwort C

Akute starke Rückenschmerzen im Bereich der Schulterblätter können u.a. bei einer Aortendissektion, Lungenembolie, Pneumothorax oder Wirbelfrakturen auftreten. Es handelt sich um Notfallerkrankungen.

Zu Antwort D

Typische Symptome bei Morbus Bechterew sind tiefsitzende, nächtliche Rückenschmerzen mit Ausstrahlung in Gesäß und Oberschenkel sowie eine nächtliche und frühmorgendliche Steifheit.

Zu Antwort E

Die chronische Gicht geht primär mit Ausbildung von Gichttophi einher. Diese können sich an kleinen Gelenken ausbilden oder an der Ohrmuschel. Die Ausbildung eines Rundrückens bei Gicht ist untypisch. Mit der Bezeichnung „Witwenbuckel" wird eine Rundrückenbildung bei Osteoporose beschrieben.

---

**LÖSUNG 42**

Antworten C und E sind richtig.

Zu Antwort A

Bei der Kolondivertikulose sollte ballaststoffreiche Kost bevorzugt werden. Zusätzlich sollte die Trinkmenge erhöht werden.

Zu Antwort B

Die wichtigste Funktion der Gallenblase ist die Speicherung und Eindickung des Gallensaftes. Die Produktion von Galle erfolgt in der Leber. Sie erreicht die Gallenblase über intra- und extrahepatische Gallengänge.

Zu Antwort C

Bei Entzündung der Magenschleimhaut durch Helicobacter pylori besteht ein erhöhtes Risiko für die Entstehung eines Magenkarzinoms. Andere Risikofaktoren sind genetische Faktoren, hoher Nitrat- und Salzgehalt der Speisen, Nikotinabusus und Mangel an Salzsäure.

Zu Antwort D

Die Dickdarmschleimhaut besitzt keine Zotten. Zotten und Krypten finden sich in der Schleimhaut des Dünndarms.

Zu Antwort E

Pankreasenzyme, Trypsin, Lipase und Amylase gelangen über den Ductus pankreaticus im Bereich des Duodenums in den Dünndarm.

Welche der folgenden Erkrankungen sind bei Verdacht für den Heilpraktiker nach dem Infektionsschutzgesetz (IfSG) namentlich meldepflichtig?

1. Windpocken
2. Keuchhusten
3. Röteln
4. Mumps
5. Masern

**Antwort A** Nur die Aussagen 1, 2 und 3 sind richtig.

**Antwort B** Nur die Aussagen 3, 4 und 5 sind richtig.

**Antwort C** Nur die Aussagen 1, 2, 4 und 5 sind richtig.

**Antwort D** Nur die Aussagen 2, 3, 4 und 5 sind richtig.

**Antwort E** Alle Aussagen sind richtig.

**AUFGABE 43**
**A**

IfSG

---

Welche der folgenden Aussagen zur Hirnblutung treffen zu?

1. Die Hirnblutung ist die häufigste Ursache des Schlaganfalls.
2. Die Epiduralblutung wird meist durch ein Schädelhirntrauma (SHT) verursacht.
3. Eine Subarachnoidalblutung ist meist eine venöse Blutung.
4. Bei einer Subarachnoidalblutung berichten Patienten von plötzlich aufgetretenen, stärksten Kopfschmerzen.
5. Eine Subduralblutung kann insbesondere bei Einnahme von blutgerinnungshemmenden Medikamenten durch Bagatelltraumen ausgelöst werden.

**Antwort A** Nur die Aussagen 1 und 5 sind richtig.

**Antwort B** Nur die Aussagen 2 und 4 sind richtig.

**Antwort C** Nur die Aussagen 2, 4 und 5 sind richtig.

**Antwort D** Nur die Aussagen 1, 3, 4 und 5 sind richtig.

**Antwort E** Nur die Aussagen 2, 3, 4 und 5 sind richtig.

**AUFGABE 44**
**A**

Hirnblutung

---

Welche der folgenden Aussagen treffen zu?

Tic-Störungen (nach ICD-10):

1. sind willkürliche, rhythmische Muskelaktionen und Lautäußerungen.
2. gelten ab einer Dauer von einem Monat als chronisch.
3. beginnen typischerweise vor der Pubertät.
4. werden klinisch diagnostiziert.
5. können bei Kindern und Jugendlichen vorübergehend auftreten.

**Antwort A** Nur die Aussagen 3 und 5 sind richtig.

**Antwort B** Nur die Aussagen 1, 4 und 5 sind richtig.

**Antwort C** Nur die Aussagen 2, 3 und 4 sind richtig.

**Antwort D** Nur die Aussagen 3, 4 und 5 sind richtig.

**Antwort E** Alle Aussagen sind richtig.

**AUFGABE 45**
**A**

Tic-Störungen

LÖSUNG 43

Antwort E ist richtig.

Zu Aussage 1

Der Verdacht auf Windpocken ist nach § 6 IfSG bei Verdacht vom Heilpraktiker namentlich an das zuständige Gesundheitsamt meldepflichtig.

Zu Aussage 2

Der Verdacht auf Keuchhusten ist nach § 6 IfSG bei Verdacht vom Heilpraktiker namentlich an das zuständige Gesundheitsamt meldepflichtig.

Zu Aussage 3

Der Verdacht auf Röteln ist nach § 6 IfSG bei Verdacht vom Heilpraktiker namentlich an das zuständige Gesundheitsamt meldepflichtig.

Zu Aussage 4

Der Verdacht auf Mumps ist nach § 6 IfSG bei Verdacht vom Heilpraktiker namentlich an das zuständige Gesundheitsamt meldepflichtig.

Zu Aussage 5

Der Verdacht auf Masern ist nach § 6 IfSG bei Verdacht vom Heilpraktiker namentlich an das zuständige Gesundheitsamt meldepflichtig.

---

LÖSUNG 44

Antwort C ist richtig.

Zu Aussage 1

Apoplexe können in weiße (ischämische) Infarkte und intrazerebrale Blutungen eingeteilt werden. Ischämische Infarkte machen etwa 80 % der Schlaganfälle aus und sind auf Gefäßverschlüsse zurückzuführen. Der Hauptrisikofaktor des Apoplexes ist die Hypertonie.

Zu Aussage 2

Bei einer Epiduralblutung liegt die Blutung zwischen der Kalotte und der Dura mater. Sie ist zumeist die Folge eines SHT, das mit Zerreißung der A. meningea media einhergeht.

Zu Aussage 3

Subarachnoidalblutungen sind arterielle Blutungen. Sie ereignen sich entweder im Rahmen eines SHT oder spontan ohne Trauma.

Zu Aussage 4

Leitsymptome der Subarachnoidalblutung sind heftigste, unerträgliche, noch nie dagewesene Kopfschmerzen, die von Nackensteifigkeit mit positiven Meningendehnungszeichen, Übelkeit, Erbrechen und Bewusstseinsstörungen begleitet werden.

Zu Aussage 5

Subduralblutungen sind venöse Blutung, die meist durch Zerreißung der Brückenvenen, entstehen. Ursachen sind Kopfverletzungen (auch nicht erinnerliche Bagatelltraumen) und/oder eine hämorrhagische Diathese besonders bei Antikoagulanzientherapie.

---

LÖSUNG 45

Antwort D ist richtig.

Zu Aussage 1

Tic-Störungen sind gleichförmig wiederkehrende, rasche unwillkürliche Muskelzuckungen oder unwillkürliche vokale Äußerungen. Tic-Störungen können im Kindesalter auftreten, beim Gilles-de-la-Tourette-Syndrom.

Zu Aussage 2

Tic-Störungen gelten ab einer Dauer von einem Jahr als chronisch. Halten die Tic-Störungen nicht länger als 12 Monate an, spricht man von einer vorübergehenden Tic-Störung.

Zu Aussage 3

Tic-Störungen beginnen typischerweise vor der Pubertät, im Kindes- und Jugendalter.

Zu Aussage 4

Tic-Störungen werden klinisch diagnostiziert. Mögliche Symptome sind unwillkürliche, sich wiederholende Bewegungen, z. B. Schulterzucken, Grimassieren oder eine Lautbildung, z. B. als Zischen, Räuspern oder Bellen. Unter einer psychischen Belastung verstärken sich die Symptome meist, im Schlaf verschwinden sie.

Zu Aussage 5

Tic-Störungen können bei Kindern und Jugendlichen vorübergehen auftreten, sie dauern nicht länger als 12 Monate.

Welche der folgenden Aussagen treffen zu?
Wählen Sie **zwei** Antworten!

Zu den Negativsymptomen einer Schizophrenie gehören:

**Antwort A** Halluzinationen

**Antwort B** Zerfahrenheit

**Antwort C** Sprachverarmung

**Antwort D** Apathie

**Antwort E** Wahn

**AUFGABE 46**
**M**

Negtivsymptome Schizophrenie

---

Welche der folgenden Aussagen zu den Atmungsorganen treffen zu?
Wählen Sie **zwei** Antworten!

**Antwort A** Übergroße Gaumenmandeln sind im Kindesalter häufig Ursache für eine behinderte Nasenatmung.

**Antwort B** Die Nasenhöhlen stehen in Verbindung mit den Siebbeinzellen (Cellulae ethmoidales).

**Antwort C** Die Luftröhre liegt hinter der Schilddrüse und vor der Speiseröhre.

**Antwort D** Der Stammbronchus gehört zu den oberen Atemwegen.

**Antwort E** Die linke Lunge ist in drei Lappen unterteilt.

**AUFGABE 47**
**M**

Anatomie, Pathologie
Atemwege

---

Welche Aussage zum PSA Wert trifft zu?
Ein erhöhter PSA-Wert geht am ehesten einher mit folgendem Karzinom:

**Antwort A** Kolorektales Karzinom

**Antwort B** Hodenkarzinom

**Antwort C** Leberzellkarzinom

**Antwort D** Prostatakarzinom

**Antwort E** Pankreaskarzinom

**AUFGABE 48**
**E**

PSA

LÖSUNG 46

Antworten C und D sind richtig.

Zu Antwort A
Halluzinationen zählen zu den Positivsymptomen.

Zu Antwort B
Zerfahrenheit zählt zu den Positivsymptomen.

Zu Antwort C
Sprachverarmung zählt zu den Negativsymptomen. Andere negative Symptome sind Affektarmut, Affektverflachung und Anhedonie (Unfähigkeit, sich zu freuen).

Zu Antwort D
Apathie zählt zu den Negativsymptomen.

Zu Antwort E
Wahn zählt zu den Positivsymptomen.

---

LÖSUNG 47

Antworten B und C sind richtig.

Zu Antwort A
Übergroße Rachenmandeln (adenoide Vegetationen) sind im Kindesalter häufig Ursache für eine behinderte Nasenatmung.

Zu Antwort B
Die Nasenhöhlen stehen über Öffnungen in Verbindung mir den Nasennebenhöhlen. Sie fungieren als Resonanzraum, reduzieren das Kopfgewicht, erwärmen und befeuchten die eingeatmete Luft. Sie tragen ein respiratorisches Epithel. Zu den vier Sinus zählen die Kieferhöhle (Sinus maxillaris), Stirnhöhle (Sinus frontalis), Keilbeinhöhle (Sinus sphenoidalis) und die Siebbeinzellen (Cellulae ethmoidales).

Zu Antwort C
Die Trachea ist ein elastisches Rohr und verbindet den Kehlkopf mit den Hauptbronchien. Sie ist ca. 10–12 cm lang, folgt dem Verlauf der Wirbelsäule, liegt hinter der Schilddrüse und vor dem Ösophagus.

Zu Antwort D
Die luftleitenden Wege bis zum Kehlkopf bilden die oberen Atemwege. Zu den unteren Atemwegen zählen Kehlkopf, Luftröhre, Stammbronchien sowie Bronchiolen und Alveolen.

Zu Antwort E
Die Lungen liegen im Thorax, reichen von der Supraklavikulargrube bis hin zum Zwerchfell. Auf der rechten Seite werden 3 Lappen unterschieden (Ober-, Mittel- und Unterlappen), auf der linken Seite 2 Lappen (Ober- und Unterlappen), die weiter in Segmente unterteilt werden (rechts 10, links 9).

---

LÖSUNG 48

Antwort D ist richtig.

Zu Antwort A
Das kolorektale Karzinom geht häufig mit erhöhten Tumormarkern wie CEA (karzinoembryonales Antigen) und CA 19–9 (Cancer Antigen 19–9).

Zu Antwort B
Beim Hodenkarzinom können je nach Tumorart das HCG (humanes Choriongonadotropin) und/oder AFP ($\alpha$-Fetoprotein) erhöht gemessen werden.

Zu Antwort C
Beim Leberzellkarzinom kann v. a. das AFP ($\alpha$-Fetoprotein) erhöht sein.

Zu Antwort D
Ein erhöhtes PSA ist bei Prostatakarzinomen erhöht. Es beweist das Karzinom jedoch nicht. Andere Ursachen der PSA-Erhöhung sind Manipulationen an der Prostata, rektale Untersuchung in den letzten 2 Tagen vor Bestimmung, Hyperplasie der Prostata sowie die Prostatitis.

Zu Antwort E
Pankreaskarzinome gehen mit einer Erhöhung von CEA (karzinoembryonales Antigen) und CA 19–9 (Cancer Antigen 19–9) einher.

### Welche der folgenden Aussagen zur Hepatitis trifft (treffen) zu?

1. Bei der Hepatitis A gibt es häufig Dauerausscheider.
2. Die Hepatitis A verläuft bei Erwachsenen häufig chronisch.
3. Die Hepatitis C wird überwiegend durch Schmierinfektion übertragen.
4. Die Hepatitis E wird unter anderem durch Verzehr von unzureichend gegartem Fleisch übertragen.
5. Eine Hepatitis ist immer Folge einer Infektion.

**Antwort A** Nur die Aussage 4 ist richtig.

**Antwort B** Nur die Aussagen 1 und 4 sind richtig.

**Antwort C** Nur die Aussagen 2 und 4 sind richtig.

**Antwort D** Nur die Aussagen 2, 3 und 5 sind richtig.

**Antwort E** Alle Aussagen sind richtig.

**AUFGABE 49**
**A**

Virushepatitis

---

### Welche der folgenden Aussagen zur Impfung gegen humane Papillomviren (HPV) treffen zu?

1. Ziel der Impfung ist, vor HPV-bedingten Karzinomen zu schützen.
2. Die Ständige Impfkommission (STIKO) beim Robert Koch-Institut empfiehlt die Impfung für Mädchen und Jungen ab einem Alter von 9 Jahren.
3. Eine Immunisierung sollte vor dem ersten Sexualkontakt erfolgen.
4. Von Impfungen nach dem ersten Sexualkontakt sollte abgeraten werden.
5. Gemäß den STIKO-Empfehlungen sollten spätestens bis zum Alter von 17 Jahren versäumte Impfungen gegen HPV nachgeholt werden.

**Antwort A** Nur die Aussagen 1 und 2 sind richtig.

**Antwort B** Nur die Aussagen 4 und 5 sind richtig.

**Antwort C** Nur die Aussagen 2, 3 und 4 sind richtig.

**Antwort D** Nur die Aussagen 1, 2, 3 und 5 sind richtig.

**Antwort E** Alle Aussagen sind richtig.

**AUFGABE 50**
**A**

HPV

---

### Welche der folgenden Aussagen treffen zu?

Zu den Symptomen des akuten Cannabisrausches zählen:

1. Gerötete Augen
2. Konzentrationsverbesserung
3. Veränderung der Sinneswahrnehmung
4. Ideenflüchtiges Denken
5. Miosis

**Antwort A** Nur die Aussagen 1 und 3 sind richtig.

**Antwort B** Nur die Aussagen 3 und 4 sind richtig.

**Antwort C** Nur die Aussagen 1, 3 und 4 sind richtig.

**Antwort D** Nur die Aussagen 1, 4 und 5 sind richtig.

**Antwort E** Alle Aussagen sind richtig.

**AUFGABE 51**
**A**

Akuter Cannibisrausch

LÖSUNG 49

Antwort A ist richtig.

Zu Aussage 1

Dauerausscheider finden sich bei der Hepatitis A nicht. Ein Dauerausscheidertum kann im Zuge der Salmonelleninfektion auftreten, z. B. bei Salmonella enteritidis oder Salmonella typhi. Die Patienten zeigen typischerweise keine Symptome.

Zu Aussage 2

Die Hepatitis A verläuft akut, sie zeigt protrahierte, aber keine chronischen Verläufe. Üblicherweise tritt eine Genesung ein. In seltenen Fällen endet sie letal.

Zu Aussage 3

Die Hepatitis C, früher Transfusionshepatitis genannt, wird v. a. über Blut und Blutprodukte übertragen.

Zu Aussage 4

Nicht ausreichend gegartes Fleisch, besonders Schweinefleisch, gilt als Hauptinfektionsquelle für die Hepatitis E. Das Hausschwein ist wahrscheinlich das wichtigste Virusreservoir. Wildschweine spielen eine untergeordnete Bedeutung. Die Infektion über andere Tiere wie Rehe, Geflügel und Fische ist unklar.

Zu Aussage 5

Die Hepatitis kann auf eine Infektion mit Hepatitisviren zurückzuführen sein oder z. B. durch Autoimmunreaktionen entstehen.

---

LÖSUNG 50

Antwort D ist richtig.

Zu Aussage 1

Ziel der Impfung ist, vor HPV-bedingten Karzinomen zu schützen, v. a. Zervixkarzinomen und Analkarzinomen.

Zu Aussage 2

Die Ständige Impfkommission (STIKO) beim Robert Koch-Institut empfiehlt die Impfung für Mädchen und Jungen ab einem Alter von 9 Jahren. Bei Beginn der Impfserie im Alter von 9–14 Jahren sind zwei Dosen mit einem Impfabstand von 5 Monaten zugelassen.

Zu Aussage 3

Die Immunisierung sollte vor dem ersten Sexualkontakt abgeschlossen sein.

Zu Aussage 4

Nach dem ersten Sexualkontakt können Nachholimpfungen vorgenommen werden. Im Alter von ≥ 15 Jahren oder bei einem Impfabstand von < 5 Monaten zwischen der 1. und 2. Dosis ist meist eine 3. Impfstoffdosis erforderlich.

Zu Aussage 5

Impfungen gegen HPV sollten nach STIKO-Empfehlungen spätestens bis zum Alter von 17 Jahren nachgeholt werden.

---

LÖSUNG 51

Antwort C ist richtig.

Zu Aussage 1

Cannabis ist die häufigste verwendete Droge und wird häufig auch als Einstiegsdroge bezeichnet. Die Substanz stammt aus dem indischen Hanf und wird in 2 Formen verwendet: als Haschisch (Harz der Blütenstauden) und Marihuana (getrocknete Blätter und Blüten). Der Hauptwirkstoff ist das Tetrahydrocannabinol (THC).

Typische Symptome des akuten Cannabisrausches sind u. a. Rötung der Konjunktiven (Reizkonjunktivitis), Mydriasis, Tachykardie, Mundtrockenheit sowie Störung der Feinmotorik.

Zu Aussage 2

Zu den Symptomen des akuten Cannabisrausches zählen Konzentrationsstörungen.

Zu Aussage 3

Eine veränderte Sinneswahrnehmung und Veränderung des Zeiterlebens sind typische Symptome des Cannabisrausches.

Zu Aussage 4

Ideenflüchtiges Denken ist ein typisches Symptom des akuten Cannabisrausches.

Zu Aussage 5

Mydriasis ist ein typisches Symptom des akuten Cannabisrausches.

Welche der folgenden Befunde sprechen typischerweise für das Vorhandensein eines Pleuraergusses?

1. Bei der Auskultation Giemen und Brummen über der betroffenen Region
2. Abgeschwächtes bis aufgehobenes Atemgeräusch über der betreffenden Region
3. Hypersonorer Klopfschall über der betreffenden Region
4. Klopfschalldämpfung über der betreffenden Region
5. Tief stehende, wenig verschiebliche Atemgrenzen

**Antwort A** Nur die Aussagen 2 und 3 sind richtig.

**Antwort B** Nur die Aussagen 2 und 4 sind richtig.

**Antwort C** Nur die Aussagen 1, 2 und 4 sind richtig.

**Antwort D** Nur die Aussagen 1, 4 und 5 sind richtig.

**Antwort E** Nur die Aussagen 2, 4 und 5 sind richtig.

**AUFGABE 52**
**A**

Untersuchung
Pleuraerguss

---

Welche Aussage trifft zu?
Eine Dysthymia (nach ICD-10) ist:

**Antwort A** eine sogenannte larvierte Depression.

**Antwort B** eine affektive Störung mit häufigem Stimmungswechsel zwischen Subdepressivität und Hypomanie.

**Antwort C** eine affektive Störung mit mehr als 4 Erkrankungsphasen pro Jahr.

**Antwort D** eine chronische depressive Verstimmung eher leichter Ausprägung.

**Antwort E** eine Störung mit gesteigerter Ermüdbarkeit nach geringsten Anstrengungen.

**AUFGABE 53**
**E**

Dysthymia

---

Welche der folgenden Aussagen zur Chorea Huntington treffen zu?
Wählen Sie **zwei** Antworten!

**Antwort A** Das Suizidrisiko ist erhöht.

**Antwort B** Die Erkrankung entsteht typischerweise durch eine chronische Bleivergiftung.

**Antwort C** Regelmäßige Aderlässe ermöglichen eine kausale Therapie der Chorea Huntington.

**Antwort D** Die Erkrankung führt typischerweise zu Persönlichkeitsveränderungen.

**Antwort E** Die Erstmanifestation erfolgt meist im Alter zwischen 60 und 70 Jahren.

**AUFGABE 54**

Chorea Huntington

LÖSUNG 52

Antwort B ist richtig.

Zu Aussage 1
Giemen und Brummen (trockene Rasselgeräusche) ist ein typischer Auskultationsbefund beim Asthmaanfall. Beim Pleuraerguss sind die Atemgeräusche reduziert bzw. aufgehoben.

Zu Aussage 2
Das Lungengewebe ist im betroffenen Bereich verdrängt, das Atemgeräusch ist abgeschwächt bzw. aufgehoben.

Zu Aussage 3
Ein hypersonorer Klopfschall ist typisch für Erkrankungen, die mit einer übermäßigen Luftansammlung einhergehen, z.B. Pneumothorax. Im Zuge des Pleuraergusses ist der flüssige/feste Anteil erhöht, der Klopfschall ist über dem betroffenen Bereich hyposonor (gedämpft).

Zu Aussage 4
Der Klopfschall ist über dem betroffenen Bereich gedämpft.

Zu Aussage 5
Beim Pleuraerguss findet sich Lungen-(Zwerchfell-)Hochstand. Die Atemgrenzen sind wenig verschieblich, die Atmung ist nachschleppend.

---

LÖSUNG 53

Antwort D ist richtig.

Zu Antwort A
Bei der larvierten (somatischen) Depression stehen körperliche Symptome im Vordergrund (u.a. Schmerzsymptomatik, Schwindel, Globusgefühl). Zeitgleich sind auch typische depressive Symptome vorhanden.

Zu Antwort B
Eine affektive Störung mit häufigem Stimmungswechsel zwischen Subdepressivität und Hypomanie wird auch als Zyklothymia bezeichnet.

Zu Antwort C
Eine affektive Störung mit mehr als 4 Erkrankungsphasen pro Jahr kann der rezidivierenden depressiven Störung zugeordnet werden oder je nach Symptomenbild auch der bipolaren Störung.

Zu Antwort D
Die Dysthymie zählt zu den anhaltenden affektiven Störungen und ist gekennzeichnet durch einen Verlauf über mind. 2 Jahre mit leichten depressiven Symptomen, bei der Unzufriedenheit und Müdigkeit bestehen und der Alltag bewältigt werden kann. Typisch für die Dysthymie ist ein Abendtief und eine starke Neigung zur Fremdanklage.

Zu Antwort E
Eine Störung mit gesteigerter Ermüdbarkeit nach geringsten Anstrengungen wird auch als Neurasthenie bezeichnet.

---

LÖSUNG 54

Antworten A und D sind richtig.

Zu Antwort A
Das Suizidrisiko ist bei der Chorea Huntington erhöht.

Zu Antwort B
Die Erkrankung hat genetische Ursachen. Dabei kann eine Mutation im Huntington-Gen nachgewiesen werden, die mit einer vermehrten Wiederholung des Basentripletts CAG (Cytosin, Adenin, Guanin) einhergeht.

Zu Antwort C
Eine kausale Therapie der Chorea Huntington existiert nicht.

Zu Antwort D
Die Chorea Huntington ist eine autosomal dominant vererbte Erkrankung der Basalganglien. Typische Symptome sind unwillkürliche Hyperkinesen mit gestörter Feinmotorik sowie Schluckschwierigkeiten. Später entwickeln sich Dystonien, affektive Störungen und demenzielle Symptome.

Zu Antwort E
Die Erstmanifestation hängt von der Anzahl der Basentripletts am Huntington-Gen zusammen, je mehr Triplets desto früher die Erkrankungswahrscheinlichkeit. Im Mittel kann von einer Manifestation um das 40. Lebensjahr ausgegangen werden.

Welche der folgenden Aussagen zum Eisenstoffwechsel bzw. zur Eisenmangelanämie treffen zu?
Wählen Sie **zwei** Antworten!

**Antwort A** Hautblässe ist ein sicheres Anämiesymptom.

**Antwort B** In der Schwangerschaft sollte die Eisenzufuhr vermindert werden.

**Antwort C** Eine hypochrome mikrozytäre Anämie ist typisch für eine Eisenmangelanämie.

**Antwort D** Ein erhöhtes Ferritin kann bei einer Anämie ein Hinweis auf eine Tumorerkrankung sein.

**Antwort E** Zur Auffüllung der Eisenspeicher ist in der Regel eine orale Substitution von zwei Wochen Dauer ausreichend.

**AUFGABE 55**
**M**

Eisenmangel

---

Welche der folgenden Aussagen trifft (treffen) zu?
Die Menière-Krankheit (Morbus Menière)

1. ist eine Erkrankung des Innenohres.
2. kann in Schüben verlaufen.
3. ist durch eine Schwindelsymptomatik gekennzeichnet.
4. ist an den für sie typischen Schluckstörungen zu erkennen.
5. geht bei Vollausprägung des Krankheitsbildes mit Hörminderung und Tinnitus einher.

**Antwort A** Nur die Aussage 3 ist richtig.

**Antwort B** Nur die Aussagen 1, 4 und 5 sind richtig.

**Antwort C** Nur die Aussagen 2, 3 und 5 sind richtig.

**Antwort D** Nur die Aussagen 1, 2, 3 und 5 sind richtig.

**Antwort E** Alle Aussagen sind richtig.

**AUFGABE 56**
**A**

Morbus Menière

---

Welche der folgenden Aussagen zum akuten Nierenversagen (ANV) treffen zu?

1. Eine normale oder vermehrte Harnausscheidung schließt ein akutes Nierenversagen aus.
2. Ein intrarenales Nierenversagen kann durch Medikamente verursacht werden.
3. Leitsymptome ist das Versiegen der Harnsekretion mit Oligo- oder Anurie.
4. Das akute Nierenversagen ist gekennzeichnet durch einen Anstieg des Serumkreatinins.
5. Beim prärenalen Nierenversagen ist eine verminderte Perfusion Ursache für den Funktionsverlust der Nieren.

**Antwort A** Nur die Aussagen 1, 2 und 4 sind richtig.

**Antwort B** Nur die Aussagen 2, 3 und 5 sind richtig.

**Antwort C** Nur die Aussagen 3, 4 und 5 sind richtig.

**Antwort D** Nur die Aussagen 2, 3, 4 und 5 sind richtig.

**Antwort E** Alle Aussagen sind richtig.

**AUFGABE 57**
**A**

Akutes Nierenversagen

Für Notizen

LÖSUNG 55

Antworten C und D sind richtig.

Zu Antwort A

Hautblässe ist ein häufiges Symptom der Anämie aber kein sicheres Zeichen. Blasse Schleimhäute sind ein etwas sichereres Symptom. Nachgewiesen wird die Anämie durch Untersuchung des Blutes mit Bestimmung von Hk, Hb, Erythrozyten mit den Indizes MCV und MCH.

Zu Antwort B

In der Schwangerschaft sollte die Eisenzufuhr erhöht werden. Der Fötus benötigt ebenfalls Eisen, das von der Mutter bezogen wird. Der Bedarf liegt bei 30 mg/Tag.

Zu Antwort C

Die Eisenmangelanämie geht mit hypochromen (MCH ↓), mikrozytären (MCV ↓) Erythrozyten einher.

Zu Antwort D

Ein erhöhtes Ferritin bei gleichzeitig erniedrigtem Transferrin kann bei einer Anämie ein Hinweis auf eine Tumorerkrankung oder ein Entzündungsgeschehen sein (Entzündungsanämie oder Tumoranämie).

Zu Antwort E

Zur Auffüllung der Eisenspeicher ist in der Regel eine orale Substitution von 3–6 Monaten nach Verschwinden der Anämiesymptome indiziert, bis der Ferritinwert bei 100 µg/l liegt.

---

LÖSUNG 56

Antwort D ist richtig.

Zu Aussage 1

Der Morbus Menière ist eine Erkrankung des Innenohrs, die mit einer Vermischung von Endolymphe und Perilymphe einhergeht.

Zu Aussage 2

Die Erkrankung kann in Schüben verlaufen.

Zu Aussage 3

Typisch für den Morbus Menière ist ein anfallsartiger Drehschwindel.

Zu Aussage 4

Schluckstörungen zählen nicht zu den Symptomen des Morbus Menière.

Zu Aussage 5

Leitsymptome des Morbus Menière sind anfallsartiger Drehschwindel, Tinnitus und Schwerhörigkeit (v. a. für tiefe Frequenzen). Als Begleiterscheinungen können Spontannystagmus, Fallneigung, Übelkeit und Erbrechen auftreten.

---

LÖSUNG 57

Antwort D ist richtig.

Zu Aussage 1

Eine normale oder vermehrte Urinausscheidung schließt ein akutes Nierenversagen nicht aus. Die Erkrankung verläuft in Stadien. In der ersten Phase (Schädigungsphase) finden sich in der Regel keine Symptome. Das Stadium II ist durch Abnahme der GFR und Anstieg der harnpflichtigen Substanzen (Kreatinin, Harnstoff, Kalium) gekennzeichnet. Typisch ist eine Olig- oder Anurie, seltener eine normale Urinausscheidung. In der dritten Phase, der polyurischen Phase, wird vermehrt Urin ausgeschieden.

Zu Aussage 2

Beim intrarenalen Nierenversagen (35 %) nekrotisieren die Tubuli aufgrund einer Minderversorgung mit Sauerstoff, durch Anreicherung von toxischen Substanzen oder Erkrankungen der kleinen Gefäße. Ursachen sind u.a. Kontrastmittel, Pharmaka, Vaskulitiden und GN.

Zu Aussage 3

Leitsymptome des akuten Nierenversagens ist das Versiegen der Harnsekretion mit Oligo- oder Anurie.

Zu Aussage 4

Das akute Nierenversagen ist durch Abnahme der GFR und Anstieg der harnpflichtigen Substanzen (Kreatinin, Harnstoff, Kalium) gekennzeichnet.

Zu Aussage 5

Ursache des prärenalen Nierenversagens (60 %) ist die verminderte Durchblutung der Niere z. B. durch Kreislaufschock, Sepsis (häufigste Ursache), Verbrennungen oder akute Pankreatitis.

Welche der folgenden Aussagen zur Otitis treffen zu?

Eine nach einem Schwimmbadbesuch aufgetretene Otitis externa:

1. kann durch einen Erreger im Badewasser ausgelöst worden sein.
2. muss dem Gesundheitsamt gemeldet werden.
3. ist eine Entzündung des äußeren Gehörgangs.
4. ist durch übermäßige Sonnenexposition ausgelöst worden.
5. führt zu einem Verbot, den Kindergarten zu besuchen.

**Antwort A** Nur die Aussagen 1 und 2 sind richtig.

**Antwort B** Nur die Aussagen 1 und 3 sind richtig.

**Antwort C** Nur die Aussagen 3 und 4 sind richtig.

**Antwort D** Nur die Aussagen 1, 3 und 5 sind richtig.

**Antwort E** Nur die Aussagen 1, 2, 3 und 5 sind richtig.

**AUFGABE 58**
**A**

Otitis externa

---

Welche der folgenden Aussagen treffen zu?

Ein erhöhtes Risiko für vollzogene Suizide besteht bei:

1. Männern über 75 Jahren
2. An Depression erkrankten Menschen
3. Menschen ohne früheren Suizidversuch
4. Menschen mit Suiziden in der Familiengeschichte
5. Gut sozial eingebundenen Menschen

**Antwort A** Nur die Aussagen 1 und 2 sind richtig.

**Antwort B** Nur die Aussagen 2 und 4 sind richtig.

**Antwort C** Nur die Aussagen 1, 2 und 4 sind richtig.

**Antwort D** Nur die Aussagen 1, 3 und 4 sind richtig.

**Antwort E** Nur die Aussagen 2, 4 und 5 sind richtig.

**AUFGABE 59**
**A**

Suizidalität

---

Welche der folgenden Aussagen zum Kleinhirn (Cerebellum) treffen zu?

Wählen Sie **zwei** Antworten!

**Antwort A** Das Kleinhirn ist ein Teil des Hirnstamms.

**Antwort B** Bei Hirndrucksteigerung können Kleinhirnteile im Hinterhauptsloch eingeklemmt werden.

**Antwort C** Das Kleinhirn spielt eine Rolle für die Aufrechterhaltung des Gleichgewichts und der Bewegungskoordination.

**Antwort D** Kleinhirnläsionen sind durch Hemiparesen charakterisiert.

**Antwort E** Die Blutversorgung des Kleinhirns erfolgt hauptsächlich über die Arteria carotis externa.

**AUFGABE 60**
**M**

Anatomie, Physiologie, Pathologie Kleinhirn

**LÖSUNG 58**

Antwort B ist richtig.

Zu Aussage 1

Eine nach einem Schwimmbadbesuch aufgetretene Otitis externa kann durch Pseudomonas aeruginosa (Nasskeim) hervorgerufen sein. Diese Form wird auch als Schwimmbad-Otitis bezeichnet.

Zu Aussage 2

Eine Schwimmbad-Otitis ist nicht meldepflichtig.

Zu Aussage 3

Es handelt sich um eine Entzündung des äußeren Gehörgangs. Nach der Ausbreitungstendenz kann man eine lokale Entzündung, z. B. durch ein Furunkel, oder diffuse (flächige) Form unterscheiden. Typisch für eine Infektion mit Pseudomonaden ist ein grün-bläulicher Ausfluss und ein Geruch nach Lindenblüten. Immunsupprimierte Patienten können eine schwere Verlaufsform entwickeln, die auch als Otitis externa maligna bezeichnet wird.

Zu Aussage 4

Diese Form der Otitis wird durch Pseudomonaden hervorgerufen.

Zu Aussage 5

Ein Besuch der Gemeinschaftseinrichtung ist nicht verboten. Günstig ist es allerdings, die Kinder zu Hause zu betreuen, bis die Entzündung abheilt.

**LÖSUNG 59**

Antwort C ist richtig.

Zu Aussage 1

Bei Männern über 75 Jahren ist ein erhöhtes Risiko für vollzogene Suizide festzuhalten.

Zu Aussage 2

An Depression oder anderen psychiatrischen Erkrankungen erkrankte Menschen haben ein höheres Suizidrisiko.

Zu Aussage 3

Menschen ohne früheren Suizidversuch haben kein erhöhtes Suizidrisiko.

Zu Aussage 4

Eine familiäre Häufung gilt als Risikofaktor für Suizide.

Zu Aussage 5

Menschen, die gut im sozialen Gefüge eingebettet sind, haben kein erhöhtes Suizidrisiko.

**LÖSUNG 60**

Antworten B und C sind richtig.

Zu Antwort A

Das Kleinhirn (Cerebellum) wird nicht zum Hirnstamm gezählt. Zum Hirnstamm zählen die Medulla oblongata, Pons, das Mittelhirn und (je nach Autor) das Zwischenhirn.

Zu Antwort B

Hirndrucksteigerungen, u. a. durch Raumforderungen innerhalb der Kalotte, können zur Einklemmung von Hirnanteilen führen, z. B. am Foramen magnum, der Falx cerebri oder am Tentorium cerebelli, die lebensbedrohlich sind. Bei einer Herniation ins Foramen magnum können Kleinhirnanteile, besonders die Kleinhirntonsillen, eingeklemmt werden. Die eingeklemmten Anteile komprimieren dabei den Hirnstamm und behindern den Liquorfluss.

Zu Antwort C

Das Kleinhirn liegt in der hinteren Schädelgrube und ist ein Zentrum der Koordination, Feinmotorik, Orientierung, Tiefensensibilität und des Tastsinns.

Zu Antwort D

Kleinhirnläsionen führen u. a. zu Koordinationsproblemen, Gangstörungen und dysmetrischen Bewegungen, skandierender Sprache und Nystagmus.

Zu Antwort E

Die Blutversorgung des Kleinhirns erfolgt hauptsächlich über die Aa. vertebrales, die sich auf der Höhe des Pons zur A. basilaris aufteilt. Die A. basilaris gibt über die Aa. cerebelli-Äste zum Kleinhirn ab.

# 9 Prüfungsfragen Oktober 2021

**AUFGABE 1**
**M**

Fallbeispiel
Gynäkomastie

Ein 25-jähriger Student kommt in Ihre Praxis. Er habe seit längerem eine beidseitige symmetrische Vergrößerung der Brust bemerkt. Der Bereich ist leicht druckschmerzhaft. Sie stellen die Diagnose einer Gynäkomastie.

Welche der folgenden Aussagen treffen zu?

Wählen Sie **zwei** Antworten!

**Antwort A** Eine in der Pubertät auftretende Gynäkomastie sollte operativ saniert werden.

**Antwort B** Eine Gynäkomastie kann bei Drogenmissbrauch (z. B. Marihuana) vorkommen.

**Antwort C** Die Hauptursache einer Gynäkomastie sind genetische Störungen, wie z. B. Klinefelter-Syndrom.

**Antwort D** Zur Differenzierung, ob eine Drüsenvergrößerung oder eine Fettgewebsvermehrung vorliegt, ist eine Ultraschalluntersuchung sinnvoll.

**Antwort E** Eine Gynäkomastie weist in der Regel auf einen Testosteron-produzierenden Tumor hin.

---

**AUFGABE 2**
**A**

Fallbeispiel
Bauchaortenaneurysma

Ein 70-jähriger Rentner mit erhöhtem Blutdruck, Übergewicht und Zuckerkrankheit kommt in Ihre Praxis. Er klagt über Rücken- und Flankenschmerzen. Im Rahmen der Differenzialdiagnose denken Sie an eine krankhafte Erweiterung der Bauchaorta (Bauchaortenaneurysma).

Welche der folgenden Aussagen zum Bauchaortenaneurysma treffen zu?

1. Älteren Männern (ab 65 Jahren) wird ein Ultraschallscreening zur Früherkennung empfohlen.
2. Hypertonie, Hypercholesterinämie, Rauchen und männliches Geschlecht sind Risikofaktoren.
3. Eine unauffällige körperliche Untersuchung schließt ein Bauchaortenaneurysma aus.
4. Von einem Bauchaortenaneurysma spricht man, wenn sich die Bauchschlagader spindel- oder sackförmig auf mehr als 3 cm erweitert.
5. Solange keine Symptome bestehen, ist ein Bauchaortenaneurysma nicht gefährlich.

**Antwort A** Nur die Aussagen 1 und 2 sind richtig.

**Antwort B** Nur die Aussagen 1, 2 und 4 sind richtig.

**Antwort C** Nur die Aussagen 1, 4 und 5 sind richtig.

**Antwort D** Nur die Aussagen 1, 2, 3 und 4 sind richtig.

**Antwort E** Nur die Aussagen 2, 3, 4 und 5 sind richtig.

---

**AUFGABE 3**
**A**

Pankreaskarzinom

Welche der folgenden Aussagen zum Pankreaskarzinom treffen zu?

1. Chronische Pankreatitis ist ein Risikofaktor.
2. Rauchen ist ein Risikofaktor.
3. Als Symptome treten u. a. in den Rücken ausstrahlende Oberbauchbeschwerden, Übelkeit und Gewichtsverlust auf.
4. Eine Metastasierung tritt selten auf.
5. Frühsymptom des Pankreasschwanzkarzinoms ist ein schmerzloser Ikterus.

**Antwort A** Nur die Aussagen 1 und 3 sind richtig.

**Antwort B** Nur die Aussagen 1, 2 und 3 sind richtig.

**Antwort C** Nur die Aussagen 2, 4 und 5 sind richtig.

**Antwort D** Nur die Aussagen 1, 2, 3 und 4 sind richtig.

**Antwort E** Nur die Aussagen 1, 2, 3 und 5 sind richtig.

Für Notizen

**LÖSUNG 1**

Antworten B und D sind richtig.

Zu Antwort A

Bei der Gynäkomastie handelt es sich um eine Vergrößerung der männlichen Brust. Sie kann ein- oder beidseitig auftreten. In der Pubertät, im Neugeborenenalter und im Senium ist die Gynäkomastie physiologisch und bedarf keiner Therapie.

Zu Antwort B

Die Einnahme von Rauschgiften, z. B. Cannabis oder Heroin, kann eine Gynäkomastie in der Entstehung begünstigen.

Zu Antwort C

Die Hauptursachen einer Gynäkomastie sind internistische Erkrankungen, wie z. B. Nieren- und Lebererkrankungen, hormonelle Verschiebungen zugunsten des Östrogens sowie idiopathische Formen. Genetische Ursachen, z. B. das Klinefelter-Syndrom, gehen auch mit einer Gynäkomastie einher, die Ursache ist aber insgesamt gesehen seltener als die oben genannten Ursachen.

Zu Antwort D

Zur Differenzierung zwischen einer Gynäkomastie (die mit einer Drüsenvergrößerung einhergeht) und einer Pseudogynäkomastie (die mit einer Fettgewebsvermehrung einhergeht) ist eine Sonografie der Brust angezeigt.

Zu Antwort E

Östrogen-produzierende Tumoren können eine Gynäkomastie hervorrufen.

---

**LÖSUNG 2**

Antwort B ist richtig.

Zu Aussage 1

Männern ab 65 Jahren sowie Personen mit einem Risikoprofil wird eine Sonografie zur Früherkennung empfohlen, weil ein Bauchaortenaneurysma in den meisten Fällen asymptomatisch ist und eine Ruptur oder eine Dissektion einen lebensgefährlichen Zustand darstellt.

Zu Aussage 2

Risikofaktoren für ein Bauchaortenaneurysma sind Alter, männliches Geschlecht, Nikotinabusus, arterielle Hypertonie, familiäre Häufung und Hypercholesterinämie. Andere Faktoren sind u. a. Bindegewebserkrankungen wie das Marfan-Syndrom oder das Ehlers-Danlos-Syndrom.

Zu Aussage 3

Eine unauffällige körperliche Untersuchung schließt ein Bauchaortenaneurysma nicht aus.

Zu Aussage 4

Von einem Bauchaortenaneurysma spricht man, wenn die Bauchschlagader spindel- oder sackförmig auf mehr als 3 cm (bei Männern) bzw. 2,7 cm (bei Frauen) erweitert ist.

Zu Aussage 5

Ein Bauchaortenaneurysma ist in der Regel a- oder oligosymptomatisch. Gelegentlich lässt sich ein pulsierender abdomineller Tumor feststellen. Eindrückliche Symptome entstehen bei der Ruptur oder Dissektion des Aneurysmas.

---

**LÖSUNG 3**

Antwort B ist richtig.

Zu Aussage 1

Als Risikofaktoren für die Entstehung des Pankreaskarzinoms gelten das Alter, Nikotin- und Alkoholabusus, Adipositas, eine chronische Pankreatitis und genetische Faktoren, u. a. Mutationen im Erbgut.

Zu Aussage 2

Nikotinabusus gilt als Risikofaktor für die Entstehung eines Pankreaskarzinoms.

Zu Aussage 3

Die Symptome beim Pankreaskarzinom ähneln den Symptomen der chronischen Pankreatitis und machen sich bemerkbar als rezidivierende oder persistierende Schmerzen tief im Oberbauch, die gürtelförmig in den Rücken ausstrahlen oder nur als bohrende Schmerzen auftreten. Begleitet werden die Symptome von Durchfällen, Blähungen, Übelkeit, Erbrechen und B-Symptomatik. Bei Kompression des Ductus choledochus entsteht ein posthepatischer Ikterus und das Courvoisier-Zeichen.

Zu Aussage 4

Eine Metastasierung ist beim Pankreaskarzinom häufig und frühzeitig. Betroffen ist v. a. die Leber.

Zu Aussage 5

Der schmerzlose Ikterus ist ein Symptom, das beim Pankreaskopfkarzinom auftritt und durch Kompression des Ductus choledochus hervorgerufen wird. Es handelt sich um ein Spätsymptom. Beim Pankreasschwanzkarzinom kann auch ein Ikterus auftreten, dies ist aber auf eine hepatische Metastasierung zurückzuführen und zählt zu den Spätsymptomen.

## Welche Aussage zu Halluzinationen trifft zu?

Halluzinationen:

**Antwort A** treten erst nach der Pubertät auf.

**Antwort B** kommen bei organischen psychischen Störungen vor.

**Antwort C** sind Störungen des Affekts.

**Antwort D** sind inhaltliche Denkstörungen.

**Antwort E** sind eine Störung der Gedächtnisfunktionen.

**AUFGABE 4**
**E**

Halluzinationen

---

## Welche der folgenden Aussagen treffen zu?

Ein 5-jähriger Junge kommt zu Ihnen in die Praxis mit Hüftschmerzen, eingeschränkter Beweglichkeit im Hüftgelenk und Schonhinken. Es liegt kein vorausgegangenes Trauma vor. Als Diagnosen sind in Betracht zu ziehen:

1. Coxitis fugax (flüchtige Koxitis)
2. Morbus Perthes (aseptische Hüftkopfnekrose)
3. Infektiöse Arthritis
4. Hüftgelenksdysplasie
5. Knochentumor

**Antwort A** Nur die Aussagen 1 und 3 sind richtig.

**Antwort B** Nur die Aussagen 1, 2 und 5 sind richtig.

**Antwort C** Nur die Aussagen 3, 4 und 5 sind richtig.

**Antwort D** Nur die Aussagen 1, 2, 3 und 4 sind richtig.

**Antwort E** Alle Aussagen sind richtig.

**AUFGABE 5**
**A**

Fallbeispiel
Hüftschmerzen

---

## Welche der folgenden Aussagen zum Blasentumor treffen zu?

Wählen Sie **zwei** Antworten!

**Antwort A** Häufigstes Erstsymptom sind Schmerzen beim Wasserlassen.

**Antwort B** Ein Harnblasentumor ist in der ersten Phase oft asymptomatisch.

**Antwort C** Eine Zystitis bei einem Mann sollte immer differenzialdiagnostisch abgeklärt werden, da auch ein Harnblasentumor vorliegen könnte.

**Antwort D** Frauen sind häufiger betroffen als Männer.

**Antwort E** Gewichtsverlust und Nachtschweiß sind Leitsymptome.

**AUFGABE 6**
**M**

Blasentumor

LÖSUNG 4

Antwort B ist richtig.

Zu Antwort A

Halluzinationen sind Wahrnehmungserlebnisse ohne entsprechende Reizquelle, die aber für wirkliche Sinneseindrücke gehalten werden. Sie können in jedem Alter auftreten.

Zu Antwort B

Halluzinationen kommen bei organischen psychischen Störungen vor, z. B. im Rahmen eines Delirs als optische Halluzinationen.

Zu Antwort C

Störung des Affekts betreffen die Gefühlswelt und können als Affektlabilität, Affektarmut, Gefühl der Gefühllosigkeit, Affektinkontinenz, innere Unruhe, Gereiztheit, Euphorie, Dysphorie, läppischer Affekt, Parathymie und Angst in Erscheinung treten.

Zu Antwort D

Inhaltliche Denkstörungen betreffen den Inhalt des Gedachten („Was denkt der Patient"), wobei der Wahn die wichtigste inhaltliche Denkstörung darstellt. Andere inhaltliche Störungen sind Angst, Phobien, Zwänge, hypochondrische Befürchtungen und überwertige Ideen (stark emotional behaftete Gedanken, wobei eine Distanzierung und Korrigierbarkeit vorhanden sind).

Zu Antwort E

Störungen der Gedächtnisfunktion können als Störungen der Merkfähigkeit, des (Langzeit-)Gedächtnisses, Amnesien, Paramnesien, Konfabulationen auftreten.

---

LÖSUNG 5

Antwort E ist richtig.

Zu Aussage 1

Eine Coxitis fugax betrifft meist Kinder, entsteht nach Infekten und geht mit Hüftschmerzen, ggf. Knieschmerzen einher.

Zu Aussage 2

Beim Morbus Perthes handelt es sich um eine aseptische Osteochondrose der Femurkopfepiphyse, die v. a. Jungen zwischen dem 5. und 7. Lj. betrifft. Je nach Nekroseausprägung variieren die Symptome, von asymptomatisch bis hin zu starken Knieschmerzen (Projektionsschmerzen) und Hinken. Hüftschmerzen sind selten, die Hüftbeweglichkeit ist eingeschränkt.

Zu Aussage 3

Eine infektiöse Arthritis (eitrige Coxitis) bei Kindern kann durch septische Streuung verursacht werden, z. B. im Zuge einer Otitis media. Typisch sind starke Schmerzen im Hüftgelenk, in der Leiste und eine Schonhaltung sowie Fieber.

Zu Aussage 4

Die Symptome der Hüftgelenksdysplasie machen sich im Säuglingsalter bemerkbar mit Faltenasymmetrie am Gesäß und Bewegungsarmut des betroffenen Beinchens. Es besteht eine Abspreizbehinderung der Beinchen beim Wickeln. Bei älteren Kindern entwickeln sich ein watschelnder Gang und eine Frühharthrose.

Zu Aussage 5

Ein Knochentumor muss differenzialdiagnostisch in Betracht gezogen werden. Es kann vom Knochen oder vom Weichteilgewebe hervorgehen. Die Mehrzahl der Tumoren ist gutartig (u. a. Osteochondrome, Enchondrome, Osteoidosteome). Ein kleiner Teil ist maligne (u. a. Osteosarkome, Ewing-Sarkome).

---

LÖSUNG 6

Antworten B und C sind richtig.

Zu Antwort A

Harnblasentumore bieten in der Regel keine Frühsymptome. Diese treten erst auf, wenn der Tumor eine gewisse Größe erreicht hat, Gefäße arrodiert oder Nachbarstrukturen verdrängt. Spätsymptome sind schmerzlose Hämaturie, Dysurie, Pollakisurie, rezidivierende Harnblaseninfekte, suprapubische Schmerzen oder Symptome der Harnstauung sowie B-Symptome.

Zu Antwort B

Harnblasentumore bieten im Frühstadium sehr häufig keine Symptome (Zufallsbefund).

Zu Antwort C

Ein Harnblasenkarzinom kann mit Symptomen einer Harnwegsinfektion einhergehen. Es ist notwendig, an diese Differenzialdiagnose zu denken und auszuschließen, v.a. durch eine Zystoskopie mit Probenentnahmen.

Zu Antwort D

Harnblasenkarzinome sind insgesamt gesehen eher selten und betreffen mehr Männer. Es handelt sich um Tumoren des älteren Menschen. Risikofaktoren sind Nikotinabusus, chronische Entzündungen, Hypertonie und Adipositas, Exposition gegenüber Industriegiften und eine Analgetika-Nephropathie.

Zu Antwort E

Gewichtsverlust und Nachtschweiß (und zusätzlich Fieber) zählen zu den sogenannten B-Symptomen. Es sind Begleitsymptome, die sich im Verlauf einer konsumierenden Erkrankung einstellen.

## Welche der folgenden Aussagen zur Benzodiazepin-Abhängigkeit trifft (treffen) zu?

1. Abhängigkeitsstörungen von Benzodiazepinen sind selten und treten in der Regel erst nach sechs Monaten Gebrauch auf.
2. Die Halbwertszeiten von Benzodiazepinen haben keinen Einfluss auf den Zeitpunkt des Auftretens von Entzugserscheinungen.
3. Durch kontrollierte und zeitlich begrenzte Verschreibungen lässt sich das Risiko einer Abhängigkeitsentwicklung verringern.
4. Risiken des langfristigen Gebrauchs von Benzodiazepinen sind neben der Abhängigkeitsentwicklung eine Sturzneigung und kognitive Einbußen.
5. In der Substitutionstherapie hat sich Methadon bei Benzodiazepin-Abhängigkeit bewährt.

**Antwort A** Nur die Aussage 4 ist richtig.

**Antwort B** Nur die Aussagen 3 und 4 sind richtig.

**Antwort C** Nur die Aussagen 1, 2 und 3 sind richtig.

**Antwort D** Nur die Aussagen 1, 3 und 4 sind richtig.

**Antwort E** Nur die Aussagen 3, 4 und 5 sind richtig.

**AUFGABE 7**
**A**

Abhängigkeit

---

## Welche der folgenden Aussagen zum metabolischen Syndrom treffen zu?

1. Das metabolische Syndrom ist gleichbedeutend mit Diabetes mellitus Typ 1.
2. Das metabolische Syndrom beschreibt das gemeinsame Auftreten mehrerer Symptome bzw. Krankheitsbilder.
3. Adipositas, Glukosetoleranzstörung und arterielle Hypertonie spielen dabei eine Rolle.
4. Im Rahmen der Diagnostik sollten auch die Fettwerte geprüft werden.
5. Besonders gefährdet sind Patienten mit stammbetonter (viszeraler) Adipositas.

**Antwort A** Nur die Aussagen 2 und 5 sind richtig.

**Antwort B** Nur die Aussagen 1, 2 und 3 sind richtig.

**Antwort C** Nur die Aussagen 3, 4 und 5 sind richtig.

**Antwort D** Nur die Aussagen 2, 3, 4 und 5 sind richtig.

**Antwort E** Alle Aussagen sind richtig.

**AUFGABE 8**
**A**

Metabolisches Syndrom

---

## Welche der folgenden Aussagen zu Notfällen treffen zu?

1. Einem bewusstlosen Diabetiker ohne weitere Kenntnisse des vorliegenden Blutzuckerwertes verabreicht man notfallmäßig eher Glukose als Insulin.
2. Die Schwere einer Bewusstseinsstörung kann durch die sogenannte Glasgow Coma Scale (GCS) – einer Skala mit Items (Fragepunkte) zum Augenöffnen, zur Motorik und zur Sprache – ermittelt werden.
3. Bei einem sogenannten Spannungspneumothorax sollte dem Patienten empfohlen werden, eine Fachklinik für Lungenerkrankungen aufzusuchen.
4. Einem Patienten mit heftigen Schmerzen im oberen Brustkorb, die in den linken Oberarm ausstrahlen und sich unter Belastung deutlich verstärken, sollte der Heilpraktiker empfehlen, den Hausarzt aufsuchen.
5. Ein fehlendes Atemgeräusch („stille Lunge“) bei einem Asthmaanfall spricht für einen günstigen Verlauf.

**Antwort A** Nur die Aussagen 1 und 2 sind richtig.

**Antwort B** Nur die Aussagen 1 und 4 sind richtig.

**Antwort C** Nur die Aussagen 2 und 3 sind richtig.

**Antwort D** Nur die Aussagen 1, 2 und 5 sind richtig.

**Antwort E** Nur die Aussagen 3, 4 und 5 sind richtig.

**AUFGABE 9**
**A**

Notfälle

LÖSUNG 7

Antwort B ist richtig.

Zu Aussage 1

Abhängigkeitsstörungen von Benzodiazepinen sind relativ häufig. In Deutschland sind etwa 2 Millionen Menschen betroffen, wobei die Dunkelziffer wahrscheinlich sehr hoch ist. Eine Abhängigkeit entwickelt sich nach wenigen Wochen, wobei der Zeitpunkt von Mensch zu Mensch unterschiedlich ist.

Zu Aussage 2

Die Halbwertszeiten von Benzodiazepinen haben einen Einfluss auf den Zeitpunkt des Auftretens von Entzugserscheinungen. Kurzwirksame Benzodiazepine, z. B. Midazolam, führen zu einer schnelleren Entwicklung von Entzugssymptomen als langwirksame.

Zu Aussage 3

Durch kontrollierte und zeitlich begrenzte Verschreibungen lässt sich das Risiko einer Abhängigkeitsentwicklung verringern. I.d.R. werden Benzodiazepine für eine Dauer von bis zu 14 Tagen verschrieben.

Zu Aussage 4

Langfristiger Gebrauch führt neben der Abhängigkeitsentwicklung zur depressiven Verstimmung mit Gleichgültigkeit und Teilnahmslosigkeit, Sturzneigung durch Hypotonie und kognitiven Einbußen.

Zu Aussage 5

Methadon wird in der Substitutionstherapie bei Opiatabhängigkeit verwendet. Eine Benzodiazepinabhängigkeit wird mit einem fraktionierten Entzug behandelt. Dabei wird die Dosis des Benzodiazepins sukzessive reduziert und Entzugserscheinungen mit anderen Pharmaka behandelt.

---

LÖSUNG 8

Antwort D ist richtig.

Zu Aussage 1

Der Diabetes mellitus Typ I ist keine Erkrankung des metabolischen Syndroms.

Zu Aussage 2

Zu den Erkrankungen des metabolischen Syndroms zählen die stammbetonte Adipositas, Dyslipoproteinämie mit hohen LDL- und Triglyzeridspiegeln sowie niedrigen HDL-Spiegeln, arterielle Hypertonie und der Diabetes mellitus Typ 2 bzw. gestörte Glukosetoleranz.

Zu Aussage 3

Adipositas, Glukosetoleranzstörung und arterielle Hypertonie sowie eine Dyslipoproteinämie sind für das metabolische Syndrom kennzeichnend.

Zu Aussage 4

Im Rahmen der Diagnostik sollte u. a. neben Glukose, HbA1c, TSH, Leber- und Nierenparametern auch das Gesamtcholesterin, LDL, HDL und Triglyzeride geprüft werden.

Zu Aussage 5

Bei der Adipositas kann unter Berücksichtigung der Fettverteilung eine stammbetonte Adipositas (viszerale, zentrale Adipositas, Apfeltyp) und eine gluteofemorale Adipositas (periphere, gynäkoide Adipositas, Birnentyp) unterschieden werden. Die viszerale Adipositas geht mit deutlich mehr Folgeerkrankungen einher und ist insgesamt gesehen ungünstiger als die periphere Form.

---

LÖSUNG 9

Antwort A ist richtig.

Zu Aussage 1

Einem bewusstlosen Patienten mit bekanntem Diabetes mellitus niemals Insulin verabreichen. Bei einer Hypoglykämie ist die Glukosezufuhr lebensrettend (die Insulingabe dagegen tödlich). Bei einer Hyperglykämie kann die zusätzliche Glukosegabe eher toleriert werden.

Zu Aussage 2

Die Schwere einer Bewusstseinsstörung kann durch die sog. Glasgow Coma Scale (GCS) ermittelt werden. Dabei werden das Augenöffnen, verbale und motorische Reaktionen geprüft und je nach Antwort Punkte vergeben.

Zu Aussage 3

Ein Spannungspneumothorax stellt einen Notfall dar. Neben Verständigung der Rettungsleitstelle und Durchführung der allgemeinen Notfallmaßnahmen kann eine Entlastungspunktion im 2. ICR in der MCL oder im 4. ICR in der hinteren Axillarlinie am Rippenoberrand notwendig sein.

Zu Aussage 4

Bei einem Patienten mit heftigen Schmerzen im oberen Brustkorb, die in den linken Oberarm ausstrahlen und sich unter Belastung deutlich verstärken, muss der Verdacht auf ein akutes Koronarsyndrom gestellt werden. Es handelt sich um einen Notfall, der Patient muss schnellstmöglich die Klinik erreichen.

Zu Aussage 5

Ein fehlendes Atemgeräusch („stille Lunge") bei einem Asthmaanfall spricht für eine Lungenüberblähung und eine frustrane Atmung, bei der es in der Exspiration zum Kollaps der kleinen Bronchien kommt. Es handelt sich um einen vitalen Notfall.

Eine 44-jährige Frau leidet seit mehreren Jahren unter anhaltenden, aber stark wechselnden Beschwerden wie Hautbrennen und Jucken, schmerzhaften Magen-Darm-Beschwerden, Übelkeit, Erbrechen verbunden mit Unpässlichkeit und Gereiztheit. Die Patientin berichtet über familiäre Spannungen. Eine körperliche Ursache war immer auszuschließen.

## Welche der folgenden Aussagen trifft zu?

Es handelt sich am ehesten um:

**Antwort A** Typische Wechseljahrsbeschwerden

**Antwort B** Eine Somatisierungsstörung

**Antwort C** Symptome des Diabetes mellitus

**Antwort D** Einen hypochondrischen Wahn

**Antwort E** Eine generalisierte Angststörung

**AUFGABE 10**
**E**

Fallbeispiel Psychosomatik

---

## Welche der folgenden Aussagen zur Urtikaria treffen zu?

1. Die bei Urtikaria auftretenden Quaddeln entstehen durch mit Epithel ausgekleidete, flüssigkeitsgefüllte Hohlräume in der Haut.
2. Bei akuter Urtikaria mit Gesichtsschwellung um Augen und Mund sind Rescue-Tropfen (Bachblüten-Notfalltropfen) eine geeignete Therapie.
3. Urtikaria kann durch Wärme und Druck ausgelöst werden.
4. Bei Urtikaria ist in der Regel eine Allergiediagnostik notwendig.
5. Juckreiz wird selten beobachtet.

**Antwort A** Nur die Aussagen 2 und 3 sind richtig.

**Antwort B** Nur die Aussagen 3 und 4 sind richtig.

**Antwort C** Nur die Aussagen 1, 3 und 4 sind richtig.

**Antwort D** Nur die Aussagen 1, 4 und 5 sind richtig.

**Antwort E** Alle Aussagen sind richtig.

**AUFGABE 11**
**A**

Urtikaria

---

## Welche der folgenden Aussagen zum Asthma bronchiale treffen zu?

1. Ein Leitsymptom ist Luftnot unter dem Bild eines inspiratorischen Stridors.
2. Bei Patienten mit Asthma bronchiale kann die Lungenfunktionsprüfung normale Werte aufweisen.
3. Die Gabe von Kortikosteroiden ist bei Patienten mit der Diagnose Asthma bronchiale kontraindiziert.
4. Die Einnahme von Acetylsalicylsäure (ASS) kann einen Asthma-Anfall provozieren.
5. Die bronchiale Reaktivität ist bei Asthma typischerweise vermindert.

**Antwort A** Nur die Aussagen 2 und 4 sind richtig.

**Antwort B** Nur die Aussagen 2 und 5 sind richtig.

**Antwort C** Nur die Aussagen 1, 2 und 4 sind richtig.

**Antwort D** Nur die Aussagen 1, 3 und 4 sind richtig.

**Antwort E** Nur die Aussagen 2, 4 und 5 sind richtig.

**AUFGABE 12**
**A**

Asthma bronchiale

**LÖSUNG 10**

Antwort B ist richtig.

Zu Antwort A

Wechselsjahrsbeschwerden können durchaus im Alter von 44 Jahren auftreten. Typisch sind Hitzewallungen, Gereiztheit, Stimmungsschwankungen, Zyklusstörungen, Veränderung der Schleimhautbefeuchtung, kognitive Veränderungen, evtl. Muskel- und Gelenkschmerzen.

Zu Antwort B

Die o.g. Symptome sprechen für eine Somatisierungsstörung, die durch unterschiedliche körperliche Beschwerden (Schmerzen, gastrointestinale, neurologische, sexuelle Störungen) gekennzeichnet sind.

Zu Antwort C

Symptome des Diabetes mellitus sind Hyperglykämie mit Polyurie und Polydipsie, Müdigkeit, Hautveränderungen, Wadenkrämpfe, Sehstörungen sowie eine begleitende Adipositas.

Zu Antwort D

Beim hypochondrischen Wahn ist der Patient unkorrigierbar davon überzeugt, unter einer körperlichen Krankheit zu leiden. Begleitend treten Ängste und Verzweiflung auf.

Zu Antwort E

Die generalisierte Angststörung ist eine langanhaltende wechselnde Angst und Befürchtung, die sich auf alltägliche Probleme bezieht. Die Beschwerden müssen 6 Monate anhalten. Das Auftreten von körperlichen Symptomen, wie Schlafstörungen, Reizbarkeit, Schreckhaftigkeit, Anspannung, Hitzewallungen, Tremor, gastrointestinale Beschwerden, ist möglich, jedoch muss auch das Symptom der Angst im Fokus stehen.

**LÖSUNG 11**

Antwort B ist richtig.

Zu Aussage 1

Quaddeln entstehen durch Freisetzung von Histamin aus Mastzellen, die zur Vasodilatation und lokalem Ödem (Quaddel) führt. Flüssigkeitsgefüllte Hohlräume, deren Wand mit Epithel ausgekleidet ist, werden als Zyste bezeichnet.

Zu Aussage 2

Bei akuter Urtikaria mit Gesichtsschwellung um Augen und Mund muss von einem Quincke-Ödem ausgegangen werden, das als ein Notfall angesehen werden muss. Der Notruf sollte abgesetzt und weitere Maßnahmen ergriffen werden, u. a. Allergenzufuhr stoppen, Kühlung von Schwellungen, Oberkörperhochlagerung, $O_2$-Gabe, Anlage eines venösen Zugangs und die Gabe von Antihistaminika, Glukokortikoiden und Suprarenin wenn vorhanden. Die Gabe von Rescue-Tropfen ist keine geeignete Therapie.

Zu Aussage 3

Die Urtikaria kann durch unterschiedlichste Faktoren ausgelöst und unterhalten werden. Ursachen sind Insektenstiche, Nahrungsmittel, Druck, Wärme, Kälte, Schwitzen.

Zu Aussage 4

Eine Allergiediagnostik ist notwendig, um das Agens und auch den Allergietyp zu detektieren.

Zu Aussage 5

Juckreiz ist eine typische Begleiterscheinung bei der Urtikaria.

**LÖSUNG 12**

Antwort A ist richtig.

Zu Aussage 1

Das Asthma bronchiale ist eine rezidivierende entzündliche Erkrankung der Atemwege, die mit bronchialer Hyperreaktivität, übermäßiger Produktion an zähem Schleim und Bronchokonstriktion einhergeht. Die Leitsymptome sind periodisch auftretende Dyspnoe, exspiratorischer Stridor und verlängerte Exspirationszeit, Husten mit glasig-zähem, schwer abhustbarem Sputum.

ZuAussage 2

Bei Patienten mit Asthma bronchiale kann im symptomfreien Intervall die Lungenfunktionsprüfung normale Werte aufweisen.

ZuAussage 3

Die medikamentöse Therapie erfolgt mit inhalativen Glukokortikoiden, Sympathomimetika, Parasympatholytika, wobei Glukokortikoide die beste antientzündliche, antiallergische und immunsuppressive Wirkung haben.

Zu Aussage 4

Auslösefaktoren des Asthmaanfalls sind Allergene jeglicher Art, virale Infekte im Respirationstrakt, Stress, Medikamente, v. a. Acetylsalicylsäure (ASS), Betablocker, Kälteeinwirkung.

Zu Aussage 5

Die bronchiale Reaktivität ist bei Asthma typischerweise erhöht.

## Welche der folgenden Aussagen treffen zu?

Ein erhöhtes Suizidrisiko gegenüber der Allgemeinbevölkerung besteht bei:

1. Schizophrener Psychose
2. Depressiver Störung
3. Alkoholabhängigkeit
4. Anorexia nervosa
5. Narzisstischer Persönlichkeitsstörung

**Antwort A** Nur die Aussagen 2 und 4 sind richtig.

**Antwort B** Nur die Aussagen 1, 4 und 5 sind richtig.

**Antwort C** Nur die Aussagen 1, 2, 3 und 4 sind richtig.

**Antwort D** Nur die Aussagen 1, 2, 3 und 5 sind richtig.

**Antwort E** Alle Aussagen sind richtig.

**AUFGABE 13**
**A**

Suizidalität

---

## Welche der folgenden Aussagen zur Lungenfibrose treffen zu?

1. Lungenfibrosen zählen zu den interstitiellen Lungenerkrankungen.
2. Die Ursache der Lungenfibrose ist in vielen Fällen unbekannt.
3. Bei der körperlichen Untersuchung kann eine Sklerosiphonie (basales inspiratorisches Knisterrasseln) auftreten.
4. Zur Abklärung muss bei jedem klinischen Verdacht als erstes eine Magnetresonanztomografie des Brustkorbes angefertigt werden.
5. Lungenfibrosen sind gut behandelbar, die Funktionsstörungen zumeist reversibel.

**Antwort A** Nur die Aussagen 1 und 5 sind richtig.

**Antwort B** Nur die Aussagen 1, 2 und 3 sind richtig.

**Antwort C** Nur die Aussagen 1, 3 und 4 sind richtig.

**Antwort D** Nur die Aussagen 2, 3 und 4 sind richtig.

**Antwort E** Nur die Aussagen 1, 2, 3 und 5 sind richtig.

**AUFGABE 14**
**A**

Lungenfibrose

---

## Welche der folgenden Aussagen zum Morbus Parkinson treffen zu?

Typische Symptome des Morbus Parkinson sind:

1. Monotone Stimme
2. Mikrografie
3. Bewegungsarmut
4. Tremor
5. Krampfanfälle

**Antwort A** Nur die Aussagen 2 und 4 sind richtig.

**Antwort B** Nur die Aussagen 1, 2 und 3 sind richtig.

**Antwort C** Nur die Aussagen 1, 2 und 4 sind richtig.

**Antwort D** Nur die Aussagen 1, 2, 3 und 4 sind richtig.

**Antwort E** Nur die Aussagen 1, 3, 4 und 5 sind richtig.

**AUFGABE 15**
**A**

Morbus Parkinson

LÖSUNG 13

Antwort E ist richtig.

Zu Aussage 1

Bei der Schizophrenie besteht ein erhöhtes Suizidrisiko. Studien zufolge unternehmen 20–50 % der Patienten einen Suizidversuch, 5(10)–15 % versterben dabei.

Zu Aussage 2

Bei der Depression ist das Suizidrisiko gegenüber der Normalbevölkerung erhöht. Bis zu 80 % der Patienten berichten über suizidale Gedanken, ca. 60 % begehen einen Suizidversuch, 15 % versterben durch Selbsttötung.

Zu Aussage 3

Die Alkoholkrankheit geht mit einem erhöhten Suizidrisiko gegenüber der Normalbevölkerung einher. Etwa 7–10 % der Patienten versterben durch Suizid.

Zu Aussage 4

Die Anorexia nervosa ist eine Erkrankung, die mit einer hohen Mortalität einhergeht. Untersuchungen zufolge sterben 18–20 % der Patienten an dieser Erkrankung und am Suizid.

Zu Aussage 5

Die narzisstische Persönlichkeitsstörung (und auch die Borderline-Störung) geht mit einem erhöhten Suizidrisiko einher.

---

LÖSUNG 14

Antwort B ist richtig.

Zu Aussage 1

Die Lungenfibrose zählt zu den interstitiellen Lungenerkrankungen, die mit bindegewebiger Umwandlung und Vermehrung des Lungengewebes und damit mit eingeschränkter Lungenfunktion einhergeht.

Zu Aussage 2

In etwa der Hälfte der Fälle ist die Ursache der Lungenfibrose unbekannt. Die andere Hälfte entfällt auf sekundäre Fibrosen. Ursachen sind u. a. chronische Lungeninfektionen, organische und anorganische Stäube, Herbizide, Strahlenbelastung, Pharmakanebenwirkungen und systemische Erkrankungen wie Sarkoidose, Kollagenosen, Vaskulitiden.

Zu Aussage 3

In der körperlichen Untersuchung finden sich reduzierte Atemexkursionen, Stimmfremitus normal oder erhöht, hochgestellte Lungengrenzen, Klopfschall sonor oder hyposonor. In der Auskultation kann ein inspiratorisches Knisterrasseln (Sklerosiphonie) und ein abgeschwächtes Atemgeräusch auftreten.

Zu Aussage 4

Die Diagnose der Lungenfibrose erfolgt durch Anamnese, körperliche Untersuchung, Blutuntersuchung, Funktionstests und bildgebende Verfahren, v. a. Röntgen und das hrCT (**h**igh **r**esolution CT, hochauflösende Computertomografie).

Zu Aussage 5

Die Therapie der Lungenfibrose ist schwierig und nicht zufriedenstellend, weil keine Heilung erreicht werden kann. Die Therapie beschränkt sich zum einen auf die Behandlung der schädigenden Ursachen, sofern sie bekannt sind, zum anderen ist sie symptomatisch.

---

LÖSUNG 15

Antwort D ist richtig.

Zu Aussage 1

Monotone Stimme ist eines der Symptome beim Morbus Parkinson.

Zu Aussage 2

Mikrografie zählt ebenfalls zu den typischen Symptomen bei Morbus Parkinson.

Zu Aussage 3

Bewegungsarmut ist ein Symptom des Morbus Parkinson. Andere Symptome sind u. a. Rigor mit ausgeprägter Steifigkeit der Muskulatur, kleinschrittiger vornübergebeugter Gang und reduziertes Mitschwingen der Arme, Fallneigung, seltener Lidschlag, Salben- und Maskengesicht. Die Denkabläufe sind verlangsamt, Stimmungsschwankungen und psychotische Symptome können auftreten.

Zu Aussage 4

Ruhetremor ist ein typisches Symptom des Morbus Parkinson. Es handelt sich um einen feinschlägigen Tremor, der auch einseitig beginnen kann, im Ruhezustand am stärksten ausgeprägt ist und bei zielgerichteten Bewegungen abnimmt.

Zu Aussage 5

Krampfanfälle sind keine Symptome des Morbus Parkinson. Krampfanfälle können im Rahmen einer Enzephalitis, Hirntumore oder Blutungen innerhalb des Gehirns oder der Hirnhäute auftreten.

Bei einer 45-jährigen Patientin bestehen vier Wochen nach einer unkomplizierten distalen Radiusfraktur Ruhe-Bewegungsschmerz und eine bläulich-livide Verfärbung der Haut mit vermehrten Schwitzen.

Wofür spricht diese Symptomatik am ehesten?

**Antwort A** Es handelt sich um einen Normalzustand nach Immobilisierung in Gipsschiene.

**Antwort B** Es besteht Verdacht auf ein Kompartment-Syndrom (Tibialis-anterior-Syndrom).

**Antwort C** Es besteht Verdacht auf das Complex Regional Pain Syndrome (CRPS, Sudeck-Syndrom).

**Antwort D** Es ist zu einer Hautinfektion mit Staphylococcus aureus gekommen.

**Antwort E** Die Symptomatik spricht für die Bildung einer Pseudarthrose.

AUFGABE 16
E

Fallbeispiel
CRPS

---

Welche der folgenden Aussagen zu Rückenmarksverletzungen treffen zu?
Wählen Sie **zwei** Antworten!

**Antwort A** Nach einer Commotio spinalis „Rückenmarkserschütterung" verbleiben dauerhaft motorische Ausfälle (Lähmungen).

**Antwort B** Ein spinaler Schock unmittelbar nach traumatischer Querschnittsläsion ist durch eine Spastik unterhalb des Läsionsortes gekennzeichnet.

**Antwort C** Positive Pyramidenbahnzeichen sind ein Hinweis für Rückenmarksschädigungen.

**Antwort D** Für ein im Erwachsenenalter auftretendes Querschnittssyndrom kommen ausschließlich traumatische Auslöser in Betracht.

**Antwort E** Charakteristisches Symptom einer Querschnittsläsion des sakralen Rückenmarks ist eine Blasenstörung.

AUFGABE 17
M

Rückenmarksverletzungen

---

Welche der folgenden Aussagen zu HIV-Infektion und Virushepatitiden treffen zu?

1. Hepatitis A verläuft bei Kindern häufig asymptomatisch.
2. Hepatitis C wird vor allem durch Blut übertragen (z. B. Spritzen bei Drogenmissbrauch).
3. Hepatitis E wird fäkal-oral übertragen.
4. HIV wird vor allem durch ungeschützten Geschlechtsverkehr übertragen.
5. Bei einem Teil der HIV-Infizierten tritt ca. 1 bis 6 Wochen nach der Erstinfektion ein Mononukleose-ähnliches Krankheitsbild auf.

**Antwort A** Nur die Aussagen 4 und 5 sind richtig.

**Antwort B** Nur die Aussagen 1, 2 und 4 sind richtig.

**Antwort C** Nur die Aussagen 1, 3 und 5 sind richtig.

**Antwort D** Nur die Aussagen 2, 3, 4 und 5 sind richtig.

**Antwort E** Alle Aussagen sind richtig.

AUFGABE 18
A

HIV
Virushepatitiden

LÖSUNG 19

Antworten A und C sind richtig.

Zu Antwort A

Bei etwa 15–65 % aller schizophrenen Patienten findet sich als Komorbidität eine Suchterkrankung, v. a. eine Cannabis-Abhängigkeit.

Zu Antwort B

Orientierungsstörungen sind für die Schizophrenie nicht typisch; das Bewusstsein, die Orientierung und das Gedächtnis sind erhalten. Orientierungsstörungen sind z. B. typisch für die Demenz.

Zu Antwort C

Männer erkranken im Durchschnitt um das 20. Lebensjahr, Frauen etwa 5 Jahre später, wobei beide Geschlechter gleich häufig betroffen sind.

Zu Antwort D

Während der akuten Erkrankungsphase stehen Plussymptome oder „positive“ Symptome im Vordergrund, u. a. Wahn, Halluzinationen oder Ich-Störungen.

Zu Antwort E

Die Schizophrenie ist eine Erkrankung, die sich grundsätzlich schlecht therapieren lässt. Angewendet werden Pharmaka wie Neuroleptika (Antipsychotika), Benzodiazepine, Antidepressiva. Zusätzlich kann eine supportive Psychotherapie und Soziotherapie angewendet werden, wobei Unter- und Überstimulation vermieden werden sollte.

---

LÖSUNG 20

Antworten A und D sind richtig.

Zu Antwort A

Die Symptome des akuten Extremitätenverschlusses können mit den 6 „P“ (nach Pratt) beschrieben werden: Pain (plötzliche, starke Schmerzen), Paleness (Blässe der Extremität), Pulslessness (Pulslosigkeit, durch fehlenden arteriellen Blutfluss), Paraesthesia (Parästhesien oder Dysästhesien), Paralysie (Paralyse, Bewegungsunfähigkeit), Prostration (Schockentwicklung durch Ischämie und Reperfusionsmaßnahmen)

Zu Antwort B

Eine Überwärmung mit Schwellung und Rötung ist typisch für venöse Abflussstörungen, etwa im Zuge der tiefen Beinvenenthrombose. Beim akuten Extremitätenverschluss ist die betroffene Extremität kühl.

Zu Antwort C

Eine Schwellung ist typisch für venöse Abflussstörungen. Beim akuten Extremitätenverschluss findet sich keine Veränderung des Extremitätenumfangs.

Zu Antwort D

Pulslosigkeit, distal des Verschlusses, ist durch fehlenden arteriellen Blutfluss für den akuten Extremitätenverschluss kennzeichnend.

Zu Antwort E

Rötung der Haut ist typisch für venöse Abflussstörungen. Beim akuten Extremitätenverschluss findet sich eine Blässe.

---

LÖSUNG 21

Antwort B ist richtig.

Zu Aussage 1

Die Prävalenz bezeichnet die Häufigkeit eines Merkmals (z. B. Erkrankung oder Symptom) in einer bestimmten Population innerhalb eines bestimmten Zeitraums (Periodenprävalenz) oder zu einem bestimmten Zeitpunkt (Punktprävalenz).

Zu Aussage 2

Eine Epidemie bezeichnet das zeitlich und örtlich begrenzte Auftreten einer Erkrankung.

Zu Aussage 3

Eine Endemie bezeichnet das örtlich begrenzte und zeitlich unbegrenzte Auftreten einer Erkrankung.

Zu Aussage 4

Eine Pandemie bezeichnet das zeitlich begrenzte und örtlich unbegrenzte (weltweites) Auftreten einer Erkrankung.

Zu Aussage 5

Eine Pandemie ist zeitlich begrenzt und räumlich unbegrenzt.

### Welche der folgenden Aussagen zu Candidose (Soor) treffen zu?

1. Soor wird durch Bakterien verursacht.
2. Der Erreger von Soor ist auch bei Gesunden zu finden.
3. Weißliche Beläge auf der Zunge, am Gaumen oder an der Innenseite der Wange lassen einen Soor vermuten.
4. Bei Soorbefall unter der Brust (Intertrigo) besteht für Heilpraktiker grundsätzlich ein Behandlungsverbot.
5. Immungeschwächte Personen sind besonders gefährdet, an einer systemischen Candidose zu erkranken.

**Antwort A** Nur die Aussagen 2 und 3 sind richtig.

**Antwort B** Nur die Aussagen 1, 4 und 5 sind richtig.

**Antwort C** Nur die Aussagen 2, 3 und 5 sind richtig.

**Antwort D** Nur die Aussagen 3, 4 und 5 sind richtig.

**Antwort E** Nur die Aussagen 1, 2, 3 und 4 sind richtig.

**AUFGABE 22**
**A**

Candidose

---

### Welche der folgenden Aussagen zur chronischen lymphozytären Thyreoiditis (Hashimoto) treffen zu?

1. Die chronische lymphozytäre Thyreoiditis ist die häufigste Thyreoiditisform.
2. Es handelt sich um eine Autoimmunthyreoiditis.
3. Männer sind häufiger betroffen als Frauen.
4. Meist sind spezifische Antikörper im Blut nachweisbar.
5. Im späteren Verlauf der Erkrankung tritt meist eine Hyperthyreose auf.

**Antwort A** Nur die Aussagen 1 und 5 sind richtig.

**Antwort B** Nur die Aussagen 1, 2 und 4 sind richtig.

**Antwort C** Nur die Aussagen 1, 3 und 5 sind richtig.

**Antwort D** Nur die Aussagen 2, 3 und 4 sind richtig.

**Antwort E** Alle Aussagen sind richtig.

**AUFGABE 23**
**A**

Hashimoto-Thyreoiditis

---

### Welche der folgenden Aussagen zur „stabilen Seitenlagerung" im Rahmen des Notfallmanagements trifft (treffen) zu?

1. Der Patient nimmt die stabile Seitenlage auf Anleitung des Heilpraktikers ein.
2. Bei der stabilen Seitenlage darf der Kopf nicht bewegt werden.
3. Bei der stabilen Seitenlage wird der Kopf nach vorne geneigt und erhöht gelagert.
4. Die stabile Seitenlage ist besonders bei Oberschenkelhalsbruch angebracht.
5. Für die stabile Seitenlage sind in der Regel bewusstlose, kreislaufstabile Patienten geeignet.

**Antwort A** Nur die Aussage 5 ist richtig.

**Antwort B** Nur die Aussagen 1 und 4 sind richtig.

**Antwort C** Nur die Aussagen 2 und 5 sind richtig.

**Antwort D** Nur die Aussagen 3 und 5 sind richtig.

**Antwort E** Nur die Aussagen 3, 4 und 5 sind richtig.

**AUFGABE 24**
**A**

Stabile Seitenlage

LÖSUNG 22

Antwort C ist richtig.

Zu Aussage 1
Soor wird durch Candida spp. (Hefepilze) verursacht, wobei Candida albicans der wichtigste Vertreter ist.

Zu Aussage 2
Candida-Pilze zählen in geringen Mengen zur physiologischen Flora der Haut und Schleimhaut. Ein Übermaß an Pilzen bzw. entzündliche Symptome im Zusammenspiel mit Risikofaktoren macht die Besiedlung zum pathologischen Geschehen. Zu den wichtigsten prädisponierenden Faktoren zählen Abwehrschwäche (Säuglings- und Greisenalter, immunsupprimierende Erkrankungen, Medikamente), Schwangerschaft, Stoffwechselerkrankungen, z. B. Diabetes mellitus, Durchblutungsstörungen, Alkoholismus, Einnahme von Antibiotika und Adipositas.

Zu Aussage 3
Weißliche und abwischbare Beläge auf der Zunge, am Gaumen oder an der Innenseite der Wange lassen einen Soor vermuten.

Zu Aussage 4
Die Behandlung von Soor unter der Brust (Intertrigo) ist dem Heilpraktiker grundsätzlich gestattet.

Zu Aussage 5
Immunsupprimierte Patienten tragen ein hohes Risiko, an einer systemischen Candidose zu erkranken.

LÖSUNG 23

Antwort B ist richtig.

Zu Aussage 1
Bei der Hashimoto-Thyreoiditis handelt es sich um eine autoimmune, chronisch-lymphozytäre Entzündung der Schilddrüse.

Zu Aussage 2
Die Hashimoto-Thyreoiditis ist eine Autoimmunthyreoiditis.

Zu Aussage 3
Frauen sind deutlich häufiger betroffen als Männer.

Zu Aussage 4
Meist sind spezifische Antikörper im Blut nachweisbar. Dazu zählen TPO-AK (Thyreoperoxidase-Antikörper), die in 90 % der Fälle positiv sind, und die Tg-AK (Thyreoglobulin-Antikörper), die in etwa in der Hälfte der Fälle positiv sind.

Zu Aussage 5
Im späteren Verlauf der Erkrankung tritt meist eine Hypothyreose auf. Sie entsteht durch eine narbige Umwandlung der Schilddrüse und Verlust von intaktem Parenchym.

LÖSUNG 24

Antwort A ist richtig.

Zu Aussage 1
Die stabile Seitenlage wird bei bewusstlosen Patienten angewendet, die eine erhaltene Atem- und Herztätigkeit haben.

Zu Aussage 2
Bei der stabilen Seitenlage muss der Kopf bewegt werden, damit eine Kopfüberstreckung erreicht werden kann und der Mund den tiefsten Punkt bildet.

Zu Aussage 3
Es gibt mehrere Varianten der stabilen Seitenlage, wobei keine einzige Lagerung für den Patienten optimal ist. Wichtig ist, dass der Patient auf der Seite, mit überstrecktem Hals gelagert wird. Der Mund soll den tiefsten Punkt bilden und der Thorax soll nicht komprimiert werden.

Zu Aussage 4
Beim Oberschenkelhalsbruch sollte die betroffene Extremität nicht bewegt werden. Sofern die Patienten bei Bewusstsein sind, werden sie nicht bewegt. Bei Bewusstlosigkeit erfolgt auch eine Lagerung in die stabile Seitenlage.

Zu Aussage 5
Die stabile Seitenlage wird bei bewusstlosen Patienten angewendet, die eine erhaltene Atem- und Herztätigkeit haben.

## Welche der folgenden Aussagen zu Scharlach treffen zu?

1. Charakteristisch ist ein plötzlicher Krankheitsbeginn mit Halsschmerzen, Husten, Erbrechen und hohem Fieber.
2. Etwa 2–4 Wochen nach Erkrankung können Hautabschuppungen im Bereich der Handinnenflächen und der Fußsohlen auftreten.
3. Der Erreger ist ein Virus.
4. Das Scharlach-Exanthem beginnt meist am 1. oder 2. Krankheitstag und breitet sich zentrifugal (unter Aussparung der Handinnenflächen und Fußsohlen) aus.
5. Nach Beginn einer wirksamen antibiotischen Therapie erlischt die Ansteckungsfähigkeit in der Regel nach 24 Stunden.

**Antwort A** Nur die Aussagen 2 und 4 sind richtig.

**Antwort B** Nur die Aussagen 1, 2 und 5 sind richtig.

**Antwort C** Nur die Aussagen 1, 3 und 4 sind richtig.

**Antwort D** Nur die Aussagen 1, 2, 4 und 5 sind richtig.

**Antwort E** Alle Aussagen sind richtig.

**AUFGABE 25**
**A**

Scharlach

---

## Welche der folgenden Aussagen zur Anatomie des Gehirns treffen zu?

1. Die beiden Großhirnhemisphären sind durch den Balken (Corpus callosum) miteinander verbunden.
2. Die Dura mater (harte Hirnhaut) bildet die äußere Hülle des Gehirns.
3. Die Hypophyse liegt in der hinteren Schädelgrube.
4. Das Ventrikelsystem steht mit dem Subarachnoidalraum in Verbindung.
5. Die zentrale Steuerung des Herz-Kreislauf-Systems befindet sich im Bereich des Kleinhirns (Cerebellum).

**Antwort A** Nur die Aussagen 1 und 2 sind richtig.

**Antwort B** Nur die Aussagen 2 und 3 sind richtig.

**Antwort C** Nur die Aussagen 1, 2 und 4 sind richtig.

**Antwort D** Nur die Aussagen 1, 4 und 5 sind richtig.

**Antwort E** Nur die Aussagen 1, 2, 3 und 4 sind richtig.

**AUFGABE 26**
**A**

Anatomie
Gehirn

---

## Welche der folgenden Aussagen trifft am ehesten zu?

Die klassische Psychoanalyse:

**Antwort A** arbeitet bevorzugt mit negativer Verstärkung.

**Antwort B** strebt die Aufdeckung und Bearbeitung alter Konflikte an.

**Antwort C** ist symptomorientiert.

**Antwort D** wirkt über systematische Desensibilisierung.

**Antwort E** setzt am aktuell bestehenden Problemverhalten an.

**AUFGABE 27**
**E**

Psychoanalyse

**LÖSUNG 25**

Antwort D ist richtig.

Zu Aussage 1

Charakteristisch für Scharlach ist plötzlicher Beginn mit Halsschmerzen, Husten, Erbrechen, hohem Fieber, Tachykardie, Kopf- und Leibschmerzen. Es entwickelt sich eine Pharyngitis, Angina tonsillaris mit abwischbaren Eiterstippchen. Die regionalen Lymphknoten sind entzündlich geschwollen. Die Zunge zeigt ebenfalls typische Erscheinungen: Anfangs ist die Zunge belegt und wird Erdbeerzunge genannt, ab etwa dem 4. Tag ist eine Zungenrötung mit Papillenschwellung (Himbeerzunge) typisch.

Zu Aussage 2

Nach abgelaufener Infektion tritt eine Hautschuppung an Handinnenflächen und Fußsohlen nach ca. 2–4 Wochen auf.

Zu Aussage 3

Die Erreger des Scharlachs ist ein grampositives Bakterium, Streptococcus pyogenes.

Zu Aussage 4

Das Exanthem bildet sich am 2./3. Tag aus. Es ist dichtstehend und stecknadelkopfgroß, beginnt am Oberkörper, im Bereich von Achseln und Leisten und breitet sich zentrifugal aus.

Zu Aussage 5

Die Ansteckungsfähigkeit kann bei unbehandelten Patienten bis zu 3 Wochen andauern. Nach antibiotischer Therapie erlischt sie in der Regel nach 24 Stunden.

---

**LÖSUNG 26**

Antwort C ist richtig.

Zu Aussage 1

Das Großhirn (Telencephalon) besteht aus 2 durch die Fissura longitudinalis cerebri (Längsspalte des Großhirns) getrennte Hemisphären, die miteinander durch das Corpus callosum (Balken) verbunden sind.

Zu Aussage 2

Das Gehirn und das Rückenmark sind von 3 Hirnhäuten (Meningen) umgeben, die die beiden Strukturen gegen äußere Einflüsse schützen. Von außen nach innen sind es: Dura mater (harte Hirnhaut), Arachnoidea (Spinngewebshaut) und Pia mater (weiche Hirnhaut).

Zu Aussage 3

Die Hypophyse liegt in der mittleren Schädelgrube, die vom Keilbein und den beiden Felsenbeinen gebildet wird.

Zu Aussage 4

Das Ventrikelsystem besteht aus inneren und äußeren Liquorräumen, die miteinander verbunden sind. Die äußeren Liquorräume bilden den Subarachnoidalraum. Die inneren Liquorräume bestehen aus dem Ventrikelsystem und Zentralkanal im Rückenmark.

Zu Aussage 5

Die zentrale Steuerung des Herz-Kreislauf-Systems befindet sich im Bereich der Formatio reticularis, die im Pons und Medula oblongata als dreidimensionales Neuronennetz lokalisiert ist.

---

**LÖSUNG 27**

Antwort B ist richtig.

Zu Antwort A

Die Verhaltenstherapie arbeitet mit negativer und positiver Verstärkung. Bei der negativen Verstärkung folgt auf ein bestimmtes Verhalten ein Ausbleiben eines negativen und unangenehmen/schmerzhaften Reizes.

Zu Antwort B

Die Psychoanalyse zählt zu den aufdeckenden Verfahren. Das Ziel ist u. a., alte Konflikte zu bearbeiten und zu verstehen.

Zu Antwort C

Die Verhaltenstherapie ist symptomorientiert.

Zu Antwort D

Die systematische Desensibilisierung ist eine Technik der Verhaltenstherapie. Sie wird vor allem bei Angststörungen eingesetzt. Hat ein Patient z. B. eine Spinnenphobie, wird systematisch die Angst abgebaut; zunächst über die gedankliche Vorstellung einer Spinne, danach über eine Fotografie, über die Betrachtung einer Spinne in einem Glas usw. Zum Schluss soll die Spinne keine Angst mehr auslösen.

Zu Antwort E

Die Verhaltenstherapie setzt am aktuell bestehenden Problemverhalten an.

## Welche der folgenden Aussagen zum Eisenstoffwechsel treffen zu?

1. Die gleichzeitige Aufnahme von Vitamin C verbessert die Eisenaufnahme aus der Nahrung.
2. Eine Eisenmangelanämie verursacht ein diastolisches Herzgeräusch.
3. Ein funktioneller Eisenmangel tritt bei chronischen Entzündungen auf.
4. Gleichzeitiger Konsum von Milch kann die Eisenaufnahme aus der Nahrung wegen des Kalziumgehaltes verschlechtern.
5. Ein normaler Eisenwert im Serum schließt einen Eisenmangel aus.

**Antwort A** Nur die Aussagen 1 und 4 richtig.

**Antwort B** Nur die Aussagen 2 und 3 sind richtig.

**Antwort C** Nur die Aussagen 1, 3 und 4 sind richtig.

**Antwort D** Nur die Aussagen 1, 4 und 5 sind richtig.

**Antwort E** Alle Aussagen sind richtig.

**AUFGABE 28**
**A**

Eisenstoffwechsel

---

## Welche der folgenden Aussagen treffen zu?

Ein 50-jähriger Patient kommt zu Ihnen in die Praxis mit plötzlich aufgetretenem Dauerschwindel und Erbrechen. Als Diagnosen sind in Betracht zu ziehen:

1. Akuter Labyrinth-Ausfall (akute periphere Vestibulopathie)
2. Labyrinthitis
3. Morbus Menière
4. Trigeminusneuralgie
5. Hirnstammläsion

**Antwort A** Nur die Aussagen 1 und 5 sind richtig.

**Antwort B** Nur die Aussagen 1, 3 und 4 sind richtig.

**Antwort C** Nur die Aussagen 1, 2, 3 und 5 sind richtig.

**Antwort D** Nur die Aussagen 2, 3, 4 und 5 sind richtig.

**Antwort E** Alle Aussagen sind richtig.

**AUFGABE 29**
**A**

Fallbeispiel
Schwindel

---

## Welche Aussage zur Hyperplasie der Rachenmandeln (Adenoide) trifft zu?

**Antwort A** Adenoide sind ein typisches Krankheitsbild der Adoleszenz.

**Antwort B** Adenoide können unbehandelt zu einer Sprachentwicklungsstörung führen.

**Antwort C** Leitsymptom der Adenoide ist flüssiges Zerumen im äußeren Gehörgang.

**Antwort D** Therapie der Wahl ist eine antibiotische Behandlung.

**Antwort E** Die Diagnose erfolgt durch Spiegelung des Mittelohres.

**AUFGABE 30**
**E**

Adenoide Vegetationen

**LÖSUNG 28**

Antwort C ist richtig.

Zu Aussage 1
Die gleichzeitige Aufnahme von Ascorbinsäure verbessert die Eisenaufnahme aus der Nahrung.

Zu Aussage 2
Eine Eisenmangelanämie verursacht ein systolisches (funktionelles) Herzgeräusch.

Zu Aussage 3
Ein funktioneller Eisenmangel tritt bei chronischen Entzündungen auf. Im Laborbefund ist das freie Eisen und das Transferrin erniedrigt und das Ferritin erhöht.

Zu Aussage 4
Gleichzeitiger Konsum von Milch, Antazida, magnesium- und kalziumhaltigen Präparaten kann die Eisenaufnahme aus der Nahrung reduzieren.

Zu Aussage 5
Für die Diagnose der Eisenmangelanämie werden folgende Parameter beurteilt: Hämatokrit, Hämoglobin, Erythrozyten, MCV, MCH (alle erniedrigt), freies Eisen (vermindert), Ferritin (vermindert) und das Transferrin (erhöht). Ein normaler Eisenwert im Serum schließt einen Eisenmangel nicht aus. Gleichzeitig muss das Ferritin beurteilt werden.

---

**LÖSUNG 29**

Antwort C ist richtig.

Zu Aussage 1
Der akute Labyrinth-Ausfall (akute periphere Vestibulopathie, Neuritis vestibularis) ist gekennzeichnet durch akuten Drehschwindel, Übelkeit, Erbrechen, Fallneigung zur betroffenen Seite, Nystagmus aber keine Hörstörung und keinen Tinnitus.

Zu Aussage 2
Bei der Labyrinthitis handelt es sich um eine Infektion des Innenohrs (Schnecke und Gleichgewichtsorgan). Symptome sind Drehschwindel, Übelkeit und Erbrechen. Zusätzlich kann ein Nystagmus auftreten. Das Hörvermögen ist meist reduziert, Tinnitus kann auftreten.

Zu Aussage 3
Der Morbus Menière geht mit anfallsartigem Drehschwindel, Tinnitus und Schwerhörigkeit (v. a. für tiefe Frequenzen). Zusätzlich treten Nystagmus, Fallneigung, Übelkeit und Erbrechen auf.

Zu Aussage 4
Die Trigeminusneuralgie ist durch kurze, aber häufige, einseitige, blitzartig einschießende Schmerzen im Nervenverlauf gekennzeichnet. Dauerschwindel und Erbrechen treten nicht auf.

Zu Aussage 5
Hirnstammläsionen können mit Dauerschwindel und Erbrechen einhergehen.

---

**LÖSUNG 30**

Antwort B ist richtig.

Zu Antwort A
Adenoide Vegetationen sind auf eine Hyperplasie der Rachenmandel durch eine chronische Entzündung zurückzuführen. Betroffen sind Klein- und Schulkinder.

Zu Antwort B
Adenoide führen zur Verlegung der Ohrtrompeten, was zu rezidivierenden Otitiden, Paukenergüssen und Schallleitungsschwerhörigkeit führt. Die Sprachentwicklung der Kinder ist häufig verzögert.

Zu Antwort C
Leitsymptome der Adenoide sind sichtbare Mundatmung, Schnarchen und Schlafapnoe. Daneben bildet sich ein typisches Rachenmandelgesicht aus. Charakteristisch ist ein stumpfer Gesichtsausdruck, offener Mund und verstrichene Nasolabialfalten.

Zu Antwort D
Die Therapie der Wahl ist die operative Entfernung oder Reduktion der Adenoide.

Zu Antwort E
Die Diagnose der Adenoide erfolgt über die Anamnese und körperliche Untersuchung. Weiterhin wird eine Rhinoskopie (Nasenspiegelung mit Beurteilung der Nase und des Nasenrachenraumes) entweder mit einem Spiegel oder Endoskop vorgenommen, in der eine vergrößerte Rachenmandel gesehen werden kann. Zusätzlich wird eine Otoskopie (zur Beurteilung des Trommelfells), Tympanometrie (zur Beurteilung der Tubenfunktion) und Audiometrie (Hörprüfung) durchgeführt.

Welche der folgenden Aussagen zu Hirnnerven treffen zu?

1. Es gibt 15 Hirnnerven.
2. Der Nervus olfactorius (I. Hirnnerv) ist ein motorischer Hirnnerv.
3. Für Augenbewegungen gibt es keine speziellen Hirnnerven.
4. Die Sinne Hören und Gleichgewicht verlaufen zusammen in einem Nerv.
5. Der Nervus vagus (X. Hirnnerv) versorgt nicht nur den Kopf und Hals, sondern auch Baucheingeweide.

**Antwort A** Nur die Aussagen 1 und 5 sind richtig.

**Antwort B** Nur die Aussagen 2 und 4 sind richtig.

**Antwort C** Nur die Aussagen 4 und 5 sind richtig.

**Antwort D** Nur die Aussagen 1, 4 und 5 sind richtig.

**Antwort E** Nur die Aussagen 3, 4 und 5 sind richtig.

**AUFGABE 31**
**A**

Anatomie
Hirnnerven

---

Bei welchen der folgenden Erkrankungen wirken psychische Faktoren in der Krankheitsentstehung oder -verschlimmerung mit?

1. Colitis ulcerosa
2. Enterocolitis regionalis (Morbus Crohn)
3. Asthma bronchiale
4. Essenzielle arterielle Hypertonie
5. Psoriasis vulgaris (Schuppenflechte)

**Antwort A** Nur die Aussagen 1 und 4 sind richtig.

**Antwort B** Nur die Aussagen 2 und 3 sind richtig.

**Antwort C** Nur die Aussagen 1, 3 und 4 sind richtig.

**Antwort D** Nur die Aussagen 1, 2, 3 und 5 sind richtig.

**Antwort E** Alle Aussagen sind richtig.

**AUFGABE 32**
**A**

Psychosomatik

---

Welche der folgenden Symptome können bei der Anaphylaxie auftreten?

1. Juckreiz
2. Heiserkeit
3. Durchfall
4. Pfeifende Atmung
5. Bewusstlosigkeit

**Antwort A** Nur die Aussagen 1 und 3 sind richtig.

**Antwort B** Nur die Aussagen 1 und 4 sind richtig.

**Antwort C** Nur die Aussagen 1, 2 und 4 sind richtig.

**Antwort D** Nur die Aussagen 2, 4 und 5 sind richtig.

**Antwort E** Alle Aussagen sind richtig.

**AUFGABE 33**
**A**

Anaphylaxie

**LÖSUNG 31**

## Antwort C ist richtig.

Zu Aussage 1

Es gibt 12 Hirnnervenpaare. Sie treten aus dem Gehirn aus und versorgen den Kopf- und Halsbereich sowie einen Großteil der inneren Organe und verbinden die Sinnesorgane mit dem Gehirn.

Zu Aussage 2

Der N. olfactorius, der I. Hirnnerv (Riechnerv), ist ein rein sensorischer Hirnnerv.

Zu Aussage 3

Die Okulomotorik wird über 3 Hirnnerven bedient: den N. oculomotorius (III), N. trochlearis (IV) und N. abducens (VI).

Zu Aussage 4

Die Sinne Hören und Gleichgewicht verlaufen zusammen in einem Nerv, dem N. vestibulocochlearis (VIII). Er teilt sich in den N. vestibularis (Gleichgewichtsnerv), der die Bogengänge versorgt und N. cochlearis (Hörnerv), der die Schnecke und die Sinneszellen des Corti-Organs versorgt.

Zu Aussage 5

Der N. vagus („umherschweifende Nerv“, Eingeweidenerv) hat das größte Innervationsgebiet.
Er innerviert sensibel die Dura mater, den äußeren Gehörgang, Teile des Trommelfells, Rachen- und Kehlkopfschleimhaut, motorisch die Schlundschnürer und nahezu alle Kehlkopfmuskeln, parasympathisch innere Organe bis zur linken Kolonflexur (Herz, Ösophagus, Trachea, Bronchien, Thymus, Magen, Milz, Leber, Gallenblase, Nieren, gesamten Dünndarm, Colon ascendens und transversum).

---

**LÖSUNG 32**

## Antwort E ist richtig.

Zu Aussage 1

Psychische Faktoren wirken sich bei einer ganzen Reihe von Erkrankungen im Sinne einer Krankheitsentstehung oder Krankheitsverschlimmerung aus. Bei chronisch-entzündlichen Darmerkrankungen (Colitis ulcerosa und Morbus Crohn) spielt der Faktor Stress eine wichtige Rolle und kann schubauslösend sein.

Zu Aussage 2

Die Enterocolitis regionalis (Morbus Crohn) kann durch psychische Faktoren in der Entstehung gefördert und unterhalten werden.

Zu Aussage 3

Asthma bronchiale-Anfälle können durch psychische Faktoren getriggert werden.

Zu Aussage 4

Die essenzielle arterielle Hypertonie kann durch psychische Faktoren in der Entstehung gefördert und unterhalten werden.

Zu Aussage 5

Die Psoriasis vulgaris kann durch psychische Faktoren in der Entstehung gefördert und unterhalten werden.

---

**LÖSUNG 33**

## Antwort E ist richtig.

Zu Aussage 1

Die Anaphylaxie ist die Maximalvariante der Typ-I-Allergie, die histaminvermittelt ist. Histamin hat eine vasodilatierende, bronchokonstriktorische und peristaltikanregende Eigenschaft. Über die vasodilatierende Wirkung und erhöhte Gefäßpermeabilität entstehen Quaddeln, die stark jucken.

Zu Aussage 2

Heiserkeit ist eines der Symptome der Anaphylaxie und spricht für eine Beteiligung des Kehlkopfes.

Zu Aussage 3

Durchfall und auch Erbrechen ist ebenfalls ein Symptom der Anaphylaxie und ergibt sich aus der peristaltikanregenden Eigenschaft des Histamins.

Zu Aussage 4

Ein Stridor, verbunden mit Dyspnoe kann unter einer Anaphylaxie auftreten und ergibt sich aus der bronchokonstriktorischen Wirkung des Histamins.

Zu Aussage 5

Im Zuge der Anaphylaxie kann sich eine Bewusstlosigkeit entwickeln, dies ist auf ein Kreislaufversagen zurückzuführen.

Welche der folgenden Aussagen passen am ehesten zur Diagnose Spannungskopfschmerz?
Wählen Sie **zwei** Antworten!

**Antwort A** Drehschwindel ist ein typisches Symptom.

**Antwort B** Die Schmerzqualität ist drückend.

**Antwort C** Der Spannungskopfschmerz geht mit Skotomen mit Flimmerphänomenen einher.

**Antwort D** Meningismus ist ein Hinweis auf einen Spannungskopfschmerz.

**Antwort E** Der Spannungskopfschmerz tritt meist beidseitig auf.

**AUFGABE 34**
**M**

Spannungskopfschmerzen

---

Welche Aussage trifft zu?
Die Übertragung der Meningokokken erfolgt in der Regel:

**Antwort A** fäkal-oral

**Antwort B** durch Tröpfcheninfektion

**Antwort C** über kontaminierte Oberflächen

**Antwort D** über die Haut

**Antwort E** über Trinkwasser

**AUFGABE 35**
**E**

Meningokokken

---

Welche der folgenden Aussagen zu Lungenuntersuchung treffen zu?
Wählen Sie **zwei** Antworten!

**Antwort A** Mit dem Peak-Flow-Meter wird die Vitalkapazität gemessen.

**Antwort B** Mit dem Stimmfremitus wird die Leitfähigkeit des Lungengewebes für Schwingungen geprüft.

**Antwort C** Die Lungenauskultation erfolgt ausschließlich auf der Rückseite des Brustkorbes.

**Antwort D** Die dorsalen Lungengrenzen liegen beim gesunden Erwachsenen paravertebral etwa in Höhe des 11. BWK (Brustwirbelkörper).

**Antwort E** 25–30 Atemzüge/Minute entsprechen dem Normalbefund bei Erwachsenen in Ruhe.

**AUFGABE 36**
**M**

Untersuchung
Lunge

**LÖSUNG 34**

Antworten B und E sind richtig.

Zu Antwort A

Drehschwindel tritt bei Spannungskopfschmerzen in der Regel nicht auf. Ein Drehschwindel tritt bei Erkrankungen des vestibulären Apparates (Morbus Menière, benigner paroxysmaler Lagerungsschwindel) oder Kleinhirnerkrankungen auf.

Zu Antwort B

Spannungskopfschmerzen sind die häufigste Art der Kopfschmerzen. Der Spannungskopfschmerz tritt beidseitig auf, der Schmerzcharakter ist dumpf-drückend, „wie von einem zu engen Band um den Kopf". Die Dauer erstreckt sich von wenigen Stunden bis wenige Tage. Übelkeit und Erbrechen können hinzutreten. Begünstigende Faktoren sind Stress und Alkoholkonsum.

Zu Antwort C

Die Migräne beginnt bei einem Teil der Patienten mit einer Aura in Form von Sehstörungen, die sich als Flimmern oder Skotome bemerkbar machen. Gelegentlich treten Sprach- oder Sensibilitätsstörungen auf.

Zu Antwort D

Meningismus ist ein Hinweis auf neurologische Erkrankungen wie z. B. Meningitis, Enzephalitis, epi-, subdurale- oder subarachnoidale Hämatome.

Zu Antwort E

Der Spannungskopfschmerz tritt meist beidseitig auf, während bei den beiden anderen primären Kopfschmerzarten, der Migräne und dem Cluster-Kopfschmerz, die Kopfschmerzen einseitig auftreten.

---

**LÖSUNG 35**

Antwort B ist richtig.

Zu Antwort A

Meningokokken werden über Tröpfchen übertragen. Fäkal-oral wird z. B. eine Hepatitis A, Clostridium difficile, Typhus, Paratyphus oder der EHEC übertragen.

Zu Antwort B

Meningokokken werden über Tröpfchen übertragen.

Zu Antwort C

Über kontaminierte Flächen können z. B. Durchfallerreger, Adenoviren oder Herpes-Viren übertragen werden.

Zu Antwort D

Über die Haut können z. B. Pilzinfektionen mit Dermatophyten oder Warzenviren (HPV-Viren) übertragen werden.

Zu Antwort E

Übers Trinkwasser können Durchfallerreger übertragen werden.

---

**LÖSUNG 36**

Antworten B und D sind richtig.

Zu Antwort A

Mit dem Peak-Flow-Meter wird die höchstmögliche Strömungsgeschwindigkeit (Spitzenfluss) der Ausatemluft gemessen. Mit dieser Untersuchung lässt sich die Weite der großkalibrigen Atemwege (Trachea/große Bronchien) einschätzen. Geeignet zur Therapiekontrolle und Therapieerfolg bei Asthma bronchiale.

Zu Antwort B

Beim Stimmfremitus werden tiefe Schallfrequenzen bei der Phonation auf die Thoraxwand übertragen und als Thoraxvibration gespürt. Feste Medien übertragen Schwingungen besser als gasförmige. Jede Verdichtung in der Lunge, z. B. Pneumonie oder Lungenfibrose, geht mit einer verstärkten Vibration einher, eine Zunahme des gasförmigen Mediums, z. B. Emphysem oder Pneumothorax, reduziert den Stimmfremitus.

Zu Antwort C

Die Lungenauskultation sowie die Palpation und Perkussion erfolgen auf der ventralen und dorsalen Seite des Brustkorbes. Bei Untersuchung der Lungen nur von dorsal werden Prozesse, die im Mittellappen der rechten Lunge stattfinden, nicht erfasst, weil der Mittellappen nur von vorne zugänglich ist.

Zu Antwort D

Die dorsalen Lungengrenzen liegen beim gesunden Erwachsenen paravertebral etwa in Höhe des 11.–12. Brustwirbelkörpers.

Zu Antwort E

Beim Erwachsenen beträgt die normale Atemfrequenz 12–18 Atemzüge/Minute.

**Für Notizen**

**AUFGABE 37**
**M**

Fallbeispiel Infektionskrankheit

Ein 68-jähriger Mann stellt sich in Ihrer Praxis vor und klagt über Kopf- und Muskelschmerzen, trockenen Husten, Durchfall und Fieber. Im weiteren Gespräch erfahren Sie, dass er vor 2 Wochen aus dem Urlaub zurückgekehrt sei. Im Hotel, das nach längerer Pause erst vor kurzem wiedereröffnet wurde, habe es ein Problem mit Legionellen gegeben. Gegen Grippe lasse er sich regelmäßig von seinem Hausarzt impfen.

Welche der folgenden Aussagen treffen zu?
Wählen Sie **zwei** Antworten!

**Antwort A** Der geschilderte Verlauf ist mit einer Legionellose vereinbar.

**Antwort B** Bei Legionellose erfolgt die Übertragung von Mensch zu Mensch.

**Antwort C** Der Erreger der Legionellose ist ein Virus.

**Antwort D** Sie verordnen Bettruhe, Atemgymnastik und Brustwickel.

**Antwort E** Der geschilderte Krankheitsverlauf ist mit einer Covid-19- Krankheit vereinbar.

---

**AUFGABE 38**
**M**

Bulimia nervosa

Welche der folgenden Aussagen zur Bulimia nervosa treffen zu?
Wählen Sie **zwei** Antworten!

Symptome der Bulimia nervosa sind:

**Antwort A** Extreme Selektion der Nahrung im Hinblick auf gesunde Ernährung

**Antwort B** Krankhafte Furcht davor, dick zu werden

**Antwort C** Schädigung des Zahnschmelzes

**Antwort D** Pigmentstörungen im Gesicht

**Antwort E** Körperhalluzinationen

---

**AUFGABE 39**
**A**

Berufskunde

Welche der folgenden Aussagen zur allgemeinen Heilpraktikererlaubnis trifft (treffen) zu?

1. Die Erlaubnis berechtigt zur Ausübung der Heilkunde im Umherziehen.
2. Voraussetzung für die Erteilung der Erlaubnis ist eine Berufsausbildung und das Bestehen einer Fachprüfung.
3. Die Erlaubnis wird nicht erteilt, wenn schwere strafrechtliche Verfehlungen vorliegen.
4. Die Erlaubnis wird nicht erteilt, wenn die sittliche Zuverlässigkeit fehlt.
5. Die Erlaubnis gilt nur in dem Bundesland, in dem sie erteilt wurde.

**Antwort A** Nur die Aussage 3 ist richtig.

**Antwort B** Nur die Aussagen 3 und 4 sind richtig.

**Antwort C** Nur die Aussagen 1, 3 und 4 sind richtig.

**Antwort D** Nur die Aussagen 2, 3 und 4 sind richtig.

**Antwort E** Nur die Aussagen 1, 2, 4 und 5 sind richtig.

**LÖSUNG 37**

Antworten A und E sind richtig.

Zu Antwort A

Die o.g. Angaben sind mit der Legionellose vereinbar. Erregerreservoir sind Feuchtanlagen, z. B. Klimaanlagen, Duschköpfe. Die Inkubationszeit beträgt 2–10 Tage. Je nach Immunstatus des Patienten verläuft die Infektion als Pontiac-Fieber oder eine Legionellen-Pneumonie.
Die Legionellose verläuft als atypische Pneumonie mit trockenem Husten i.d.R. ohne typische Auskultationszeichen, sowie Fieber, Schüttelfrost, Kopf- und Muskelschmerzen, Thoraxschmerzen durch Begleitpleuritis sowie Durchfall.

Zu Antwort B

Eine Übertragung von Mensch zu Mensch findet nicht statt.

Zu Antwort C

Die Erreger sind gramnegative, intrazellulär wachsende Bakterien, Legionella pneumophila.

Zu Antwort D

Die Therapie erfolgt mit Antibiotika. Die Behandlung ist dem Heilpraktiker nach §§ 24, 7 nicht gestattet.

Zu Antwort E

Der beschriebene Verlauf ist mit der Covid-19-Krankheit vereinbar. Bei symptomatischen Verläufen treten Fieber, Husten, Dyspnoe, Schnupfen, Verlust des Riech- und Geschmacksvermögens, Hals-, Kopf- und Gliederschmerzen und Diarrhö auf.

---

**LÖSUNG 38**

Antworten B und C sind richtig.

Zu Antwort A

Die Bulimie ist durch Hungerphasen mit Essattacken und anschließendem Erbrechen gekennzeichnet. Andere Symptome sind Körperschemastörung, Laxanzien- und Diuretikaabusus, häufige Diäten und Fastenkuren. Das Gewicht ist häufig normal. Eine extreme Selektion der Nahrung im Hinblick auf gesunde Ernährung wird auch als Orthorexie bezeichnet.

Zu Antwort B

Krankhafte Furcht, dick zu werden, sind typische Symptome der Bulimie.

Zu Antwort C

Als Komplikation der Bulimie gelten Speicheldrüsenvergrößerung, Zahnschmerzdefekte, Stomatitis und Gingivitis. Ferner können Ösophagitis, Pharyngitis, Gastritis, Mallory-Weiss-Syndrom, Niereninsuffizienz, Elektrolytverschiebungen und psychiatrische Ko-Erkrankungen wie Depressionen, Angst- und Belastungsstörungen auftreten. Die Suizidrate ist erhöht.

Zu Antwort D

Pigmentstörungen sind eher bei der Anorexie anzutreffen.

Zu Antwort E

Körperhalluzinationen (auch Zönästhesien genannt) sind abstruse Leibeserlebnisse, die als nicht von „außen gemacht" erlebt werden. Organteile können als verzogen, beweglich, besonders schwer oder starr empfunden werden. Sie können bei der Schizophrenie oder der hypochondrischen Störung auftreten.

---

**LÖSUNG 39**

Antwort B ist richtig.

Zu Aussage 1

Nach § 3 Heilpraktikergesetz berechtigt die Erlaubnis nicht zur Ausübung der Heilkunde im Umherziehen.

Zu Aussage 2

Eine Berufsausbildung ist keine Voraussetzung für die Erteilung der Erlaubnis. Das Bestehen der Heilpraktikerüberprüfung (als schriftliche und mündliche Überprüfung) ist eine Voraussetzung für die Erteilung der Erlaubnis.

Zu Aussage 3

Die Erlaubnis zur Ausübung der Heilkunde wird erteilt, wenn der Anwärter 25 Jahre alt ist, einen Hauptschulabschluss hat, sittlich zuverlässig ist (ohne Straf- oder Ermittlungsverfahren; Führungszeugnis Belegart O), gesund ist (ärztliche Unbedenklichkeitsbestätigung, nicht älter als 3 Monate) und nachweist, keine Gefahr gemäß den erstellten Leitlinien zur Überprüfung von Heilpraktikern (in Kraft getreten März 2018) für die Gesundheit der Bevölkerung und auch des einzelnen Patienten zu sein.
Wenn also strafrechtliche Verfehlungen vorliegen, z. B. Steuerhinterziehung oder Drogenhandel, wird die Erlaubnis zur Ausübung der Heilkunde nicht erteilt.

Zu Aussage 4

Bei fehlender sittlicher Zuverlässigkeit wird die Erlaubnis zur Ausübung der Heilkunde nicht erteilt.

Zu Aussage 5

Die Erlaubnis gilt im gesamten Bundesgebiet.

Welche der folgenden Aussagen treffen zu?

Symptome einer isolierten Linksherzinsuffizienz sind:

1. Zyanose
2. Asthma cardiale
3. Atemnot
4. Aszites
5. Beinödeme

**Antwort A** Nur die Aussagen 1 und 3 sind richtig.

**Antwort B** Nur die Aussagen 2 und 3 sind richtig.

**Antwort C** Nur die Aussagen 1, 2 und 3 sind richtig.

**Antwort D** Nur die Aussagen 1, 2, 3 und 5 sind richtig.

**Antwort E** Nur die Aussagen 1, 2, 4 und 5 sind richtig.

**AUFGABE 40**
**A**

Linksherzinsuffizienz

---

Welche der folgenden Aussagen zur Akupunktur treffen zu?

1. Es existieren insgesamt 30 verschiedene Akupunkturpunkte.
2. Gegenanzeigen sind nicht bekannt.
3. Es besteht das Risiko der Verletzung innerer Organe wie der Lunge.
4. Die Akupunktur zählt zu den alternativmedizinischen Verfahren ohne Nebenwirkungen.
5. Stimulationstechniken der Akupunktur beinhalten das Heben und Senken sowie das Drehen der Nadel.

**Antwort A** Nur die Aussagen 3 und 4 sind richtig.

**Antwort B** Nur die Aussagen 3 und 5 sind richtig.

**Antwort C** Nur die Aussagen 1, 4 und 5 sind richtig.

**Antwort D** Nur die Aussagen 2, 3 und 5 sind richtig.

**Antwort E** Nur die Aussagen 1, 2, 4 und 5 sind richtig.

**AUFGABE 41**
**A**

Akupunktur

---

Welche der folgenden Aussagen zu Wachstum und Entwicklung eines gesunden Kindes trifft (treffen) zu?

1. Mit einem Jahr hat sich das Geburtsgewicht in etwa verdreifacht.
2. Die normale Atemfrequenz beim Kleinkind beträgt 40–45 Atemzüge/Minute in Ruhe.
3. Mit 5 Monaten sollte ein Kind frei sitzen können.
4. Der sogenannte Nestschutz durch plazentagängige Antikörper von der Mutter hält ca. 2 Jahre an.
5. Ein über 4 Wochen anhaltender Neugeborenen-Ikterus ist physiologisch und bedarf daher keiner Behandlung.

**Antwort A** Nur die Aussage 1 ist richtig.

**Antwort B** Nur die Aussagen 1 und 2 sind richtig.

**Antwort C** Nur die Aussagen 1 und 4 sind richtig.

**Antwort D** Nur die Aussagen 2, 3 und 4 sind richtig.

**Antwort E** Alle Aussagen sind richtig.

**AUFGABE 42**
**A**

Kindliche Entwicklung

LÖSUNG 40

Antwort C ist richtig.

Zu Aussage 1

Zyanose ist ein Symptom der Linksherzinsuffizienz.

Zu Aussage 2

Das Asthma cardiale ist ein Symptom der Linksherzinsuffizienz. Es entsteht durch Rückstau des Blutes in den kleinen Kreislauf und Lunge, führt zur Ödembildung im Lungeninterstitium und später auch Alveolen. Typische Symptome sind nächtlicher Husten und Dyspnoe.

Zu Aussage 3

Dyspnoe ist ein charakteristisches Symptom der Linksherzinsuffizienz. Sie ergibt sich aus dem Rückstau in den Lungenkreislauf.

Zu Aussage 4

Aszites ist ein typisches Symptom der Rechtsherzinsuffizienz, Leberstauung und einer Veränderung der Leber im Sinne einer Leberzirrhose mit Ausbildung eines portalen Hochdrucks.

Zu Aussage 5

Beinödeme sind ein typisches Symptom der Rechtsherzinsuffizienz. Sie ergeben sich aus dem Rückstau des Blutes in den Körperkreislauf.

---

LÖSUNG 41

Antwort B ist richtig.

Zu Aussage 1

In der traditionellen chinesischen Medizin werden mehr als 360 Akupunkturpunkte gezählt.

Zu Aussage 2

Als Gegenanzeigen gelten Gerinnungsstörungen, schwere psychiatrische Erkrankungen (die die Patientensicherheit einschränken) und vitale Notfälle. Darüber hinaus werden entzündliche Hautareale, Naevi, der Nabel und die Mamillen nicht genadelt.

Zu Aussage 3

Innere Organe wie die Lunge und Pleura können im Zuge einer Akupunkturbehandlung verletzt werden.

Zu Aussage 4

Auch im Zuge der Akupunktur können Nebenwirkungen auftreten, z. B. Hämatome, Sensibilitätsstörungen, entzündliche Reaktionen oder Schwindel.

Zu Aussage 5

Zu den Stimulationstechniken zählen das Drehen, Heben oder Senken der Nadeln. Wärme kann ebenfalls eingesetzt werden.

---

LÖSUNG 42

Antwort A ist richtig.

Zu Aussage 1

Mit einem halben Jahr hat sich das Geburtsgewicht in etwa verdoppelt, mit einem Jahr hat sich das Geburtsgewicht verdreifacht.

Zu Aussage 2

Beim Säugling beträgt die Atemfrequenz von etwa 35–40 Atemzügen/Min. Beim Kleinkind liegt sie bei etwa 20–30 Atemzügen/Min. Beim Kind liegt die Atemfrequenz bei etwa 16–25 Atemzüge/Min.

Zu Aussage 3

Ein Kind sollte mit 9 Monaten frei sitzen können.

Zu Aussage 4

Der Nestschutz durch plazentagängige IgG-Antikörper von der Mutter hält etwa im Schnitt 6–7 Monate an.

Zu Aussage 5

Der Neugeborenen-Ikterus tritt in der Regel zwischen dem 3.–6. Lebenstag auf und hält bis zum 10. Tag an. Ein Ikterus, der länger als 10 Tage andauert, wird als Ikterus prolongatus bezeichnet. Ursache können Bilirubin-Stoffwechselstörungen, Hämolyse durch AB0- oder Rh-Inkompatibilität, ausgedehnte Hämatome, Infektionen, Stoffwechselstörungen, v. a. Hypothyreose sein.

### Welche der folgenden Aussagen zur Kokainabhängigkeit treffen zu?

Charakteristisch für die Kokainabhängigkeit sind:

1. Entwicklung einer starken psychischen Abhängigkeit
2. Gewichtszunahme
3. Schädigung der Nasenschleimhaut
4. Auftreten von Psychosen und Halluzinationen
5. Euphorie und Gefühl von gesteigerter Energie

**Antwort A** Nur die Aussagen 2 und 3 sind richtig.

**Antwort B** Nur die Aussagen 1, 3 und 5 sind richtig.

**Antwort C** Nur die Aussagen 1, 4 und 5 sind richtig.

**Antwort D** Nur die Aussagen 1, 3, 4 und 5 sind richtig.

**Antwort E** Alle Aussagen sind richtig.

**AUFGABE 43**
**A**

Kokainabhängigkeit

---

Eine 70-jährige Frau Patientin gibt an, dass sie seit 3 Stunden plötzlich auf einem Auge nichts mehr sehe. Schmerzen werden nicht beklagt. Bei der Untersuchung zeigt das gesunde Auge keine Besonderheiten, auf dem betroffenen Auge wird völlige Blindheit angegeben. Bei vorsichtigem Druck mit den Fingern auf den Bulbus zeigt sich, ebenso wie beim äußeren Ansehen des betroffenen Auges, ein unauffälliger Befund.

### Welche der folgenden Aussagen trifft (treffen) zu?

1. Das Wahrscheinlichste ist ein akuter Glaukom-Anfall.
2. Bei Ausbleiben einer zeitnahen Therapie droht irreversible Blindheit.
3. Die richtige Therapie ist die sofortige Enukleation (Entfernung) des Auges in einer Fachklinik.
4. Die Symptomatik deutet auf eine Embolie der Arteria centralis retinae (Zentralarterienverschluss) hin.
5. Eine Auskultation des Herzens kann einen Hinweis auf die Ursache geben.

**Antwort A** Nur die Aussage 1 ist richtig.

**Antwort B** Nur die Aussage 3 ist richtig.

**Antwort C** Nur die Aussagen 2 und 4 sind richtig.

**Antwort D** Nur die Aussagen 1, 2 und 5 sind richtig.

**Antwort E** Nur die Aussagen 2, 4 und 5 sind richtig.

**AUFGABE 44**
**A**

Fallbeispiel
Augenerkrankung

---

### Welche der folgenden Aussagen zum Bronchialkarzinom treffen zu?

Zu den möglichen Symptomen eines Bronchialkarzinoms zählen:

1. Husten
2. Obere Einflussstauung
3. Hämoptysen (Blutbeimengung im Auswurf)
4. Rekurrensparese
5. Dyspnoe

**Antwort A** Nur die Aussagen 1 und 5 sind richtig.

**Antwort B** Nur die Aussagen 3 und 5 sind richtig.

**Antwort C** Nur die Aussagen 1, 3 und 5 sind richtig.

**Antwort D** Nur die Aussagen 1, 2, 3 und 4 sind richtig.

**Antwort E** Alle Aussagen sind richtig.

**AUFGABE 45**
**A**

Bronchialkarzinom

LÖSUNG 43

Antwort D ist richtig.

Zu Aussage 1

Kokainkonsum führt zu einer starken psychischen, aber keiner physischen Abhängigkeit. Es kann geschnupft, geraucht, oral oder i.v. zugeführt werden.

Zu Aussage 2

Gewichtsabnahme ist ein typisches Symptom der Kokainabhängigkeit.

Zu Aussage 3

Beim nasalen Kokainkonsum ist eine Schädigung der Nasenschleimhaut und Septumperforation besonders beim chronischen Gebrauch typisch. Andere Symptome sind Lungenfunktionsstörung (Cracklunge), Schädigung von Niere, Herz und Gefäßen, Persönlichkeitsveränderung.

Zu Aussage 4

Die Wirkungen von Kokain sind stadienabhängig. Im akuten Stadium dominieren Euphorie, subjektive Leistungssteigerung, Rededrang, Enthemmung, Libidosteigerung, Reduktion von Hunger, Durst und Schlafbedürfnis. Im Rauschstadium dominieren Halluzinationen und paranoide Symptome. Abgelöst wird es vom depressiven Stadium, in dem Angst, niedergedrückte Stimmung und Apathie vorherrschen.

Zu Aussage 5

Euphorie und gesteigerte Lebensenergie treten im akuten Stadium des Konsums auf.

---

LÖSUNG 44

Antwort E ist richtig.

Zu Aussage 1

Ein Glaukom-Anfall geht mit stärksten Bulbus- und Kopfschmerzen sowie mit Visuseinbußen einher.

Zu Aussage 2

Die Angaben sprechen für eine Zentralarterienembolie. Später Therapiebeginn kann mit irreversiblem Visusverlust einhergehen (geringe Ischämietoleranz der retinalen Zellen).

Zu Aussage 3

Die Therapie eines Zentralarterienverschlusses (durch Arteriosklerose und bei Klappenfehlern) besteht in der Lysetherapie. Eine sofortige Enukleation ist bei keiner Augenerkrankung indiziert. Selten kann dieses Verfahren nach sorgfältiger Prüfung sehr vieler Optionen (z. B. Bestrahlung, Chemotherapie) bei malignen Prozessen indiziert sein.

Zu Aussage 4

Die Symptome sprechen für eine Zentralarterienembolie. Typisch ist eine plötzliche, schmerzlose Erblindung (wegen der fehlenden sensiblen Innervation der Retina).

Zu Aussage 5

Zentralarterienverschlüsse entwickeln sich häufig auf dem Boden der Arteriosklerose. Andere Ursachen sind v. a. die Mitralstenose (Bildung von Thromben) oder die Arteriitis temporalis.

---

LÖSUNG 45

Antwort E ist richtig.

Zu Aussage 1

Husten, mit oder ohne Auswurf oder auch blutiger Husten (Hämoptysen) ist ein Symptom eines Bronchialkarzinoms. Daneben können Thoraxschmerzen, B-Symptome, Trommelschlägelfinger, Uhrglasnägel auftreten. Bei Pancoast-Tumoren können das Horner-Syndrom (Ptosis, Miosis, Enophthalmus), einseitige Jugularvenenstauung, Schulter-Arm-Schmerzen durch Infiltration in den Plexus brachialis auftreten.

Zu Aussage 2

Die obere Einflussstauung ist ein Symptom des Bronchialkarzinoms ist. Sie entsteht durch Kompression der V. cava superior bei zentral wachsenden Tumoren.

Zu Aussage 3

Hämoptysen (Blutbeimengung im Sputum) oder auch Hämoptoen (blutiges Sputum) sind Symptome des Bronchialkarzinoms.

Zu Aussage 4

Eine Recurrensparese kann durch Infiltration des N. laryngeus recurrens auftreten. Daneben kann eine Phrenikuslähmung, ein maligner Pleuraerguss oder paraneoplastisches Syndrom wie Cushing-Syndrom oder Hyperkalzämie auftreten.

Zu Aussage 5

Dyspnoe kann im Zuge des Bronchialkarzinoms auftreten.

Welche der folgenden Aussagen trifft (treffen) zu?

Nach vollständiger Grundimmunisierung sollten Kinder im Alter zwischen 9 und 16 Jahren nach den Empfehlungen der Ständigen Impfkommission (STIKO) eine Auffrischimpfung erhalten gegen:

1. Diphtherie
2. Tetanus
3. Pneumokokken
4. Poliomyelitis
5. Pertussis

**Antwort A** Nur die Aussage 2 ist richtig.

**Antwort B** Nur die Aussagen 3 und 5 sind richtig.

**Antwort C** Nur die Aussagen 1, 2 und 4 sind richtig.

**Antwort D** Nur die Aussagen 1, 2, 4 und 5 sind richtig.

**Antwort E** Alle Aussagen sind richtig.

**AUFGABE 46**
**A**

Impfempfehlungen

---

Welche der folgenden Aussagen zur Extrauteringravidität treffen zu?

1. Es handelt sich meist um eine Bauchhöhlenschwangerschaft (Abdominalgravidität).
2. Sie wird durch das Tragen eines Intrauterinpessars („Spirale") begünstigt.
3. Sie kommt als Differenzialdiagnose einer Appendizitis in Frage.
4. Die Ultraschalluntersuchung (vaginale Sonografie) zeigt eine leere Gebärmutterhöhle.
5. Sie kann durch eine Blutung in die Bauchhöhle zu einem Schock führen.

**Antwort A** Nur die Aussagen 1 und 4 sind richtig.

**Antwort B** Nur die Aussagen 2 und 5 sind richtig.

**Antwort C** Nur die Aussagen 2, 3 und 4 sind richtig.

**Antwort D** Nur die Aussagen 2, 3, 4 und 5 sind richtig.

**Antwort E** Alle Aussagen sind richtig.

**AUFGABE 47**
**A**

Extrauterinschwangerschaft

---

Welche der folgenden Aussagen zu Magen-Darm-Erkrankungen treffen zu?

1. Das Reizmagen-Syndrom (funktionelle Dyspepsie) ist Folge einer Clostridium difficile- Infektion (CDI).
2. Bei Eradikationstherapie einer Helicobacter pylori-Besiedlung besteht die Gefahr einer Dysbiose (Fehlbesiedlung) in anderen Abschnitten.
3. Kennzeichen des Reizdarmsyndroms (RDS) sind nächtliche Durchfälle.
4. Motilitätsstörungen des Magen-Darm-Traktes begünstigen das Auftreten funktioneller Beschwerden des Magen-Darm-Traktes.
5. Ulcus duodeni und Magenkarzinom treten bei Menschen mit Helicobacter pylori-Besiedlung des Magens seltener auf.

**Antwort A** Nur die Aussagen 1 und 4 sind richtig.

**Antwort B** Nur die Aussagen 2 und 3 sind richtig.

**Antwort C** Nur die Aussagen 2 und 4 sind richtig.

**Antwort D** Nur die Aussagen 2, 3 und 4 sind richtig.

**Antwort E** Nur die Aussagen 1, 2, 3 und 5 sind richtig.

**AUFGABE 48**
**A**

Magen-Darm-Erkrankungen

LÖSUNG 46

Antwort D ist richtig.

Zu Aussage 1

Nach vollständiger Grundimmunisierung sollten Kinder im Alter zwischen 9 und 16 Jahren nach den Empfehlungen der Ständigen Impfkommission (STIKO) eine Auffrischimpfung erhalten gegen Diphtherie, Tetanus, Polio und Pertussis (Stand Mai 2022).

Zu Aussage 2

Eine Auffrischungsimpfung gegen Tetanus ist bei Kindern zwischen 9 und 16 Jahren empfohlen.

Zu Aussage 3

Die Pneumokokkenimpfung ist von der STIKO ab dem 60. Lebensjahr empfohlen. Eine Auffrischungsimpfung ist bei Kindern zwischen 9 und 16 Jahren von der STIKO nicht vorgesehen.

Zu Aussage 4

Eine Auffrischungsimpfung gegen Polio ist bei Kindern zwischen 9 und 16 Jahren empfohlen.

Zu Aussage 5

Eine Auffrischungsimpfung gegen Pertussis ist bei Kindern zwischen 9 und 16 Jahren empfohlen.

---

LÖSUNG 47

Antwort D ist richtig.

Zu Aussage 1

Bei der Extrauteringravidität (ektope Schwangerschaft) nistet sich das befruchtete Ei nicht im Uterus sondern an einer anderen Stelle ein, am häufigsten in den Tuben.

Zu Aussage 2

Intrauterinpessare („Spirale“) begünstigen eine Extrauteringravidität. Andere Risikofaktoren sind u. a. genitale Chlamydien-Infektionen, postoperative Narbenbildung und Endometriose.

Zu Aussage 3

Sie kommt als Differenzialdiagnose einer Appendizitis in Frage, insbesondere wenn die Extrauteringravidität in der rechten Tube lokalisiert ist.

Zu Aussage 4

In der vaginalen Sonografie ist eine leere Gebärmutterhöhle zu sehen.

Zu Aussage 5

Bei Tubenruptur kann sich ein hochakuter Verlauf mit Symptomen des akuten Abdomens und Symptomen des hämorrhagischen Schocks einstellen.

---

LÖSUNG 48

Antwort C ist richtig.

Zu Aussage 1

C. difficile -Infektionen können eine pseudomembranöse Kolitis oder eine antibiotikaassoziierte Diarrhö hervorrufen. Typisch sind Fieber, wässrige oder hämorrhagische Diarrhö und starke Bauchschmerzen. Komplizierend kann sich ein toxisches Megakolon entwickeln.

Zu Aussage 2

Die Eradikationstherapie erfolgt mit Antibiotika und einem Protonenpumpeninhibitor. Die Antibiotika wirken nicht selektiv, sodass mit einer Fehlbesiedlung des Darmes zu rechnen ist.

Zu Aussage 3

Typisch beim Reizdarmsyndrom sind Bauchschmerzen, Blähungen, Obstipation und/oder Diarrhö sowie hörbare Darmgeräusche. Die Diarrhöen treten nicht in der Nacht auf und sind nicht blutig.

Zu Aussage 4

Die Ursachen der funktionellen Störungen (Reizmagen- und Reizdarmsyndrom) sind unklar. Angenommen werden Darmdysbiose, Hypersensibilität des Darms, Motilitätsstörungen und abgelaufene Darminfekte.

Zu Aussage 5

Ulcus duodeni und Magenkarzinom treten bei Helicobacter pylori-Besiedlung des Magens häufiger auf.

Nach der Anamneseerhebung sowie der körperlichen Untersuchung eines Patienten vermuten Sie eine atypische Pneumonie.

Welche der folgenden Untersuchungen ist am ehesten geeignet, um die Diagnose zu sichern?

**Antwort A** Messen der Körpertemperatur

**Antwort B** Spirometrie

**Antwort C** Blutbild

**Antwort D** CRP (C-reaktives Protein)

**Antwort E** Thorax-Röntgenbild

**AUFGABE 49**
**E**

Atypische Pneumonie

---

Welche der folgenden Aussagen zu Vitaminen treffen zu?
Wählen Sie **zwei** Antworten!

**Antwort A** Es ist gesichert, dass durch eine Vitaminsubstitution positive gesundheitliche Effekte bewirkt werden, auch wenn kein nachweisbarer Mangel besteht.

**Antwort B** Vitamin E ist ein fettlösliches Vitamin.

**Antwort C** Vitamin D fördert die renale Kalziumausscheidung.

**Antwort D** Mit einem Vitamin B12-Mangel muss bei einem chronischen Alkoholabusus gerechnet werden.

**Antwort E** Vitamin K führt bei Cumarinderivaten (Gerinnungshemmern) zu einer Wirkungsverstärkung.

**AUFGABE 50**
**M**

Vitamine

---

Welche der folgenden Aussagen treffen zu?
Im Rahmen einer depressiven Episode kann es zum Auftreten folgender Symptome kommen:
1. Agitiertheit
2. Halluzinationen
3. Wahnvorstellungen
4. Autoaggressive Handlungen
5. Hypochondrische Grübeleien

**Antwort A** Nur die Aussagen 1 und 4 sind richtig.

**Antwort B** Nur die Aussagen 1, 4 und 5 sind richtig.

**Antwort C** Nur die Aussagen 2, 3 und 5 sind richtig.

**Antwort D** Nur die Aussagen 1, 3, 4 und 5 sind richtig.

**Antwort E** Alle Aussagen sind richtig.

**AUFGABE 51**
**A**

Depressive Episode

LÖSUNG 49

Antwort E ist richtig.

Zu Antwort A

Die Symptome der atypischen Pneumonie sind unspezifisch und können mit einer Erkältungskrankheit verwechselt werden. Der Beginn ist meist langsam, es besteht leichtes Fieber, Kopf- und Gliederschmerzen, trockener Reizhusten mit wenig Auswurf. In der körperlichen Untersuchung finden sich häufig auch keine wegweisenden Befunde. Mit der Messung der Körpertemperatur erfolgt keine Diagnosestellung der atypischen Pneumonie, dafür ist dieser Parameter zu unspezifisch.

Zu Antwort B

Die Spirometrie (Lungenfunktionsprüfung) ist ein wichtiges Verfahren zur Bestimmung der Lungen- und Atemvolumina und der Geschwindigkeit, mit der der Patient die Luft ausatmet. Sie eignet sich nicht zur Diagnose der atypischen Pneumonie.

Zu Antwort C

Im Blutbild können bei der atypischen Pneumonie häufig eine Leukopenie mit Lymphozytose festgestellt werden. Sie beweisen aber die atypische Pneumonie nicht.

Zu Antwort D

Das CRP ist im Zuge einer atypischen Pneumonie erhöht, beweist aber eine atypische Pneumonie nicht.

Zu Antwort E

Zur Diagnose der interstitiellen Pneumonie eignet sich eine Röntgenuntersuchung des Thorax. Zu sehen sind häufig diffuse Infiltrationen über beiden Lungenflügeln.

---

LÖSUNG 50

Antworten B und D sind richtig.

Zu Antwort A

Wenn kein nachweisbarer Mangel besteht, ist ein positiver Effekt bei zusätzlicher Gabe von Vitaminen nicht gesichert.

Zu Antwort B

Vitamin E zählt neben den Vitamin A, D und K zu den fettlöslichen Vitaminen.

Zu Antwort C

Vitamin D ist essenziell für die Knochenmineralisierung. Es entsteht durch Einwirkung der UV-Strahlung aus Cholesterin (Bildung von Cholecalciferol). Das Cholecalciferol gelangt zur Leber und dann zur Niere, wo eine Aktivierung stattfindet und ein funktionstüchtiges Vitamin gebildet wird. Vitamin D senkt die renale Kalziumausscheidung, der Kalziumspiegel im Serum wird so erhöht.

Zu Antwort D

Chronischer Alkoholabusus kann zu einem Vitamin B12-Mangel, aber auch Folsäuremangel führen. Die Folge ist eine megaloblastäre Anämie sowie Symptome der Polyneuropathie.

Zu Antwort E

Cumarinderivate (z. B. Marcumar) sind Vitamin K-Antagonisten. Vitamin K führt bei Einnahme zu einer Verminderten Wirkung von Cumarinderivaten.

---

LÖSUNG 51

Antwort E ist richtig.

Zu Aussage 1

Die Symptome der Depression variieren sehr stark und sind abhängig von der Schwere und Form der Depression. Agitiertheit kann im Zuge der agitierten Depression auftreten. Im Vordergrund stehen Jammern, Klagen und psychomotorische Unruhe. Die Stimmung ist gedrückt und ängstlich.

Zu Aussage 2

Bei der wahnhaften bzw. psychotischen Depression treten Wahninhalte, gelegentlich auch Halluzinationen auf oder dominieren sogar das Krankheitsbild.

Zu Aussage 3

Wahnvorstellungen können ebenfalls im Zuge einer depressiven Episode auftreten.

Zu Aussage 4

Suizidgedanken und das Suizidrisiko ist bei einer Depression deutlich erhöht: 60 % der chronisch depressiven Patienten begehen einen Suizidversuch, 15 % versterben durch Selbsttötung, bis zu 80 % der Patienten haben Suizidgedanken. Autoaggressive Handlungen können also im Zuge einer depressiven Episode auftreten.

Zu Aussage 5

Grübeln und hypochondrische Befürchtungen sind ein häufiges Symptom der depressiven Episode. Andere Symptome sind Störung der Affektivität (z. B. Freudlosigkeit, Affektarmut), formale Denkstörung (Denkverlangsamung, Denkhemmung), Entscheidungsschwäche, verminderter Antrieb und Konzentration sowie Symptome des somatischen Syndroms.

### Welche der folgenden Aussagen zum Myokardinfarkt treffen zu?

Komplikationen eines Myokardinfarktes sind:

1. Herzinsuffizienz
2. Herzwandaneurysma
3. Myokardruptur mit Herzbeuteltamponade
4. Mitralklappeninsuffizienz
5. Perforation der Herzscheidewand

**Antwort A** Nur die Aussagen 1, 3 und 4 sind richtig.

**Antwort B** Nur die Aussagen 2, 3 und 4 sind richtig.

**Antwort C** Nur die Aussagen 1, 2, 3 und 5 sind richtig.

**Antwort D** Nur die Aussagen 1, 2, 4 und 5 sind richtig.

**Antwort E** Alle Aussagen sind richtig.

**AUFGABE 52**
**A**

Herzinfarkt

---

### Welche der folgenden Aussagen zum ischämischen Schlaganfall treffen zu?

Therapeutische Maßnahmen bei einem ischämischen Schlaganfall sind:

1. Lysetherapie bei einem thrombotischen Verschluss einer Hirnarterie
2. Regulation des Blutzuckers
3. Sofortige Blutdrucksenkung auf hypotone Blutdruckwerte
4. Thromboseprophylaxe bei Bettlägerigkeit
5. Frühzeitige krankengymnastische Therapie

**Antwort A** Nur die Aussagen 2 und 5 sind richtig.

**Antwort B** Nur die Aussagen 1, 2 und 4 sind richtig.

**Antwort C** Nur die Aussagen 1, 3 und 5 sind richtig.

**Antwort D** Nur die Aussagen 1, 2, 4 und 5 sind richtig.

**Antwort E** Alle Aussagen sind richtig.

**AUFGABE 53**
**A**

Apoplex

---

### Welche Aussage trifft zu?

Eine Verlangsamung der BSG (Blutkörperchensenkungsgeschwindigkeit) ist am ehesten typisch für:

**Antwort A** Polyglobulie

**Antwort B** Thyreoiditis

**Antwort C** Plasmozytom

**Antwort D** Schwangerschaft

**Antwort E** Nephrotisches Syndrom

**AUFGABE 54**
**E**

Labor
BSG

**LÖSUNG 52**

Antwort E ist richtig.

Zu Aussage 1

Eine Herzinsuffizienz kann sich als Früh- und Spätkomplikation nach einem Myokardinfarkt entwickeln.

Zu Aussage 2

Die Ausbildung eines Herzwandaneurysmas wird den Spätkomplikationen zugeordnet. Durch die Ausbildung des Aneurysmas kann es zur Bildung von Thromben und nachfolgender Embolisierung führen.

Zu Aussage 3

Eine Myokardruptur mit nachfolgender Herzbeuteltamponade kann nach einem Myokardinfarkt auftreten. Sie wird den Frühkomplikationen zugeordnet.

Zu Aussage 4

Eine Mitralklappeninsuffizienz kann sich z. B. durch einen Papillarmuskelabriss nach einem Myokardinfarkt entwickeln. Andere Komplikationen sind Herzrhythmusstörungen (häufigste und wichtigste Komplikation) und die Perikarditis (Dressler-Syndrom).

Zu Aussage 5

Eine Septumperforation kann sich als Komplikation nach einem Myokardinfarkt entwickeln.

---

**LÖSUNG 53**

Antwort D ist richtig.

Zu Aussage 1

Der ischämische Apoplex ist auf einen thrombotischen Verschluss einer Gehirnarterien zurückzuführen. Die wichtigste Maßnahme ist es, das verschlossene Gefäß zu rekanalisieren und so für eine Reperfusion zu sorgen. Das erfolgt mittels der Lysetherapie. Je schneller die Therapie erfolgt, desto besser die Prognose („Time is brain.“).

Zu Aussage 2

Die Regulation des Blutzuckers fällt unter die therapeutischen Maßnahmen im Zuge des ischämischen Apoplexes.

Zu Aussage 3

Eine Blutdrucksenkung auf hypotone Werte ist kontraindiziert, weil die Gehirnperfusion abnimmt. In den ersten Tagen nach einem Apoplex werden sogar leicht hypertone Werte angestrebt. Die Zielwerte bei bekannter Hypertonie liegen bei 180/100 und bei sonst normalen Blutdruckwerten um die 160/100 mmHg.

Zu Aussage 4

Die Thromboseprophylaxe bei Bettlägerigkeit ist indiziert und zählt zu den therapeutischen Maßnahmen.

Zu Aussage 5

Eine frühzeitige physiotherapeutische Therapie und andere rehabilitative Maßnahmen, z. B. Gleichgewichtstraining, Sprachtraining, Schlucktraining durch Logopäden und Ergotherapeuten, sind ein wichtiger Bestandteil der Maßnahmen.

---

**LÖSUNG 54**

Antwort A ist richtig.

Zu Antwort A

Bei der Polyglobulie (Vermehrung der Erythrozyten) ist die Blutsenkungsgeschwindigkeit typischerweise verlangsamt.

Zu Antwort B

Bei der Thyreoiditis (Entzündung der Schilddrüse) ist die Blutsenkungsgeschwindigkeit erhöht.

Zu Antwort C

Das Plasmozytom stellt eine maligne Veränderung der Plasmazelle dar, das mit einer Überproduktion von funktionslosen Antikörperfragmenten einhergeht. Eins der Symptome ist eine stark beschleunigte Blutsenkungsgeschwindigkeit oder sogar eine Sturzsenkung.

Zu Antwort D

In der Schwangerschaft treten Veränderungen im mütterlichen Organismus auf, u. a. eine Verdünnungsanämie. Sie geht mit einer leicht beschleunigten Senkung einher.

Zu Antwort E

Das nephrotische Syndrom ist in den meisten Fällen auf entzündliche Ursachen zurückzuführen. Es findet sich eine beschleunigte Senkung.

### Welche der folgenden Aussagen zum Patientenrechtegesetz (Gesetz zur Verbesserung der Rechte von Patientinnen und Patienten) treffen zu?

Im Patientenrechtegesetz sind folgende Pflichten des Behandelnden verankert:

1. Aufklärungspflicht
2. Aufbewahrungspflicht der Patientenakte
3. Dokumentationspflicht
4. Informationspflicht
5. Meldepflicht

**Antwort A** Nur die Aussagen 2 und 3 sind richtig.

**Antwort B** Nur die Aussagen 1, 2 und 4 sind richtig.

**Antwort C** Nur die Aussagen 1, 2, 3 und 4 sind richtig.

**Antwort D** Nur die Aussagen 1, 3, 4 und 5 sind richtig.

**Antwort E** Alle Aussagen sind richtig.

**AUFGABE 55**
**A**

Patientenrechtegesetz

---

### Welche der folgenden Aussagen treffen zu?

Typische Risiken für die Entstehung einer tiefen Beinvenenthrombose sind:

1. Exsikkose
2. Bluthochdruck
3. Immobilisation
4. Arteriosklerose
5. Langstreckenflüge

**Antwort A** Nur die Aussagen 3 und 5 sind richtig.

**Antwort B** Nur die Aussagen 1, 2 und 5 sind richtig.

**Antwort C** Nur die Aussagen 1, 3 und 5 sind richtig.

**Antwort D** Nur die Aussagen 2, 3 und 4 sind richtig.

**Antwort E** Alle Aussagen sind richtig.

**AUFGABE 56**
**A**

Tiefe Beinvenenthrombose

---

### Welche der folgenden Aussagen zur Trichomoniasis treffen zu?

1. Es handelt sich um eine sexuell übertragbare Erkrankung.
2. Eine Trichomoniasis führt bei Frauen zu einem stark riechenden, grünlich gelben Vagnialfluss.
3. Der Erreger zählt zu den Protozoen.
4. Männer sind wesentlich häufiger betroffen als Frauen.
5. Es besteht ein Behandlungsverbot für Heilpraktiker.

**Antwort A** Nur die Aussagen 1 und 5 sind richtig.

**Antwort B** Nur die Aussagen 2 und 3 sind richtig.

**Antwort C** Nur die Aussagen 1, 2 und 4 sind richtig.

**Antwort D** Nur die Aussagen 1, 2, 3 und 5 sind richtig.

**Antwort E** Alle Aussagen sind richtig.

**AUFGABE 57**
**A**

Trichomoniasis

**LÖSUNG 55**

Antwort C ist richtig.

Zu Aussage 1

Das Patientenrechtegesetz regelt u. a. die Informations- und Aufklärungspflicht, Einwilligung seitens des Patienten, Dokumentationspflicht, das Recht zur Einsicht in die Patientenakte und die Beweislast bei Haftung für Behandlungs- und Aufklärungsfehler.

Zu Aussage 2

Das Patientenrechtegesetz regelt die Aufbewahrungspflicht der Patientenakte. Der Behandelnde muss die Patientenakte für die Dauer von zehn Jahren nach Abschluss der Behandlung aufbewahren.

Zu Aussage 3

Die Dokumentationspflicht ist im Patientenrechtegesetz verankert.

Zu Aussage 4

Die Informationspflicht und auch die Aufklärungspflicht ist im Patientenrechtegesetz verankert. Im Speziellen ist der Patient über die Diagnose, Prognose und die konkrete Therapie mit Risiken, Wirkungen und Nebenwirkungen (§ 630c BGB, § 630e BGB) aufzuklären.

Zu Aussage 5

Behandlungsverbote für Heilpraktiker ergeben sich aus zahlreichen anderen Gesetzen, u. a. dem Infektionsschutzgesetz (IfSG), dem Zahnheilkundegesetz, dem Arzneimittelgesetz und der Strahlenschutzverordnung.

---

**LÖSUNG 56**

Antwort C ist richtig.

Zu Aussage 1

Die Ursachen der Thromboseentstehung werden mit der Virchow-Trias zusammengefasst. Dazu gehören Endothelschäden, verlangsamte Strömungsgeschwindigkeit und veränderte Blutzusammensetzung. Exsikkose geht mit einer Veränderung der Blutzusammensetzung einher und ist ein Risikofaktor für eine tiefe Beinvenenthrombose (TVT).

Zu Aussage 2

Die arterielle Hypertonie begünstigt die Entstehung der Arteriosklerose, stellt aber keinen Risikofaktor für die Entstehung der tiefen Beinvenenthrombose dar.

Zu Aussage 3

Immobilisation stellt einen wichtigen Risikofaktor für die Entstehung der TVT.

Zu Aussage 4

Die Arteriosklerose ist kein Risikofaktor für venöse Erkrankungen. Typische Folgekrankheiten sind v. a. die pAVK, KHK und der Apoplex.

Zu Aussage 5

Langstreckenflüge gehen mit Immobilität einher und erhöhen das Risiko der TVT.

---

**LÖSUNG 57**

Antwort D ist richtig.

Zu Aussage 1

Die Trichomoniasis ist eine sexuell übertragbare Erkrankung, die durch das Protozoon Trichomonas vaginalis hervorgerufen wird. Die Übertragung erfolgt über direkten Kontakt, besonders beim Geschlechtsverkehr. Selten indirekt über Badebekleidung, Schwimmbäder und Toilettenbenutzung.

Zu Aussage 2

Bei Frauen verursacht die Trichomoniasis einen stark riechenden, grünlich gelben Vagnialfluss.

Zu Aussage 3

Erreger der Trichomoniasis ist das Protozoon Trichomonas vaginalis.

Zu Aussage 4

Frauen sind häufiger betroffen als Männer.

Bei Männern finden sich häufig asymptomatische Verläufe. Bei symptomatischen Verläufen können Symptome der Urethritis, Prostatitis und Epididymitis auftreten. Bei Frauen entwickelt sich eine Vaginitis, die allerdings aszensieren kann. Typische Symptome sind grün-gelber, übelriechender Ausfluss, Juckreiz, Rötung. Bei Beteiligung der Harnblase treten Symptome der Zystitis auf. Langzeitkomplikationen sind bei beiden Geschlechtern die Sterilität.

Zu Aussage 5

Die Behandlung sexuell übertragbarer Erkrankungen ist dem Heilpraktiker nach § 24 IfSG nicht gestattet.

Welche der folgenden Aussagen zur Präeklampsie treffen zu?

Zu den Symptomen einer Präeklampsie (hypertensive Schwangerschaftserkrankung) gehören:

1. Proteinurie
2. Sehstörung
3. Kopfschmerzen
4. Übelkeit, Erbrechen
5. Deutlich erhöhte Thrombozytenzahl

**Antwort A** Nur die Aussagen 1 und 4 sind richtig.

**Antwort B** Nur die Aussagen 4 und 5 sind richtig.

**Antwort C** Nur die Aussagen 1, 3 und 4 sind richtig.

**Antwort D** Nur die Aussagen 1, 3 und 5 sind richtig.

**Antwort E** Nur die Aussagen 1, 2, 3 und 4 sind richtig.

**AUFGABE 58**
**A**

Präeklampsie

---

Zu Ihnen kommt ein Patient, der in der Anamnese angibt, vor 2 Jahren eine rechtsseitige Hirnblutung erlitten zu haben.

Welche der vorliegenden Befunde sind typischerweise zu erwarten?

Wählen Sie **zwei** Antworten!

**Antwort A** Anwinkelung des linken Armes

**Antwort B** Schlaffes Herabhängen des linken Armes

**Antwort C** Schlaffe Lähmung des linken Beines

**Antwort D** Spastische Lähmung des linken Beines

**Antwort E** Gangausgleich durch Zirkumduktion des rechten Beines

**AUFGABE 59**
**M**

Hirnblutung

---

Ein Patient legt Ihnen nach einem Krankenhausaufenthalt einen Computerausdruck mit Laborwerten vor. Hierbei sind Serumkreatinin und Serumharnstoff erhöht.

Wofür spricht dieser Befund?

**Antwort A** Gastritis

**Antwort B** Divertikulitis

**Antwort C** Leberzirrhose

**Antwort D** Niereninsuffizienz

**Antwort E** Pankreatitis

**AUFGABE 60**
**E**

Labor
Nierenparameter

LÖSUNG 58

Antwort E ist richtig.

Zu Aussage 1

Proteinurie ist ein Symptom der Präeklampsie. Andere wichtige Symptome sind arterielle Hypertonie, Ödeme und Rückgang der Urinmenge. Bei schweren Verläufen können starke Gewichtszunahme durch Ödembildung, Schwindel, Kopfschmerzen, Übelkeit und Erbrechen, Sehstörungen und Vigilanzstörungen auftreten.

Zu Aussage 2

Eine Sehstörung zählt zu den Symptomen der Präeklampsie.

Zu Aussage 3

Kopfschmerzen zählen zu den Symptomen der Präeklampsie.

Zu Aussage 4

Übelkeit und Erbrechen zählen zu den Symptomen der Präeklampsie.

Zu Aussage 5

Ein schwerer Verlauf bzw. die Komplikation der Präeklampsie (HELLP-Syndrom) geht mit reduzierten Thrombozytenzahlen einher (< 100.000/µl). Das HELLP-Syndrom ist ein sehr ernstes Krankheitsbild, das mit hoher Letalität von Mutter und Kind einhergeht (und gelegentlich auch postpartal auftritt). Es ist gekennzeichnet durch **H**ämolyse, erhöhte Transaminasen und Bilirubin (**e**levated **l**iver enzymes), erniedrigte Thrombozytenzahl (**l**ow **p**latelets).

---

LÖSUNG 59

Antworten A und D sind richtig.

Zu Antwort A

Der Arm ist im Zuge einer Spastik angewinkelt.

Zu Antwort B

Eine schlaffe Lähmung ist typisch für das akute Stadium. Nach (Wochen) Monaten entwickelt sich eine Spastik. Der Arm befindet sich dabei in einer angewinkelten Position (weil Beuger an der oberen Extremität überwiegen).

Zu Antwort C

Im akuten Stadium einer rechtsseitigen Hirnblutung (Hirninfarkt) ist eine schlaffe Lähmung des linken Beines (durch Kreuzung der Pyramidenbahnen auf die kontralaterale Seite) zu erwarten. Nach (Wochen) Monaten entwickelt sich eine Spastik.

Zu Antwort D

Eine spastische Lähmung des linken Beines ist zu erwarten.

Zu Antwort E

Nach Wochen bzw. Monaten bildet sich eine Spastik im linken Bein aus. Beim Gehen schert das linke Bein im Halbkreis nach außen aus, was auch Zirkumduktion genannt wird. Die Gangart wird auch als Wernicke-Mann-Gang bezeichnet.

---

LÖSUNG 60

Antwort D ist richtig.

Zu Antwort A

Die Diagnose der Gastritis erfolgt in der Gastroskopie, nicht in der Laboruntersuchung.

Zu Antwort B

Die Divertikulitis geht mit Erhöhung des BSG, CRP und der Leukozyten einher.

Zu Antwort C

Die Leberzirrhose geht mit einer Erhöhung der Transaminasen (GOT, GPT), der γ-Glutamyl-Transferase (γ-GT), Erhöhung der Cholestaseparameter (Bilirubin, AP) und einer Erniedrigung der Synthesefaktoren (Albumine, PCHE) einher.

Zu Antwort D

Eine Erhöhung von Serumkreatinin und Serumharnstoff spricht für eine Niereninsuffizienz. Kreatinin entsteht im Muskelstoffwechsel und ist neben der GFR ein wichtiger Parameter zur Beurteilung der glomerulären Filtrationsleitung der Niere. Harnstoff ist ein Endprodukt des Aminosäurestoffwechsels. Es wird in der Leber gebildet und über die Niere ausgeschieden. Die Höhe des Harnstoffs ist von der Eiweißzufuhr oder Begleiterkrankungen, z. B. Fieber (katabole Stoffwechsellage), abhängig.

Zu Antwort E

Die akute Pankreatitis geht mit Erhöhung des BSG, CRP und der Leukozyten einher. Ferner tritt eine Erhöhung der Lipase, Amylase und pankreatischen Elastase 1 auf.

# 10 Prüfungsfragen März 2022

Welche der folgenden Aussagen zur Pneumonie treffen zu?

1. Bei Stauungspneumonie besteht für Heilpraktiker Meldepflicht.
2. Eine Pneumonie kann durch Aspiration von Magensaft verursacht werden.
3. Eine nosokomiale Pneumonie bezeichnet eine Pneumonie, die außerhalb des Krankenhauses erworben wurde.
4. Ein plötzlicher Beginn mit hohem Fieber ist typisch für eine bakterielle Lobärpneumonie.
5. Charakteristisch für die Pneumokokkenpneumonie ist ein langsamer Beginn mit nur leichtem Fieber.

**Antwort A** Nur die Aussagen 1 und 2 sind richtig.

**Antwort B** Nur die Aussagen 2 und 4 sind richtig.

**Antwort C** Nur die Aussagen 1, 2 und 4 sind richtig.

**Antwort D** Nur die Aussagen 2, 3 und 4 sind richtig.

**Antwort E** Nur die Aussagen 3, 4 und 5 sind richtig.

---

Welche der folgenden Befunde weist am ehesten auf eine Erkrankung hin, bei der für Heilpraktiker nach dem Infektionsschutzgesetz (IfSG) ein Behandlungsverbot besteht?

**Antwort A** Pityriasis rosea (Röschenflechte)

**Antwort B** Tüpfelnägel

**Antwort C** Rosazea

**Antwort D** Ausgeprägter Fingertremor (Pillendrehertremor)

**Antwort E** Reiswasserstühle

---

Welche Aussage trifft zu?

Die Substitutionsbehandlung von Opioidabhängigen mit Methadon:

**Antwort A** darf durch den Heilpraktiker durchgeführt werden.

**Antwort B** führt in aller Regel zur vollständigen Abstinenz.

**Antwort C** hält die Opioidabhängigkeit aufrecht.

**Antwort D** schließt eine gleichzeitige psychotherapeutische Behandlung aus.

**Antwort E** ist nur stationär durchführbar.



**AUFGABE 1**
**A**

Pneumonie

**AUFGABE 2**
**E**

Behandlungsverbote

**AUFGABE 3**
**E**

Opioidabhängigkeit

**LÖSUNG 1**

Antwort B ist richtig.

Zu Aussage 1
Eine Stauungspneumonie zählt zu den sekundären Pneumonien und entwickelt sich im Zuge einer Lungenstauung im Rahmen einer Linksherzinsuffizienz. Diese Erkrankung ist nicht meldepflichtig.

Zu Aussage 2
Eine Pneumonie kann durch Magensaftaspiration entstehen. Begünstigend wirken Vorerkrankungen und operative Eingriffe mit Vollnarkose, die mit einer Schluckstörung und eingeschränktem Würgereflex einhergehen, z. B. nach einem Schlaganfall oder operativen Eingriffen im HNO-Bereich.

Zu Aussage 3
Nosokomiale Pneumonien werden im Krankenhaus erworben, ambulante Formen außerhalb des Krankenhauses.

Zu Aussage 4
Typisch für eine Lobärpneumonie ist ein akuter Beginn mit Fieber, Schüttelfrost, Husten und Auswurf, ggf. Zyanose und atemabhängigen Schmerzen. Bei einer atypischen Pneumonie fehlen die Symptome weitgehend.

Zu Aussage 5
Typisch für die Pneumokokkenpneumonie sind u. a. rascher Beginn mit Fieber, Husten und Auswurf, Dyspnoe und einem typischen Untersuchungsbefund (verstärkter Stimmfremitus, hyposonorer Klopfschall und feuchte Rasselgeräusche).

---

**LÖSUNG 2**

Antwort E ist richtig.

Zu Antwort A
Die Pityriasis rosea (Röschenflechte) ist eine virale Erkrankung, die durch das Humane Herpesvirus Typ 7 hervorgerufen wird und durch einen exanthematischen Verlauf gekennzeichnet ist. Die Behandlung der Röschenflechte ist dem Heilpraktiker gestattet.

Zu Antwort B
Tüpfelnägel sind Nagelveränderungen, die im Zuge der Psoriasis vulgaris beobachtet werden. Die Behandlung der Psoriasis vulgaris ist dem Heilpraktiker gestattet.

Zu Antwort C
Die Rosazea (Kupferfinne, Kupferrose) ist eine chronisch-entzündliche Erkrankung der Haut mit fakultativer Beteiligung der Augen. Betroffen ist v. a. das Gesicht. Die Behandlung der Rosazea ist dem Heilpraktiker gestattet.

Zu Antwort D
Der Pillendrehertremor (Ruhetremor) ist ein Symptom des Morbus Parkinson. Die Behandlung des Morbus Parkinson ist dem Heilpraktiker gestattet.

Zu Antwort E
Reiswasserstühle sind ein typisches Symptom der Cholera, die durch das Bakterium Vibrio cholerae hervorgerufen wird. Die Behandlung der Choleraerkrankung ist dem Heilpraktiker nach § 24, in Verbindung mit den §§ 6 und 7 nicht gestattet.

---

**LÖSUNG 3**

Antwort C ist richtig.

Zu Antwort A
Substitutionsbehandlung von Opioidabhängigen mit Methadon ist dem Heilpraktiker nicht gestattet, weil der Heilpraktiker Methadon weder rezeptieren noch abgeben kann. Dieses Pharmakon unterliegt dem Betäubungsmittelgesetz. Die Substitutionstherapie ist Ärzten vorbehalten mit dem Zusatz „Suchtmedizinische Grundversorgung".

Zu Antwort B
Eine vollständige Abstinenz ist bei den meisten Patienten nur schwer zu erreichen.

Zu Antwort C
Substitutionsbehandlung von Opioidabhängigen mit Methadon hält zunächst die Abhängigkeit aufrecht, weil Methadon auch ein Opiat ist. Der Konsum von Heroin, das in unterschiedlicher Qualität angeboten wird und z. B. auch unter unsterilen Kautelen eingenommen wird, kann mit einer oralen Gabe ersetzt werden. Das Ziel dieser Therapie ist eine Suchtmittelfreiheit, soziale und gesundheitliche Stabilisierung sowie die soziale Reintegration. Eine berufliche Wiedereingliederung steht ebenfalls im Fokus.

Zu Antwort D
Eine simultane psychotherapeutische Therapie ist sogar indiziert und gewünscht.

Zu Antwort E
Die Substitutionsbehandlung von Opioidabhängigen mit Methadon kann sowohl ambulant als auch stationär erfolgen.

### Welche der folgenden Aussagen zu Vitaminen treffen zu?

1. Folsäuremangel verursacht eine hypochrome, mikrozytäre Anämie.
2. Schwangeren oder Frauen mit Kinderwunsch sollte zur Verminderung des Risikos eines Neuralrohrdefektes die Einnahme von Folsäure empfohlen werden.
3. Vitamin D ist ein fettlösliches Vitamin.
4. Vitamin B12 (Cobalamin) wird vor allem im Magen resorbiert.
5. Vitamin B12 kommt in tierischer Nahrung (z. B. Leber) vor.

**Antwort A** Nur die Aussagen 1, 3 und 5 sind richtig.

**Antwort B** Nur die Aussagen 2, 3 und 4 sind richtig.

**Antwort C** Nur die Aussagen 2, 3 und 5 sind richtig.

**Antwort D** Nur die Aussagen 2, 4 und 5 sind richtig.

**Antwort E** Nur die Aussagen 1, 2, 3 und 5 sind richtig.

**AUFGABE 4**
**A**

Vitamine

---

### Welche der folgenden Aussagen treffen zu?

Risikofaktoren für einen Apoplex (Schlaganfall) sind:

1. Diabetes mellitus
2. LDL-Cholesterinerhöhung
3. Arterielle Hypertonie
4. Regelmäßiger Ausdauersport
5. Rauchen

**Antwort A** Nur die Aussagen 2 und 5 sind richtig.

**Antwort B** Nur die Aussagen 1, 3 und 5 sind richtig.

**Antwort C** Nur die Aussagen 2, 3 und 4 sind richtig.

**Antwort D** Nur die Aussagen 1, 2, 3 und 5 sind richtig.

**Antwort E** Alle Aussagen sind richtig.

**AUFGABE 5**
**A**

Apoplex

---

### Welche der folgenden Aussagen zum kolorektalen Karzinom treffen zu?

Wählen Sie **zwei** Antworten!

**Antwort A** Eine fleischreiche und ballaststoffarme Ernährung gilt als ein möglicher Risikofaktor für die Entstehung eines kolorektalen Karzinoms.

**Antwort B** Frühsymptome sind Gewichtsabnahme und Kreuzschmerzen.

**Antwort C** Die meisten kolorektalen Karzinome sind bereits in der digital-rektalen Untersuchung gut palpabel.

**Antwort D** Die Darmkrebsfrüherkennung wird Nicht-Risikopatienten ab dem 50. Lebensjahr empfohlen.

**Antwort E** Genetische Faktoren spielen bei der Entwicklung eines kolorektalen Karzinoms keine Rolle.

**AUFGABE 6**
**M**

Kolorektales Karzinom

**LÖSUNG 4**

Antwort C ist richtig.

Zu Aussage 1

Folsäure, wird wie auch das Vitamin B12 für die Zellteilung benötigt. Ein Mangel der Vitamine geht mit einer mangelhaften Teilung der Zellvorstufen einher, es entsteht eine megaloblastäre Anämie.

Zu Aussage 2

Ein Folsäuremangel in der Frühschwangerschaft kann beim Ungeborenen eine Spina bifida (Spaltbildung der Wirbelsäule) verursachen. Die Substitution von Folsäure sollte nach aktuellen Empfehlungen (Stand Mai 2022) schon präkonzeptionell, mindestens 4 Wochen vor der Empfängnis mit 400 µg zugeführt und mindestens bis zum Ende des ersten Trimenons fortgeführt werden.

Zu Aussage 3

Vitamin D ist ein fettlösliches Vitamin und essenziell für die Knochenmineralisierung. Es entsteht im Körper durch Einwirkung der UV-Strahlung aus Cholesterin und zwei weiteren Aktivierungsschritten in Leber und Niere.

Zu Aussage 4

Vitamin B12 wird im terminalen Ileum resorbiert. Für die Resorption wird allerdings der Intrinsic Faktor benötigt, der in den Parietalzellen (Belegzellen) des Magens produziert wird.

Zu Aussage 5

Vitamin B12 wird v. a. aus tierischen Nahrungsmitteln aufgenommen, u. a. Fleisch (besonders Innereien), Fisch, Milch und Eier.

---

**LÖSUNG 5**

Antwort D ist richtig.

Zu Aussage 1

Der Diabetes mellitus zählt zu den wichtigsten kardiovaskulären Risikofaktoren und wirkt sich begünstigend für die Entstehung des Apoplexes aus. Zu den anderen Hauptrisikofaktoren zählen: niedriger HDL-Spiegel (< 40 mg/dl ♂, < 50 mg/dl ♀), hoher LDL-Spiegel (> 160 mg/dl), hoher Gesamtcholesterinspiegel, arterielle Hypertonie, Nikotinabusus, Alter, familiäre Häufung (genetische Prädisposition).
Andere Risikofaktoren sind u. a. Adipositas vom Apfel-Typ, Bewegungsmangel, artherogene Diät (fettreich, fleischreich, gemüsearm und vitaminarm), obstruktives Schlafapnoesyndrom.

Zu Aussage 2

Die LDL-Erhöhung wirkt sich begünstigend auf die Entstehung des Apoplexes aus.

Zu Aussage 3

Die arterielle Hypertonie ist der wichtigste Risikofaktor für das Auftreten des Apoplexes.

Zu Aussage 4

Regelmäßiger Ausdauersport ist ein protektiver Faktor im Hinblick auf die Entstehung von kardiovaskulären Erkrankungen.

Zu Aussage 5

Nikotinabusus ist ein wichtiger Faktor in der Entstehung von Apoplexen.

---

**LÖSUNG 6**

Antworten A und D sind richtig.

Zu Antwort A

Als Risikofaktoren für ein kolorektales Karzinom gelten u. a. fleischreiche und ballaststoffarme Ernährung, Alkohol- und Nikotinabusus, Colitis ulcerosa sowie genetische Disposition. Als protektive Faktoren gelten körperliche Aktivität, ballaststoffreiche und fleischarme Ernährung.

Zu Antwort B

Frühsymptome sind häufig keine vorhanden. In fortgeschrittenen Stadien gelten Veränderungen der Stuhlgewohnheiten (z. B. Wechsel zwischen Obstipation und Diarrhö oder dünnkalibrige Stühle auch als Bleistiftstühle bezeichnet), blutige Stühle, allgemeines Krankheitsgefühl, Symptome der Anämie durch Tumorblutung, abdominelle Schmerzen als typische Symptome des kolorektalen Karzinoms. Bei Verschluss des Darmlumens entwickelt sich eine Ileussymptomatik.

Zu Antwort C

Etwa 10 % der kolorektalen Karzinome sind bereits in der digital-rektalen Untersuchung gut palpabel.

Zu Antwort D

Darmkrebsfrüherkennung wird Nicht-Risikopatienten ab dem 50. Lebensjahr empfohlen.

Zu Antwort E

Genetische Faktoren spielen eine Rolle in der Entstehung des kolorektalen Karzinoms. Ein Teil der kolorektalen Karzinome sind auf genetische Mutationen zurückzuführen, z. B. beim HNPCC (hereditäre nonpolyposis Karzinome) oder Lynch-Syndrom. Neben dem hohen Kolonkarzinomrisiko ist auch das Risiko für andere Neoplasien erhöht, u. a. Ovarial-, Endometrium- oder Magenkarzinom.

Ein Patient kommt in Begleitung seiner Tochter in Ihre Behandlung. Die Tochter berichtet über psychische Auffälligkeiten Ihres Vaters.

Bei welcher der folgenden Symptome denken Sie in erster Linie an eine organisch bedingte psychische Störung?
Wählen Sie **zwei** Antworten!

**Antwort A** Klarheit des Bewusstseins nicht beeinträchtigt

**Antwort B** Störung der Orientiertheit

**Antwort C** Gedankenentzug

**Antwort D** Kommentierende Stimmen

**Antwort E** Anhaltende Wortfindungsstörungen

**AUFGABE 7**
**M**

Organisch bedingte psychische Störung

---

Welche der folgenden Aussagen zur Migräne treffen zu?

1. Bei einer Migräne mit Aura treten zusätzlich Symptome wie Lichtblitze, Gefühlsstörungen oder Sehstörungen auf.
2. Bei typischer Migräne ohne Aura wird die Diagnose aufgrund der Anamnese und der Symptomatik gestellt, die neurologische Untersuchung ist in der Regel unauffällig.
3. Nichtmedikamentöse Maßnahmen, wie Regulierung des Tagesrhythmus, regelmäßiger Schlafrhythmus und regelmäßiger Ausdauersport, können Einfluss auf die Häufigkeit der Migräneattacken haben.
4. Typisch sind pulsierende, meist einseitig auftretende Kopfschmerzen.
5. Bei regelmäßiger Einnahme von Schmerzmedikamenten besteht die Gefahr eines medikamenteninduzierten Kopfschmerzes.

**Antwort A** Nur die Aussagen 1, 3 und 5 sind richtig.

**Antwort B** Nur die Aussagen 1, 2, 3 und 4 sind richtig.

**Antwort C** Nur die Aussagen 1, 2, 4 und 5 sind richtig.

**Antwort D** Nur die Aussagen 2, 3, 4 und 5 sind richtig.

**Antwort E** Alle Aussagen sind richtig.

**AUFGABE 8**
**A**

Migräne

---

Welche der folgenden Aussagen zum Harnblasenkarzinom treffen zu?
Wählen Sie **zwei** Antworten!

**Antwort A** Leitsymptom ist eine schmerzlose Hämaturie.

**Antwort B** Rauchen ist ein wichtiger Risikofaktor.

**Antwort C** Serum-Kreatinin ist im Frühstadium deutlich erhöht.

**Antwort D** Harnblasenkarzinome metastasieren nicht.

**Antwort E** Harnblasenkarzinome wachsen nicht in die Muskelschicht.

**AUFGABE 9**
**M**

Harnblasenkarzinom

**LÖSUNG 7**

Antworten B und E sind richtig.

Zu Antwort A

Organisch bedingte Störungen sind durch Hirnerkrankungen oder systemische Erkrankungen hervorgerufen und führen zu unterschiedlichen Hirnfunktionsstörungen. Innerhalb der organisch bedingten Störungen können Demenzen, Delir, das organisch amnestische Syndrom und die organische Halluzinose unterschieden werden. Die Klarheit des Bewusstseins kann durchaus beeinträchtigt werden, die Antwortmöglichkeit scheidet aus.

Zu Antwort B

Störung der Orientierung ist ein typischer Befund bei organisch bedingten Störungen.

Zu Antwort C

Der Gedankenentzug ist ein typisches Symptom der Schizophrenie und zählt zu den Ich-Störungen. Dabei hat der Patient das Empfinden, dass ihm die Gedanken von außen entzogen werden.

Zu Antwort D

Kommentierende Stimmen zählen zu den akustischen Halluzinationen und sind ein typisches Symptom der Schizophrenie. Die vom Patienten gehörten Stimmen kommentieren das, was der Patient gerade tut.

Zu Antwort E

Anhaltende Wortfindungsstörungen sind ein Symptom der organisch bedingten Störungen.

---

**LÖSUNG 8**

Antwort E ist richtig.

Zu Aussage 1

Bei einem Teil der Patienten beginnt die Migräne mit einer Aura. Dabei treten Sehstörungen auf in Form von Flimmern oder Skotomen oder auch Sprach- und Sensibilitätsstörungen. Die Aura kündigt eine Migräneattacke sozusagen an.

Zu Aussage 2

Bei typischer Migräne ohne Aura wird die Diagnose aufgrund der Anamnese und der Symptomatik gestellt. Typische Befunde sind periodisch Kopfschmerzen mit Begleiterscheinungen wie Gesichtsblässe, Übelkeit, Erbrechen, Geruchs- und Lärmempfindlichkeit. Der Neurostatus ist in der Regel unauffällig.

Zu Aussage 3

Zu den nichtmedikamentösen Therapiemaßnahmen zählen regelmäßiger, ausreichender Schlaf, regelmäßige Mahlzeiten und Tagesablauf, Erlernung von Entspannungstechniken (z. B. Yoga), leichtes Ausdauertraining und Meidung der bekannten Auslösefaktoren.

Zu Aussage 4

Typisch für die Migräne sind zumeist einseitige, pulsierende oder drückende Kopfschmerzen.

Zu Aussage 5

Eine regelmäßige Einnahme von Schmerztabletten kann einen Analgetika-induzierten Kopfschmerz hervorrufen. Die Analgetika-Einnahme sollte nicht öfter als an 10–12 Tagen im Monat und bei Triptanen nicht öfter als 8 × im Monat erfolgen.

---

**LÖSUNG 9**

Antworten A und B sind richtig.

Zu Antwort A

Harnblasentumore bieten in der Regel keine Frühsymptome. Diese treten erst auf, wenn der Tumor eine gewisse Größe erreicht hat, Gefäße arrodiert oder Nachbarstrukturen verdrängt. Leitsymptom ist die schmerzlose Hämaturie. Daneben können Dysurie, Pollakisurie, rezidivierende Harnblaseninfekte, suprapubische Schmerzen oder Symptome der Harnstauung sowie B-Symptome auftreten.

Zu Antwort B

Risikofaktoren sind Nikotinabusus, chronische Entzündungen, Hypertonie und Adipositas, Exposition gegenüber Industriegiften und eine Analgetika-Nephropathie.

Zu Antwort C

Das Serum-Kreatinin kann im späten Stadium erhöht sein. Es ergibt sich meist aus der Harnstauung, die zur eingeschränkten Nierenfunktion führt.

Zu Antwort D

Harnblasenkarzinome metastasieren bevorzugt in Lunge, Leber und Knochen. In etwa der Hälfte der Fälle treten Metastasen auf, auch nach radikalen Therapien, wie z. B. Zystektomie.

Zu Antwort E

Harnblasenkarzinome sind maligne Tumore, die infiltrativ in tiefere Schichten der Harnblasenstrukturen, also auch die Muskelschicht wachsen und auch metastasieren.

Welche der folgenden Aussagen trifft zu?
Das Schubladenphänomen ist ein charakteristisches Zeichen für:

**Antwort A** eine Arthrose des Schienbeins

**Antwort B** einen Bandscheibenvorfall

**Antwort C** eine Meniskusschädigung

**Antwort D** eine Schädigung der Kreuzbänder des Kniegelenkes

**Antwort E** einen Bänderriss im oberen Sprunggelenk

**AUFGABE 10**
**E**

Untersuchung
Schubladenphänomen

---

Eine 45-jährige Patientin berichtet von einem Bandscheibenvorfall in der Halswirbelsäule vor wenigen Monaten. Seit dem Vorfall habe sie ein andauerndes Taubheitsgefühl, vor allem am Kleinfinger und am Ringfinger in der rechten Hand.

Welchem Hautsegment (Dermatom) ist diese Körperregion zuzuordnen?

**Antwort A** C2

**Antwort B** C8

**Antwort C** Th6

**Antwort D** Th10

**Antwort E** L3

**AUFGABE 11**
**E**

Fallbeispiel
Neurologischer Ausfall

---

Welche der folgenden Aussagen zur Funktion der Hirnnerven treffen zu?
Wählen Sie **zwei** Antworten!

Sensorische Signale zum Gehirn leiten:

**Antwort A** Nervus opticus (II. Hirnnerv)

**Antwort B** Nervus trochlearis (IV. Hirnnerv)

**Antwort C** Nervus vestibulocochlearis (VIII. Hirnnerv)

**Antwort D** Nervus abducens (VI. Hirnnerv)

**Antwort E** Nervus accessorius (XI. Hirnnerv)

**AUFGABE 12**
**M**

Physiologie
Hirnnerven

**LÖSUNG 10**

Antwort D ist richtig.

Zu Antwort A

Eine Arthrose betrifft ein Gelenk. Schienbeinschmerzen, v.a. an der Vorderkante sind bei Sportlern zu verzeichnen und entstehen durch eine periostale mechanische Reizung oder Überbelastung.

Zu Antwort B

Ein Bandscheibenvorfall wird durch anamnestische Angaben (einschließende Schmerzen) und die Befunde der körperlichen Untersuchung diagnostiziert, u.a. Sensibilitäts-, motorischer und Reflexausfall. Lasègue-, Bragard- und Kernig-Zeichen sind positiv.

Zu Antwort C

Eine Meniskusschädigung kann durch den Böhler-Test, Steinmann-I und -II-Test und das Payr-Zeichen geprüft werden. Im Falle einer Meniskusläsion sind diese Tests schmerzhaft positiv.

Zu Antwort D

Mit dem Schubladenphänomen werden die Kreuzbänder geprüft. Das betroffene Knie befindet sich in einer 90° Beugestellung, der Fuß ist fixiert. Eine abnorme Beweglichkeit nach vorne ist ein Hinweis auf eine Vorderbandschädigung (häufig), eine abnorme Beweglichkeit nach hinten ein Hinweis auf eine Hinterbandschädigung (eher seltener).

Zu Antwort E

Ein Bänderriss im oberen Sprunggelenk ist meist Folge einer Sportverletzung oder des Umknickens. Am häufigsten sind die Außenbänder betroffen. Symptome sind starke Schmerzen, Schwellung und in der Untersuchung kann eine Aufklappbarkeit festgestellt werden. Die Diagnose/Ausmaß der Verletzungen werden in bildgebenden Verfahren gestellt.

---

**LÖSUNG 11**

Antwort B ist richtig.

Zu Antwort A

Das Dermatom C2 umfasst das Hinterhaupt, die Ohrmuschel und obere Teile des Halses (ventral und dorsal).

Zu Antwort B

Das Dermatom C8 umfasst den Bereich des kleinen Fingers, Ringfingers und die lateralen Anteile des Mittelfingers von volar und dorsal, darüber hinaus die lateralen Anteile der Hand. In Verbindung mit dem stattgefundenen oder persistierenden zervikalen Bandscheibenvorfall kann ein Verdacht auf eine Schädigung der C8-Wurzel angenommen werden.

Zu Antwort C

Das Segment Th6 ist bandförmig (ventral und dorsal) unterhalb einer gedachten Mamillarlinie anzusiedeln.

Zu Antwort D

Das Segment Th10 ist annähernd bandförmig (ventral und dorsal) in einer gedachten Linie im Bereich des Nabels anzusiedeln.

Zu Antwort E

Das Segment L3 verläuft schräg von lateral im Bereich der Hüfte über den Oberschenkel nach medial im Bereich des Knies.

---

**LÖSUNG 12**

Antworten A und C sind richtig.

Zu Antwort A

Der N. opticus (Sehnerv) leitet sensorische (Licht-)Impulse zum Gehirn, es ist ein rein afferenter Nerv. Der Nerv ist ca. 4 mm dick, ist von Hirnhäuten umgeben, verläuft im retroorbitalen Fettgewebe und tritt durch den Canalis opticus in die Schädelhöhle. In der Höhe der Sella turcica (Türkensattel) befindet sich die Sehnervenkreuzung (Chiasma opticum). Dort kreuzen die Fasern der nasalen Netzhaut zur Gegenseite, die temporalen Anteile kreuzen nicht. Nach der Neuorganisation der Axone verlaufen die Fasern weiter im Tractus opticus zum Sehzentrum. Einige Fasern zweigen vom Tractus opticus ab und ziehen zu beiden Seiten im Mittelhirn, zu den Edinger-Westphal-Kernen, die als Ursprungskerne des parasympathischen Anteils des N. oculomotorius gelten und an der Ausbildung des Pupillenreflexes beteiligt sind.

Zu Antwort B

Der N. trochlearis (Augenrollnerv) ist ein rein motorischer Hirnnerv. Er innerviert den M. obliquus superior.

Zu Antwort C

Der N. vestibulocochlearis (Hör- und Gleichgewichtsnerv) leitet sensorische Impulse zum Gehirn.

Zu Antwort D

Der N. abducens (Augenabziehnerv) ist ein rein motorischer Nerv, der den M. rectus lateralis innerviert.

Zu Antwort E

Der N. accessorius (Beinerv, Begleitnerv) besitzt 2 Ursprünge: einen kranialen und einen spinalen. Es ist ein rein motorischer Nerv und innerviert den M. sternocleidomastoideus und den M. trapezius.

## Welche der folgenden Aussagen zum lymphatischen System treffen zu?

Wählen Sie **zwei** Antworten!

**Antwort A** Die Milz liegt im oberen linken Quadranten des Abdomens.

**Antwort B** Die Cisterna chyli liegt in der Regel hinter dem Brustbein (retrosternal).

**Antwort C** Die größeren Lymphgefäße der Beine haben keine Klappen.

**Antwort D** Aus dem Darm aufgenommene Fette (Chylomikronen) werden über die Lymphe dem Blutkreislauf hinzugefügt.

**Antwort E** Der Ductus thoracicus (Milchbrustgang) mündet in der Regel in die Vena cava inferior.

**AUFGABE 13**
**M**

Anatomie
Lymphatisches System

---

## Welche der folgenden Aussagen zum Hörsturz treffen zu?

1. Es besteht eine akute, meist einseitige Hörminderung.
2. Oft kommt es zu Druck- oder Wattegefühl im Ohr.
3. Häufig treten auch Ohrgeräusche begleitend auf.
4. Die Schalleitung ist gestört.
5. Eine spontane Rückbildung der Beschwerden ist sehr selten.

**Antwort A** Nur die Aussagen 1 und 3 sind richtig.

**Antwort B** Nur die Aussagen 2 und 3 sind richtig.

**Antwort C** Nur die Aussagen 1, 2 und 3 sind richtig.

**Antwort D** Nur die Aussagen 1, 4 und 5 sind richtig.

**Antwort E** Nur die Aussagen 2, 3 und 4 sind richtig.

**AUFGABE 14**
**A**

Hörsturz

---

Sie behandeln einen Patienten, der plötzlich im Laufe der Therapie unbeirrt droht, sich selbst zu töten. Er ist nicht absprachefähig. Einer stationären Aufnahme stimmt er unter keinen Umständen zu.

## Was machen Sie?

**Antwort A** Sie behandeln weiter und verkürzen die Therapieabstände.

**Antwort B** Sie fahren den Patienten persönlich zum Hausarzt.

**Antwort C** Sie informieren die Angehörigen des Patienten, damit diese etwas unternehmen.

**Antwort D** Sie bringen den Patienten selbst nach Hause.

**Antwort E** Sie informieren die Polizei bzw. die Ordnungsbehörde.

**AUFGABE 15**
**E**

Suizidalität

**LÖSUNG 13**

Antworten A und D sind richtig.

Zu Antwort A

Die Milz (Splen, Lien) liegt im linken Oberbauch, intraperitoneal. Sie wiegt 150–200 g und ist 11 × 7 × 4 cm groß („4711").

Zu Antwort B

Die Cisterna chyli liegt retroperitoneal, ventral des 1.–2. Lendenwirbelkörpers. Sie sammelt Lymphe aus den unteren Extremitäten, dem Becken und dem Abdomen. Aus der Cisterna chyli geht der Ductus thoracicus hervor, der im linken Venenwinkel mündet.

Zu Antwort C

Die Lymphgefäße der Beine besitzen Klappen, die aus dem Endothel ausgehen. Sie besitzen auch eine Muskelschicht, die für die rhythmische Kontraktion der Gefäße zuständig ist.

Zu Antwort D

Aus dem Darm aufgenommene Fette (Chylomikronen) werden über die Lymphgefäße (Truncus intestinalis) der Cisterna chyli zugeführt. Über den Ductus thoracicus gelangt die Lymphflüssigkeit über den linken Venenwinkel ins Blutgefäßsystem.

Zu Antwort E

Der Ductus thoracicus (Milchbrustgang) mündet in der Regel im linken Venenwinkel, der aus dem Zusammenfluss von V. jugularis externa, V. jugularis interna und V. subclavia gebildet wird.

---

**LÖSUNG 14**

Antwort C ist richtig.

Zu Aussage 1

Die Leitsymptome des akuten Hörsturzes sind akute Schwerhörigkeit und Druckgefühl auf dem betroffenen Ohr. Begleitend können Tinnitus und Schwindel auftreten.

Zu Aussage 2

Druck- oder Wattegefühl im betroffenen Ohre sind häufige Symptome des Hörsturzes.

Zu Aussage 3

Ohrgeräusche können begleitend auftreten.

Zu Aussage 4

Beim Hörsturz („Ohrinfarkt") ist das Innenohr betroffen. Vermutet werden zum einen Durchblutungsstörungen des Innenohrs, z. B. bei Stresssituationen, Blutdruckschwankungen, zum anderen Infektionen des Ohrs, z. B. mit Borrelien, Mumps-, Masern-, Rötelnviren, EBV, HIV und Traumen des Ohrs. Die Hörminderung ergibt sich aus einer Schallempfindungsstörung.

Zu Aussage 5

Eine spontane Rückbildung der Beschwerden ist häufig bis sehr häufig und wird zwischen 30–90 % angegeben.

---

**LÖSUNG 15**

Antwort E ist richtig.

Zu Antwort A

Wenn ein Patient unbeirrt droht, sich selbst zu töten, nicht absprachefähig ist und auch keine weitere Therapieoption akzeptiert, muss eine Unterbringung des Patienten nach dem gültigen Länderrecht in Erwägung gezogen werden.

Zu Antwort B

Ein suizidgefährdeter Patient muss zeitnah vom Psychiater gesehen werden. Wenn der Patient eine weiterführende Behandlung verweigert und uneinsichtig ist, muss die Polizei bzw. die Ordnungsbehörde informiert werden.

Zu Antwort C

Die Angehörigen sollten über die Maßnahmen informiert werden. Eine Verlagerung der Verantwortung in Hinblick auf die Unterbringung ist jedoch nicht ratsam. Diese Entscheidung obliegt dem Therapeuten.

Zu Antwort D

Der Patient kann nicht nach Hause gebracht werden. Er benötigt fachliche Hilfe. Eine Unterbringung in einer geschlossenen psychiatrischen Klinik ist indiziert.

Zu Antwort E

Die Polizei bzw. die Ordnungsbehörde muss informiert werden. In den Fall wird der Patient gegen seinen Willen untergebracht. Dies stellt eine freiheitsentziehende Maßnahme dar. Sie wird vom Gericht angeordnet.

**AUFGABE 16**
**M**

Neugeborenen-Screening

## Welche der folgenden Aussagen treffen zu?

Wählen Sie **zwei** Antworten!

Das Neugeborenen-Screening dient der Früherkennung angeborener metabolischer und endokriner Störungen. Das Neugeborenen-Screening umfasst:

**Antwort A** Hypothyreose

**Antwort B** Glutensensitive Enteropathie (Zöliakie)

**Antwort C** Down-Syndrom

**Antwort D** Rachitis

**Antwort E** Phenylketonurie

---

**AUFGABE 17**
**E**

Postoperative Komplikationen

## Welche Aussage trifft zu?

Ein Patient leidet nach einer Schilddrüsenoperation an Heiserkeit und Luftnot bei körperlicher Belastung. Sie vermuten eine Stimmbandlähmung bei Schädigung des:

**Antwort A** Nervus trigeminus

**Antwort B** Nervus olfactorius

**Antwort C** Nervus phrenicus

**Antwort D** Nervus facialis

**Antwort E** Nervus recurrens

---

**AUFGABE 18**
**M**

Phytotherapeutika

## Welche der folgenden Aussagen treffen zu?

Wählen Sie **zwei** Antworten!

Phytotherapeutika:

**Antwort A** werden typischerweise nach homöopathischen Prinzipien hergestellt.

**Antwort B** haben nahezu keine Nebenwirkungen.

**Antwort C** unterliegen dem Arzneimittelgesetz.

**Antwort D** ersetzen Antibiotika in der Regel gleichwertig.

**Antwort E** haben Wechselwirkungen mit anderen Arzneimitteln.

LÖSUNG 16

Antworten A und E sind richtig.

Zu Antwort A

Das Neugeborenen-Screening stellt eine wichtige Untersuchung dar, im Zuge derer zahlreiche metabolische und hormonelle Erkrankungen detektiert und direkt behandelt werden sollten, weil ein Behandlungsverzug schwerwiegende Behinderungen zur Folge hat. Die Untersuchung umfasst den Ausschluss einer/s angeborenen Hpothyreose sowie Mukoviszidose, Galaktosämie, Ahornsirupkrankheit, adrenogenitalen Syndroms und je nach Bundesland auch angeborener Immundefekte.

Zu Antwort B

Die glutensensitive Enteropathie (Zöliakie) fällt nicht ins Neugeborenen-Screening.

Zu Antwort C

Das Down-Syndrom fällt nicht ins Neugeborenen-Screening.

Zu Antwort D

Die Rachitis fällt nicht ins Neugeborenen-Screening.

Zu Antwort E

Die Phenylketonurie wird im Rahmen des Neugeborenen-Screenings untersucht. Es handelt sich um eine autosomal-rezessiv vererbte Krankheit des Aminosäurestoffwechsels, in der Phenylalanin nicht zu Tyrosin umgewandelt werden kann. Die Symptome der nicht behandelten Form sind u. a. schwere neurologische und psychiatrische Symptome. Die Therapie besteht aus einer Phenylalanin-bilanzierten Diät.

---

LÖSUNG 17

Antwort E ist richtig.

Zu Antwort A

Leitsymptome der Trigeminusläsion sind Sensibilitätsstörungen und Schmerzen sowie Paresen der Kaumuskulatur bei Beteiligung der motorischen Anteile.

Zu Antwort B

Läsionen des N. olfactorius führen zu Geruchs- und Geschmacksstörungen.

Zu Antwort C

Der N. phrenicus innerviert u.a. motorisch und sensibel das Zwerchfell. Eine Phrenikusläsion führt zum Zwerchfellhochstand und eingeschränkter Atemarbeit.

Zu Antwort D

Der N. facialis innerviert motorisch den M. stapedius, die mimische Muskulatur, sensorisch die vorderen ⅔ der Zunge, parasympathisch die Tränen-, Unterzungen- und Unterkieferdrüse, sensibel kleine Teile des Mittelohrs. Eine Läsion führt je nach Läsionshöhe v. a. zur Fazialisparese, die von außen erkennbar ist.

Zu Antwort E

Der N. recurrens ist ein Ast des N. vagus, der sensible und motorische Fasern enthält und für die Innervation der Kehlkopfmuskeln und Kehlkopfschleimhaut zuständig ist. Er verläuft in direkter Nachbarschaft der Schilddrüse. Eine Schädigung kann selten bei Operationen der Schilddrüse entstehen. Eine einseitige Schädigung führt zur Heiserkeit, eine beidseitige Schädigung führt zur Atemnot, weil die Stimmbänder sich nicht bewegen.

---

LÖSUNG 18

Antworten C und E sind richtig.

Zu Antwort A

Homöopathische Mittel werden nach homöopathischen Prinzipien hergestellt. Diese Mittel werden in unterschiedlichen Abstufungen verdünnt und nach jeder Verdünnung verschüttelt. Je nach Häufigkeit der Verdünnung und der Verschüttelung entstehen unterschiedliche Potenzen.

Zu Antwort B

Phytotherapeutika haben wie alle Pharmaka unerwünschte Wirkungen. Sie können z. B. lichtsensibilisierend sein, dosisabhängig leber- oder nierentoxisch sein oder reizende Wirkung auf den Verdauungstrakt haben.

Zu Antwort C

Phytotherapeutika unterliegen dem Arzneimittelgesetz.

Zu Antwort D

Einige Phytotherapeutika haben antibiotische Eigenschaften und können bei bakteriellen Infekten eingesetzt werden, z. B. Cranberrys bei einer Zystitis, Kapuzinerkresse, Thymian und Zistrose bei Infekten der oberen Atemwege. Sie ersetzen Antibiotika jedoch nicht gleichwertig.

Zu Antwort E

Phytotherapeutika zeigen Wechselwirkungen mit anderen Arzneimitteln, wobei sehr viele Wechselwirkungen noch gar nicht erforscht und festgehalten sind. Johanniskraut zeigt Wechselwirkungen mit Antidepressiva, Lipidsenkern, oralen Kontrazeptiva und blutverdünnenden Medikamenten. Knoblauch und Kurkuma hemmen die Thrombozytenaggregation.

Welche der folgenden Aussagen zur medianen Halszyste (Thyreoglossuszyste) treffen zu?

Wählen Sie **zwei** Antworten!

**Antwort A** Die mediane Halszyste entsteht meist im Erwachsenenalter.

**Antwort B** Die mediane Halszyste wird im Nacken ertastet.

**Antwort C** Ursache ist ein Jodmangel.

**Antwort D** Typische Symptome bei Infektion sind Schmerzen und Rötung der Haut.

**Antwort E** Die mediane Halszyste bewegt sich beim Schlucken.

**AUFGABE 19**
**M**

Mediane Halszyste

---

Welche der folgenden Aussagen treffen zu?

Zu den typischen Merkmalen des Alkoholdelirs zählen:

1. Zeitliche Desorientiertheit
2. Optische Halluzinationen
3. Nesteln
4. Bradykardie
5. Schwitzen

**Antwort A** Nur die Aussagen 1 und 2 sind richtig.

**Antwort B** Nur die Aussagen 1, 3 und 4 sind richtig.

**Antwort C** Nur die Aussagen 2, 3 und 5 sind richtig.

**Antwort D** Nur die Aussagen 1, 2, 3 und 5 sind richtig.

**Antwort E** Alle Aussagen sind richtig.

**AUFGABE 20**
**A**

Alkoholdelir

---

Welche der Aussagen treffen zu?

Wählen Sie **zwei** Antworten!

Die Sarkoidose:

**Antwort A** ist für Heilpraktiker meldepflichtig.

**Antwort B** wird durch Aerosole übertragen.

**Antwort C** bezeichnet die extrapulmonale Form der Tuberkulose.

**Antwort D** geht im Akutstadium typischerweise mit Gelenkbeschwerden und Erythema nodosum einher.

**Antwort E** wird oft nur als Zufallsbefund im Thoraxröntgenbild diagnostiziert.

**AUFGABE 21**
**M**

Sarkoidose

**LÖSUNG 19**

Antworten D und E sind richtig.

Zu Antwort A

Die mediane Halszyste ist eine angeborene Störung, die durch einen unvollständigen Verschluss des Ductus thyreoglossus entsteht. Meist ist die Zyste asymptomatisch und als glatt begrenzte, zentral am Hals lokalisierte Wucherung sichtbar. Komplikationen können selten als Fistelbildung oder durch tracheale Kompression auftreten.

Zu Antwort B

Die mediane Halszyste wird zentral am Hals, im Bereich des Zungenbeins ertastet. In der Regel kann sie bereits in der Inspektion gesehen werden.

Zu Antwort C

Ein Jodmangel ist Ursache einer Hypothyreose. Bei der medianen Halszyste handelt es sich um eine angeborene Störung, bei der sich der Ductus thyreoglossus nicht schließt.

Zu Antwort D

Die Halszyste kann sich entzünden. Die Symptome gleichen den Entzündungssymptomen und machen sich u. a. als Rötung, Schmerzen und Überwärmung bemerkbar.

Zu Antwort E

Die mediane Halszyste hat eine weiche Konsistenz (durch einen flüssigen Inhalt) und verschiebt sich nach oben beim Herausstrecken der Zunge.

---

**LÖSUNG 20**

Antwort D ist richtig.

Zu Aussage 1

Das Delirium tremens tritt als Komplikation einer langjährigen Alkoholabhängigkeit auf. Die Symptome entwickeln sich meist 2–3 Tage nach dem letzten Alkoholkonsum und dauern bis zu 2 Wochen an. Die Symptome sind vielseitig, u. a. können Erbrechen, Diarrhö, Hypertonie, Tachykardie, Schlafstörungen, Fieber, Tremor, epileptische Anfälle, Unruhe, zeitliche Desorientierung und optische Halluzinationen auftreten.

Zu Aussage 2

Optische Halluzinationen sind für das Alkoholdelir typisch.

Zu Aussage 3

Nesteln verbunden mit Unruhe sind typische Merkmale des Alkoholdelirs.

Zu Aussage 4

Tachykardie und Hypertonie sind typische Kennzeichen des Delirs.

Zu Aussage 5

Schwitzen ist ein typisches Symptom des Delirs.

---

**LÖSUNG 21**

Antworten D und E sind richtig.

Zu Antwort A

Die Sarkoidose zählt nicht zu den meldepflichtigen Erkrankungen.

Zu Antwort B

Die Sarkoidose (Morbus Besnier-Boeck-Schaumann) ist eine systemische, granulomatöse Erkrankung, die jedes Organ betreffen kann, v.a. aber die Lunge. Die Ursache der Erkrankung ist unbekannt. Infektiöse Erreger, bzw. Allergene werden diskutiert, sind aber nicht bewiesen. Eine genetische Disposition wird durch eine familiäre Häufung angenommen.

Zu Antwort C

Die Sarkoidose ist eine eigenständige Erkrankung. Gemeinsam mit der Tuberkulose ist die Granulombildung, wobei bei der Sarkoidose die Granulome nicht-verkäsend sind, bei der Tuberkulose jedoch schon.

Zu Antwort D

Die Sarkoidose kann als eine akute oder chronische Sarkoidose in Erscheinung treten. Bei der akuten Sarkoidose (Löfgren-Syndrom) stehen die Sprunggelenksarthritis, Erythema nodosum, eine bihiläre Lymphadenopathie (Schwellung von Lymphknoten beidseits am Lungenhilus) im Vordergrund. Die chronische Form (häufiger), zeigt initial symptomarme Verläufe. Später treten Fieber, Gewichtsverlust, Reizhusten, Belastungsdyspnoe und Thoraxschmerzen auf. Zahlreiche extrapulmonale Manifestationen, wie u. a. Augen-, Leber-, Herz- und Hautbeteiligung, können hinzutreten, wobei jedes Organ betroffen sein kann.

Zu Antwort E

Sehr oft handelt es sich bei Diagnose der Sarkoidose um einen Zufallsbefund.

### Welche der folgenden Aussagen trifft (treffen) zu?

Ihnen wird ein Kind mit Hämatomen im Bereich eines Ohres, an den Waden und den Unterarmen vorgestellt. Es besteht eine Diskrepanz zwischen den Erklärungen der Eltern und dem Befund. Für Sie ergeben sich als Möglichkeiten für Hilfemaßnahmen:

1. Gespräch mit den Eltern
2. Weiterbehandlung durch einen Kinderarzt
3. Beratung mit einer Fachkraft des Jugendamtes, ggf. Meldung an das Jugendamt
4. Beratung durch Kinderschutzhilfe
5. Keine Handlungsnotwendigkeit, für die Erziehung sind die Eltern zuständig

**Antwort A** Nur die Aussage 5 ist richtig.

**Antwort B** Nur die Aussagen 1 und 3 sind richtig.

**Antwort C** Nur die Aussagen 1 und 5 sind richtig.

**Antwort D** Nur die Aussagen 1, 2 und 4 sind richtig.

**Antwort E** Nur die Aussagen 1, 2, 3 und 4 sind richtig.

**AUFGABE 22**
**A**

Kindesmisshandlung

---

### Welche der folgenden Aussagen treffen zu?

Wählen Sie **zwei** Antworten!

Typische psychische Begleitsymptome bei Morbus Parkinson sind:

**Antwort A** Enthemmung

**Antwort B** Affektlabilität

**Antwort C** Verlangsamung der geistigen Funktionen und Dankabläufe (Bradyphrenie)

**Antwort D** Inadäquate euphorische Stimmung

**Antwort E** Antriebssteigerung

**AUFGABE 23**
**M**

Morbus Parkinson

---

### Wovon geht bei der Hepatitis A die größte Infektionsgefahr aus?

**Antwort A** Blut

**Antwort B** Stuhl

**Antwort C** Urin

**Antwort D** Speichel

**Antwort E** Bronchialsekret

**AUFGABE 24**
**E**

Hepatitis A

LÖSUNG 22

Antwort E ist richtig.

Zu Aussage 1

Die Angaben sprechen für eine körperliche Gewalt. Typisch sind Hämatome an den oben beschriebenen Körperregionen. Andere verdächtige Körperstellen, die mit Hämatomen versehen sein können, sind u. a. Striemen am Rücken, rotes Gesäß durch Platzierung des Kindes an einer heißen Herdplatte.
Sie sind von den typischen Stoß- und Sturzverletzungen zu unterscheiden, die bei Kindern häufig an den Knien, Schienbeinen, Ellenbogen, Stirn z. B. durch Abschürfungen beim Sturz oder Stoß entstehen. Im oben beschriebenen Fallbeispiel ist eine Kindeswohlgefährdung anzunehmen.
Ein Gespräch mit den Eltern ist dringend notwendig. Sie sollten u. a. über den Befund, die Folgen und über Hilfen informiert werden.

Zu Aussage 2

Das Kind sollte im Verlauf regelmäßig vom Kinderarzt gesehen werden.

Zu Aussage 3

Eine Meldung an das Jugendamt und Beratung durch eine Fachkraft des Jugendamtes ist gerechtfertigt und nötig.

Zu Aussage 4

Eine Beratung durch Mitarbeiter der Kinderschutzhilfe ist angezeigt.

Zu Aussage 5

Eine Handlungsnotwendigkeit ergibt sich immer bei Verdacht auf Missbrauch, körperlich, wie seelisch oder sexuell, also immer dann, wenn das Kindeswohl gefährdet ist.

---

LÖSUNG 23

Antworten B und C sind richtig.

Zu Antwort A

Der Morbus Parkinson ist eine degenerative Erkrankung der Basalganglien (Substantia nigra) mit Verlust der dopaminergen Neurone. Die psychischen Symptome des Morbus Parkinson sind zahlreich und äußern sich als Stimmungsschwankungen, psychotisches Erleben oder aggressive Tendenzen. Demenzielle Symptome können durchaus auftreten, sind aber für die fortgeschrittene Erkrankung typisch. Enthemmung ist jedoch ein untypisches Symptom.

Zu Antwort B

Eine Affektlabilität ist ein wichtiges Symptom bei Morbus Parkinson.

Zu Antwort C

Eine Bradyphrenie ist für das Krankheitsbild des Morbus Parkinson typisch.

Zu Antwort D

Inadäquat euphorische Stimmung ist eher der manischen Episode zuzuordnen. Für einen Morbus Parkinson ist dieses Symptom eher untypisch.

Zu Antwort E

Eine Antriebshemmung ist für den Morbus Parkinson typisch.

---

LÖSUNG 24

Antwort B ist richtig.

Zu Antwort A

Die Übertragung der Hepatitis A über Blut wurde beschrieben, ist aber deutlich seltener als die Übertragung über Stuhl. Die Hepatitis C wird vernehmlich über Blut übertragen.

Zu Antwort B

Die Übertragung der Hepatitis A erfolgt fäkal-oral über Kontaktinfektionen oder kontaminierte Lebensmittel. Die Übertragung über Stuhl ist häufig.

Zu Antwort C

Die Übertragung der Hepatitis A über Urin wird nicht beschrieben.

Zu Antwort D

Eine Übertragung der Hepatitis A über Speichel wird nicht beschrieben.

Zu Antwort E

Die Übertragung der Hepatitis A über Bronchialsekrete wird nicht beschrieben.

Welche der folgenden Aussagen treffen zu?

Bei der Therapie der tiefen Beinvenenthrombose stehen im Vordergrund:

1. Intramuskuläre (i. m.) Gabe eines Schmerzmittels
2. Antikoagulation
3. Wärmeanwendung am betroffenen Bein
4. Kompressionstherapie
5. Strikte Bettruhe für 2 Wochen

**Antwort A** Nur die Aussagen 1 und 5 sind richtig.

**Antwort B** Nur die Aussagen 2 und 4 sind richtig.

**Antwort C** Nur die Aussagen 2 und 5 sind richtig.

**Antwort D** Nur die Aussagen 1, 3 und 4 sind richtig.

**Antwort E** Nur die Aussagen 2, 3 und 4 sind richtig.

**AUFGABE 25**
**A**

Tiefe Beinvenenthrombose

---

Welche Aussage trifft zu?

Die Ausübung der Heilkunde im Umherziehen ist:

**Antwort A** rechtswidrig.

**Antwort B** allen Heilpraktikern gestattet.

**Antwort C** nur innerhalb des Landkreises erlaubt.

**Antwort D** in einzelnen Bundesländern unterschiedlich geregelt.

**Antwort E** nur Heilpraktikern mit allgemeiner Erlaubnis gestattet.

**AUFGABE 26**
**E**

Berufskunde

---

Welche der folgenden Aussagen zur Aufmerksamkeitsdefizit /Hyperaktivitätsstörung (ADHS) treffen zu?

1. Erkrankungen wie das Tourette-Syndrom oder der Asperger-Autismus treten oft mit einer begleitenden ADHS-Symptomatik auf.
2. Erworbene Erkrankungen wie Schädel-Hirn-Trauma und entzündliche Hirnerkrankungen können ähnliche Symptome wie ein ADHS bedingen.
3. Bei neuropsychologischen Testungen fallen ADHS-Patienten im Vergleich zu gesunden Kontrollpersonen durch geringere Auslassungsfehler und Falschantworten auf.
4. Bei erwachsenen ADHS-Patienten treten dissoziale Persönlichkeitsstörungen gehäuft auf.
5. Bei Erwachsenen spricht impulsives Verhalten gegen ADHS.

**Antwort A** Nur die Aussagen 1 und 4 sind richtig.

**Antwort B** Nur die Aussagen 1, 2 und 4 sind richtig.

**Antwort C** Nur die Aussagen 1, 3 und 5 sind richtig.

**Antwort D** Nur die Aussagen 2, 3 und 4 sind richtig.

**Antwort E** Alle Aussagen sind richtig.

**AUFGABE 27**
**A**

ADHS

LÖSUNG 25

Antwort B ist richtig.

Zu Aussage 1

I. m.-Infektionen sind bei thromboembolischen Erkrankungen, also auch bei Herzinfarkt, Lungenembolie oder Apoplex kontraindiziert. Als Therapie der Wahl steht die Lysetherapie zur Verfügung, die jedoch i. m. nicht durchgeführt werden kann.

Zu Aussage 2

Die Antikoagulation ist eine wichtige Therapiemaßnahme, die ein Weiterwachstum verhindern soll und zum Teil auch thrombolytische Eigenschaften hat (v. a. Heparin).

Zu Aussage 3

Wärmeanwendung an der betroffenen Extremität ist kontraindiziert. Sanfte Kühlung, Kompressionstherapie, Beinhochlagerung und zügige Mobilisierung sind therapeutisch empfohlen.

Zu Aussage 4

Die Kompressionstherapie fördert den Blutrückfluss zum Herzen und ist ein wichtiger Bestandteil der Therapie.

Zu Aussage 5

Strikte Bettruhe ist bei der tiefen Beinvenenthrombose nicht (mehr) indiziert. Empfohlen wird eine zeitnahe Mobilisation.

---

LÖSUNG 26

Antwort A ist richtig.

Zu Antwort A

Nach § 3 Heilpraktikergesetz (HPG) ist die Ausübung der Heilkunde im Umherziehen rechtswidrig. Ein Heilpraktiker muss über eine angemeldete Praxis verfügen, in der er Patienten behandelt. Hausbesuche sind erlaubt, wenn sie vorab über die Praxis vereinbart worden sind. Eine Behandlung von zufällig erkrankten Menschen, z. B. auf Reisen, ist dem Heilpraktiker untersagt und fällt unter die Ausübung der Heilkunde im Umherziehen. Eine Ausnahme bieten Notfälle.

Zu Antwort B

Die Ausübung der Heilkunde im Umherziehen ist nicht gestattet, außer im Notfall.

Zu Antwort C

Die Ausübung der Heilkunde im Umherziehen ist auch innerhalb des Landkreises nicht erlaubt.

Zu Antwort D

Eine abweichende Länderregelung in Bezug des § 3 HPG ist nicht gegeben.

Zu Antwort E

Die Ausübung der Heilkunde im Umherziehen ist weder Heilpraktikern mit allgemeiner Erlaubnis noch Heilpraktikern mit sektoraler Erlaubnis gegeben.

---

LÖSUNG 27

Antwort B ist richtig.

Zu Aussage 1

ADHS ist eine psychiatrische Störung, die am häufigsten Kinder und Jugendliche betrifft. ADHS ist mit Koerkrankungen verbunden, u. a. dem Asperger-Syndrom, Tourette-Syndrom, Legasthenie und Dyskalkulie.

Zu Aussage 2

Erworbene Erkrankungen wie Schädel-Hirn-Trauma und entzündliche Hirnerkrankungen können ähnliche Symptome wie ein ADHS bedingen. Auftreten können u. a. Konzentrations- und Aufmerksamkeitsstörungen, Impulsivität, Stimmungsschwankungen oder motorische Unruhe.

Zu Aussage 3

Bei neuropsychologischen Testungen fallen ADHS-Patienten im Vergleich zu gesunden Kontrollpersonen durch höhere Fehlerquote in den Aufgaben auf. Typisch sind falsche Antworten oder auch inkomplett bearbeitete Aufgaben, die sich v. a. aus der mangelnden Konzentration und Desorganisiertheit ergeben.

Zu Aussage 4

Die Entwicklung einer dissozialen Persönlichkeitsstörung ist im Zuge der ADHS-Erkrankung erhöht.

Zu Aussage 5

Impulsives Verhalten, aber auch Desorganisiertheit, mangelndes Durchhaltevermögen im Erwachsenenalter sprechen für eine ADHS-Erkrankung.

## Welche Aussage zu Geschwüren am Bein (Beinulzera) trifft zu?

**Antwort A** Fehlende Fußpulse sind typisch für ein venöses Ulkus.

**Antwort B** Warme Haut am Fuß spricht für ein Ulkus infolge einer arteriellen Durchblutungsstörung.

**Antwort C** Häufigste Ursache ist eine arterielle Durchblutungsstörung.

**Antwort D** Ein Ulkus an den Zehen ist charakteristisch für eine chronisch-venöse Insuffizienz.

**Antwort E** Bei einem schmerzlosen Ulkus ist an einen Diabetes mellitus zu denken.

**AUFGABE 28**
**E**

Beinulzera

---

## Für welche Funktion wird der Musculus iliopsoas am dringlichsten benötigt?

**Antwort A** Beugung im Hüftgelenk

**Antwort B** Beugung im Kniegelenk

**Antwort C** Beugung des Rumpfes

**Antwort D** Streckung des Beines im Hüftgelenk

**Antwort E** Anspannen der Achillessehne

**AUFGABE 29**
**E**

Physiologie
Musculus iliopsoas

---

## Welche Aussage trifft zu?

Unter dem Begriff „Schockindex“ versteht man:

**Antwort A** den Quotienten aus systolischem und diastolischem Blutdruck

**Antwort B** den Quotienten aus Pulsfrequenz und diastolischem Blutdruck

**Antwort C** den Quotienten aus Pulsfrequenz und systolischem Blutdruck

**Antwort D** Streckung des Beines im Hüftgelenk

**Antwort E** den Quotienten aus arteriellen Mitteldruck und Pulsfrequenz

**AUFGABE 30**
**E**

Schockindex

**LÖSUNG 28**

Antwort E ist richtig.

Zu Antwort A

Fehlende Fußpulse sind typisch für ein arterielles Ulkus.

Zu Antwort B

Warme Haut am Fuß lässt auf eine gute arterielle Versorgung schließen. Venöse Ulzera und diabetische Ulzera gehen mit einer warmen Extremität einher.

Zu Antwort C

In etwa der Hälfte der Fälle ist die chronisch venöse Insuffizienz Ursache eines Ulkus. Der Rest entfällt auf diabetische, arterielle Ulzera und beim Ulcus mixtum auf eine Kumulation verschiedener Risikofaktoren.

Zu Antwort D

Ein Ulkus an den Zehen ist charakteristisch für ein arterielles Ulkus. Ulzera, die im Zuge der chronisch-venösen Insuffizienz auftreten, sind häufig am Unterschenkel (medial und distal) lokalisiert.

Zu Antwort E

Bei einem schmerzlosen Ulkus ist an einen Diabetes mellitus zu denken. Das diabetische Ulkus ist auf eine Mikroangiopathie, genauer Polyneuropathie zurückzuführen. Die betroffenen Extremitäten sind warm, rosig, zeigen aber trophische Störungen im Sinne einer trockenen Haut, Haarverlustes und der Unfähigkeit zu schwitzen. Eine Muskelatrophie liegt häufig begleitend vor, die Extremität erscheint dünn. Die Fußpulse sind tastbar, außer es liegt gleichzeitig eine Makroangiopathie (pAVK) vor. Diabetische Ulzera finden sich an druckbelasteten Stellen.

---

**LÖSUNG 29**

Antwort A ist richtig.

Zu Antwort A

Der M. iliopsoas ist der stärkste Beuger im Hüftgelenk und zusätzlich für die Anteversion des Schwungbeins beim Gehen zuständig. Dieser Muskel wird aus der Vereinigung des M. psoas major und M. iliacus gebildet.

Zu Antwort B

Zu den Kniegelenksbeugern zählen u. a. M. gastrocnemius, M. semitendinosus, M. semimembranosus, M. biceps femoris und M. gracilis.

Zu Antwort C

Zu den Rumpfbeugern zählen die Mm. rectus abdominis, transversus abdominis, obliquus externus und internus abdominis.

Zu Antwort D

Für die Streckung des Beines im Hüftgelenk sind v. a. der M. gluteus maximus und M. biceps femoris zuständig.

Zu Antwort E

Die Achillessehne ist die stärkste Sehne des menschlichen Körpers und stellt den Ansatz für den M. triceps surae dar, der sich aus dem M. soleus und dem M. gastrocnemius zusammensetzt. Dieser Muskel fungiert als Beuger im Kniegelenk, Supinator im unteren Sprunggelenk und Plantarflektor im oberen Sprunggelenk.

---

**LÖSUNG 30**

Antwort C ist richtig.

Zu Antwort A

Unter dem Begriff „Schockindex" versteht man den Quotienten aus der Pulsfrequenz und dem systolischen Blutdruck.

Zu Antwort B

Unter dem Begriff „Schockindex" versteht man den Quotienten aus der Pulsfrequenz und dem systolischen Blutdruck.

Zu Antwort C

Der Schockindex bildet sich aus dem Quotienten aus Pulsfrequenz und systolischem Blutdruck. Der Normwert des Schockindex liegt bei 0,5, eine Schockgefahr liegt bei einem Schockindex von 1. Hinweise auf einen manifesten Schock finden sich am Schockindex > 1,0.

Zu Antwort D

Unter dem Begriff „Schockindex" versteht man den Quotienten aus der Pulsfrequenz und dem systolischen Blutdruck.

Zu Antwort E

Unter dem Begriff „Schockindex" versteht man den Quotienten aus der Pulsfrequenz und dem systolischen Blutdruck.

Welche Aussage trifft zu?
Der Hämatokritwert (Hkt) ist definiert als Verhältnis von:

**Antwort A** Zellvolumen und Blutvolumen

**Antwort B** Zellvolumen und Plasmavolumen

**Antwort C** Hämoglobingehalt des Blutes zu Erythrozytenzahl

**Antwort D** Plasmavolumen zu Zellvolumen

**Antwort E** Zellgewicht zu Plasmagewicht

**AUFGABE 31**
**E**

Labor
Hämatokrit

---

Welche der folgenden Aussagen treffen zu?
Ein 53-jähriger Patient erwähnt während des Patientengesprächs die frühere Einnahme von Haloperidol (z. B. Haldol®). Dies kann am ehesten auf folgende Vorerkrankungen hinweisen:
1. Manische Episode
2. Schizophrenie
3. Organisch bedingte Psychose
4. Epilepsie
5. Morbus Parkinson

**Antwort A** Nur die Aussagen 1, 2 und 3 sind richtig.

**Antwort B** Nur die Aussagen 1, 2 und 4 sind richtig.

**Antwort C** Nur die Aussagen 1, 2 und 5 sind richtig.

**Antwort D** Nur die Aussagen 2, 3 und 4 sind richtig.

**Antwort E** Nur die Aussagen 3, 4 und 5 sind richtig.

**AUFGABE 32**
**A**

Haloperidol

---

Welche der folgenden Aussagen treffen zu?
Typisch für eine akute Pyelonephritis sind:
1. Fieber
2. Flankenschmerzen
3. Schwellungen im Gesichtsbereich
4. Auftreten von Leukozyten im Urin
5. Auftreten von Bakterien im Urin

**Antwort A** Nur die Aussagen 2 und 3 sind richtig.

**Antwort B** Nur die Aussagen 1, 2 und 4 sind richtig.

**Antwort C** Nur die Aussagen 1, 3 und 4 sind richtig.

**Antwort D** Nur die Aussagen 1, 2, 4 und 5 sind richtig.

**Antwort E** Alle Aussagen sind richtig.

**AUFGABE 33**
**A**

Akute Pyelonephritis

LÖSUNG 31

Antwort A ist richtig.

Zu Antwort A

Der Hämatokritwert (Hkt) ist definiert als Verhältnis von Zellvolumen zu Blutvolumen. Der Hämatokrit wird in % angegeben. Die SI-Einheit ist Liter pro Liter (l/l).

Zu Antwort B

Der Hämatokrit beschreibt den zellulären Anteil am Blutvolumen. Die zellulären Bestandteilt setzen sich v. a. aus Erythrozyten zusammen, weil sie zahlenmäßig die höchste Fraktion bilden, gefolgt von Thrombozyten und Leukozyten.

Zu Antwort C

Mit dem Verhältnis von Hämoglobingehalt des Blutes zu Erythrozytenzahl wird der mittlere korpuskuläre Hämoglobingehalt (MCH) gemessen.

Zu Antwort D

Der Hämatokritwert (Hkt) ist definiert als Verhältnis von Zellvolumen zu Blutvolumen.

Zu Antwort E

Der Hämatokritwert (Hkt) ist definiert als Verhältnis von Zellvolumen zu Blutvolumen.

---

LÖSUNG 32

Antwort A ist richtig.

Zu Aussage 1

Haloperidol ist ein stark wirksames Antipsychotikum. Es wird bei Erkrankungen verwendet, die mit akuten psychotischen Symptomen oder psychomotorischen Erregungszuständen einhergehen. Im Zuge der manischen Episode kann Haloperidol zum Einsatz kommen.

Zu Aussage 2

Bei einer Schizophrenie kann Haloperidol zum Einsatz kommen.

Zu Aussage 3

Bei organisch bedingen Psychosen kann Haloperidol ebenfalls zum Einsatz kommen.

Zu Aussage 4

Bei einer Epilepsie können, je nach Art der Epilepsie, unterschiedliche Pharmaka eingesetzt werden: u. a. Phenytoin, Carbamazepin, Valproat und Ethosuximid.

Zu Aussage 5

Bei Morbus Parkinson ist Haloperidol kontraindiziert, weil es als Nebenwirkungen extrapyramidale Störungen (Parkinsonoid) hervorruft und damit das Krankheitsbild verschlechtern würde.

---

LÖSUNG 33

Antwort D ist richtig.

Zu Aussage 1

Die typischen Symptome der akuten Pyelonephritis sind u. a. Rückenschmerzen (Flankenschmerzen), Fieber, reduziertes Allgemeinbefinden, Dysurie, Pollakisurie und Pyurie.

Zu Aussage 2

Flankenschmerzen sind ein typischer Befund der akuten Pyelonephritis.

Zu Aussage 3

Schwellungen im Gesichtsbereich können unterschiedliche Ursachen haben, die u. a. allergischer Genese sind, z. B. im Zuge des Quincke-Ödems. Sie zählen jedoch nicht zu den typischen Symptomen der akuten Pyelonephritis.

Zu Aussage 4

Eine Leukozyturie ist typisch für die akute Pyelonephritis ebenso das Auftreten von Leukozytenzylindern.

Zu Aussage 5

Das Auftreten von Bakterien ist typisch für die akute Pyelonephritis.

Welche der folgenden Aussagen treffen zu?
Typische Ursachen einer Obstruktion der Atemwege sind:
1. Übermäßige Schleimbildung
2. Bronchialmuskeltonuserhöhung
3. Schleimhautschwellung
4. Hypoxie (Sauerstoffmangel)
5. Lungenfibrose

**Antwort A** Nur die Aussagen 1 und 3 sind richtig.

**Antwort B** Nur die Aussagen 1 und 4 sind richtig.

**Antwort C** Nur die Aussagen 3 und 5 sind richtig.

**Antwort D** Nur die Aussagen 1, 2 und 3 sind richtig.

**Antwort E** Alle Aussagen sind richtig.

**AUFGABE 34**
**A**

Obstruktive Atemwegserkrankungen

---

Welche der folgenden Aussagen zur Postmenopausenblutung treffen zu?
Wählen Sie **zwei** Antworten!

**Antwort A** Sie ist immer abklärungsbedürftig.

**Antwort B** Sie tritt überwiegend im Alter von 48 bis 52 Jahren auf.

**Antwort C** Die Postmenopausenblutung geht typischerweise mit Hitzewallungen einher.

**Antwort D** Die Postmenopausenblutung ist eine harmlose Begleiterscheinung des Klimakteriums und bedarf keiner weiteren Diagnostik.

**Antwort E** Als Ursache einer Postmenopausenblutung muss eine onkologische Erkrankung in Betracht gezogen werden.

**AUFGABE 35**
**M**

Postmenopausenblutung

---

Welche der folgenden Aussagen zum Herz treffen zu?
1. Es ist ein muskulöses Hohlorgan.
2. Während der Anspannungsphase der Kammern sind alle Herzklappen geöffnet.
3. Während der Anspannungsphase der Kammern sind alle Herzklappen geschlossen.
4. Das bindegewebige Herzskelett wirkt auch als elektrische Isolation zwischen Vorhöfen und Kammern.
5. Die Mitralklappe trennt den rechten Vorhof vor der rechten Kammer.

**Antwort A** Nur die Aussagen 2 und 5 sind richtig.

**Antwort B** Nur die Aussagen 1, 2 und 4 sind richtig.

**Antwort C** Nur die Aussagen 1, 3 und 4 sind richtig.

**Antwort D** Nur die Aussagen 1, 3 und 5 sind richtig.

**Antwort E** Nur die Aussagen 1, 4 und 5 sind richtig.

**AUFGABE 36**
**A**

Anatomie, Physiologie
Herz

**LÖSUNG 34**

Antwort D ist richtig.

Zu Aussage 1

Eine übermäßige Schleimbildung kann das Lumen der luftleitenden Wege reduzieren und verursacht so eine Obstruktion.

Zu Aussage 2

Eine Bronchialmuskelerhöhung führt zur Bronchokonstriktion und verursacht damit eine Obstruktion.

Zu Aussage 3

Eine Schleimhautschwellung der luftleitenden Wege geht mit einer Obstruktion einher.

Zu Aussage 4

Eine Hypoxie geht mit einem verminderten Sauerstoffgehalt in kleineren oder auch größeren Körperregionen einher. Sie verursacht keine Obstruktion in den Atemwegen. Eine Hypoxie kann aber die Folge der Obstruktion in den Atemwegen sein.

Zu Aussage 5

Die Lungenfibrose betrifft das Lungenparenchym, geht mit einer verminderten Lungenmobilität (Bewegungsfähigkeit) und vermindertem Atemvolumen einher und zählt zu den restriktiven Erkrankungen.

---

**LÖSUNG 35**

Antwort A und E sind richtig.

Zu Antwort A

Von einer Postmenopausenblutung spricht man, wenn eine Blutung mehr als ein Jahr nach der letzten Regelblutung auftritt. Sehr häufig handelt es sich dabei um hormonelle Dysbalancen. Wichtig ist aber, jede Postmenopausenblutung abzuklären. Insbesondere muss ein Korpuskarzinom ausgeschlossen werden.

Zu Antwort B

Eine Postmenopausenblutung kann in jedem Alter nach der Menopause, auch mit 70 oder 80 Jahren auftreten.

Zu Antwort C

Klimakterische Beschwerden wie Hitzewallungen können im Zuge der Postmenopausenblutung auftreten, sind aber nicht obligat und auch nicht typisch.

Zu Antwort D

Jede Blutung nach der Menopause ist tumorverdächtig und muss ausgeschlossen werden.

Zu Antwort E

Die wichtigste onkologische Ursache einer Postmenopausenblutung ist das Korpuskarzinom. Andere seltenere Tumore, die mit einer Blutung nach der Menopause einhergehen, sind das Zervixkarzinom oder das Ovarialkarzinom.

---

**LÖSUNG 36**

Antwort C ist richtig.

Zu Aussage 1

Das Herz ist ein muskulöses Hohlorgan, das wie eine „Druck-Saug-Pumpe" das Blut durch den gesamten Körper pumpt.

Zu Aussage 2

Zu keiner Herzzykluszeit sind alle Klappen geöffnet. In der Anspannungsphase sind alle Klappen geschlossen, in der Austreibungsphase sind Taschenklappen geöffnet. In der Ruhephase sind alle Klappen geschlossen und in der Füllungsphase sind die Segelklappen geöffnet.

Zu Aussage 3

Während der Anspannungsphase der Kammern sind alle Herzklappen geschlossen.

Zu Aussage 4

Das Herzskelett ist ein Faserring, das in der Klappenebene (Ventilebene) liegt. Die Faserringe aller Klappen sind miteinander verbunden und bilden eine stabile Einheit. Darüber hinaus trennen sie die Muskulatur des Vorhofs und der Kammern voneinander und fungieren als elektrischer Isolator. Einzig der Stamm des Erregungsleitungssystems, das His-Bündel, zieht durch das Herzskelett und stellt damit eine elektrische Verbindung zwischen den Vorhöfen und Kammern dar.

Zu Aussage 5

Die Trikuspidalklappe trennt den rechten Vorhof von der rechten Kammer. Die Mitralklappe trennt den linken Vorhof von der linken Kammer.

## Welche der folgenden Aussagen treffen zu?

Ein isoliertes Ödem an einem Unterschenkel tritt auf bei:

1. dekompensierter Rechtsherzinsuffizienz
2. nephrotischem Syndrom
3. Erysipel
4. tiefer Beinvenenthrombose (TVT)
5. Lymphabflussstörung

**Antwort A** Nur die Aussagen 2 und 3 sind richtig.

**Antwort B** Nur die Aussagen 2 und 4 sind richtig.

**Antwort C** Nur die Aussagen 2, 3 und 4 sind richtig.

**Antwort D** Nur die Aussagen 3, 4 und 5 sind richtig.

**Antwort E** Alle Aussagen sind richtig.

**AUFGABE 37**
**A**

Ödeme

---

## Welche der folgenden Aussagen zu Erkrankungen im Kindesalter treffen zu?

Wählen Sie **zwei** Antworten!

**Antwort A** Bei Erkältungen werden im Kindesalter bevorzugt Biologika (Biopharmazeutika) eingesetzt.

**Antwort B** Scharlach wird mit Antibiotika behandelt.

**Antwort C** Zur Prophylaxe von Ringelröteln empfiehlt die STIKO (Ständige Impfkommission beim RobertKoch-Institut) eine Impfung im Säuglingsalter.

**Antwort D** Das Epstein-Barr-Virus-Infektion (EBV-Infektion) verläuft im Kleinkindesalter meist asymptomatisch.

**Antwort E** Die zystische Fibrose (Mukoviszidose) wird durch Vitamin A-Mangel verursacht.

**AUFGABE 38**
**M**

Erkrankungen im Kindesalter

---

## Welche der folgenden Aussagen treffen zu?

Verminderter Antrieb ist ein typisches Symptom bei:

1. schizophrenem Residuum
2. Hypothyreose
3. Stimulanzieneinnahme
4. manischer Episode
5. depressiver Episode

**Antwort A** Nur die Aussagen 1 und 5 sind richtig.

**Antwort B** Nur die Aussagen 2 und 5 sind richtig.

**Antwort C** Nur die Aussagen 1, 2 und 5 sind richtig.

**Antwort D** Nur die Aussagen 2, 3 und 4 sind richtig.

**Antwort E** Nur die Aussagen 1, 2, 4 und 5 sind richtig.

**AUFGABE 39**
**A**

Antriebshemmung

**LÖSUNG 37**

Antwort D ist richtig.

Zu Aussage 1

Ein isoliertes Ödem an einem Unterschenkel entwickelt sich durch lokale Erkrankungen. Die dekompensierte Rechtsherzinsuffizienz führt zu beidseitigen, eindrückbaren Ödemen.

Zu Aussage 2

Das nephrotische Syndrom ist definiert als eine starke Proteinurie > 3,0–3,5 g/Tag, Hypoproteinämie und Hyperlipoproteinämie. Ödeme treten je nach Schwere der Erkrankung im unterschiedlichen Ausmaß auf und betreffen v. a. das Gesicht und die Extremitäten als symmetrische Beinödeme.

Zu Aussage 3

Das Erysipel (Wundrose) geht mit akuter, scharf begrenzter, flammender Rötung, starken Schmerzen und hohem Fieber einher. Ferner entwickelt sich eine lokale Schwellung. Typische Lokalisation ist das Gesicht und die Unterschenkel.

Zu Aussage 4

Typische Symptome der TVT sind Schwellung, Schmerzen, Fieber, Spannungsgefühl, Überwärmung und rötlich-livide Verfärbung des Beines.

Zu Aussage 5

Eine Lymphabflussstörung kann ein lokales Ödem nach sich ziehen. Typischerweise ist das Lymphödem in späteren Stadien nicht eindrückbar.

---

**LÖSUNG 38**

Antworten B und D sind richtig.

Zu Antwort A

Biologika sind Eiweißsubstanzen, die eine antiinflammatorische und immunsuppressive Wirkung haben. Sie werden bei chronischen Erkrankungen, v. a. bei der rheumatoiden Arthritis eingesetzt. Zu den Biologika zählen u. a. Etanercept, Infliximab, Golimumab und Certolizumab. Eine Anwendung bei Kindern bei Erkältungskrankheiten ist kontraindiziert.

Zu Antwort B

Scharlach wird durch Bakterien, die β-hämolysierenden Streptokokken der Gruppe A, verursacht. Die Therapie erfolgt vorzugsweise mit Antibiotika.

Zu Antwort C

Ringelröten werden durch das Parvo-Virus B19 hervorgerufen. Eine Impfung gegen diese Erkrankung steht nicht zur Verfügung, kann also auch von der STIKO nicht empfohlen werden.

Zu Antwort D

Die Infektion mit dem EB-Virus zeigt im Kindesalter häufig a- oder oligosymptomatische Verläufe.

Zu Antwort E

Die Mukoviszidose ist eine autosomal-rezessiv vererbte Stoffwechselkrankheit, die exokrine Drüsen betrifft v. a. Bronchial-, Pankreas-, Speichel- und Schweißdrüsen.

---

**LÖSUNG 39**

Antwort C ist richtig.

Zu Aussage 1

Das schizophrene Residuum ist durch Negativsymptome gekennzeichnet, u. a. verminderter Antrieb, Konzentrationsstörungen, Kontaktstörungen, gedrückte Stimmung und Affektarmut.

Zu Aussage 2

Die Hypothyreose geht mit einem verminderten Antrieb einher. Andere Symptome der Hypothyreose sind u. a. Müdigkeit, Kälteempfindlichkeit, Hypotonie, Bradykardie, Obstipation, trockene Haut und Haare.

Zu Aussage 3

Eine Stimulanzieneinnahme führt typischerweise zu einem gesteigerten Antrieb.

Zu Aussage 4

Im Zuge der manischen Episode ist der Antrieb typischerweise erhöht. Andere Symptome der Manie sind u. a. Logorrhö, Ideendrang und Größenwahn.

Zu Aussage 5

Die depressive Episode geht typischerweise mit einem verminderten Antrieb einher. Ein Subtyp der Depression, die agitierte Depression ist u. a. durch Jammern, Klagen und gesteigertem Antrieb gekennzeichnet.

Welcher der folgenden Aussagen zu den Blutzellen treffen zu?

1. Erythrozyten transportieren Kohlendioxid.
2. Thrombozyten wirken bei der Blutstillung mit.
3. Die Anzahl an Eosinophilen ist bei allergischen Erkrankungen und Parasitenbefall häufig erhöht.
4. Lymphozyten bilden Antikörper.
5. Monozyten gehören zu den Phagozyten (sog. Fresszellen).

**Antwort A** Nur die Aussagen 2 und 4 sind richtig.

**Antwort B** Nur die Aussagen 1, 2 und 5 sind richtig.

**Antwort C** Nur die Aussagen 1, 3, 4 und 5 sind richtig.

**Antwort D** Nur die Aussagen 2, 3, 4 und 5 sind richtig.

**Antwort E** Alle Aussagen sind richtig.

**AUFGABE 40**
**A**

Physiologie
Blutzellen

---

Sie werden ins Wartezimmer gerufen. Ein Patient sei kollabiert. Als Sie dort eintreffen, finden Sie einen auf dem Boden liegenden Mann.

Welches Vorgehen ist korrekt?

**Antwort A** Ich warte ab, ob der Patient von alleine wieder zu sich kommt. Ist dies innerhalb von 10 Minuten nicht der Fall, beginne ich sofort mit Wiederbelebungsmaßnahmen.

**Antwort B** Ich spreche den Patienten an und schüttele ihn vorsichtig. Reagiert er nicht, bringe ich ihn in die stabile Seitenlage und rufe den Rettungsdienst.

**Antwort C** Ich spreche den Patienten an und schüttele ihn vorsichtig. Reagiert er nicht, mache ich die Atemwege frei und überstrecke den Kopf. Kann ich dann keine Atmung feststellen, veranlasse ich die Information des Rettungsdienstes und leite sofort die Reanimationsmaßnahmen ein.

**Antwort D** Da ich den Patienten kenne und weiß, dass er unter einer koronaren Herzerkrankung (KHK) leidet, rufe ich direkt den Rettungsdienst an und melde den Verdacht auf einen Herzinfarkt. Danach warte ich auf das Eintreffen des Rettungsdienstes.

**Antwort E** Ich spreche den Patienten an und schüttele ihn vorsichtig. Reagiert er nicht, mache ich die Atemwege frei und überstrecke den Kopf. Kann ich dann keine Atmung feststellen, bringe ich den Patienten in die stabile Seitenlage und rufe den Rettungsdienst.

**AUFGABE 41**
**E**

Fallbeispiel Notfall

---

Welche der folgenden Aussagen über den Aufbau der Gelenke treffen zu?

1. Die Synovia (Gelenkschmiere) dient unter anderem dem Stofftransport zum Gelenkknorpel.
2. Bei der Synarthrose sind die beteiligten Knochen durch einen Gelenkspalt miteinander verbunden.
3. Ein Articulatio trochoidea (Radgelenk) ermöglicht Bewegungen um drei Hauptachsen, sie hat drei Freiheitsgrade.
4. Ein Scharniergelenk besitzt nur eine Achse und einen Freiheitsgrad.
5. Das Hüftgelenk ist ein Sattelgelenk (Articulatio sellaris).

**Antwort A** Nur die Aussagen 1 und 4 sind richtig.

**Antwort B** Nur die Aussagen 2 und 3 sind richtig.

**Antwort C** Nur die Aussagen 2 und 4 sind richtig.

**Antwort D** Nur die Aussagen 1, 2 und 4 sind richtig.

**Antwort E** Alle Aussagen sind richtig.

**AUFGABE 42**
**A**

Anatomie
Gelenke

LÖSUNG 40

Antwort E ist richtig.

Zu Aussage 1

Erythrozyten (rote Blutkörperchen) sind bikonkave Scheibchen, deren Hauptaufgabe der $O_2$- und $CO_2$-Transport ist. Im geringen Umfang sind sie an der Regulierung des Säure-Basen-Haushalts beteiligt.

Zu Aussage 2

Thrombozyten sind 1–4 µm große Zytoplasmaabschnürungen der Megakaryozyten (Zellfragmente). Sie dienen der Blutstillung und Aktivierung der Gerinnung.

Zu Aussage 3

Eosinophile Granulozyten machen etwa 1–4 % der Leukozyten aus, sind amöboid beweglich und fähig zur Phagozytose von Immunkomplexen. Die Anzahl an Eosinophilen ist bei allergischen Erkrankungen und Wurmerkrankungen häufig erhöht.

Zu Aussage 4

B-Lymphozyten wandeln sich nach einem Antigenreiz in Plasmazellen um und bilden Antikörper.

Zu Aussage 5

Monozyten sind die größten Blutzellen, und amöboid beweglich. Nach Diapedese ins Gewebe werden sie Makrophagen genannt. Monozyten/Makrophagen haben eine beträchtliche Phagozytosefähigkeit.

---

LÖSUNG 41

Antwort C ist richtig.

Zu Antwort A

Eine abwartende Haltung bewährt sich in diesem Fall nicht, denn nach 10 Minuten ist der Patient möglicherweise verstorben.

Zu Antwort B

Die Überprüfung des Bewusstseins durch Ansprechen, Anfassen und vorsichtiges Schütteln ist korrekt. Wenn der Patient nicht reagiert, muss die Atmung geprüft werden. Atmet der Patient regelmäßig, ist davon auszugehen, dass er auch eine erhaltene Kreislaufsituation hat. Erst dann kann der Patient in die stabile Seitenlage gebracht und der Notruf abgesetzt werden.

Zu Antwort C

Bei einem Patienten, der kollabiert und offenbar nicht bei Bewusstsein ist, müssen sofort Basismaßnahmen der kardiopulmonalen Reanimation veranlasst werden. Dazu gehören v. a. Überprüfung des Bewusstseins und der Atmung, Absetzen eines Notrufs und die Herzdruckmassage.

Zu Antwort D

Für den Fall, dass eine KHK bei einem kollabierten Patienten besteht, muss sofort mit den Basismaßnahmen der kardiopulmonalen Reanimation begonnen werden, wie unter „Antwort C“ beschrieben.

Zu Antwort E

Bei einem Patienten, der keine Spontanatmung zeigt, müssen die Basismaßnahmen der kardiopulmonalen Reanimation durchgeführt werden.

---

LÖSUNG 42

Antwort A ist richtig.

Zu Aussage 1

Die Synovia dient der Ernährung des Knorpels, der nicht mit Gefäßen versehen ist. Ferner besitzt sie eine Pufferfunktion.

Zu Aussage 2

Bei Diarthrosen (echten Gelenken) sind die beteiligten Knochen durch einen Gelenkspalt miteinander verbunden. Synarthrosen sind unechte Gelenke und werden auch Fugen/Haften genannt. Sie verbinden zwei Knochen, wobei der Gelenkspalt mit einer Füllmasse ausgekleidet ist. Unterschieden werden Bandhaften (Syndesmosen), Knorpelhaften (Synchondrosen) und Knochenhaften (Synostosen).

Zu Aussage 3

Ein Radgelenk (Articulatio trochoidea) ermöglicht Bewegungen um eine Hauptachse, sie hat ein Freiheitsgrad. Dazu zählt z. B. das Atlantoaxialgelenk.

Zu Aussage 4

Das Scharniergelenk zählt zu den einachsigen Gelenken. Dieses Gelenk erlaubt eine Bewegung in nur eine Richtung, z. B. Ellenbogengelenk, oder oberes Sprunggelenk.

Zu Aussage 5

Das Hüftgelenk ist anatomisch ein Kugelgelenk, also ein dreiachsiges Gelenk. Ein Sattelgelenk ist ein zweiachsiges Gelenk mit Bewegungen in 2 Richtungen, u. a. Daumensattelgelenk.

Welche der folgenden Aussagen treffen zu?

Der Ösophagus (Speiseröhre):

1. ist ein muskulöser Schlauch.
2. ist circa sechzig Zentimeter lang.
3. enthält keine Schleimdrüsen.
4. kreuzt die Aorta.
5. tritt durch das Zwerchfell hindurch.

**Antwort A** Nur die Aussagen 1, 2 und 4 sind richtig.

**Antwort B** Nur die Aussagen 1, 3 und 5 sind richtig.

**Antwort C** Nur die Aussagen 1, 4 und 5 sind richtig.

**Antwort D** Nur die Aussagen 3, 4 und 5 sind richtig.

**Antwort E** Nur die Aussagen 1, 2, 4 und 5 sind richtig.

**AUFGABE 43**
**A**

Anatomie
Ösophagus

---

Welche der folgenden Aussagen passen zur zweiten Hälfte des Menstruationszyklus?

1. Anstieg des Progesterons
2. Reifung des Follikels
3. Kurz vor Einsetzen der Menstruation gedrückte Stimmung
4. Erhöhte Basaltemperatur
5. Entstehen des Gelbkörpers

**Antwort A** Nur die Aussagen 1, 3 und 5 sind richtig.

**Antwort B** Nur die Aussagen 2, 4 und 5 sind richtig.

**Antwort C** Nur die Aussagen 1, 2, 3 und 4 sind richtig.

**Antwort D** Nur die Aussagen 1, 3, 4 und 5 sind richtig.

**Antwort E** Alle Aussagen sind richtig.

**AUFGABE 44**
**A**

Physiologie
Menstruationszyklus

---

Welche der folgenden Aussagen treffen zu?

Typische körperliche Symptome einer depressiven Episode sind:

1. Libidoverlust
2. Schlafstörungen
3. Suizidgedanken
4. Appetitlosigkeit
5. Fieber

**Antwort A** Nur die Aussagen 1, 2 und 4 sind richtig.

**Antwort B** Nur die Aussagen 1, 3 und 5 sind richtig.

**Antwort C** Nur die Aussagen 2, 3 und 4 sind richtig.

**Antwort D** Nur die Aussagen 1, 2, 3 und 4 sind richtig.

**Antwort E** Alle Aussagen sind richtig.

**AUFGABE 45**
**A**

Depressive Episode

**LÖSUNG 43**

Antwort C ist richtig.

Zu Aussage 1

Der Ösophagus (Speiseröhre) ist ein muskulärer Schlauch, der den Pharynx mit dem Magen verbindet. Er verläuft durch den Thorax hinter der Trachea (Luftröhre) und hinter dem Herzen (im hinteren Mediastinum) nach kaudal. Durch eine Lücke (Hiatus oesophageus) im Zwerchfell (Diaphragma) gelangt er (zusammen mit dem N. vagus) in die Bauchhöhle und geht dort in den Magen über.

Zu Aussage 2

Der Ösophagus ist etwa 25 cm lang.

Zu Aussage 3

Der Ösophagus enthält Schleimdrüsen (Glandulae oesophageae), die ihren Ausgang in der Schleimhaut haben. Das Sekret kleidet das Lumen des Ösophagus aus, sodass der geschluckte Bolus gleitfähiger ist und leichter den Magen erreichen kann. Unterstützt wird die Passage von peristaltischen Wellen der Muskularis.

Zu Aussage 4

Der Ösophagus kreuzt die Aorta und bildet so die 2. Ösophagusenge (Aortenenge).

Zu Aussage 5

Der Ösophagus tritt durch den Hiatus oesophageus durch das Zwerchfell hindurch.

---

**LÖSUNG 44**

Antwort D ist richtig.

Zu Aussage 1

In der zweiten Phase des Menstruationszyklus dominiert Progesteron, in der ersten Hälfte das Östrogen.

Zu Aussage 2

Die Follikelreifung findet in der ersten Zyklushälfte statt.

Zu Aussage 3

Prämenstruell können durchaus Stimmungsschwankungen auftreten. Daneben treten gehäuft Bauchschmerzen, Blähungen, Obstipation, Rückenschmerzen sowie veränderter Appetit auf. Hautunreinheiten und Neigung zur Ödembildung können ebenfalls auftreten.

Zu Aussage 4

Die Basaltemperatur erhöht sich in der zweiten Zyklushälfte um etwa 0,5 °C.

Zu Aussage 5

Der Gelbkörper (Corpus luteum) entsteht nach der Ovulation, also in der zweiten Zyklushälfte aus dem Follikel. Im Gelbkörper wird Progesteron und in geringen Mengen auch Östrogen gebildet.

---

**LÖSUNG 45**

Antwort D ist richtig.

Zu Aussage 1

Typisch für die Depression ist der Libidoverlust. Andere Symptome sind v. a. psychische Verstimmung bis zur völligen Gefühllosigkeit, Denk- und Antriebshemmung, Schlafstörungen, Appetitlosigkeit, innere Unruhe, Verlust von Initiative und Entscheidungsfähigkeit, Angst, Hoffnungslosigkeit und Suizidgedanken.

Zu Aussage 2

Schlafstörungen sind ein typisches Symptom der Depression. Charakteristisch ist ein morgendliches Früherwachen und Morgentief.

Zu Aussage 3

Suizidgedanken treten im Zuge der Depression auf.

Zu Aussage 4

Appetitlosigkeit ist ein sehr unspezifisches Symptom, aber typisch bei der Depression.

Zu Aussage 5

Fieber zählt nicht zu den typischen Symptomen der Depression.

Welche der folgenden Aussagen zum Eisenmangel treffen zu?

1. Eisenmangelanämien treten bei Männern häufiger auf als bei Frauen.
2. Zu den Ursachen einer Eisenmangelanämie gehören erhöhte Blutverluste.
3. Bei einer erfolgreichen Eisentherapie steigen die Retikulozyten an.
4. Bei der Eisenmangelanämie ist der Hämoglobinwert vermindert.
5. Die Behandlung des Eisenmangels mit oralen Eisenpräparaten führt zu einer Entfärbung des Stuhls.

**Antwort A** Nur die Aussagen 1 und 4 sind richtig.

**Antwort B** Nur die Aussagen 2 und 3 sind richtig.

**Antwort C** Nur die Aussagen 2, 3 und 4 sind richtig.

**Antwort D** Nur die Aussagen 1, 3, 4 und 5 sind richtig.

**Antwort E** Nur die Aussagen 2, 3, 4 und 5 sind richtig.

**AUFGABE 46**
**A**

Eisenmangel

---

Zu welcher Klasse von Immunglobulinen gehören typischerweise die mütterlichen Antikörper, die durch die Plazentaschranke in den Feten als Immunschutz gelangen?

**Antwort A** IgM

**Antwort B** IgG

**Antwort C** IgE

**Antwort D** IgD

**Antwort E** IgA

**AUFGABE 47**
**E**

Immunglobuline

---

Welche der folgenden Aussagen treffen zu?

Die Aktivierung des Sympathikus führt zu:

1. Verengung der Pupille
2. Erweiterung der Bronchien
3. Verminderung der Sekretion der Speicheldrüsen
4. Zunahme des Herzschlags
5. Senkung des Blutdrucks

**Antwort A** Nur die Aussagen 2 und 4 sind richtig.

**Antwort B** Nur die Aussagen 1, 3 und 4 sind richtig.

**Antwort C** Nur die Aussagen 2, 3 und 4 sind richtig.

**Antwort D** Nur die Aussagen 2, 3 und 5 sind richtig.

**Antwort E** Alle Aussagen sind richtig.

**AUFGABE 48**
**A**

Physiologie
Sympathikus

LÖSUNG 46

Antwort ist richtig.

Zu Aussage 1

Die Eisenmangelanämie kommt bei Frauen wegen der monatlichen Blutung und dem damit verbundenen Blutverlust häufiger vor als bei Männern.

Zu Aussage 2

Die häufigste Ursache der Eisenmangelanämie bei der Frau ist der Blutverlust im Rahmen der Monatsblutung. Die häufigste Ursache bei Männern ist der Blutverlust über den Gastrointestinaltrakt, v. a. bei Ulcus ventriculi.

Zu Aussage 3

Die Retikulozytenzahl ist ein sehr guter Indikator für die Knochenmarkaktivität, weil sie die Erythrozytenproduktion repräsentiert. Bei erfolgreicher Eisentherapie steigen die Retikulozytenwerte an.

Zu Aussage 4

Bei der Eisenmangelanämie ist der Hämoglobinwert vermindert. Andere auffällige Parameter sind eine Erniedrigung des Hämatokrits und der Erythrozytenzahl. MCV, MCH, Ferritin und Eisen sind im Serum erniedrigt und Transferrin ist erhöht.

Zu Aussage 5

Die Behandlung des Eisenmangels mit oralen Eisenpräparaten führt zu einer starken dunklen Färbung des Stuhls. Eine Entfärbung des Stuhls ist typisch für Leber- und Galleerkrankungen.

---

LÖSUNG 47

Antwort B ist richtig.

Zu Antwort A

Das Immunglobulin M ist ein sehr großes Molekül, das die Plazentaschranke nicht passiert. IgM besitzt 10 Antigen-Bindungsstellen und ist der wichtigste Antikörper der Primärantwort.

Zu Antwort B

Das Immunglobulin G ist wegen der geringen Größe plazentagängig und verleiht dem Neugeborenen den sog. „Nestschutz" oder Leihimmunität. Es besitzt 2 Antigenbindungsstellen, ist das Hauptimmunglobulin im Serum und der wichtigste Antikörper der Sekundärantwort.

Zu Antwort C

Das Immunglobulin E ist der wichtigste Antikörper bei Allergien und Wurminfektionen. Es besitzt 2 Antigen-Bindungsstellen und bindet an Mastzellen und Basophile.

Zu Antwort D

Das Immunglobulin D besitzt 2 Antigen-Bindungsstellen und kommt an der Oberfläche der B-Lymphozyten vor.

Zu Antwort E

Das Immunglobulin A besitzt 4 Antigen-Bindungsstellen und findet sich überwiegend in Sekreten (Tränenflüssigkeit, Speichel, Bronchialsekret, Muttermilch, urogenitale Sekrete).

---

LÖSUNG 48

Antwort C ist richtig.

Zu Aussage 1

Die Aktivierung des Sympathikus führt zu Mydriasis (Erweiterung der Pupille).

Zu Aussage 2

Die Aktivierung des Sympathikus führt zur Bronchodilatation.

Zu Aussage 3

Unter dem Einfluss des Sympathikus wird die Sekretion der Speicheldrüsen gedrosselt.

Zu Aussage 4

Die Aktivierung des Sympathikus führt zur Zunahme der Herzfrequenz (Tachykardie).

Zu Aussage 5

Unter dem Einfluss des Sympathikus kommt es zur Blutdrucksteigerung.

## Welche Aussage zur Blutgruppenbestimmung trifft zu?

Das Blutserum (Plasma) einer erwachsenen Person wird jeweils mit Test-Erythrozyten gemischt und zwar zunächst mit Erythrozyten der Blutgruppe A, dann mit Erythrozyten der Blutgruppe B und zuletzt mit Erythrozyten der Blutgruppe AB. In allen drei Fällen kommt es zur Agglutination (Verklumpung). Im typischen Fall spricht dies im AB0-Blutgruppensystem für folgenden Blutgruppe der Person:

**Antwort A** A

**Antwort B** B

**Antwort C** 0

**Antwort D** AB (Rhesus positiv)

**Antwort E** AB (Rhesus negativ)

**AUFGABE 49**
**E**

Fallbeispiel Blutgruppen

---

## Welche der folgenden Aussagen treffen zu?

Die Neurodermitis:

1. befällt bevorzugt Hals, Gesicht und Gelenkbeugen.
2. gehört zum Formenkreis der atopischen Erkrankungen.
3. ist eine chronisch-rezidivierende Entzündung der Haut.
4. zeichnet sich durch Juckreiz, Rötung, Nässen, Schuppung und Krustenbildung der Haut aus.
5. verschlechtert sich meist deutlich mit zunehmendem Alter.

**Antwort A** Nur die Aussagen 2 und 4 sind richtig.

**Antwort B** Nur die Aussagen 1, 3 und 4 sind richtig.

**Antwort C** Nur die Aussagen 2, 3 und 5 sind richtig.

**Antwort D** Nur die Aussagen 1, 2, 3 und 4 sind richtig.

**Antwort E** Alle Aussagen sind richtig.

**AUFGABE 50**
**A**

Neurodermitis

---

## Welche der folgenden Aussagen zur Skabies trifft (treffen) zu?

1. Bei Skabies besteht für Heilpraktiker ein Behandlungsverbot.
2. Der Erreger ist ca. 3–5 mm lang.
3. Die Übertragung erfolgt überwiegend durch gemeinsam benutzte Handtücher.
4. Prädilektionsstelle (bevorzugt befallene Stelle) der Skabies bei Erwachsenen ist der behaarte Kopf.
5. Starker Juckreiz, vor allem nachts, ist ein typisches Symptom der Skabies.

**Antwort A** Nur die Aussage 1 ist richtig.

**Antwort B** Nur die Aussagen 1 und 5 sind richtig.

**Antwort C** Nur die Aussagen 2 und 5 sind richtig.

**Antwort D** Nur die Aussagen 1, 3 und 4 sind richtig.

**Antwort E** Nur die Aussagen 1, 2, 3 und 5 sind richtig.

**AUFGABE 51**
**A**

Skabies

LÖSUNG 49

Antwort C ist richtig.

Zu Antwort A

Wenn der Patient die Blutgruppe A hätte, dann besitzt er Antikörper gegen B: Folglich müsste das Blut bei der Blutgruppe B und AB agglutinieren, nicht jedoch bei der Blutgruppe A.

Zu Antwort B

Wenn der Patient die Blutgruppe B hätte, dann besitzt er Antikörper gegen A: Folglich müsste das Blut bei der Blutgruppe A und AB agglutinieren, nicht jedoch bei der Blutgruppe B.

Zu Antwort C

Der Patient hat die Blutgruppe 0 und Antikörper gegen A und B. Aus dem Grund agglutiniert das Serum mit den Erythrozyten der Blutgruppe A, B und AB.

Zu Antwort D

Das Rhesus-System ist beim vorliegenden Test nicht erfasst. Das Rhesus-System wird von Zucker-Eiweiß-Molekülen bestimmt, die entweder vorhanden (Rhesus-positiv) oder nicht vorhanden sind (Rhesus-negativ) sind. Die dazugehörigen Antikörper gehören der IgG-Klasse an, während die Antikörper beim AB0-System der IgM-Klasse angehören. Im vorliegenden Fall kann der Patient sowohl Rh+ oder Rh- sein.

Zu Antwort E

Im o. g. Beispiel wird nach dem AB0-System gefragt, nicht nach dem Rhesusfaktor.

---

LÖSUNG 50

Antwort D ist richtig.

Zu Aussage 1

Prädilektionsstellen des atopischen Ekzems bei Kindern sind v. a. das Gesicht, Bauch, Windelbereich mit akut nässenden und/oder verkrusteten Hautveränderungen. Bei Kindern und Jugendlichen steht der Befall der Beugeseiten mit chronischen Hautveränderungen, Lichenifikation und Rhagaden im Fokus.

Zu Aussage 2

Das atopische Ekzem ist durch erhöhte Neigung zu allergischen Typ-I-Reaktionen gekennzeichnet, die mit überschießender IgE-Produktion, Eosinophilie und starker Neigung zur Mastzelldegranulation mit Histaminausschüttung einhergehen. Die Haut zeigt Auffälligkeiten, v. a. eine Sebostase (verminderte Talgdrüsenproduktion) und Störung der Schweißbildung. Neben dem atopischen Ekzem gehören die allergische Konjunktivitis, Rhinitis und das allergische Asthma bronchiale zum atopischen Formenkreis.

Zu Aussage 3

Die Neurodermitis ist eine chronisch-rezidivierende Hautentzündung.

Zu Aussage 4

Im akuten Stadium finden sich stark juckende Rötungen, Schwellungen, Nässen, Kratzexkoriationen, Erosionen, Bläschenbildung und Krustenbildung. Sehr häufig sind die Beugeseiten der Extremitäten betroffen. Im chronischen Stadium ist häufig eine Lichenifikation (Vergröberung) der Haut zu beobachten.

Zu Aussage 5

Die Neurodermitis ist v. a. eine Erkrankung der Säuglinge und Kleinkinder. Die Erkrankung bessert sich mit zunehmendem Altem (von Ausnahmen abgesehen).

---

LÖSUNG 51

Antwort B ist richtig.

Zu Aussage 1

Für Heilpraktiker besteht ein Behandlungsverbot nach § 24 in Verbindung mit dem § 34 Infektionsschutzgesetz (IfSG).

Zu Aussage 2

Die Skabies (Krätze) wird durch Krätzmilben (Sarcoptes scabiei) hervorgerufen. Sie zählen zu den Ektoparasiten. Weibliche Skabiesmilben sind etwa 0,3 bis 0,5 mm groß, die männlichen etwas kleiner.

Zu Aussage 3

Die Übertragung erfolgt über engen Hautkontakt. Nach einer Inkubationszeit von 2–6 Wochen haben die Milben in der Epidermis Gänge gegraben, in denen der Milbenkot deponiert wird, der für den typischen nächtlichen Juckreiz verantwortlich ist.

Zu Aussage 4

Die Prädilektionsstellen bei Erwachsenen sind Hautbezirke, die eine dünne Hornschicht tragen: Schwimmhäute der Hände und Füße, vordere Axilla, Mammae, Genitalregion und Nabelbereich. Bei Kindern kann selten der Kopf betroffen sein, bei Erwachsenen fast nie.

Zu Aussage 5

Die Symptome der Skabieserkrankung sind kommaartige, oft nicht ganz regelmäßig angeordneten bis zu 1 cm langen Milbengängen. Begleitend tritt eine entzündliche Reaktion mit Rötung, Papeln, Bläschen auf. Typisch ist ein starker nächtlicher Juckreiz.

Welche Aussage trifft zu?
Grübeln gehört im psychopathologischen Befund zur Gruppe der:

**Antwort A** Aufmerksamkeits- und Gedächtnisstörungen

**Antwort B** Formalen Denkstörungen

**Antwort C** Befürchtungen und Zwänge

**Antwort D** Ich-Störungen

**Antwort E** Inhaltlichen Störungen

**AUFGABE 52**
**E**

Grübeln

---

Welche der folgenden Aussagen zu Schilddrüsenerkrankungen treffen zu?
Wählen Sie **zwei** Antworten!

**Antwort A** Bei euthyreoter Struma ist FT3 und FT4 erhöht.

**Antwort B** Ältere Patienten mit einer großen Knotenstruma zeigen häufig eine funktionelle Schilddrüsen-Autonomie.

**Antwort C** Der TSH-Basalwert dient als Schilddrüsen-Screening Test.

**Antwort D** Mit einer Jodsupplementierung in der Schwangerschaft sollte im letzten Schwangerschaftsdrittel begonnen werden.

**Antwort E** Hypothyreose führt zu erniedrigten Gesamtcholesterinwerten.

**AUFGABE 53**
**M**

Schilddrüsenerkrankungen

---

Welche/r der folgenden Befunde/Erkrankungen kann am ehesten durch die HPV-Impfung (Impfung gegen humane Papillomaviren) vermieden werden?

**Antwort A** Endometriose

**Antwort B** Condylomata acuminata

**Antwort C** Ulcus durum (harter Schanker)

**Antwort D** Ulcus molle (weicher Schanker)

**Antwort E** Urethritis mit Ausfluss von gelb-grünlichem Eiter (sog. „Bonjour-Tropfen")

**AUFGABE 54**
**E**

HPV-Impfung

**LÖSUNG 52**

Antwort B ist richtig.

Zu Antwort A

Die Aufmerksamkeitsstörung ist die Unfähigkeit zur Aufnahme von Wahrnehmungen oder Gedanken. Bei den Gedächtnisstörungen kann zwischen der Störung des Kurz- und des Langzeitgedächtnisses unterschieden werden sowie zwischen Amnesien und Konfabulationen.

Zu Antwort B

Grübeln wird den formalen Denkstörungen zugeordnet. Dabei beschäftigen sich die Patienten unablässig mit (meist unangenehmen Gedanken), die oft mit der aktuellen Lage des Patienten im Zusammenhang stehen.

Zu Antwort C

Befürchtungen und Zwänge werden den inhaltlichen Denkstörungen zugeordnet.

Zu Antwort D

Bei den Ich-Störungen hat der Patient das Gefühl des von außen Gemachten. Er fühlt sich in Gedanken oder in der körperlich-seelischen Integrität beeinflusst. Zu den Ich-Störungen zählen u. a. die Gedankenausbreitung, Gedankenentzug, Gedankeneingebung und Fremdbeeinflussungserlebnisse.

Zu Antwort E

Inhaltliche Denkstörungen betreffen den Inhalt des Gedachten („was denkt der Patient"). Zu den inhaltlichen Denkstörungen zählen Wahn, Angst, Phobien, Zwänge und hypochondrische Befürchtungen.

---

**LÖSUNG 53**

Antworten B und C sind richtig.

Zu Antwort A

Bei der euthyreoten Struma liegt das TSH und das fT4 (freies Thyroxin) im Normbereich.

Zu Antwort B

Ältere Patienten mit einer großen Knotenstruma zeigen häufig eine funktionelle Schilddrüsen-Autonomie. Diese entwickelt sich häufig aus der Jodmangelstruma. Diese Bezirke sind von der hormonellen Regulation über die hypothalamisch-hypophysäre Achse ausgenommen.

Zu Antwort C

Die Diagnostik der euthyreoten Struma kann in Basisdiagnostik und ergänzende Diagnostik eingeteilt werden.

Zur Basisdiagnostik zählt die Bestimmung des TSH im Serum und die Sonografie der Schilddrüse. Das TSH gibt Auskunft über den Hormonstatus, durch die Sonografie kann die Lage, Form, Größe und Echostruktur erfasst werden. Zur ergänzenden Diagnostik zählt u. a. die Bestimmung von T3 und T4, Szintigrafie, Röntgen-Thorax (Suche nach retrosternaler Struma) oder Feinnadelpunktion des Organs.

Zu Antwort D

Mit einer Jodsupplementierung bei geplanter Schwangerschaft sollte bereits vor der Konzeption begonnen werden und bis zum Ende der Stillzeit beibehalten werden. Empfohlen werden etwa 100–150 µg pro Tag.

Zu Antwort E

Im Zuge der Hypothyreose entwickeln sich hohe Cholesterinwerte.

---

**LÖSUNG 54**

Antwort B ist richtig.

Zu Antwort A

Bei der Endometriose handelt es sich um eine benigne gynäkologische Erkrankung, bei der sich verstreutes, endometriumähnliches Gewebe außerhalb der Uterusschleimhaut findet. Diese Erkrankung wird nicht durch Viren hervorgerufen, die Impfung gegen HPV hat keine Auswirkung auf die Entstehung.

Zu Antwort B

Condylomata acuminata werden durch Humane Papilloma-Viren hervorgerufen, insbesondere HPV Typ 14 und 16. Eine Impfung gegen HPV minimiert das Risiko der Erkrankung.

Zu Antwort C

Das Ulcus durum ist die Manifestation der Lues (Syphilis) im Stadium I, die durch das Bakterium Treponema pallidum hervorgerufen wird.

Zu Antwort D

Das Ulcus molle ist die Manifestation der Infektion mit Haemophilus ducreyi. An der Eintrittspforte entwickelt sich nach der Inkubationszeit eine Papel, die später ein schmerzhaftes Ulcus bildet und ggf. nässt.

Zu Antwort E

Eine Urethritis mit eitrigem Ausfluss, der v. a. am Morgen auftritt, wird auch als Bonjour-Tropfen bezeichnet und ist auf eine Infektion mit Gonokkoken zurückzuführen.

**AUFGABE 55**
**E**

**Fallbeispiel**
**Augenerkrankung**

Zu Ihnen kommt ein Patient, der Ihnen schildert, dass er Farbringe sieht. Zusätzlich klagt er über Augenschmerzen, Erbrechen, Übelkeit, starke Kopfschmerzen und Herzrhythmusstörungen. Bei der Untersuchung des Patienten stellen Sie fest, dass der Augapfel extrem hart ist und die Pupillenreflexe nur sehr verzögert auslösbar sind.

Was machen Sie?

**Antwort A** Ich verordne dem Patienten eine Augenmassage, um den Augendruck zu senken.

**Antwort B** Ich empfehle dem Patienten, dass er einen Termin beim Augenarzt vereinbaren soll.

**Antwort C** Ich stelle die Verdachtsdiagnose Glaukomanfall, der umgehend behandelt werden muss.

**Antwort D** Ich gehe mit dem Patienten verschiedene Entspannungstechniken durch, um den Augendruck zu senken.

**Antwort E** Ich verordne ihm Wärmetherapie und Massage, da die Ursache der Beschwerden eine chronische Verspannung der tiefen Hals-/Nackenmuskulatur sein kann.

---

**AUFGABE 56**
**A**

**Prostatakarzinom**
**PSA**

Bei einem Patienten wurde vor drei Jahren die Prostata operativ entfernt, da ein Prostatakrebs festgestellt worden war. Nun lässt sein Urologe bei ihm das sog. PSA (Prostata spezifisches Antigen) im Blut bestimmen.

Welche der folgenden Aussagen zu Prostatakrebs und PSA treffen zu?

1. Der Prostatakrebs ist die häufigste Krebsart bei Männern in Deutschland.
2. Die meisten Männer die an Krebs sterben, sterben an einem Prostatakrebs.
3. Komplikationen einer operativen Entfernung der Prostata sind Impotenz und Inkontinenz.
4. Der PSA-Normalwert ist unabhängig vom Lebensalter.
5. Ein Anstieg des PSA-Wertes nach der Operation kann auf ein Tumorrezidiv hinweisen.

**Antwort A** Nur die Aussagen 1, 2 und 3 sind richtig.

**Antwort B** Nur die Aussagen 1, 3 und 5 sind richtig.

**Antwort C** Nur die Aussagen 2, 4 und 5 sind richtig.

**Antwort D** Nur die Aussagen 1, 2, 3 und 5 sind richtig.

**Antwort E** Alle Aussagen sind richtig.

---

**AUFGABE 57**
**A**

**Pneumothorax**

Welche der folgenden Aussagen zum Pneumothorax trifft (treffen) zu?

1. Als geschlossener Pneumothorax wird eine Luftansammlung im Pleuraraum mit Verbindung zur Außenluft bezeichnet.
2. Bei einem Verdacht auf einen Pneumothorax muss sofort eine Drainage gelegt werden.
3. Ein kleiner Pneumothorax kann durch Auskultation nicht ausgeschlossen werden.
4. Bei Patienten mit Pleuraerguss bildet sich kein Pneumothorax.
5. Am häufigsten ist der Pneumothorax traumatisch bedingt.

**Antwort A** Nur die Aussage 3 ist richtig.

**Antwort B** Nur die Aussagen 1 und 2 sind richtig.

**Antwort C** Nur die Aussagen 3 und 5 sind richtig.

**Antwort D** Nur die Aussagen 3, 4 und 5 sind richtig.

**Antwort E** Alle Aussagen sind richtig.

**LÖSUNG 55**

Antwort C ist richtig.

Zu Antwort A

Eine Augenmassage ist nicht indiziert und kann wegen der Bulbusschmerzen auch gar nicht durchgeführt werden. Eine zunächst medikamentöse Therapie zur Senkung des intraokulären Drucks ist notwendig.

Zu Antwort B

Eine Terminvereinbarung beim Augenarzt kann bei anderen Erkrankungen z. B. zur Korrektur der Presbyopie erfolgen, die keine Dringlichkeit haben. Bei Verdacht auf einen Glaukomanfall ist eine sofortige Konsultation notwendig, will der Patient von Schädigungen des N. opticus verschont bleiben.

Zu Antwort C

Die o. g. Angaben sprechen für das Vorliegen eines Glaukomanfalls. Unter dem Begriff Glaukom werden Augenerkrankungen zusammengefasst, die meist durch intraokuläre Drucksteigerung zur Schädigung des N. opticus und Gesichtsfeldausfällen führen. Es handelt sich um einen ophthalmologischen Notfall, der Patient sollte zeitnah vom Augenarzt gesehen und behandelt werden.

Zu Antwort D

Entspannungstechniken können gute Dienste leisten bei zahlreichen anderen Erkrankungen, die keinen Notfallcharakter haben. Bei einem akuten Glaukomanfall sind sie jedoch nicht indiziert.

Zu Antwort E

Die Verordnung einer Wärmetherapie und Massage ist bei einem Verdacht auf einen Glaukomanfall kontraindiziert.

---

**LÖSUNG 56**

Antwort B ist richtig.

Zu Aussage 1

Das Prostatakarzinom ist die häufigste maligne Neubildung bei Männern. Die Inzidenz steigt mit dem Lebensalter.

Zu Aussage 2

Das Prostatakarzinom ist die zweithäufigste Krebstodesursache bei Männern. An erster Stelle steht das Bronchialkarzinom.

Zu Aussage 3

Bei operativer Entfernung der Prostata können zahlreiche Komplikationen auftreten. Zu den häufigsten zählen Belastungsinkontinenz, erektile Dysfunktion, Insuffizienz oder Vernarbung der Anastomose und eine Lymphozele.

Zu Aussage 4

Der PSA (Prostata spezifisches Antigen) ist abhängig vom Lebensalter und den Lebensumständen. Eine Erhöhung ist nicht zwingend mit einer Tumorerkrankung gleichzusetzen. Eine gutartig vergrößerte Drüse, Radfahren, kürzlich stattgefundener Geschlechtsverkehr können zur PSA-Wert-Erhöhung führen. Grundsätzlich gelten bei jüngeren Männern geringere Referenzwerte, bei älteren Männern höhere.

Zu Aussage 5

Ein Anstieg des PSA-Wertes kann bei PSA-positiven Prostatakarzinomen auf ein Rezidiv hinweisen.

---

**LÖSUNG 57**

Antwort A ist richtig.

Zu Aussage 1

Der Pneumothorax kann in einen offenen (mit Verbindung zur Außenluft) und geschlossenen (ohne Verbindung zur Außenluft) Pneumothorax unterteilt werden. Ein geschlossener Pneumothorax hat demzufolge keine Verbindung zur Außenluft.

Zu Aussage 2

Eine Entlastungspunktion muss beim Spannungspneumothorax (Ventilpneumothorax) sofort gelegt werden. Die Versorgung mit einer Drainage erfolgt nicht in jedem Fall. Kleinere Pneumothoraxe werden nicht mit einer Drainage versorgt. Bei größeren Formen wird eine Drainage (z. B. Monaldi-Drainage) gelegt.

Zu Aussage 3

Ein kleiner Pneumothorax kann durch die körperliche Untersuchung nicht sicher ausgeschlossen werden. In der Regel erfolgt der Ausschluss oder die Bestätigung eines kleinen Pneumothorax über eine Röntgenaufnahme.

Zu Aussage 4

Ein Patient mit einem bestehenden Pleuraerguss kann auch einen Pneumothorax entwickeln.

Zu Aussage 5

Die häufigste Form ist der Spontanpneumothorax (geschlossener Pneumothorax). Dabei rupturiert eine subpleural gelegene Emphysemblase bei sonst regelrecht entwickeltem Lungengewebe.

## Welche Aussage zu alkoholischen Händedesinfektionsmittel trifft zu?

Mit einer nicht ausreichenden Wirksamkeit muss am ehesten gerechnet werden bei:

**Antwort A** Meningokokken

**Antwort B** Clostridium difficile

**Antwort C** VRE (Vancomycin resistente Enterokokken)

**Antwort D** MRSA (Methicillin resistenter Staphylococcus aureus)

**Antwort E** ESBL (Extended Spectrum-Beta-Lactamase-bildende Bakterien)

**AUFGABE 58**
**E**

Hygiene

---

## Welche Aussage trifft zu?

Die mittlere Lebensdauer eines Erythrozyten beträgt bei Erwachsenen etwa:

**Antwort A** ein Jahr

**Antwort B** vier Monate

**Antwort C** zwei Monate

**Antwort D** dreißig Tage

**Antwort E** vierzehn Tage

**AUFGABE 59**
**E**

Physiologie
Erythrozyten

---

## Welche der folgenden Aussagen zu Angststörungen treffen zu?

1. Die körperlichen Reaktionen und Empfindungen der pathologischen Angst unterscheiden sich in der Qualität erheblich von denen der „normalen" Angst.
2. Die soziale Phobie gehört zu den häufigsten Angststörungen.
3. Bei der Agoraphobie besteht eine Angst, sich in eine Menschenmenge oder auf öffentliche Plätze zu begeben.
4. Eine Panikattacke ist eine einzelne, abrupt beginnende Episode von intensiver Angst oder Unbehagen, die mit vegetativen Symptomen einhergeht.
5. Eine primäre Angststörung liegt bei einem Angstsyndrom vor, das auf eine körperliche oder psychische Grunderkrankung zurückzuführen ist.

**Antwort A** Nur die Aussagen 2 und 4 sind richtig.

**Antwort B** Nur die Aussagen 1, 2 und 3 sind richtig.

**Antwort C** Nur die Aussagen 2, 3 und 4 sind richtig.

**Antwort D** Nur die Aussagen 3, 4 und 5 sind richtig.

**Antwort E** Alle Aussagen sind richtig.

**AUFGABE 60**
**A**

Angststörungen

**LÖSUNG 58**

Antwort B ist richtig.

Zu Antwort A

Meningokokken werden durch alkoholische Händedesinfektionsmittel inaktiviert bzw. abgetötet.

Zu Antwort B

Bei Clostridium difficile wird aufgrund von Resistenzen bzw. Toleranz der Sporen gegenüber alkoholischen Händedesinfektionsmitteln eine zusätzliche gründliche Händewaschung mit Seife empfohlen, die nach der Händedesinfektion erfolgen sollte. Die Maßnahmen sollten grundsätzlich erfolgen, insbesondere aber vor Zubereitung der Speisen oder Sondenkost, um eine Weiterausbreitung zu unterbinden.

Zu Antwort C

VRE (Vancomycin resistente Enterokokken) werden zuverlässig durch alkoholische Händedesinfektionsmittel inaktiviert bzw. abgetötet.

Zu Antwort D

MRSA (Methicillin resistenter Staphylococcus aureus) wird zuverlässig durch alkoholische Händedesinfektionsmittel inaktiviert bzw. abgetötet.

Zu Antwort E

ESBL (Extended Spectrum-Beta-Lactamase-bildende Bakterien) werden zuverlässig durch alkoholische Händedesinfektionsmittel inaktiviert bzw. abgetötet.

---

**LÖSUNG 59**

Antwort B ist richtig.

Zu Antwort A

Die Erythrozyten-Lebensdauer beträgt unter physiologischen Bedingungen etwa 100–120 Tage, also etwa 4 Monate. Erythrozyten, die das o. g. Alter erreicht haben, verlieren an Elastizität und sind nicht in der Lage, problemlos und zügig das Kapillargebiet zu passieren. Jene Zellen, die nicht mehr ausreichend verformbar sind, werden in Milz, Leber und Knochenmark phagozytiert.

Zu Antwort B

Ein Erythrozyt hat eine physiologische Lebensdauer von etwa 120 Tagen. Das entspricht 4 Monaten.

Zu Antwort C

Ein Erythrozyt kann auch eine Lebensdauer von unter 4 Monaten haben, z. B. bei hämolytischen Anämien. Es handelt sich jedoch um einen pathologischen Befund.

Zu Antwort D

Die Lebensdauer eines Erythrozyten ist bei etwa 4 Monaten anzusiedeln.

Zu Antwort E

Die mittlere Lebensdauer eines Erythrozyten bei Erwachsenen beträgt etwa 4 Monate.

---

**LÖSUNG 60**

Antwort C ist richtig.

Zu Aussage 1

Die körperlichen Reaktionen und Empfindungen der pathologischen Angst unterscheiden sich nicht in der Qualität von der „normalen“ oder „angemessenen“ Angst.

Zu Aussage 2

Die soziale Phobie ist eine häufige Angststörung und durch krankhafte Schüchternheit gekennzeichnet. Subjektiv fühlen sich die Patienten unsicher, haben Angst, Fehler zu machen, fürchten sich vor Kritik. Meist vermeiden die Patienten direkten Augenkontakt. Frauen sind häufiger betroffen als Männer.

Zu Aussage 3

Bei der Agoraphobie haben die Menschen Angst vor weiten, öffentlichen Plätzen (Platzangst) oder Plätzen mit hoher Menschendichte.

Zu Aussage 4

Die Symptome der Panikattacke sind z. B. plötzliches Angsterleben mit Herzklopfen, Thoraxschmerzen, Globusgefühl, Schwindel, Schweißausbruch, Zittern, Kollapsgefühl.

Zu Aussage 5

Zu den primären Angststörungen zählen u. a. Panik, Agoraphobie, soziale Phobie und generalisierte Angststörung.